國家珍貴古籍叢刊

元本黄帝内經素問 三

（唐）王冰注
（宋）林億等校正
（宋）孫兆改誤

國家圖書館出版社

第三册目録

卷十二

新刊補註釋文黃帝內經素問卷之十

○天元紀大論篇第六十六

黃帝問曰：天有五行，御五位，以生寒暑燥濕風；人有五藏，化五氣，以生喜怒思憂恐。御謂臨御，化謂生化也。天真之氣無所不周，器象雖殊，參應一也。○新校正云：按陰陽應象大論云喜怒悲憂恐，二論不同者，思者脾也，四藏皆受成焉，悲者勝怒也，二論所以互相成也。論言五運相襲而皆治之，終朞之日，周而復始，余已知之矣，願聞其與三陰三陽之候柰何合之？論謂六節藏象論也。運謂五行應天之五運，各周三百六十五日而為紀者也，故曰終朞之日周而復始也。以六合五，數未參同，故問之也。

鬼臾區稽首再拜對曰：昭乎哉問也！夫五運陰陽者，天地之道也，萬物之綱紀，變化之父母，生殺之本始，神明之府也，可不通乎！道謂化生之道。綱紀謂生長化成收藏之綱紀也。父母謂萬物形之先也。本始謂生殺皆因而有之也。夫有形稟氣而不為五運陰陽之所攝者，未之有也。所以造化不極，能為萬物生化之元始者何也？以其是神明之府故也。然合散不測，生化無窮，非神明運為无能爲也。新校正云詳陰陽者至神明之府也与陰陽應象大論同而兩論之注頗異。故。物生謂之化。物極謂之變。陰陽不測謂之神。神用無方謂之聖。所謂化變聖神之道也。化施化也。變散易也。神无期也。聖无思也。氣之施化故曰生。氣之散易故曰極。无期禀候故曰神。无思測量故曰聖。由化与變。故万物无能逃五運陰陽。由聖与神。故衆生无能出幽玄之理。深乎妙用。不可得而稱之。○新校正云按六微旨大論云物之生從於化。物之極由乎變。變化之相薄。成敗之所由也。又五常政大論云氣始而生化。氣散而有形。氣布而蕃育。氣終而象變。其致一也。夫變化之為用也。應万化之用也。在天為玄。玄遠也。天道玄遠。變化无窮。傳曰天道遠人道邇。在人為道。道謂妙用之道也。經術政化。非道不成。在地為化。化謂生化也。生万物者地。非土氣孕育則形質不成。化生五味。金石草木根葉華實。酸苦甘淡辛鹹。皆化氣所生。隨時而有。道生智。智通妙用。唯道所生。玄生神。玄遠幽深。故生神也。神之為用。觸遇玄通。契物化成。无不應也。神在天為風。風者教之始。天之使也。天之號令也。在地為木。東方之化。在天為熱。應火為用。在地為火。南方之化。在天為濕。應土為用。在地為土。中央之化。在天為燥。應金為用。在地為金。西方之化。在天為寒。應水為用。在地為水。北方之化。神之為用。如上五化。木為風所生。火為熱所熾。金為燥所發。水為寒所資。土為濕所全。蓋初因而成立也。雖初因之以以化成卒因之以敗散尒豈五行之獨有是哉凡因所因而成立者悉因所因而散落尒○新校正云詳在天為玄至此与陰陽應象大論及五運行大論文重注頗異故在天為氣在地成形○氣謂風熱溼燥寒形謂木火土金水形氣相感而化生萬物矣○此造化生成之大紀然天地者萬物之上下也○天覆地載上下相臨万物化生无遺略也由是故万物自生自長自化自成自盈自虛自復自變也夫變者何謂生之氣極本而更始化也孔子曰曲成万物而不遺左右者陰陽之道路也○天有六氣節下地有五行奉上當歲者為上主司天承歲者為下主司地不當歲者二氣居右北行轉之二氣居左南行轉之金木水火運北面正之常左為右右為左則左者南行右者北行而反也○新校正云詳上下左右之說義具五運行大論中水火者陰陽之徵兆也○徵信也驗也兆先也以水火之寒熱彰信陰陽之先兆也金木者生成之終始也○木主發生應春春為生化之始金主收斂應秋秋為成實之終終始不息其化常行故万物生長化成收藏自久○新校正云按陰陽應象大論曰天地者万物之上下也陰陽者血氣之男女也○左右者陰陽之道路水火者陰陽之徵兆陰陽者万物之能始也內此論相出入也氣有多少形有盛衰上下相召而損益彰矣○氣有多少謂天之陰陽三等多少不同秩也形有盛衰謂五運之氣有大過不及也由是少多盛衰天地相召而陰陽損益昭然彰著可見也○新校正云詳陰陽三等之義具下文注中帝曰願

聞五運之主時也何如時四時也鬼臾區曰五氣運行各終朞日
非獨主時也一運之日終三百六十五日四分度之一乃易之非主一時當其王相囚死而為絕法也氣交
之內迢然而別有之也帝曰請聞其所謂也鬼臾區曰臣積考太始天
元冊文曰天元冊所以記天真元氣運行之紀也自神農之世。鬼臾區十世祖始誦而行之此太古占候靈文
洎乎伏羲之時已鐫諸玉版命曰冊文太古靈文故命曰太始天元冊也。新校正云詳今世有天元玉冊或者以謂即
此太始天元冊文。非是。[illegible]子象物太虛寥廓肇基化元太虛謂空玄之境真氣之所充神明之官
府也真氣精微无遠不至故能為生化之本始運氣之真元矣肇始也基本也萬物資始五運終天。
五運謂木火土金水運也終天謂一歲三百六十五日四分度之一也終始更代周而復始也言五運更統於太虛四時
隨部而遷復六氣分居而異主萬物因之以化生非曰自然其誰能始故曰萬物資始易曰大哉乾元萬物資始乃統天
雲行雨施品物流形孔子曰天何言哉四時行焉百物生焉此其義也布氣真靈。總統坤元。太虛
真氣无所不至也氣齊生有故稟氣含靈者抱真氣以生焉總統坤元言天元氣常司地氣化生之道也易曰至哉坤元
萬物資生乃順承天也九星懸朗七曜周旋。九星上古之時也上古世質人淳歸真返朴九星懸
朗五運齊宣中古道德稍衰標星藏曜故計星之見者七焉九星謂天蓬天內天衝天輔天禽天心天任天柱天英此蓋

從標而為始遁甲式法今猶用焉七曜謂日月五星今外蕃具以此曆為舉動吉凶之信也周謂周天之度旋謂左循天
度而行五星之行猶各有進退高下小大矣曰陰曰陽曰柔曰剛。陰陽天道也柔剛地道也天以
陽生陰長地以柔化剛成也易曰立天之道曰陰與陽立地之道曰柔與剛此之謂也幽顯既位寒暑
弛張。幽顯既位言人神各得其序寒暑弛張言陰陽不失其宜也人神各守所居无相干犯陰陽不失其序物得其
宜天地之道且然人神之理亦猶也新校正云按至真要大論云幽明何如岐伯曰兩陰交盡故曰幽兩陽合明故曰
明幽明之配寒暑之異也生生化化品物咸章。上生謂生之有情有識之類也下生謂生之无情无
識之類也上化謂形容彰顯者也下化謂蔽匿形容者也有情有識彰顯形容天氣主之无情无識蔽匿形質地氣主稟
之元靈氣之所化育爾易曰天地絪縕萬物化醇斯之謂歟臣斯十世此之謂也傳習斯文至鬼臾區
十世于茲不敢失墜帝曰善何謂氣有多少形有盛衰鬼臾區曰陰陽
之氣各有多少故曰三陰三陽也。由氣有多少故隨其升降分為三別也○新校正云
按至真要大論云陰陽之三也何謂岐伯曰氣有多少異用也王冰云太陰為正陰太陽為正陽次少者為少陰次少者為
少陽又次為陽明又次為厥陰形有盛衰謂五行之治各有太過不及也。太過
有餘也不及不足也氣至不足太過迎之氣至太過不足隨之天地之氣虧盈如此故云形有盛衰也故其始

也。有餘而往，不足隨之；不足而往，有餘從之。知迎知隨，氣可與期。

言盈虛無常，互有勝負尒。始，謂甲子歲也。《六微旨大論》曰：天氣始於甲，地氣始於子，子甲相合，命曰歲立，此之謂也。則始甲子之歲，三百六十五日所稟之氣，當不足也，次而推之，終六甲也。故有餘已則不足，不足已則有餘，亦有歲運非有餘非不足者，蓋以同天地之化也。若餘已復餘，少已復少，則天地之道變常，而災害作，苛疾生矣。○新校正云：詳《六微旨大論》云：木運臨卯，火運臨午，土運臨四季，金運臨酉，水運臨子，所謂歲會，氣之平也。又《五常政大論》云：委和之紀，上角與正角同，上商與正商同，上宮與正宮同；伏明之紀，上商與正商同；卑監之紀，上宮與正宮同，上角與正角同；從革之紀，上商與正商同，上角與正角同；涸流之紀，上宮與正宮同；赫曦之紀，上羽與正徵同；堅成之紀，上徵與正商同。又《六元正紀大論》云：不及而加同歲會。已前諸歲並爲正歲，氣之平也。今王注以同天之化爲非有餘不足者，非也。

應天爲天符，承歲爲歲直，三合爲治。

應天，謂木運之歲上見厥陰，火運之歲上見少陽、少陰，土運之歲上見太陰，金運之歲上見陽明，水運之歲上見太陽。此五者天氣下降，如合符運，故曰應天爲天符也。承歲，謂木運之歲歲當亥卯，火運之歲歲當寅午，土運之歲歲當辰戌丑未，金運之歲歲當巳酉，水運之歲歲當申子。此五者歲之所直，故曰承歲爲歲直也。三合，謂火運之歲上見少陰，年辰臨午；土運之歲上見太陰，年辰臨丑未；金運之歲上見陽明，年辰臨酉。此三者天氣、運氣與年辰俱會，故云三合爲治也。歲直亦曰歲位，三合亦爲天符。《六微旨大論》曰：天符歲會曰太一天符謂天運與歲俱會也○新校正云按天符歲會之詳具六微旨大論中又詳火運上少陰年辰臨午即戊午歲也○土運上太陰年辰臨丑未○即己丑己未歲也○金運上陽明年辰臨酉○即乙酉歲也○帝曰上下相召奈何鬼臾區曰寒暑燥濕風火天之陰陽也三陰三陽上奉之。太陽為寒少陽為暑陽明為燥太陰為濕厥陰為風少陰為火皆其元在天故曰天之陰陽也木火土金水火地之陰陽也生長化收藏下應之。木初氣也火二氣也相火三氣也土四氣也金五氣也水終氣也以其在地應天故云下應也氣在地故曰地之陰陽也○新校正云按六微旨大論曰地理之應六節氣位何如岐伯曰顯明之右君火之位退行一步相火治之復行一步土氣治之復行一步金氣治之復行一步水氣治之復行一步木氣治之此即木火土金水火地之陰陽之義也天以陽生陰長地以陽殺陰藏。生長者天之道藏殺者地之道天陽主生故以陽生陰長地陰主殺故以陽殺陰藏天地雖高下不同而各有陰陽之運用也○新校正云詳此經與陰陽應象大論文重注頗異天有陰陽地亦有陰陽天有陰故能下降地有陽故能上騰是以各有陰陽也陰陽交泰故化變由之成也木火土金水火地之陰陽也生長化收藏故陽中有陰陰中有陽陰陽之氣極則過亢故各兼之陰陽應象大論曰寒極生熱熱極生寒又曰重陰必陽重陽必陰言氣極則變也故陽中兼陰陰中兼陽易之卦離中虛坎中

六五天地之中合本此漢書注文引內經故不明了

明當作名

施化言其儀象也。所以欲知天地之陰陽者。應天之氣。動而不息。故五歲而右遷。應地之氣。靜而守位。故六朞而環會。天有六氣，地有五位，天以六氣臨地，地以五位承天，蓋以天氣不加君火故也。以六加五，則五歲而餘一氣，故遷一位。若以五承六，則常六歲乃備盡天元之氣，故六年而環會，所謂周而復始也。地氣左行，往而不返；天氣東轉，常自火運數五歲已，其次氣正當君火之上，法不加臨，則右遷君火氣上，以臨相火之上，故曰五歲而右遷也。由斯動靜上下相臨，而天地萬物之情、變化之機可見矣。動靜相召。上下相臨。陰陽相錯。而變由生也。天地之道，變化之微，其由是矣。孔子曰：天地設位，而易行乎其中。此之謂也。又五運行大論曰：上下相遘，寒暑相臨，氣相得則和，不相得則病。又云：上者右行，下者左行，左右周天，餘而復會。帝曰。上下周紀。其有數乎。鬼臾區曰。天以六為節。地以五為制。周天氣者。六朞為一備。終地紀者。五歲為一周。六節，謂六氣之分；五制，謂五位之分。位應一歲，氣統一年，故五歲為一周，六年為一備。備，謂備歷天氣；周，謂周行地位。所以地位六而言五者，天氣不臨君火故也。君火以明。相火以位。君火在相火之右，但立名於君位，不立歲氣。故天之六氣，不偶其氣以行，君火之政，守位而奉天之命，以宣行火令爾。以名奉天，故曰君火以名；守位禀命，故曰相火以位。五六相合。而七百二十氣為一紀。

凡三十歲，千四百四十氣，凡六十歲，而為一周，不及太過，斯皆見矣。（歷法一氣十五日，因而乘之，積七百二十氣，即三十年；積千四百四十氣，即六十年也。經云：有餘而往，不足隨之；不足而往，有餘從之。故六十年中，不及太過，斯皆見矣。新校正云：詳六節藏象論云：五日謂之候，三候謂之氣，六氣謂之時，四時謂之歲，而各從其主治焉。五運相襲，而皆治之，終期之日，周而復始，時立氣布，如環無端，候亦同法。故曰不知年之所加，氣之盛衰，虛實之所起，不可以為工矣。）

帝曰：夫子之言，上終天氣，下畢地紀，可謂悉矣。余願聞而藏之，上以治民，下以治身，使百姓昭著，上下和親，德澤下流，子孫無憂，傳之後世，無有終時，可得聞乎？（安不忘危，存不忘亡，大聖之至教也。求民之瘼，恤民之隱，大聖之深仁也。）

鬼臾區曰：至數之機，迫迮以微，其來可見，其往可追，敬之者昌，慢之者亡，無道行私，必得天殃。（謂傳非其人，授於情狎，及寄求名利者也。）謹奉天道，請言真要。（申誓戒於君主，乃明言天道至真之要旨也。）

帝曰：善言始者，必會於終；善言近者，必知其遠。（數術明著，應用不差，故遠近於言，始終無謬。）是則至數極而道不惑，所謂明矣。願夫子推而次之，令有條理，簡而不匱，久而不絕，易用難忘爲之綱紀至數之要願盡聞之簡省要也匱乏也久遠也要樞紐也鬼臾區曰昭乎哉問明乎哉道如鼓之應桴響之應聲也桴鼓椎也響應聲言也臣聞之甲己之歲土運統之乙庚之歲金運統之丙辛之歲水運統之丁壬之歲木運統之戊癸之歲火運統之太始天地初分之時陰陽析位之際天分五氣地列五行五行定位布政於四方五氣分流散支於十干當是黃氣橫於甲己白氣橫於乙庚黑氣橫於丙辛青氣橫於丁壬赤氣橫於戊癸故甲己應土運乙庚應金運丙辛應水運丁壬應木運戊癸應火運大古聖人望氣以書天冊賢者謹奉以紀天元下論文義備矣。新校正云詳運有太過不及平氣甲庚丙壬戊主太過乙辛丁癸己主不及大法如此取平氣之法其說不一具如諸篇帝曰其於三陰三陽合之柰何鬼臾區曰子午之歲上見少陰丑未之歲上見太陰寅申之歲上見少陽卯酉之歲上見陽明辰戌之歲上見太陽巳亥之歲上見厥陰少陰所謂標也厥陰所謂終也標謂上首也終謂當三甲六甲之終。新校正云詳午未申酉戌亥之歲爲正化正司化令之實子丑寅卯辰巳之歲爲對化對司化令之虛此其大法也厥陰之上風氣主之少陰之上熱氣主之太陰之上。濕氣主之。少陽之上。相火主之。陽明之上。燥氣主之。太陽之上。寒氣主之。所謂本也。是謂六元。三陰三陽為標寒暑燥濕風火為本故云所謂本也天真元氣分為六化以統坤元生成之用徵其應用則六化不同本其所生則正是真元之一氣故曰六元也。○新校正云按別本六元作天元。帝曰光乎哉道。明乎哉論。請著之玉版藏之金匱。署曰天元紀。

○五運行大論篇第六十七

黃帝坐明堂。始正天綱。臨觀八極。考建五常。明堂布政宮也八極八方目極之所也考謂考校建謂建立也五常謂五氣行天地之中者也端居正氣以候天和。請天師而問之曰。論言天地之動靜。神明為之紀。陰陽之升降。寒暑彰其兆。新校正云詳論謂陰陽應象大論及氣交變大論文彼云陰陽之往復寒暑彰其兆。余聞五運之數於夫子。夫子之所言。正五氣之各主歲耳。首甲定運。余因論之。鬼臾區曰。土主甲己。金主乙庚。水主丙辛。木主丁壬。火主戊癸。子午之上。少陰主之。丑未之上。太陰主之。寅申之上。少陽主

甲己合而化土乙庚合而化金丙辛合而化水丁壬合而化木戊癸合而化火

之。卯酉之上。陽明主之。辰戌之上。太陽主之。巳亥之上。厥陰
主之。不合陰陽，其故何也。首甲謂六甲之初，則甲子年也。岐伯曰：是明道也。
此天地之陰陽也。上古聖人仰觀天象，以正陰陽。夫陰陽之道，非不昭然，而人昧宗元，迷其本始，則百端疑議，從是而生。黃帝恐至理真宗，便因誣廢，愍念黎庶，故啓問曰天師。知道出從真，必非謬述，故對上曰：是明道也。此天地之陰陽也。陰陽法曰：甲己合，乙庚合，丙辛合，丁壬合，戊癸合。蓋取聖人仰觀天象之義。不然，則十干之位，各在一方，徵其離合，事亦寥闊。嗚呼遠哉！百姓日用而不知爾。故太上立言曰：吾言甚易知，甚易行；天下莫能知，莫能行。此其類也。新校正云：詳金主乙庚者，乙者庚之柔，庚者乙之剛，大而言之陰與陽，小而言之夫與婦，是剛柔之事也。餘並如此。
夫數之可數者，人中之陰陽也。然所合數之可得者也。夫陰
陽者，數之可十，推之可百，數之可千，推之可萬。天地陰陽者，
不以數推，以象之謂也。言智識褊淺，不見源由，雖所指弥遠，其知弥近，得其元始，桴鼓非遙。帝
曰：願聞其所始也。岐伯曰：昭乎哉問也！臣覽太始天元冊文，
丹天之氣，經于牛女戊分；黅天之氣，經于心尾己分；蒼天之
氣，經于危室柳鬼；素天之氣，經于亢氐昴畢；玄天之氣，經于

角軫東南
奎壁西北

張翼婁胃所謂戊己分者奎壁角軫則天地之門戶也戊土屬乾己土屬巽
遁甲經曰六戊為天門六己為地戶晨暮占雨以西北東南義取此雨為土用濕氣生之故此占焉夫候
之所始道之所生不可不通也帝曰善論言天地者萬物之
上下左右者陰陽之道路未知其所謂也論謂天元紀大論及陰陽應象大論也岐
伯曰所謂上下者歲上下見陰陽之所在也左右者諸上見
厥陰左少陰右太陽見少陰左太陰右厥陰見太陰左少陽
右少陰見少陽左陽明右太陰見陽明左太陽右少陽見太
陽左厥陰右陽明所謂面北而命其位言其見也面向北而言之也上
南也下北也左西也右東也帝曰何謂下岐伯曰厥陰在上則少陽在下
左陽明右太陰少陰在上則陽明在下左太陽右少陽太陰
在上則太陽在下左厥陰右陽明少陽在上則厥陰在下左
少陰右太陽陽明在上則少陰在下左太陰右厥陰太陽在
上則太陰在下左少陽右少陰所謂面南而命其位言其見

也。主歲者位在南，故面北而言其左右。在下者位在北，故面南而言其左右也。上，天位也。下，地位也。面南，左東也，右西也，上下異而左右殊也。上下相遘，寒暑相臨，氣相得則和，不相得則病。木火相臨，金水相臨，水木相臨，火土相臨，土金相臨，為相得也。土木相臨，土水相臨，水火相臨，火金相臨，金木相臨，為不相得也。上臨下為順，下臨上為逆，逆亦鬱抑而病生，土臨相火君火之類者也。帝曰：氣相得而病者何也？岐伯曰：以下臨上，不當位也。六位相臨，假令土臨火，火臨木，木臨水，水臨金，金臨土，皆為以下臨上，不當位也。父子之義，子為下，父為上，以子臨父，不亦逆乎？帝曰：動靜何如？言天地之行左右也。岐伯曰：上者右行，下者左行，左右周天，餘而復會也。上，天也。下，地也。周天，謂天周地五行之位也。天垂六氣，地布五行，天順地而左回，地承天而東轉，木運之後，天氣常餘，餘氣不加，君火卻退一步，加臨相火之上，是以每五歲已，退一位而右遷，故曰左右周天，餘而復會。會，遇也，合也。言天地之道，常五歲畢，則以餘氣遷加，復與五行座位再相會合，而為歲法也。周天，謂天周地位，非周天之六氣也。帝曰：余聞鬼臾區曰：應地者靜。今夫子乃言下者左行，不知其所謂也，詰異也。願聞何以生之乎？言其進退也。鬼臾區，黃帝臣也。天元紀大論中靜者……岐伯曰：天地動靜，五行遷復，雖鬼臾區其上候而已，猶不能徧明。

西法本於此，自漢至明，殊憒憒也

備明矣求備也夫變化之用，天垂象，地成形，七曜緯虛，五行麗地。地者，所以載生成之形類也。虛者，所以列應天之精氣也。形精之動，猶根本之與枝葉也，仰觀其象，雖遠可知也。觀五星之東轉，則地體左行之理，昭然可知也。麗，著也。有形之物，未有不依據物而得全者也。帝曰：地之為下否乎？言轉不居乎為否乎岐伯曰：地為人之下，太虛之中者也。言人之所居，可謂下矣，徵其至理，則是太虛之中一物爾。易曰：坤厚載物，德合無疆。此之謂也。帝曰：馮乎？言太虛無礙，地體何馮而止住。岐伯曰：大氣舉之也。大氣，謂造化之氣，任持太虛者也。所以太虛不屈，地久天長者，蓋由造化之氣任持之也。氣化而變，不任持之，則太虛之器亦敗壞矣。夫落葉飛空，不疾而下，為其乘氣，故勢不得速焉。凡之有形處地之上者，皆有生化之氣任持之也。然器有大小不同，壞有遲速之異，及至氣不任持，則大小之壞一也。燥以乾之，暑以蒸之，風以動之，濕以潤之，寒以堅之，火以溫之。故風寒在下，燥熱在上，濕氣在中，火遊行其間，寒暑六入，故令虛而化生也。此地體之中凡有六入：一曰燥，二曰暑，三曰風，四曰濕，五曰寒，六曰火。受燥故乾性生焉，受暑故蒸性生焉，受風故動性生焉，受濕故潤性生焉，受寒故堅性生焉，受火故溫性生焉，此謂天之六氣也。

故燥勝則地乾。暑勝則地熱。風勝則地動。濕勝則地泥。寒勝則地裂。火勝則地固矣。六氣之用。帝曰：天地之氣何以候之？岐伯曰：天地之氣，勝復之作，不形於診也。言平氣及勝復皆以形證觀察不以診知也。脉法曰：天地之變，無以脉診，此之謂也。天地以氣不以位故不當以脉知之。帝曰：間氣何如？岐伯曰：隨氣所在，期於左右。於左右尺寸四部分位承之以知應與不應過與不過也。帝曰：期之奈何？岐伯曰：從其氣則和，違其氣則病。謂當沉不沉當浮不浮當濇不濇當鈎不鈎當弦不弦當大不大之類也。新校正云按至真要大論云厥陰之至其脉弦少陰之至其脉鈎太陰之至其脉沉少陽之至大而浮陽明之至短而濇太陽之至大而長至而和則平至而甚則病至而反者病至而不至者病未至而至者病陰陽易者危。不當其位者病，見於他位也。迭移其位者病，謂左見右脉右見左脉氣差錯故爾。失守其位者危，已見於他鄉本宮見賊殺之氣故病危。尺寸反者死，子午卯酉四歲有之反謂歲當陰在寸而脉反見於尺歲當陽在尺而脉反見於寸尺寸俱乃謂反也若尺獨然或寸獨然是不應氣非反也。陰陽交者死。寅申巳亥丑未辰戌八年有之交謂歲當陰在右脉反見左歲當陽在左脉反見右左右交見是謂交若左獨然或右獨然是不應氣非交也。先立其年。

必知其氣。左右應見。然後乃可以言死生之逆順。經言歲氣備矣。○新校正云：詳此備六元正紀大論中。帝曰：寒暑燥濕風火。在人合之奈何。其於萬物何以生化。合謂中外相應。生謂承化。化謂成立衆象也。岐伯曰：東方生風。東者日之初。風者教之始。天之使也。所以發號施令。故生自東方也。景霧山昏。蒼埃際合。崖谷若一。巖岫之風也。黃白昏埃。晚空如堵。獨見天垂。川澤之風也。加以黃黑白埃承下。山澤之猛風也。風生木。陽升風鼓。草木敷榮。故曰風生木也。此和氣之生化也。若風氣施化。則飄揚敷拆。其為變極。則木拔草除也。運乘丁卯丁丑丁亥丁酉丁未丁巳之歲。則風化不足。若乘壬申壬午壬辰壬寅壬子壬戌之歲。則風化有餘於萬物也。○新校正云：詳王注以丁壬分運之有餘不足。或者以丁卯丁亥丁巳壬申壬寅五歲為天符同天符正歲會。非有餘不足。為平木運。以王注為非。是不知大統也。欲細分之。雖[illegible]此五歲。亦未[illegible]。下文火土金水運等並同此。木生酸。萬物味酸者。皆始自木氣之生化也。酸生肝。酸味入胃。生養於肝藏。肝生筋。酸味入肝。自肝藏布化。生成於筋膜也。筋生心。酸氣榮養筋膜畢已。自筋流化。乃入於心。其在天為玄。玄謂玄冥也。丑之終。東方白。寅之初。天色反黑。太虛皆闇。在天為玄。玄象可見。○新校正云：詳在天為玄至化生氣七句。通言六氣五行生化之大法。非東方獨有之也。而王注玄謂丑之終。寅之初。天色黑。則專言在東方。此注未盡。在人為道。正理之道。生養之政化也。在地為

化化生化也有生化而後有万物万物无非化氣以生滅者化生五味金玉土石草木菜果根莖枝葉花殼
實核无識之類皆地化生也道生智智正知也慮遠也知正則不疑於事慮遠則不迷於危以道知之理符於
智靈樞經曰因慮而處物謂之智玄生神神用无方深微莫測迹見形隱物鮮能期由是則玄冥之中神明棲
據隱而不見玄生神明也化生氣飛走蚑行鱗介毛倮羽五類變化內屬神機雖為五味所資然其生稟則異故
又曰化生氣也此上七句通言八氣五行生化之大法非獨東方有之一也〇新校正云按陰陽應象大論及天元紀大論
无化生氣[illegible]神在天為風鳴紊啓坼風之化也振拉摧拔風之用也歲屬厥陰在上則風化於
天厥陰在下則風行於地〇在地為木長短曲直木之體也[illegible]華發散木之用也在體為筋〇維結束絡
筋之體也[illegible]卷舒[illegible]之用也在氣為柔〇木化宣發風化行則物體柔耎在藏為肝〇肝有二布
葉一小葉如木甲拆之象也各有支絡脈游於中以宣發陽和之氣魂之宮也[illegible]
絡見發聚而[illegible]病也膽府同其性為暄〇暄溫也肝木之性也其德為和〇敷布和氣於万物木之德
也〇新校正云按氣交變大論云其德敷和其用為動〇風鼓而動无風則万類皆靜[illegible]〇新校正云按木之用
為動火太過之政亦為動蓋木火之[illegible]速故俱為動其色為蒼〇有形之類乘木之化則外榮皆見薄青之
色也今東方之地草木之上色皆蒼[illegible]歲則蒼物兼白及黃色不純也其化為榮〇榮美色也四時之中物皆

華。榮色鮮麗者，皆木化之所生也。新校正云：按氣交變大論云：其化生榮。其蟲毛。萬物發生，如毛在皮。其政為散。布散生氣於萬物。○新校正云：按氣交變大論云：其政舒啓。五常政大論云：平木之政發散，木大過之政散，土不及之氣散，金之用散落，木之發散散落，以為散之異，其有六，而散之義雖二，一謂發散之散，是木之氣也；一謂散落之散，是金之氣所為也。其令宣發。陽和之氣，舒而散也。其變摧拉。摧拔成者也。○新校正云：按氣交變大論云：其變振發。其眚為隕。隕，墜也。大風暴起，草泯木墜。○新校正云：按氣交變大論一云：其災散落，害眚所景。反其味為酸。夫物之化之變而有酸味者，皆木氣之所成敗也。今東方之野，生果味多酸。其志為怒。怒，直聲也，所以威物。怒傷肝。凡物之用極，皆自傷也。怒發於肝，而反傷肝藏。悲勝怒。悲發而怒止，勝之旨也。○新校正云：詳五志云悲當為憂，蓋憂傷意，悲傷魂意，一云悲傷怒也。風傷肝。亦猶風之折木也。風生於木，而反折之，用盛而衰。○新校正云：按陰陽應象大論云：風傷筋。燥勝風。風自本生，燥為金化，風餘則制之以燥，肝盛則治之以涼，涼清并行，金之氣也。酸傷筋。酸寫肝氣，寫甚則傷其氣。靈樞經曰：酸走筋，筋病無多食酸。以此爾，走筋簡宜有其氣速長也，氣血肉骨同。○新校正云：詳註云靈樞經一云，乃是素問宣明五氣篇文，誤。甲乙經一云以此為素問經一云，靈樞經者誤。辛勝酸。辛，金味，故勝木之酸。酸餘，故勝之以辛也。南方生熱。陽盛所生，相火、君火之政也。大虛昏翳，其若輕塵，山川悉然，熱之氣也；大明不彰，其色如丹，鬱熱之氣也；若燔[illegible]

鬱蒸炎六合之熱也。熱生火。熱甚之氣，火運盛明，故曰熱生火。火者盛陽之生化也。熱氣施化，則炎暑鬱燠。其爲變極燔灼，則燔火消融。運乘癸酉、癸未、癸巳、癸卯、癸丑、癸亥歲，則熱化不足。若乘戊辰、戊寅、戊子、戊戌、戊申、戊午歲，則熱化有餘。火有君火相火，故曰熱生火，又云火也。火生苦。物之味苦者，皆始自火之生化也。甘物遇火，體焦則苦，苦從火化，其可徵也。苦生心。苦物入胃，化入於心，故諸癸歲則苦化少，諸戊歲則苦化多。心生血。苦味自心化已，則布化生血脈。血生脾。苦味營血已，自血流化，生養脾也。其在天爲熱。赫曦陽之氣也。暄暑鬱蒸，熱之化也。炎赫沸騰，熱之用也。盛夏少陰步。陽在上則熱化於天，在下則熱行於地也。在地爲火。光顯炳明，火之象也。燔燎焦然，火之用也。在體爲脈。流行血氣，脈之體也。壅遏營實，脈之用也，爲血脈間。在氣爲息。息，長也。在藏爲心。心形如未敷蓮花，中有九空，以導引天真之氣，神之宇也。爲君主之官，神明出焉。乘癸歲則心與經絡受邪而爲病。小腸腑亦然。其性爲暑。暑，熱也。心之氣性也。其德爲顯。明顯見象，定而同服，火之德也。新校正云：按氣交變大論云：其德彰顯。其用爲躁。火性躁動，不專定也。其色爲赤。生化之物，乘火化者，悉表備赭丹之色。今南方之地，草木之上，皆兼赤色。乘癸歲，則赤色之物兼黑及白化。其化爲茂。茂，蕃盛也。新校正云：按氣交變大論云：其化蕃茂。其蟲羽。參差長短，象火之形。其政爲明。明曜彰見，無所蔽匿，火之政也。新校正云：按氣交變大論云：其政明曜。又按火之政明，水之政明，水火異而明同者。火之明，明于外。水之明，明于內。明雖同而實異也。**其令鬱蒸。**鬱，盛也。蒸，熱也。言盛熱氣如蒸也。新校正云：詳注謂鬱為盛，其義未安。按王冰注五常政大論云：鬱謂鬱燠不舒暢也。當如此解也。**其變炎爍。**熱甚炎赫，爍石流金，火之變也。新校正云：按氣交變大論云：其變銷爍。**其眚燔焫。**燔焫山川，旋及屋宇，火之災也。新校正云：按氣交變大論云：其災燔焫。眚，所景反。**其味為苦。**物之化之變而有苦味者，皆火氣之所合散也。今南方之野，生物多苦。**其志為喜。**喜，悅樂也。悅以和志。**喜傷心。**言其過也。喜發於心而反傷心，亦由風之折木也。過則氣竭，故見傷也。**恐勝喜。**恐至則喜樂皆泯，勝喜之理，目擊道存。恐則水之氣也。**熱傷氣。**天熱則氣伏不見，人熱則氣促喘急，熱之傷氣，理亦可徵。此皆謂大熱也。不熱之氣，猶生諸氣也。陰陽應象大論云：壯火散氣，少火生氣。此其義也。**寒勝熱。**寒勝則熱退，陰盛則陽衰，制熱以寒，是求勝也。**苦傷氣。**大凡如此，亦苦之傷氣，以其燥也。若加以熱，則傷尤甚也。何以明之？飲酒氣促，多則喘急，此其信也。苦寒之物，偏服歲久，益火滋甚，亦傷氣也。曾以方治，乃同少火反生氣也。新校正云：詳此論所傷之旨有三：東方曰風傷肝，酸傷筋；中央曰濕傷肉，甘傷脾；西方曰辛傷皮毛，是自傷者也。南方曰熱傷氣，苦傷氣；北方曰寒傷血，鹹傷血，是傷己所勝也。西方曰熱傷皮毛，是被勝傷己也。凡此五方所傷之例有二，若大素則俱云自傷焉。**鹹勝苦。**酒得鹽而解，物理昭然。火苦之勝，制以水鹹。

中央生濕。中央土也。高山土濕，泉出地中，水源山隈，雲生岩谷，則其象也。夫性內蘊，動而為用，則雨降雲騰，中央生濕不遠信矣故曆候記土潤溽暑於六月謂是也溽音辱 濕生土。濕氣內蘊土體乃全濕則土生乾則土死死則庶類凋喪生則万物滋榮此濕氣之化尒濕氣施化則土宅而雲騰雨降其爲變極則驟注土崩也運乘己巳己卯己丑己亥己酉己未之歲。則濕化不足。乘甲子甲戌甲申甲午甲辰甲寅之歲。則濕化有餘也。 土生甘 物之味甘者皆始自土之生化也 甘生脾 甘物入胃先入於脾故諸己歲則甘少化諸甲歲甘多化。 脾生肉 甘味入脾自脾藏布化長於肌肉 肉生肺 甘氣營肉已自肉流化乃生養肺藏也 其在天爲濕 言神化也柔潤重澤濕之化也埃鬱昏雲雨濕之用也歲屬太陰在上。則濕化於天。太陰在下。則濕化於地 在地爲土 敦靜安鎮聚散復形群品以生土之体也含垢匿穢靜而下民爲變化母土之德也。新校正云詳注云靜而下民爲上之德下民之義恐字誤也 在體爲肉 覆藏筋骨氣發其間肉之用也踈密不時中外否閉肉之動也 在氣爲充 土氣施化則万象盈 在藏爲脾 形象馬蹄內包胃脘象土形也經絡之氣交歸於中以營運真靈之氣意之舍也爲倉廩之官化物出焉乗己歲則脾及經絡受邪而爲病。新校正云詳肝心肺腎四藏注各言府同獨此注不言胃府者闕文也 其性靜兼 兼謂兼寒熱暄涼之氣也。白虎通云脾之爲言并也謂四氣并之也 其德爲濡 津濕潤澤土之德也。新校正云按氣交變大論云其德溽蒸 其用爲化 化謂兼諸四化并已爲五化。所謂風化熱化燥化寒化因乃物而爲生長化成收藏也 其色爲黃 物乘土化則表見於黃之色也中央之地草木之上皆兼黃色乘己歲則黃色之物兼蒼及黑黅音今其化為盈。盈滿也土化所及則万物盈蕃。新校正云按氣交變大論云其化豐備其蟲倮。倮露皮革无毛介也其政為謐。謐靜也土性安靜。新校正云按氣交變大論云其政安靜詳土之政謐水大過其政謐者蓋水大過而土下承之故其政亦謐其令雲雨。濕氣布化之所成其變動注。動反靜也地之動則土失性風搖不安注雨久下也久則泥岸復為土矣。新校正云按氣交變大論云其變驟注其眚淫潰。淫久雨也潰土崩潰也。新校正云按氣交變大論云其災霖潰其味為甘。物之化之變而有甘味者皆土化之所終也今中原之地故物味多甘淡其志為思。思以成務。新校正云按靈樞經曰因志而存變謂之思思傷脾。思勞於智過則傷脾怒勝思。怒則不思忿而忘禍則勝可知矣思甚不解以怒制之調性之道也濕傷肉。濕甚為水水盈則腫水下去已形肉已消傷肉之驗近可知矣風勝濕。風木氣故勝土濕濕甚則制之以風甘傷脾。過節也。新校正云按陰陽應象大論云甘傷肉酸勝甘。甘餘則制之以酸所以救脾氣也西方生燥。陽氣已降陰氣復升氣爽風勁故生燥也夫嵒谷青埃川源蒼翠煙浮草樹遠望氤氳此金氣所生燥之化也夜起白朦輕如微霧遐邇一色星月皎如此万物陰成亦金氣所生白露之氣也太虛埃昏氣鬱黃黑視不見遠无風自行從陰之陽如雲如霧此殺氣也亦金氣所生霜之氣也山谷川澤濁昏如霧氣鬱蓬勃慘然戚然咫尺不分此殺氣將用亦金氣所生運之氣也。大雨、大霖，和氣西起，雲卷陽曜，大虛廓清，燥生西方，義可徵也。若西風大起，木偃雲騰，是為燥與濕爭，氣不勝也，故當復雨。然西雨晴，天之常氣，假有東風雨止，必有西風復雨，因雨而乃自晴，觀是之為，則氣有往復，動有燥濕，變化之象不同，其用矣。由此則天地之氣以和為勝，暴發奔驟，氣所不勝，則多為復也。燥生金。氣勁風切，金鳴聲遠，燥生之信，視听可知，此則燥化能令萬物堅定也。燥之施化於物如是，其為變極，則天地悽慘，肅殺氣行，人悉畏之，草木凋落。運乘乙丑、乙卯、乙巳、乙未、乙酉、乙亥之歲，則燥化不足；乘庚子、庚寅、庚辰、庚午、庚申、庚戌歲，則燥化有餘。歲氣不同，生化異也。金生辛。物之有辛味者，皆始自金化之所成也。辛生肺。辛物入胃，先入於肺，故諸乙歲則辛少化，諸庚歲則辛多化。肺生皮毛。辛味入肺，自肺藏布化生養皮毛也。皮毛生腎。辛氣自入皮毛，乃流化生氣入腎藏也。其在天為燥。燥化也，霧露清勁，燥之化也；肅殺凋零，燥之用也。歲屬陽明在上，則燥化於天；陽明在下，則燥行於地。在地為金。從革堅剛，金之体也；鋒刃銛利，金之用也。新校正云：按別本銛作括。在體為皮毛。柔韌包裹，皮毛之体也；滲泄津液，皮毛之用也。在氣為成。物乘金化則堅成。在藏為肺。肺之形似人肩，二布葉，數小葉，中有二十四空，行列以分布諸藏清濁之氣，主藏魄也。為相傳之官，治節出焉。乘乙歲則肺與大腸受邪而為病也。大腸府亦然。其性為涼。涼，清也，肺之性也。其德為清。金以清涼為德化。新校正云：按氣交變大論云：其德清絜。其用為固。固，堅定也。其色為白。物

靈光則表彰秋之色乎西方之野草木之上高皆振白乘乙庚則白色之物兼赤及蒼也其化為斂○
匱金化流行則物體堅斂○新校正云按氣交變大論云其化緊斂詳金之化為斂而木不及之氣亦斂者蓋木不及而
金勝之故斂也其蟲介介甲也外被介甲金堅之象也其政為勁勁前銳也○新校正云按氣交變大
論云其政勁切其令霧露凉氣化生其變肅殺○天地慘悽人所不喜則其氣也其眚蒼落○
青乾而凋落其味為辛夫物之化之變而有辛味者皆金氣之所離合也今西方之野草木多辛其志
為憂憂深慮也思也○新校正云詳王注以憂為思有害於義按本論思為脾之志憂為肺之志是憂非思明矣又靈樞
經曰愁憂則閉塞而不行又云愁憂而不解則傷意若是則憂者愁也非思也憂傷肺愁憂則氣閉塞而不
行肺藏氣故憂傷肺喜勝憂神悅則喜故喜勝憂熱傷皮毛火有二別故此再舉熱傷之形證也火氣
薄爍則物焦乾故熱氣盛則皮毛傷寒勝熱以陰消陽故寒勝熱○新校正云按太素作燥傷皮毛熱勝燥辛
傷皮毛過節也辛熱皮虛焉苦勝辛苦火味故勝金之辛北方生寒○陽氣伏陰氣升政布而大
行故寒生也大虛澄淨黑氣浮空天色黯然高空之寒氣也若氣似散麻本末皆黑微見川澤之寒氣也大虛清白空猶
雪映遐邇二色山谷之寒氣也大虛白昏火明不翳如霧雨氣遐邇肅然北望色玄凝雰夜落此水氣所生寒之化也大
虛凝陰白埃昏翳天地一色遠視不分此寒濕凝結雪之將至也地裂水冰河渠乾涸枯澤浮鹹木斂土堅是土勝水水

不得自清，水亦為寒 寒生水（陰氣凝冽，寒化為水，由生也……）

……之，化則……

……大……

水生鹹（……水味鹹，……之，水……鹹……，乃……）

鹹生腎（……入腎……）腎生骨

……可見……骨，……自……

髓生肝（……）其在天為寒（……）在地

為水（……）在體為骨（……）

在氣為堅（……）

在藏為腎（……）

其性為凜（……）其德為寒（……）

其用為藏（……）其色為黑（……）

其化為肅（……）

其蟲鱗（……）

[illegible]

則

鱗謂魚蛇之族類。其政為靜，水性澄澈而清淨。新校正云：按氣交變大論云：其政凝肅，謂水之政為靜謐而平。土之政安靜，土主大過之政亦為靜，上不及之政亦為靜守。水土異而靜同者，非同也。水之靜，清淨也；土之靜，安靜也。其令闕。其變凝冽，寒甚故致是。新校正云：按氣交變大論云：其變凜冽。其眚冰雹，非時而有及暴過也。新校正云：按氣交變大論云：其災冰雪霜雹。其味為鹹，夫物之化之變而有鹹味者，皆水化之所生也。今北方川澤之地多鹹鹵。其志為恐。恐以遠禍。恐傷腎，恐甚動中則傷腎。靈樞經曰：恐懼而不解則傷精。腎藏精，故精傷而傷及於腎。思勝恐，思見禍機，故無憂恐。思，一作憂，非也。寒傷血，[illegible]寒甚，血凝故傷血也。燥勝寒，寒化水精，燥用則物堅，燥與寒兼，天地之化，物理之常也。鹹傷血，味過於鹹則咽乾引飲，傷血之義斷可知乎。甘勝鹹，渴飲甘泉，咽乾自已。甘為土味，故勝水鹹。新校正云：詳自上岐伯曰至此，與陰陽應象大論同，中有增損而詞小異。五氣更立，各有所先，當其歲時，其氣乃先也。非其位則邪，當其位則正。先立運，然後知非位與當位者也。帝曰：病之生變何如？岐伯曰：氣相得則微，不相得則甚。木居火位，火居土位，土居金位，金居水位，水居木位，木居君位，如是者為相得。又木居水位，水居金位，金居土位，土居火位，火居木位，如是者雖為相得，終以子僭居父母之位，下陵其上，猶為小逆也。木居土位，火居金位，土居水位，金居木位，水居火位，如是者為不相得。故謂之變甚也。○先立其年之氣及司天之則氣亂之所在謂相得與不相得何如矣氣。帝曰：主歲何如？岐伯曰：氣有餘，則制己所勝，而侮所不勝；其不及，則己所不勝侮而乘之，己所勝輕而侮之。木餘則制土，輕忽於金，以金氣不爭，故木恃其餘而欺侮也。又木少金勝，土反侮木，以木不及，故土妄凌之也。四氣率同。侮謂侮慢而凌忽之也。侮反受邪，或以己強盛，或遇彼衰微，不度卑弱，妄有凌忽，雖侮而求勝，故終必受邪。侮而受邪，寡於畏也。受邪各謂受己所不勝之邪也。然舍己宮觀，適他鄉邦，外強中乾，邪盛真弱，寡於敬畏，由是納邪，故曰寡於畏也。○新校正云：按六微旨大論云：未至而至，此謂太過，則薄所不勝，而乘所勝也，命曰氣淫。至而不至，此謂不及，則所勝妄行，而所生受病，所不勝薄之也，命曰氣迫。即此之義也。帝曰：善。

○六微旨大論篇第六十八

黃帝問曰：嗚呼遠哉！天之道也，如迎浮雲，若視深淵，視深淵尚可測，迎浮雲莫知其極。深淵靜瑩而澄澈，故視之可測其深淺；浮雲飄泊而合散，故迎之莫詣其邊涯。言蒼天之象，如淵可視中遷合運化之道，尤雲莫測其法。尚六氣微，其於遷化，當如是喻矣。○新校正云：詳此文與五運論重。夫子數言謹奉天道，余聞而藏之，心私異之，不知

其所謂也願夫子溢志盡言其事令終不滅久而不絕天之
道可得聞乎運化生成之道也岐伯稽首再拜對曰明乎哉問天之
道也此因天之序盛衰之時也帝曰願聞天道六六之節盛
衰何也六六之節經已啓問天師未敷其旨故重問之岐伯曰上下有位左右有紀
上下謂司天地之氣二也餘左右四氣在歲之左右也故少陽之右陽明治之陽明之
右太陽治之太陽之右厥陰治之厥陰之右少陰治之少陰
之右太陰治之太陰之右少陽治之此所謂氣之標蓋南面
而待之也標末也聖人南面而立以閱氣之至也故曰因天之序盛衰之時移
光定位正立而待之此之謂也移光謂日移光定位謂面南觀氣正立觀歲數氣之至則
氣可期之也少陽之上火氣治之中見厥陰少陽南方火故上見火氣治之與厥陰合
故中見厥陰也陽明之上燥氣治之中見大陰陽明西方金故上燥氣治之與太陰合故
燥氣之下中見太陰也太陽之上寒氣治之中見少陰太陽北方水故上寒氣治之與
少陰合故寒氣之下中見少陰也○新校正云按六元正紀大論云太陽所至為寒生中為溫與此義同厥陰之

上，風氣治之，中見少陽。厥陰東方木，故上見風氣治之，與少陽合，故風氣之下，中見少陽也。少陰之上，熱氣治之，中見太陽。少陰東南方君火，故上見熱氣治之，與太陽合，故熱氣之下，中見太陽也。新校正云：按六元正紀大論云：少陰所至為熱生，中為寒。太陰之上，濕氣治之，中見陽明。太陰西南方土，故上見濕氣治之，與陽明合，故濕氣之下，中見陽明也。所謂本也，本之下，中之見也，見之下，氣之標也。本謂元氣也，氣則為主，則文言著矣。新校正云：詳注云文言著矣，疑誤。本標不同，氣應異象。本者，應之元；標者，病之始。病生形用，求之標；方施其用，求之本。標本不同，求之中見，法萬全。新校正云：按至真要大論云：六氣標本不同，氣有從本者，有從標本者，有不從標本者也。少陽太陰從本，少陰太陽從本從標，陽明厥陰不從標本從乎中也。故從本者化生於本，從標本者有標本之化，從中者以中氣為化也。帝曰：其有至而至，有至而不至，有至而太過，何也？皆謂天之六氣也。初之氣起於立春前十五日，餘二三四五終氣次至，而分治六十日餘八十七刻半。岐伯曰：至而至者和；至而不至，來氣不及也；未至而至，來氣有餘也。時至而氣至，和平之應，此則為平歲也。假令甲子歲氣有餘，於癸亥歲未當至之期，先時而至也。乙丑歲氣不足，於甲子歲當至之期，後時而至也。故曰來氣不及，來氣有餘也。言初氣之至期如此，歲氣有餘，六氣之至皆先時；歲氣不及，六氣之至皆後時。

先時後至後時先至各差十三日而應也新校正云按金匱要略云有未至而至有至而不至有至而不去有至而太過冬至之後得甲子夜半少陽起少陽之時陽始生天得溫和以未得甲子天因溫和此為未至而至也以得甲子而天未溫和此為至而不至以得甲子而天大寒不解此為至而不去以得甲子而天溫如盛夏時此為至而太過此亦論氣應之一端也

帝曰至而不至未至而至何如言太過不及歲當至晚至早之時應也

岐伯曰應則順否則逆逆則變生變生則病當期為應愆時為否天地之氣生化不息無止礙也不應有而有應有而不有是造化之氣失常失常則氣變變常則氣血紛撓而為病也天地變而失常則萬物皆病

帝曰善請言其應岐伯曰物生其應也氣脈其應也物之生榮有常時脈之至有常期有餘歲早不及歲晚皆依時至也

帝曰善願聞地理之應六節氣位何如岐伯曰顯明之右君火之位也君火之右退行一步相火治之日出謂之顯明則卯地氣分春也自春分後六十日有奇斗建卯正至于巳正君火位也自斗建巳正至未之中三之氣分相火治之所謂少陽也君火之位所謂少陰熱之分也天度至此暄淑大行居熱之分不行炎暑君之德也少陽居之為僭逆大熱早行疫癘乃生陽明居之為溫涼不時太陽居之為寒雨間熱厥陰居之為風濕雨生羽蟲少陰居之為天下疵疫以其得位君令宣行故也太陰居之為時雨火有二位故以君火為六氣之始也新校正云

火。夏至日前後各三十日也。少陽之分。火之位也。天度至此。炎熱大行。少陽居之為熱暴至。草萎河乾。炎亢濕化晚布。陽明居之為涼氣間發。大陽居之為寒氣間至。熱爭冰雹。厥陰居之為風熱大行。雨生羽蟲。少陰居之為大暑炎亢。太陰居之為雲雨雷電。退謂南面視之。在位之右也。一步凡六十日又八十七刻半。餘氣同法。復行一步。土氣治之。雨之分也。即秋分前六十日而有奇。斗建未正至酉之中。四之氣也。天度至此。雲雨大行。濕蒸乃作。少陽居之為炎熱沸騰。雲雨雷雹。陽明居之為清雨霧露。大陽居之為寒雨害物。厥陰居之為暴風雨摧拉。雨生倮蟲。少陰居之為寒熱氣反用。山澤浮雲。暴雨溽蒸。太陰居之為大雨霪霔。霔音注。復行一步。金氣治之。燥之分也。即秋分後六十日而有奇。自斗建酉正至亥之中。五之氣也。天度至此。萬物皆燥。少陽居之為溫清更正。萬物乃榮。陽明居之為大涼燥疾。大陽居之為早寒。厥陰居之為涼風大行。雨生介蟲。少陰居之為秋濕熱病時行。太陰居之為時雨沈陰。復行一步。水氣治之。寒之分也。即冬至日前後各三十日。自斗建亥正至丑之中。六之氣也。天度至此。寒氣大行。少陽居之為冬溫蟄蟲不藏。流水不冰。陽明居之為燥寒勁切。大陽居之為大寒凝冽。厥陰居之為寒風飄揚。雨生鱗蟲。少陰居之為蟄蟲出見。流水不冰。大陰居之為凝陰寒雪。地氣濕也。復行一步。木氣治之。風之分也。即春分前六十日而有奇也。自斗建丑正至卯之中。初之氣也。天度至此。風氣乃行。天地神明號令之始也。天之使也。少陽居之為溫疫至。陽明居之為清風霧露朦昧。大陽居之為寒風切冽。霜雪水冰。厥陰居之為大風發榮

火氣承金

□毛虫少陰居之為熱風傷人時氣流行大陰居之為風雨凝陰不散

復行一步君火治之。熱之分也。復春分始也。自斗建卯正至巳之中。二之氣也。凡此六位終統一年。六六三百六十日。六八四百八十刻。六七四十二刻。其餘半刻分而為三分。約終三百六十五度也。餘奇細分率之可也。

相火之下。水氣承之。熱盛水承。條蔓柔弱。湊潤衍溢。水象可見。新校正云。按六元正紀大論云。少陽所至為火生。終為蒸溽。則水承之義可見。又云。少陽所至為熛風燔燎霜凝。亦下承之水氣也。

水位之下。土氣承之。寒甚物堅。水冰流涸。土象斯見。承下明矣。新校正云。按六元正紀大論注云。太陽所至為寒雪冰雹白埃。則土氣承之之義也。

土位之下。風氣承之。疾風之後。時雨乃零。是則濕為風吹。化而為雨。新校正云。按六元正紀大論云。太陰所至為濕生。終為注雨。則土位之下。風氣承之而為雨也。又云。太陰所至為雷霆驟注烈風。則風承之之義也。

風位之下。金氣承之。風動氣清。萬物皆燥。金承木下。其象昭然。新校正云。按六元正紀大論云。厥陰所至為風生。終為肅。則金承之義可見。又云。厥陰所至為飄怒大涼。亦金承之義。

金位之下。火氣承之。鍛金生熱。則火流金。乘火之上。理無妄也。新校正云。按六元正紀大論云。陽明所至為散落溫。則火乘之義也。

君火之下。陰精承之。君火之位。大熱不行。蓋為陰精制承其下也。諸以所勝之氣乘於下者。皆折其慓盛。此天地造化之大體爾。新校正云。按六元正紀大論云。少陰所至為熱生。中為寒。則陰承之義可知。又云。少陰所至為大暄寒。亦其義也。又按六元正紀論云水發而雹雪。土發而飄驟。木發而毀折。金發而清明。火發而曛昧。何氣使然。曰氣有多少。發有微甚。微者當其氣。甚者兼其下。徵其下氣而見可知也。所謂徵其下者。即謂六承氣也。帝曰何也。岐伯曰亢。則害。承迺制。制生則化。外列盛衰。害則敗亂。生化大病。亢過極也。物惡其極。帝曰盛衰何如。岐伯曰非其位則邪。當其位則正。邪則變甚。正則微。帝曰何謂當位。岐伯曰木運臨卯。火運臨午。土運臨四季。金運臨酉。水運臨子。所謂歲會。氣之平也。非太過非不及。是謂平運主歲也。平歲之氣。物生脈應。皆必合期。無先後也。新校正云詳木運臨卯。丁卯歲也。火運臨午。戊午歲也。土運臨四季。甲辰甲戌己丑己未歲也。金運臨酉。乙酉歲也。水運臨子。丙子歲也。內戊午己丑己未乙酉又為太一天符。帝曰非位何如。岐伯曰歲不與會也。不與本辰相逢會也。帝曰土運之歲上見太陰。火運之歲上見少陽少陰。少陰少陽皆火氣。金運之歲上見陽明。木運之歲上見厥陰。水運之歲上見太陽。奈何。岐伯曰天之與會也。天氣與運氣相逢會也。新校正云詳土運之歲。上見太陰。己丑己未也。火運之歲。上見少陽。戊寅戊申也。上見少陰。戊子戊午也。金運之歲。上見陽明。乙卯乙酉也。木運之歲。上見厥陰。丁巳丁亥也。

水運之歲上見太陽丙辰丙戌也內己丑酉己未戊午乙酉又為大一天符按六元正紀大論云大過而同天化者三不及
而同天化者亦三戊子戊午大徵上臨少陰戊寅戊申大徵上臨少陽丙辰丙戌大羽上臨大陽如是者三丁巳丁亥少
角上臨厥陰乙卯乙酉少商上臨陽明己丑己未少宮上臨大陰如是者三臨者大過不及皆曰天符也故天元
冊曰天符。天符歲會何如。岐伯曰：大一天符之會也。是謂三合。一者
天會，二者歲會，三者運會也。天元紀大論曰：三合為治，此之謂也。新校正云：詳大一天符之詳具天元紀大論注中
帝曰：其貴賤何如。岐伯曰：天符為執法，歲位為行令，大一天
符為貴人。執法猶相輔，行令猶方伯，貴人猶君主。帝曰：邪之中也奈何。岐伯曰：
中執法者，其病速而危。執法官人之繩準，自為邪僻，故病速而危。中行令者，其病
徐而持。方伯無執法之權，故無速害，病但執持而已。中貴人者，其病暴而死。義無凌犯，
故病則暴而死。帝曰：位之易也何如。岐伯曰：君位臣則順，臣位君則
逆。逆則其病近，其害速；順則其病遠，其害微。所謂二火也。相火
居君火，是臣居君位，故逆也。君火居相火，是君居臣位，君臨臣位，故順也。遠謂里遠，近謂里近也。帝曰：善。
願聞其步何如。岐伯曰：所謂步者，六十度而有奇。奇謂八十七刻又十

分刻之五刻也。故二十四步積盈百刻而成日也。此言天度之餘也夫言周天之度者
三百六十五度四分度之一也二十四步正四歲也四分度之一二十五刻也四歲氣乘積已盈百刻故成一日度一日
歲帝曰六氣應五行之變何如。岐伯曰位有終始。氣有初中。
上下不同。求之亦異也。位地位也氣天氣也氣与位互有差移。故氣之初。天用事。氣之中。地主之。
地主之則氣流于地。天用則氣騰于天。初与中皆分天步而率刻之。初中各三十日餘四十三刻四分刻之三也。帝曰
求之柰何。岐伯曰天氣始於甲。地氣始於子。子甲相合。命曰
歲立。謹候其時。氣可與期。子甲相合命曰歲立則甲子歲也謹候水刻早晏則六氣悉可与期
爾帝曰願聞其歲六氣始終早晏何如。岐伯曰明乎哉問也。
甲子之歲。初之氣。天數始於水下一刻。常起於平明寅初一刻艮中之南也。新
校正云按戊辰壬申丙子庚辰甲申戊子壬辰丙申庚子甲辰戊申壬子丙辰庚申甲子歲同此。所謂辰申子歲氣會同。陰陽
法以是為三合。終於八十七刻半。子正之中夜之半也外十二刻半入二氣之初諸餘刻同入也
之氣始於八十七刻六分。子中之左也終於七十五刻。戌之後四刻也外一
十五刻入次三氣之初率三之氣。始於七十六刻。亥初之一刻終於六十二刻

[illegible]酉正之中也外三十七刻半差入戌後四之氣始於六十二刻六分酉中之北終於五十刻未後之四刻也外五十刻差入後五之氣始於五十一刻申中初之一刻終於三十七刻半午正之中晝之半也外六十二刻半差入後六之氣始於三十七刻六分午中之南終於二十五刻辰正之後四刻外七十五刻差入後所謂初六。天之數也。天地之數二十四氣乃大會而同故命此曰初六天數也乙丑歲初之氣。天數始於二十六刻乙丑巳初之一刻。新校正云此歲己巳癸酉丁丑辛巳乙酉己丑癸巳丁酉辛丑乙巳己酉癸丑丁巳辛酉歲同所謂巳酉丑歲氣會同也。終於一十二刻半卯正之中二之氣始於一十二刻六分卯中之南終於水下百刻丑後之四刻三之氣始於一刻寅初之一刻終於八十七刻半子正之中四之氣始於八十七刻六分子中正東終於七十五刻戌後之四刻五之氣始於七十六刻亥初之一刻終於六十二刻半酉正之中六之氣始於六十二刻六分酉中之北終於五十刻未後之四刻所謂六二。天之數也。一六爲初六二六爲六二各以次也丙寅歲初之氣天數始於五十一刻申中初之一刻。新校正云丙寅庚午甲戌戊寅壬午丙

（戌庚寅甲午之歲戊戌壬寅丙午庚戌甲寅戊午行壬戌歲同此所謂寅午戌歲氣會同）終於三十七刻半（午正之中）二之氣始於三十七刻六分（午中之酉）終於二十五刻（辰後之四刻）三之氣始於二十六刻（巳初之一刻）終於一十二刻半（卯正之中）四之氣始於一十二刻六分（卯中之南）終於水下百刻（丑後之四刻）五之氣始於一刻（寅初之一刻）終於八十七刻半（子正之中）六之氣始於八十七刻六分（子中之左）終於七十五刻（戌後之四刻）所謂六三。天之數也。丁卯歲初之氣天數始於七十六刻（亥初之一刻。新校正云詳辛未乙亥己卯。癸未丁亥辛卯乙未己亥癸卯。丁未辛亥乙卯己未癸亥歲同。此所謂卯未亥歲氣會同）終於六十二刻半（酉正之中）二之氣始於六十二刻六分（酉中之北）終於五十刻（未後之四刻）三之氣始於五十一刻（申初之一刻）終於三十七刻半（午正之中）四之氣始於三十七刻六分（午中之西）終於二十五刻（辰後之四刻）五之氣始於二十六刻（巳初之一刻）終於一十二刻半（卯正之中）六之氣始於一十二刻六分（卯中之南）終於水下百刻（丑後之四刻）所謂六四。

天之數也。次戊辰歲，初之氣復始於一刻。常如是無已，周而復始。（始自甲子年，終於癸亥歲，常以四歲為一小周，一十五周為一大周，以辰命歲，則氣可與期。）帝曰：願聞其歲候何如？岐伯曰：悉乎哉問也！日行一周，天氣始於一刻。（甲子歲也。）日行再周，天氣始於二十六刻。（乙丑歲也。）日行三周，天氣始於五十一刻。（丙寅歲也。）日行四周，天氣始於七十六刻。（丁卯歲也。）日行五周，天氣復始於一刻。（戊辰歲也。餘五十五，歲歲循環，周而復始也。）所謂一紀也。（法以四年為一紀，循環不已。餘三歲一會同，故有三合之義。）是故寅午戌歲氣會同，卯未亥歲氣會同，辰申子歲氣會同，巳酉丑歲氣會同，終而復始。（陰陽法以是為三合者，緣其氣會同也。不爾，則各在一方，義無由合。）帝曰：願聞其用也。岐伯曰：言天者求之本，言地者求之位，言人者求之氣交。（本謂天六氣，寒暑燥濕風火也。三陰三陽由是生化，故云本，所謂六元者也。位謂金木火土水君火也。天地之氣，上下相交，人之所處也。）帝曰：何謂氣交？岐伯曰：上下之位，氣交之中，人之居也。（自天之下，地之上，則二氣交合之分也。人居地上，故氣交之中，人之居也。是以化生變易，皆在氣交之中。）故曰：天樞之上，天氣主之。天樞之下。地氣主之。氣交之分。人氣從之。萬物由之。

此之謂也。天樞當齊之兩傍也所謂身半矣伸臂指天則天樞正當身之半也三分折之上二分應天下一分應地

中之分應氣交天地之氣交合之際所遇寒暑燥濕風火勝復之變之化故人氣從之萬物生化悉由而合散也帝曰

何謂初中。岐伯曰。初凡三十度而有奇。中氣同法。奇謂三十日余四十

三刻又四十分刻之三十也初中相合則六十日餘八十七刻半也以各餘四十分刻之三十故云中氣同法也帝

曰初中何也。岐伯曰。所以分天地也。以是知氣高下生人病主之也帝曰願

卒聞之。岐伯曰。初者地氣也。中者天氣也。氣之初天用事天用事則地氣上騰

於太虛之內氣之中地氣主之地氣主則天氣下降於有質之中帝曰其升降何如。岐伯曰

氣之升降。天地之更用也。升謂上升降謂下降升極則降降極則升升降不已故彰天地之更

用也帝曰願聞其用何如。岐伯曰。升已而降。降者謂天。降已而

升。升者謂地。氣之初地氣升氣之中天氣降升已而降以下彰天氣之下流降已而升以上表地氣之上應

天氣下降地氣上騰天地交合泰之象也易曰天地交泰是以天地之氣升降常以三十日半下上下上不已故萬物生

化無有休息而各得其所也天氣下降。氣流于地。地氣上升。氣騰于天。故

天下相召。升降相因。而變作矣。

氣有勝復，故變生也。新校正云：按六元正紀大論云：天地之氣盈虛何如？曰：天氣不足，地氣隨之；地氣不足，天氣從之，運居其中而常先也。惡所不勝，歸所同和，隨運歸從而生其病也。故上勝則天氣降而下，下勝則地氣遷而上。多少而差其分，微者小差，甚者大差，甚則位易氣交，易則大變生而病作矣。

帝曰：善。寒濕相遘。燥熱相臨。風火相值。其有間乎。岐伯曰：氣有勝復。勝復之作。有德有化。有用有變。變則邪氣居之。

夫撫掌成聲，沃火生沸，物之交合，象出其間，萬類交合，亦由是矣。天地交合，則八風鼓拆，六氣交馳於其間，故氣不能正者，反成邪氣。

帝曰：何謂邪乎。

邪者，不正之目也。天地勝復，則寒暑燥濕風火六氣互為邪也。

岐伯曰：夫物之生從於化。物之極由乎變。變化之相薄。成敗之所由也。

夫氣之有生化也，不見其形，不知其情，莫測其所起，莫究其所止，而萬物自生自化，近成無極，是謂天和。見其象，彰其動，震烈剛暴，飄泊驟卒，拉堅摧殘，摺拆鼓慄，是謂邪氣。故物之生也靜而化成，其毀也躁而變革，是以生從於化，極由乎變，變化不息，則成敗之由常在。生有涯分者，言有終始爾。新校正云：按天元紀大論云：物生謂之化，物極謂之變。

故氣有往復。用有遲速。四者之有。而化。而變。風之來也。

天地易位，寒暑移方，水火易處，當動用時，氣之遲速往復，故不常在。雖不可究識意端，然微甚之用，而為化為變，風所由來也。

人氣不勝因而感之故邪生焉風匪求勝於人也

帝曰：遲速往復，風所由生，而化而變，故因盛衰之變耳。成敗倚伏遊乎中，何也？夫倚伏者禍福之萌也有禍者福之所倚也有福者禍之所伏也由是故禍福互為倚伏物盛則衰樂極則哀是福之極故為禍所倚否極之泰未濟之濟是禍之極故為福所伏然吉凶成敗目擊道存不可以終自然之理故无尤也

岐伯曰：成敗倚伏生乎動，動而不已，則變作矣。動靜之理氣有常運其微也為物之化其甚也為物之變化流於物故物得之以生變行於物故物得之以死由是成敗倚伏生於動之微甚遲速尔豈唯氣獨有是哉人在氣中養生之道進退之用當皆然也新校正云按至真要大論云陰陽之氣清靜則生化治動則苛疾起此之謂也

帝曰：有期乎？岐伯曰：不生不化，靜之期也。人之期可見者二也天地之期不可見也夫二可見者一曰生之終也其二曰變易与土同体然後捨小生化歸於大化以死後猶化變未已故可見者二也天地終極人壽有分長短不相及故人見之者鮮矣

帝曰：不生化乎？言亦有不生不化者乎

岐伯曰：出入廢則神機化滅，升降息則氣立孤危。出入謂喘息也升降謂化氣也夫毛羽倮鱗介及飛走蚑行皆生氣根於身中以神為動靜之主故曰神機也然金玉土石鎔埏草木皆生氣根於外假氣以成立主持故曰氣立也五常政大論曰根于中者命曰神機神去則機息根于外者命曰氣立氣止則化絶此之謂也故无是

四者則神機与氣立者生死皆絶○新校正云按易云本乎[illegible]者親上本乎地者親下周禮大宗伯有天産地産大司徒云動物植物則此神機氣立之謂也[illegible]音祁

故非出入。則無以生長壯老已。非升降。則無以生長化收藏。

夫自東自西自南自北者假出入息以為化主因物以全質者陰陽升降之氣以作生源若非此道則无能致是生者也

是以升降出入。無器不有。

包藏生氣者皆謂生化之器觸物然矣夫竅橫者皆有出入去來之氣竅豎者皆有陰陽升降之氣往復於中何以明之則壁窓戶牖兩面伺之皆承來氣衝擊於人是則出入氣也夫陽升則井寒陰升則水煖以物投井及葉墜空中翩翩不疾皆升氣所礙也虛管溉滿捻上懸之水固不泄為无升氣而不能降也空瓶小口頓溉不入為氣不出而不能入也由是觀之升无所不降降无所不升无出則不入无入則不出夫羣品之中皆出入升降不失常守而云非化者未之有也有識无識有情无情去出入已升降而云存者未之有也故曰升降出入无器不有

故器者生化之宇。器散則分之。生化息矣。

器謂天地及諸身也宇謂屋宇也以其身形包藏府藏受納神靈与天地同故皆名器也諸身者小生化之器宇大虛者廣生化之器宇也生化之器自有小大无不散也夫小大器皆生有涯分散有遠近者也

故無不出入。無不升降。

貞生假立形器者无不有此二者

化有小大。期有近遠。

近目不見遠謂遠者无涯遠者无常見近而嘆有其涯矣既近遠不同期合散殊時節即有无交錯異見常乖及至

分散之時則近遠同歸於一變

四者之有。而貴常守。

四者謂出入升降也有出入升降則為常守有出无入有入无出有升无降有降无升則非生之氣也若非胎息道成居常而生則未之有屏出入息泯升降氣而能存其生化者故貴常守

反常則災害至矣。

出入升降生化之元主故不可无之反常之道則神去其室生化微絕非災害而何哉

故曰無形無患。此之謂也。

夫喜於遂悅於色畏於難懼於禍外惡風寒暑濕內繁飢飽愛欲皆以形无所隱故常嬰患累於人間也若便想慕滋蔓嗜欲无厭外附權門內豐情偽則動以牢網坐招燔焫欲思釋縛其可得乎是以身為患階老子曰吾所以有大患者為吾有身及吾无身吾有何患此之謂也夫身与形与大虛釋然消散復未知生化之氣為有而聚耶為无而滅乎

帝曰善。有不生不化乎。

言人有逃陰陽免生化而不生不化无始无終同太虛自然者乎

岐伯曰悉乎哉問也。與道合同。惟真人也。

真人之身隱見莫測出入天地內外順道至真以生其為小也入於无間其為大也過虛空界不与道如一其孰能尔乎

帝曰善。

〇氣交變大論篇第六十九

新校正云詳此論專明氣交之變乃五運太過不及德化政令災變勝復為病之事

黃帝問曰。五運更治。上應天朞。陰陽往復。寒暑迎隨。真邪相薄。內外分離。六經波蕩。五氣傾移。太過不及。專勝兼并。願言其始。而有常名。可得聞乎。朞三百六十五日四分日之一也。專勝謂五運主歲太過也。兼并謂主歲之不及也。常名謂布化於太虛。人身參應病之形診也。○新校正云。按天元紀大論云。五運相襲而皆治之。終朞之日。周而復始。又云。五氣運行。各終朞日。大肇天元冊文曰。万物資始。五運終天。即五運更治。上應天朞之義也。岐伯稽首再拜對曰。昭乎哉問也。是明道也。此上帝所貴。先師傳之。臣雖不敏。往聞其旨。言非己心之生知。備聞先人往古受傳之遺旨也。帝曰。余聞得其人不教。是謂失道。傳非其人。慢泄天寶。余誠菲德。未足以受至道。然而衆子哀其不終。願夫子保於無窮。流於無極。余司其事。則而行之。柰何。至道者。非傳之難。非知之艱。行之難。聖人愍念蒼生。同居永壽。故屈身降志。請受於天師。太上貴德。故後己先人。苟非其人。則道无虛授。黃帝欲仁慈惠遠。博愛流行。尊道下身。拯乎黎庶。乃曰余司其事。則而行之也。岐伯曰。請遂言之也。上經曰。夫道者。上知天文。下知地理。中知人事。可以長久。此之謂也。夫道者。大无不包。細无不入。故天文地理人事咸通。○新校正云。詳夫道者一節。與著至教論文重。帝曰。何謂也。岐伯曰。本氣位也。位天者，天文也。位地者，地理也。通於人氣之變化者，人事也。故大過者先天，不及者後天，所謂治化而人應之也。三陰三陽司天司地，以表定陰陽生化之紀，是謂位天位地也。五運居中，司人氣之變化，故曰通於人氣也。先天後天，謂生化氣之變化所主時也。大過歲化先時至，不及歲化後時至。帝曰：五運之化，大過何如？大過謂歲氣有餘也。○新校正云：詳大過五化，具五常政大論中。岐伯曰：歲木大過，風氣流行，脾土受邪。木餘，故土氣卑屈。民病飧泄，食減，體重，煩冤，腸鳴，腹支滿，上應歲星。飧泄，謂食不化而下出也。脾虛，故食減，体重，煩冤，腸鳴，腹支滿也。歲木氣大盛，歲星光明逆守，星屬分皆災也。○新校正云：按藏氣法時論云：脾虛則腹滿腸鳴，飧泄食不化。甚則忽忽善怒，眩冒巔疾。凌犯大甚，則遇於金，故自病。○新校正云：按玉機真藏論云：肝脉大過，則令人善怒，忽忽眩冒巔疾。為肝實而然，則此病不獨木大過遇金自病，肝實亦自病也。化氣不政，生氣獨治，雲物飛動，草木不寧，甚而搖落，反脇痛而吐甚，衝陽絕者死不治，上應太白星。諸陽歲也。木餘土抑，故不能布政於萬物也。生氣，木氣也。大過，故獨治而生化也。風不務德，非分而動，則太虛之中雲物飛動，草木不寧。動而不止，金則勝之，故甚則草木搖落也。脇反痛，木乘土也。衝陽，胃脉也。木氣勝而土氣乃絕，故死也。金太白逆守屬星者危也其災之發害於東方人之內[illegible]於脾後復肝也書曰滿招損此其類也○新校正云詳此大過二化言星之例有三木与土運先言歲鎮後言勝己之星火与金運先言熒惑大白次言勝己之星後再言熒惑大白水運先言辰星次言鎮星後再言辰星兼見己勝之星也歲火大過。炎暑流行。金肺受邪。火不以德則邪害於金若以德行則政和平也民病瘧。少氣欬喘。血溢血泄注下。嗌燥耳聾。中熱肩背熱。上應熒惑星。少氣謂氣少不足以息也血泄謂泄利便血也血溢謂血上出於七竅也注下謂水利也中熱謂胷心中也背者胷中之府肩接近之故胷心中及肩背熱也火氣大盛則熒惑光芒逆臨宿屬分皆災也○新校正云詳火盛而剋金寒熱交爭故為瘧按藏氣法時論云肺病者欬喘肺虛者少氣不能報息耳聾嗌乾甚則胷中痛。脇支滿脇痛。膺背肩胛間痛。兩臂內痛。新校正云按藏氣法時論云心病者胷中痛脇支滿脇下痛膺背肩甲間痛兩臂內痛身熱骨痛而為浸淫。火无德令縱熱害金水為復讎故火自病○新校正云按玉機真藏論云心脉大過則令人身熱而膚痛為浸淫此云骨痛者誤也收氣不行。長氣獨明。雨水霜寒。今詳水字當作冰上應辰星。金氣退避火氣獨行水氣折之故雨零冰雹及遍降霜寒而殺物也水復於火天象應之辰星逆凌乃寒災於物也占辰星者常在日之前後三十度其災發之當至南方在人之應則內先瘍肺後反瘍心○新校正云按五常政大

脉會太淵穴名即寸口也難經曰寸口者脉之大會手太陰之脉動也肺朝百脉故寸口為肺經

論雨水霜寒作雨冰霜雹上臨少陰少陽。火燔焫。水泉涸。物焦槁。新校正云按五常政大論云赫曦之紀上徵而收氣後又六元正紀大論云戊子戊午太徵上臨少陰戊寅戊申太徵上臨少陽臨者太過不及皆曰天符病反譫妄狂越。欬喘息鳴。下甚血溢泄不已。太淵絕者死不治。上應熒惑星。謂戊歲也戊午戊子歲少陰上臨戊寅戊申歲少陽上臨是謂天符之歲也。太淵肺脈也。火勝而金絕。故死。火既太過。又火熱上臨。兩火相合。故形斯候。熒惑逆犯宿屬皆危。新校正云詳戊辰戊戌歲上見太陽是謂天刑運故當盛而不得盛則火化減半非大過又非不及也歲土太過。雨濕流行。腎水受邪。土无德乃尔民病腹痛。清厥意不樂。體重煩冤。上應鎮星。腹痛謂大腹小腹痛也清厥謂足逆冷也意不樂如有憂也土來刑水天象應之鎮星逆犯宿屬則災○新校正云按藏氣法時論云腎病者身重腎虛者大腹小腹痛清厥意不樂甚則肌肉萎。足痿不收。行善瘈。脚下痛。飲發中滿食減。四支不舉。脾主肌肉外應四支又其脉起於足中指之端循核骨內側斜出絡跗故病如是○新校正云按藏氣法時論云脾病者身重善肌肉萎足不收行善瘈脚下痛又玉機真藏論云脾大過則令人四支不舉變生得位。新校正云詳大過五化獨此言變生得位者謂一而四氣可知也又以土王時月難知故此詳言之也藏氣伏。化氣獨治之。泉涌河衍

肝虛則耳無所聞膽厥則耳鳴二者否

[illegible]。澤生魚。風雨大至。土崩潰。鱗見于陸。病腹滿溏泄腸鳴。反下。甚而太谿絕者。死不治。上應歲星。諸甲歲也。得位謂季月也。藏氣水氣也。化氣土氣也。土化太過。故水藏伏匿。而化氣獨治之。土勝木復。故風雨大至。水泉溢。河衍。乾澤生魚。濕甚風又鼓之。故土崩潰。土崩潰謂土岸小山落也。河溢泉涌。枯澤水滋。鱗物豐盛。故見于陸也。大谿腎脉也。土勝水。水脉絕。故死。不享天。象遊隨如其宿屬。正可畏也。新校正云。按藏氣法時論云。脾虛則腹滿腸鳴。飧泄食不化。歲金太過。燥氣流行。肝木受邪。金暴虐乃作。民病兩脇下少腹痛。目赤痛眥瘍。耳無所聞。兩脇謂兩乳下脅之下也。少腹謂齊下兩傍髎骨內也。目赤謂白睛色赤也。瘍謂瘡瘍也。眥謂四際瞼睫之本。瞼音檢。肅殺而甚。則體重煩冤。胸痛引背。兩脇滿且痛引少腹。上應太白星。金氣已過。肅殺又甚。木氣內畏。感而病生。金盛應天。太白明大。加臨宿屬。以受災害。之。新校正云。按藏氣法時論云。肝病者。兩脇下痛引少腹。虛則目䀮䀮無所見。耳無所聞。又玉機真藏論云。肝脉不及。則令人胸痛引背。下則兩脇胠滿。甚則喘欬逆氣。肩背痛。尻陰股膝髀腨䯒足皆病。上應熒惑星。火氣復之。自生病也。天象示之。應在熒惑。逆加守宿屬。則可憂也。新校正云。按藏氣法時論云。肺病者。喘欬逆氣。肩背痛。汗出。尻陰股膝髀腨䯒足皆痛。收氣峻。生氣下。草木斂。

蒼乾凋隕。病反暴痛。胠脅不可反側。新校正云詳此一云一云反暴痛不言胠脅痛若數至
言其要以論一云心脇暴痛不可反側則此乃心脇暴痛也。欬逆甚而血溢。太衝絕者死不
治。上應太白星。諸庚歲也金氣峻虐木氣被刑火未來復則如是也斂謂已生枝葉斂附其身也太衝肝
脈也金勝而木絕故死當是之候太白運之逆守星屬病皆危也。新校正云按庚子庚午庚寅庚申歲上見少陰少陽
司天謂天刑運金化減半故當盛而不得盛非太過又非不及也。歲水太過。寒氣流行。邪害
心火。水不務德暴虐乃然。民病身熱煩心躁悸。陰厥上下中寒。譫妄心
痛。寒氣早至。上應辰星。悸心跳動也譫謂亂語妄謂妄見聞也天氣水盛辰星瑩明加其宿屬災乃
至。新校正云按陰厥當在後金不及復則陰厥有[illegible]甚則腹大脛腫。喘欬。寢汗出憎風。
新校正云按藏氣法時論云腎病者腹大脛腫喘欬身重寢汗出憎風再詳太過五化木言化氣不政生氣獨治火言收
氣不行長氣獨明土言藏氣伏化氣獨治金言收氣峻生氣下水當言藏氣乃盛長氣失政今獨亡者闕文也。大雨
至。埃霧朦鬱。上應鎮星。水盛不已為土所乘故彰斯候朦鬱土之氣[illegible]腎脈從足下上行入
[illegible]腹從腎上貫肝膈入肺中循喉嚨故生是病腎為陰故寢則[illegible]憎風也[illegible]寢汗出即其病也土氣勝折水之盛故
[illegible]明也。上臨太陽。雨冰雪霜不時降。濕氣變物。新校正云[illegible]五常[illegible]

[illegible]一云流衍之紀上羽而長氣不化又六元正紀大論丙辰丙戌大羽上臨大陽臨者大過不及皆上天符病反
腹滿。腸鳴溏泄。食不化。新校正云按藏氣法時論云脾虛則腹滿腸鳴飧泄食不化渴
妄冒。神門絕者死不治。上應熒惑辰星。者丙辰歲也丙辰丙戌歲太陽上臨是謂天
符之歲也寒氣大甚故雨化為冰雪雨冰則雹也霜不時降彰其寒也土復其水則大雨霖霪濕氣內深故物皆濕變神
門心脈也。水盛而火絕故死。水盛大甚則熒惑減曜辰星明瑩加以逆守宿屬則危亡也。新校正云詳大過五化獨記
火水之上臨者。火臨火。水臨水。為天符故也。火臨水為逆。水臨不為順。火臨土為順。水臨土為運勝天。火臨金為天刑運
水臨金為逆更不詳出也又此獨言上應熒惑辰星舉此一例餘從而可知也帝曰善。其不及何如。
謂政化少也。新校正云詳不及五化具五常政大論中岐伯曰悉乎哉問也。歲木不及。
燥迺大行。清冷時至加之薄寒是謂燥氣燥金氣也生氣失應。草木晚榮。後時之謂失應
也肅殺而甚。則剛木辟著。柔萎蒼乾。上應太白星。天氣凄滄日見朦昧
謂雨非雨謂晴非晴人意慘然氣象凝斂是為肅殺甚也剛勁也辟著謂辟著枝莖乾而不落也柔耎也蒼青也柔木
之葉青色不變而乾卷也木氣不及金氣乘之太白之明光芒而照其空也民病中清。胠脇痛。少
腹痛。腸鳴溏泄。涼雨時至。上應太白星。新校正云按不及五化民病證中上應之

星也。皆言運星失色，畏星加臨，宿屬窮災。此獨言畏星，不言運星者，經文闕也。當云上應太白星、歲星。其穀蒼。金氣乘木，肝之病也。乘此氣者，腸中自鳴而溏泄也，卽无胠脇少腹之痛疾也。微者善之，甚者止之，遇夏之氣亦自止也，遇秋之氣而復有之。涼雨時至，謂應時而至也。金土齊化，故涼雨俱行。火氣來復，則夏雨少。金氣勝木，太白臨之，加其宿屬，分皆災也。金勝畢歲，火氣不復，則蒼色之谷不成實也。新校正云：詳中清、胠脇痛、少腹痛，為金乘木，肝病之狀；腸鳴溏泄，乃脾病之證，蓋以木少，脾土无畏，侮反受邪之故也。上臨陽明，生氣失政，草木再榮，化氣迺急。上應太白鎮星，其主蒼早。諸丁歲也。丁卯、丁酉歲，陽明上臨，是謂天刑之歲也。金歲承天，下勝於木，故生氣失政，草木再榮。生氣失政，故木華晚啓。金氣抑木，故秋夏始榮，結實成熟，以化氣急速，故晚榮成就也。金氣勝木，天應同之，故太白之見，光芒明盛。木氣既少，土氣无制，故化氣生長急速。木少金勝，天氣應之，故鎮星之大，白闇而明也。蒼色之物，又早凋落，木少金乘故也。新校正云：按不及五化，獨紀木上臨陽明、土上臨厥陰、水上臨太陰，不紀木上臨厥陰、土上臨太陰、金上臨陽明者，經之旨各紀其甚者也。故於太過運中只言火臨火、水臨水，此不及運中只言木臨金、土臨木、水臨土，故不言厥陰臨木、太陰臨土、陽明臨金也。復則炎暑流火，濕性燥，柔脆草木焦槁，下體再生，華實齊化，病寒熱瘡瘍疿胗癰痤。上應熒惑太白，其穀白堅。火氣復金，夏生大熱，故萬物濕性時變為燥，流火爍物，故柔脆木不及蔓延之類皆上乾死而下体再生若辛熱之草死不再生也小熱者死少大熱者死多火大復已土氣間至則京雨降其酸苦甘鹹性寒之物乃再發生新開之与先結者齊承化而成熟火復其金太白減曜熒惑上應則益光芒加其宿屬則皆災也以火反復故白堅之穀秀而不實

白露早降。收殺氣行。寒雨害物。蟲食甘黃。脾土受邪。赤氣後化。心氣晚治。上勝肺金。白氣迺屈。其穀不成。欬而鼽。上應熒惑太白星。陽明上臨金自用事故白露早降寒凉大至則收殺氣行以太陽居土濕之位寒濕相合故寒雨害物少於成實火金行伐木假途於土子居母內虫之象也故甘物黃物虫蠹食之清氣先勝熱氣後復復已乃勝故火赤之氣後生化也赤後化謂草木赤華及赤實者皆後時而再榮秀也其五藏則心氣晚王勝於肺心勝於肺則金之白氣乃屈退也其金穀稻也欬鼽嚔中水出也金爲火勝天象應同故太白芒減熒惑益明

歲火不及。寒迺大行。長政不用。物榮而下。凝慘而甚。則陽氣不化。迺折榮美。上應辰星。火少水勝故寒乃大行長政不用則物容卑下火氣既少水氣洪盛天象出見辰星益明民病胷中痛。脇支滿。兩脇痛。膺背肩胛間及兩臂內痛。新校正云詳此證与火大過甚則反病之狀同從見藏氣法時論鬱冒朦昧。心痛暴瘖。胷腹大。脇下與腰背相引而痛。新校正云按藏氣法時論云心虛則胷腹大脇

下与腰背相引而痛甚則屈不能伸。髖髀如別。上應熒惑辰星。其穀丹。
諸癸歲也患以其脈行於是也火氣不行寒氣禁固髖髀如別屈不得伸水行乘火故熒惑之減耀穀不成辰星臨其宿
屬之分則皆災也復則埃鬱。大雨且至。黑氣迺辱。病鶩溏腹滿。食飲
不下。寒中腸鳴。泄注腹痛。暴攣痿痺。足不任身。上應鎮星辰
星。玄穀不成。埃鬱雲雨土之用也復寒之氣必以濕濕氣內淫則生腹疾身重故鶩溏是也黑氣水氣也辱屈
辱也鶩鴨也上復於水故鎮星明潤臨犯宿屬則民受病災也鶩音木歲土不及。風迺大行。化
氣不令。草木茂榮。飄揚而甚。秀而不實。上應歲星。木無德也木氣專行
故化氣不令生氣獨擅故草木茂榮飄揚而甚是木不以德土氣薄少故物實不成不實謂秕惡也土不及木乘之故歲
星之見潤而明也民病飧泄霍亂。體重腹痛。筋骨繇復。肌肉瞤酸。善
怒。藏氣舉事。蟄蟲早附。咸病寒中。上應歲星鎮星。其穀黅。諸己
歲也風客於胃故病飧泄是土氣不及水与齊化故藏氣舉事蟄蟲早附於陽氣之所人皆病中寒之疾也繇搖也筋骨搖
動已復常則已繇復也土抑不伸若歲星臨宿屬則皆災。新校正云詳此文云筋骨繇復王氏雖注義不可解按至真
要大論云筋骨繇併疑此復字併字之誤復則收政嚴峻。名木蒼凋。胸脇暴痛。

引少腹。善太息。蟲食甘黃。氣客於脾。黅穀乃減。民食少。失味。
蒼穀乃損。金氣復木，故名木蒼凋。金入于土，母懷子也，故甚。蟲食其中，金入土中，故氣客於脾。金氣大
來與土仇，復甚故黅成實穀不成也。上應太白、歲星。太白主盛，歲星明也。經少此八字，缺文。上臨
厥陰。流水不冰。蟄蟲來見。藏氣不用。白乃不復。上應歲星。民
乃康。己巳己亥歲，厥陰上臨，其歲少陽在泉，火司于地，故蟄蟲來見，流水不冰也。金不得復，故歲星之象如常，民康
不病。○新校正云：詳木不及上臨陽明，水不及上臨太陰，俱後言上臨，此獨先言上臨，而後言復，疑此文當在白乃不復之下，錯簡於此。
年有之歲也。歲金不及。炎火乃行。生氣乃用。長氣專勝。庶物以茂。燥
爍以行。上應熒惑星。火不務德，而襲金危。炎火既流，則夏生大熱，生氣乃用，長氣專勝，故庶物蕃茂，燥爍氣至，
鑠石流金，涸泉焦草，山澤燔燎，雨乃不降，炎火大盛，熒惑之見，一倍大明也。民病肩
背瞀重。鼽嚏。血便注下。收氣乃後。上應太白星。其穀堅芒。諸
病也。諸謂諸病也。受熱邪故生是病。收，金氣也。火先勝，故收氣後。火氣勝金，金不能盛，若火盛則太白減曜，宿屬之分，皆災病。○新
校正云：詳其穀堅芒，白色可見，其穀白也。經云上應太白以前，上後相驗，熒惑一星，十三字疑衍。
之謂太益於物經中之陽明也。復則寒雨暴至。乃零冰雹霜雪殺物。陰厥且格。

陽反上行。頭腦戶痛，延及腦頂發熱。上應辰星。（新校正云：詳不及之運，遇勝者，勝我者之子來復，復當乘勝，故勝星減曜，復星明大。此只言上應辰星，脫不言熒惑星者，文脫也。當云上應辰星熒惑星。）丹穀不成。民病口瘡，甚則心痛。（寒氣折火，則見冰雹霜雪。冰雹先傷，而霜雪後殺，皆天氣之常也。其災害乃傷於赤化也。諸不及而為勝所化子氣復之者，皆歸其方也。陰厥謂寒逆也，格至也，亦拒也。水行衝火以陽圍，金天象應之，辰星明大，赤色之穀為霜雪所損之。）歲水不及，濕乃大行，長氣反用。其化廼速。暑雨數至。上應鎮星。（濕大行，謂雨濕流行也。化速，謂物長盛也。火土齊化，故暑雨數至也。水不及，土勝之，鎮星之象增益光明，歲星減曜，又其災也。）民病腹滿身重，濡泄寒瘍流水，腰股痛發，膕腨股膝不便，煩冤，足痿清厥，腳下痛，甚則跗腫。藏氣不政，腎氣不衡。上應辰星。其穀秬。（藏氣不能申其政，故腎氣不能內衡平也。辰星之應當其明，或以鎮星臨屬者乃減。新校正云：詳經云上應辰星，當言鎮星。以前後例相校，此經脫鎮星二字。）上臨太陰，則大寒數舉，蟄蟲早藏，地積堅冰。陽光不治，民病寒疾於下，甚則腹滿浮腫。上應鎮星。（新校正云：詳不及之歲，上臨陽明，上應太白星；此臨太陰，言鎮星，不言辰星者，文也。蓋不及之歲，以上臨太陰則鎮星明盛以應之）

䀮音荒

[illegible]勢弱則受[illegible]光減而明大。其主黅穀。諸辛歲也。辛丑辛未歲上臨太陰，大陽在泉，諸辛歲大寒之氣，辛巳辛亥也。司天之氣[illegible]。之[illegible]歲鎮星益明，殺減[illegible]天歲成也。復則大風暴發，草偃木零，生長不鮮，面色時變，筋骨併辟，肉瞤瘛，目視䀮䀮，物疏璺，肌肉胗發，氣并鬲中，痛於心腹，黃氣乃損，其穀不登，上應歲星。木復其土，故黃氣反損，而黅穀不登也。黃實不成，不以登其宗器也。木氣暴復，歲星下臨，宿屬分者災。新校正云：詳此當云上應歲星鎮星。璺音問。帝曰：善。願聞其時也。岐伯曰：悉乎哉問也！木不及，春有鳴條律暢之化，則秋有霧露清涼之政。春有慘淒殘賊之勝，則夏有炎暑燔爍之復。其眚東。化，和氣也。勝，金氣也。復，火氣也。火復於金，悉因其木，故災眚之作，皆在東方。餘眚同。新校正云：按木不及，又先言春夏之化，秋冬之政者，先言木之政化，次言勝復之變也。其藏肝。其病內舍胠脅，外在關節。東方肝之主也。火不及，夏有炳明光顯之化，則冬有嚴肅霜寒之政。夏有慘淒凝冽之勝，則不時有埃昬大雨之復。其眚南。化，火德也。勝，水氣也。復，土變也。南方，火也。其藏心。其病內舍膺脅，外在經絡。南方心之主也。土不及，四維有埃雲潤澤之化，則春

有鳴條鼓拆之政。四維發振拉飄騰之變。則秋有肅殺霖霪之復。其眚四維。東南東北西南西北方也。維隅也。謂日在四維之月也。○新校正云詳土不及亦先言勝後言化次言變三言復也。其藏脾。其病內舍心腹。外在肌肉四支。四維中央脾之主也。金不及。夏有光顯鬱蒸之令。則冬有嚴凝整肅之應。夏有炎爍燔燎之變。則秋有冰雹霜雪之復。其眚西。其藏肺。其病內舍膺脇肩背。外在皮毛。西方肺之主也。水不及。四維有湍潤埃雲之化。則不時有和風生發之應。四維發埃昏驟注之變。則不時有飄蕩振拉之復。其眚北。飄蕩振拉大風所作。○新校正云詳金水不及先言火土之化令与應故不當冬而言也火言者火土勝復之變也与木火土之例不同者互文也。其藏腎。其病內舍腰脊骨髓。外在谿谷踹膝。肉之大會為谷肉之小會為谿肉分之間谿谷之會以行榮衛以會大氣。夫五運之政。猶權衡也。高者抑之。下者舉之。化者應之。變者復之。此生長化成收藏之理。氣之常也。失常則天地四塞矣。失常之理則天地四時之氣閉塞而無所運行故動必有靜勝必有復乃天地陰陽之道。故曰天地之動。

神明爲之紀，陰陽之往復，寒暑彰其兆，此之謂也。新校正云：按從曰巳下與五運行大論同，上兩句又與陰陽應象大論文重，彼云：陰陽之升降，寒暑彰其兆也。帝曰：夫子之言五氣之變，四時之應，可謂悉矣。夫氣之動亂，觸遇而作，發無常會，卒然災合，何以期之？岐伯曰：夫氣之動變，固不常在，而德化政令災變，不同其候也。帝曰：何謂也？岐伯曰：東方生風，風生木，其德敷和，其化生榮，其政舒啓，其令風，其變振發，其災散落。敷，布也。和，和氣也。榮，滋榮也。舒，展也。啓，開也。振，怒也。發，出也。散，謂物飄零而散落也。新校正云：按五運行大論云：其德爲和，其化爲榮，其政爲散，其令宣發，其變摧拉，其眚爲隕，義與此通。南方生熱，熱生火，其德彰顯，其化蕃茂，其政明曜，其令熱，其變銷爍，其災燔焫。新校正云：詳五運行大論云：其德爲顯，其化爲茂，其政爲明，其令鬱蒸，其變炎爍，其眚燔焫。中央生濕，濕生土，其德溽蒸，其化豐備，其政安靜，其令濕，其變驟注，其災霖潰。溽，濕也。蒸，熱也。驟注，急雨也。霖，久雨也。潰，爛泥也。新校正云：按五運行大論云：其德爲濡，其化爲盈，其政爲謐，其令雲雨，其變動注，其眚淫潰。謐音密。西方生燥，燥生金，其德清潔，其化緊斂，其政勁切，其令燥，其變肅殺，其災蒼隕。緊斂收斂也勁鋭也切急也燥乾也肅殺謂風動草樹聲若乾也殺氣大甚則木青乾而落也○新校正云按五運行大論云其德為清其化為斂其政為勁其令燥露其變肅殺其眚蒼落

北方生寒，寒生水，其德淒滄，其化清謐，其政凝肅，其令寒，其變溧冽，其災冰雪霜雹。淒滄薄寒也謐靜也肅中外嚴整也栗冽甚寒也冰雪霜雹寒氣凝結所成水復火則非時而有也○新校正云按五運行大論云其德為寒其化為肅其政為靜其變凝冽其眚冰雹

是以察其動也，有德有化，有政有令，有變有災，而物由之，而人應之也。夫德化政令和氣也其動靜勝復施於万物皆悉生成變与災殺氣也其用暴速其動懸急其行損傷雖皆天地自為動靜之用然物有不勝其動者且病且死焉

帝曰：夫子之言歲候，不及其太過，而上應五星。今夫德化政令，災眚變易，非常而有也，卒然而動，其亦為之變乎。岐伯曰：承天而行之，故無妄動，無不應也。卒然而動者，氣之交變也，其不應焉。故曰：應常不應卒，此之謂也。德化政令氣之常也災眚變易氣卒交會而有勝負者也常謂歲四時之氣不差晷刻者卒謂不久也

帝曰：其應奈何。岐伯曰：各從其氣化也。

歲化以風應之熒惑之化以熱應之鎮星之化以濕應之太白之化以燥應之辰星之化以寒應之氣變則應故各從其類氣化也上文言復勝皆上應之今經言應常不應卒所謂無大變易而不應然其勝復當色有枯燥潤澤之異無見小大以應之

帝曰：其行之徐疾逆順何如？岐伯曰：以道留久，逆守而小，是謂省下。以道謂順行留久謂過應留之日數也省下謂察天下人君之有德有過者也以道而去，去而速來，曲而過之，是謂省遺過也。[illegible]行已去已去而[illegible]委曲而[illegible]過行急行緩往多往少蓋謂其遺而斷之是謂遺其過而[illegible]罪之有大有小也久留而環，或離或附，是謂議災與其德也。環謂如環[illegible]加[illegible]而不去也火議罪金議殺土木水議德應近則小，應遠則大。近謂化星常在[illegible]遠謂化星去以大小謂喜慶及罰罪事芒而大倍常之一，其化甚；大常之二，其眚即也。甚謂政令大行也發謂[illegible]即至也金火有之小常之一，其化減；小常之二，是謂臨視，省下之過與其德也。省謂省察萬國人吏侯王有德有過者也故侯王人吏安可不深思誠慎耶德者福之，過者伐之。有德則天降福以應之有過者天降禍以淫之則知禍福無門惟人所召耳是以象之見也，高而遠則小，下而近則大，見[illegible]之理也故大則喜怒邇，小則禍福遠。象見高而

下禍亦未即福當亦家見下而大福既不遠禍亦未盛但當修德省過以誠敬終始苟未能慎禍而務求福者豈有是者哉

歲運太過，則運星北越。火運火星，木運木星之類也。北越，謂北而行也。運氣相得，

則各行以道。无克伐之嫌，故守常而各行於中道。故歲運太過，畏星失色而兼

其母。木失色而兼玄，火失色而兼蒼，土失色而兼赤，金失色而兼黃，水失色而兼白，是謂兼其母也。不及則

色兼其所不勝。木兼白色，火兼玄色，土兼蒼色，金兼赤色，水兼黃色，是謂兼不勝也。肖者瞿瞿，

莫知其妙，閔閔之當，孰者為良。新校正云：詳肖者至孰者為良，與靈蘭秘典論重，彼有注。妄

行無徵，示畏侯王。不識天意，心私度之，妄言災咎，卒無徵驗，適足以示畏之兆於侯王，或取戮於庶民矣。

帝曰：其災應何如？岐伯曰：亦各從其化也。故時至有盛衰，凌

犯有逆順，留守有多少，形見有善惡，宿屬有勝負，徵應有吉

凶矣。五星之至，相王為順，休囚為逆。東行凌犯為順，災輕；西行凌犯為逆，災重。留守日多，則災深；留守日少，則災淺。星喜潤則為見善，星怒躁憂喪則為見惡。

宿屬，謂所生月之屬二十八宿及十二辰相分所屬之位也。命勝星不災，不

勝星為災。[illegible]與星相得，雖災無害。災者[illegible]

之[illegible]也。五星[illegible]犯之事[illegible]星之因[illegible]時月[illegible]災不成[illegible]

水[illegible]留守[illegible]則有[illegible]

[illegible]

[illegible]則有災氣禍福之[illegible]故曰徵應有吉凶也帝曰。其善惡何謂也。岐伯曰。有喜有[illegible]。怒有憂有喪。有澤有燥。此象之常也。必謹察之。夫五星之見也從夜深見之人見之喜星之喜也見之畏星之怒也光色微曜乍下明乍暗星之憂也光色迥然不彰不瑩不與衆同星之喪也光圓明不盈不縮怡然瑩然星之喜也光色勃然臨人芒彩滿溢其象懔然星之怒也澤洪潤也燥乾枯也帝曰。六者高下異乎。岐伯曰。象見高下。其應一也。故人亦應之。觀象覩色則中外之應人天咸一矣帝曰善。其德化政令之動靜損益皆何如。岐伯曰。夫德化政令。災變不能相加也。天地動靜陰陽往復以德報德以化報化政令災眚及動復亦然故曰不能相加也勝復盛衰。不能相多也。勝盛復盛勝微復微不應以盛報微以化報變故曰不能相多也往來小大。不能相過也。勝復日數多少皆同故曰不能相過也用之升降。不能相無也。木之勝金必報火土金水皆然未有勝而无報者故氣不能相使无也各從其動而復之耳。動必有復察動以言復也易曰吉凶悔吝生乎動此之謂歟天雖高不可度地雖廣不可量以氣動復言之其猶視掌矣帝曰。其病生何如。岐伯曰。德化者氣之祥。政令者氣之章。變易者復之紀。災眚者傷之始。氣相勝者和

不相勝者病重感於邪則甚也祥善應也章程也式也復報也紀謂報復之綱紀也重感謂年氣已不及天氣又見剋殺之氣是為重感重謂重累也帝曰善所謂精光之論大聖之業宣明大道通於無窮究於無極也余聞之善言天者必應於人善言古者必驗於今善言氣者必彰於物善言應者同天地之化善言化言變者通神明之理非夫子孰能言至道歟大過不及歲化无窮氣交迁变流於无極然天垂象聖人則之以知吉凶何者歲太過而星大或明瑩歲不及而星小或失色故吉凶可指而見也吉凶者謂物禀五常之氣以生成莫不上參應之有否有宜故曰吉凶斯至矣故曰善言天者必應於人也言古之道而今必應之故曰善言古者必驗於今也化氣生成萬物皆禀故言氣應者以物明之故曰善言應者必彰於物也彰明也氣化之應如四時行萬物備故善言應者必同天地之造化物生謂之化物極謂之变言万物化变終始必契於神明運為故言化变者通於神明之理聖人智周万物无所不通故言必有發動无不應之也迺擇良兆而藏之靈室每旦讀之命曰氣交變非齋戒不敢發慎傳也靈室謂靈蘭室黃帝之書府也○新校正云詳此文与六元正紀大論末同

○五常政大論篇第七十新校正云詳此篇統論五運有平氣不及太過之事次言地理有四

方高下陰陽之異又言歲有不病而藏氣不應爲天氣制之而氣有所從之說次言六氣五類相制勝而歲有胎孕不育之理而後明在泉六化五味有薄厚之異而以治法終之此篇之大概如此而專名五常政大論者舉其所先者言也

黃帝問曰：太虛寥廓，五運迴薄，衰盛不同，損益相從，願聞平氣，何如而名？何如而紀也？岐伯對曰：昭乎哉問也！木曰敷和，敷布和氣物以生榮火曰升明，火氣高明土曰備化，廣被化氣資長羣品金曰審平，金氣清審平而定水曰靜順。水體清靜順於物也帝曰：其不及奈何？岐伯曰：木曰委和，陽和之氣委屈而少用也火曰伏明，明曜之氣屈伏不伸土曰卑監，土雖卑少猶監萬物之生化也金曰從革，從順革易堅成萬物水曰涸流。水少故流注乾涸帝曰：太過何謂？岐伯曰：木曰發生，宣發生氣萬物以榮火曰赫曦，盛明也土曰敦阜，敦厚也阜高也土餘故高而厚金曰堅成，氣爽風勁堅成庶物水曰流衍。衍泮衍也溢也帝曰：三氣之紀，願聞其候。岐伯曰：悉乎哉問也！新校正云詳此論與五運行大論及陰陽應象大論金匱真言論相通敷和之紀，木德周行，陽舒陰布，五化宣平，自當

治字訛五行皆先叙四句有韻獨此不叶傳寫誤耳

寅化于萬物各故五運之化各布政令於四方無相干犯新校正云按王注太過不及各紀年辰此平木運注不紀年辰者平氣之歲不可以定紀也或者欲補注云謂丁巳丁亥丁卯壬寅壬申歲者是未達也

其氣端。端直

其性隨。順於物化

其用曲直。曲直材幹皆應用也

其化生榮。木化宣行則物生榮而美

其類草木。木體堅高草形卑下然各有堅脆剛柔蔓結條屬之異者

其政發散。春氣發散物稟以生木之化也

其候溫和。和春之氣也

其令風。木之令行以和風

其藏肝。五藏之氣與肝同

肝其畏清。清金令也木性暄故畏清新校正云按五運行大論曰木其性暄又曰其眚隕

其主目。陽升明見目與同也

其穀麻。色蒼也新校正云按金匱真言論云其穀麥與此不同

其果李。味酸也

其實核。中有堅者

其應春。四時之中青化同

其蟲毛。木化宣行則毛蟲生

其畜犬。如草木之生東所畜也新校正云按金匱真言論云其畜雞

其色蒼。木化宣行則萬物蒼翠也

其養筋。筋養入

其病裏急支滿。木氣所生也新校正云按金匱真言論云其病發驚駭

其味酸。木化則物味酸

發味厚

其音角。調而直也

其物中堅。象土中之有木也

其數八。成數也

升明之紀。正陽而治。德施周普。五化均衡。平等也

其氣高。火炎上

其性速。火性躁疾

其用燔灼。灼焚燒也燔之與灼皆火之用

其化蕃茂。長氣盛故物大

其類火。

五行之氣與火類同其政明曜德合高明火之政也其候炎暑氣之至也以是候之其令熱熱至乃令行其藏心心氣應之心其畏寒寒水令也心性暑熱故畏寒五運行大論云心其畏暑又曰[illegible]其主舌火以燭幽舌申明也其穀麥麥色赤也○新校正云按金匱真言論云其穀黍又藏氣法時論[illegible]其果杏味苦也其實絡中有支絡者其應夏四時之氣夏氣同其蟲羽[illegible]其畜馬健決躁速火類同○新校正云按金匱真言論云其畜羊其色赤[illegible]又明其養血其病瞤瘛火之性動也○新校正云按金匱真言論云是以知病之在脈其味苦[illegible]其音徵和而美其物脈中多支脈火之化也其數七火成數也

備化之紀氣協天休德流四政五化齊修土主之德靜分助四方贊成金木水火之政土之氣厚應天休和之氣以生長收藏終而復始故五化齊修其氣平[illegible]其性順應順羣品悉化滋也其用高下田土高下皆應用也其化豐滿[illegible]其類土五行之化土類同其政安靜土體厚土德靜故政化安靜其候溽蒸[illegible]其令濕[illegible]其藏脾[illegible]脾其畏風風木令也[illegible]其主口口主受納[illegible]其

穀稷。色黃也。新校正云按金匱真言論作稷藏氣法時論作粳其果棗。味甘也其實肉。中有
肌肉者其應長夏。長夏謂長養之夏也六月氣圓。新校正云按王註藏氣法時論云夏為土母土長於中
以長而治故云長夏又注六節藏象論云所謂長夏者六月也土生於火長在夏中既長而王故云長夏其蟲倮。
无毛羽鱗甲土形同其畜牛。成彼稼穡土之用也牛之應用其緩而和其色黃。土色也其養肉。
所養者厚而靜其病否。土性擁礙。新校正云按金匱真言論云病在舌本是以知病之在肉也其味甘
備化氣豐則物味甘厚其音宮。大而重其物膚。物稟備化之氣則多肌膚其數五。生數也
正土不虛加故也審平之紀。收而不爭。殺而無犯。五化宣明。犯謂刑殺於物也收
而不爭殺而无犯匪審平之德何以能為是哉其氣潔。金氣以潔白瑩明為事其性剛。性剛故折缺於
物其用散落。金用則萬物散落其化堅斂。收斂堅強金之化也其類金。審平之化金類
同也其政勁肅。化急速而整肅也勁鋭也其候清切。清大涼也切急也風聲也其令燥。燥乾[illegible]
其藏肺。肺氣之用同金化也肺其畏熱。熱火令也肺[illegible]五運行大論曰肺其畏[illegible]
其主鼻。肺藏氣鼻通息也其穀稻。色白也。新校正云按金匱真言論作稻藏氣法時論作黃黍其
果桃。味辛也其實殼。外有堅殼者其應秋。四時之化秋氣同其蟲介。外被堅甲者

其畜雞。（性善鬬傷象金用也新校正云按金匱真言論云其畜馬）其色白。（色同也）其養皮毛。（堅同也）其病欬。（有聲之病金之應也新校正云按金匱真言論云病在背是以知病之在皮毛）其味辛。（審平化治則物辛味正）其音商。（和利而揚）其物外堅。（金化宣行則物體外堅）其數九。（成數也）靜順之紀。藏而勿害，治而善下。五化咸整。（治化也水之甚下所以德全江海所以為百谷王者以其善下之也）其氣明。（清靜明照水氣所生）其性下。（歸流於下）其用沃衍。（用非熱事故法生而流溢泛沃也衍溢也）其化凝堅。（寒氣布化則水物凝堅）其類水。（靜順之化水同類）其政流演。（井泉不竭河流不息則流演之義也）其候凝肅。（凝寒也肅靜也寒來之氣微）其令寒。（水令宣行則寒司物化）其藏腎。（腎藏之用同水化也）腎其畏濕。（濕土氣也腎性惡故畏以十宣五運行大論曰其性為禀）其主二陰。（流注應同新校正云按金匱真言論曰北方黑色入通於腎開竅於二陰）其穀豆。（色黑也新校正云按金匱真言論及藏氣法時論同）其果栗。（味鹹也）其實濡。（中有津液也）其應冬。（四時之化冬氣同）其蟲鱗。（鱗水化生）其畜彘。（善下也彘豕也）其色黑。（色同也）其養骨髓。（氣入也）其病厥。（厥氣逆也凌上也倒行不順也新校正云按金匱真言論云病在谿是以知病之在骨也）其味鹹。（味同也）其音羽。（深而和）其物濡。（水化）

[illegible]其數六。成數也故生而勿殺。長而勿罰。化而勿制。收而勿害。藏而勿抑。是謂平氣。生氣主歲收氣不能縱其殺長氣主歲藏氣不能縱其罰化氣主歲生氣不能縱其制收氣主歲長氣不能縱其害藏氣主歲化氣不能縱其抑夫如是者皆天氣平地氣正五化之氣不以勝剋為用故謂曰平和氣也

委和之紀。是謂勝生。丁卯丁丑丁亥丁未丁酉丁巳之歲生氣不政。化氣迺揚。木少故生氣不政土寬故化氣迺揚長氣自平。收令迺早。火無忤犯故長氣自平木氣既少故收令乃早涼雨時降。風雲並興。涼金化也雨濕氣也風木化也雲濕氣也草木晚榮。蒼乾凋落。金氣有餘木不能勝故也。新校正云詳委和之紀木不及而金氣乘之故蒼乾凋落者金氣有餘木不能勝也蓋木不足而金勝之也物秀而實。膚肉內充。歲生雖晚成者滿實土化氣速故如是其氣斂。收斂兼金氣故其用聚。不布散也其動緛戾拘緩。緛縮短也戾了戾也拘々急也緩不收也其發驚駭。木受金辛作驚駭象也其藏肝。內應肝其果棗李。棗土李木實也。新校正云[illegible]火生金水不及之果李當作[illegible]主其實核殼。核木殼金其穀稷稻。[illegible]其味酸辛。味酸之物熟兼辛也其色白蒼。蒼色之物熟兼白也其畜犬雞。[illegible]其蟲毛介。毛從[illegible]介[illegible]其主霧露淒滄。金之[illegible]其聲

商。角從商。其病搖動注恐。木受邪也。從金化也。木不自政，故化從金。少角與判商同。少角木不及，故半與商金化同，則半也。新校正云：按火土金水之文，判作少，則此當云少角與少商同，不云少商者，蓋少角之運共有六年，而丁巳、丁亥上角與正角同，丁卯、丁酉上商與正商同，丁未、丁丑上宮與正宮同，是六年者各有所同。與火土金水之少運不同，故不云同少商，只大約而言半從商化也。上角與正角同。上見厥陰，與敷和歲化同，謂丁亥、丁巳歲，上之所見者也。上商與正商同。上見陽明，則與平金歲化同，丁卯、丁酉歲。上見陽明。其病支發癰腫瘡瘍。金刑木也。其甘蟲。子在母中。邪傷肝也。雖化悉與金同，然其所傷，則歸於肝木也。上宮與正宮同。土蓋其木，與未出等也。木未出土，與无木同，土自用事，故與正土運歲化同也。上見大陰，是謂上宮。丁丑、丁未歲，上見大陰司天之化也。蕭飋肅殺，則炎赫沸騰。蕭飋肅殺，金无德也；炎赫沸騰，火之復也。飋音瑟。眚於三。火爲木復，故其眚在東。三，東方也。此言金之物勝也。新校正云：按六元正紀大論云災三宮。所謂復也。復，報復也。其主飛蠹蛆雉。飛，羽蟲也；蠹，內生蟲也；蛆，蠅之生者，此則物內自化爾；雉，鳥耗也。迺爲雷霆。雷霆，大聲生於太虛雲薄之中也。霆謂迅雷卒如火之爆者，即霹靂也。伏明之紀，是謂勝長。藏氣勝長也。謂癸酉、癸未、癸巳、癸卯、癸丑、癸亥歲也。長氣不宣，藏氣反布。火之長氣不能施化，故水之藏氣反布於時。收氣自

政化令乃衡。金土之義與歲氣素无干犯故金自行其政土自平其氣寒清數舉。暑令乃
薄。火氣不政故薄承化物生。生而不長。火令不政故承化生之物皆不長也成實而稚
遇化已老。物實成熟苗尚稚短及遇化氣未長極而氣已老矣陽氣屈伏。蟄蟲早藏。陽不
用而陰勝也若上臨癸卯癸酉歲則蟄蟲反不藏。新校正云詳癸巳癸亥之歲蟄蟲亦不藏其氣鬱。鬱燠不舒暢
其用暴。突速也其動彰伏變易。彰明也伏隱也變易謂不常其象見也其發痛。痛由心所
生其藏心。歲運之氣通於心其果栗桃。栗水桃金果也其實絡濡。絡支脉也濡有汁也
其穀豆稻。豆水稻金穀也其味苦鹹。苦兼鹹也其色玄丹。丹色之物兼玄也其畜
馬彘。火畜水畜其蟲羽鱗。羽火鱗水其主冰雪霜寒。水之氣也其聲徵羽。徵火
羽水其病昏惑悲忘。火之躁動不拘常律陰冒陽火故昏惑不治心氣不足故喜悲善忘也從水
化也。火弱水強故伏明之紀半從水之政化少徵與少羽同。火少故半從水化新校正云詳少
徵運六年內癸卯癸酉同正商癸巳癸亥同歲會外癸未癸丑二年少徵與少羽同故不云判少羽也上商與正
商同。歲上見陽明則與平金歲化同也癸卯及癸酉歲上見陽明。新校正云詳此不言上宮上角者蓋宮角於火
无大剋伐故不備言之邪傷心也。受病者心凝慘凓冽則暴雨霖霪。凝慘凓冽水无

（其化從黅雨霖[illegible]上之復也）眚於七。（七南方也。新校正云按六元正紀大論云災七宮）其主驟注雷
霆震驚。（天地氣爭而生是變氣交之內害及粢盛及傷鱗類）沈黅淫雨。（沈黅淫雨濕變所生也。黅音陰
又音今）卑監之紀。是謂減化。（謂化氣減少己巳己卯己丑己亥己酉己未之歲也）化氣不
令。生政獨彰。（土少而木專其用）長氣整。雨乃愆。收氣平。（不相干犯則平整化氣減
故雨愆期）風寒並興。草木榮美。（風木寒水也土少故寒氣得行[illegible]故草木茂榮而端美）
秀而不實。成而粃也。（榮秀而美氣生於木化氣不滿故物實中空是以粃惡）其氣散。（氣不
發靜木且乘之從木之風故發散也）其用靜定。（雖不能專政於時物然或[illegible]用則[illegible]土德而靜定）其動
瘍涌分潰癰腫。（瘍瘡也涌嘔也分裂也潰爛也癰壅也[illegible]）其發濡滯。（土性濡濕也）其
藏脾。（土主藏）其果李栗。（李木栗水果也）其實濡核。（濡中有汁者核中堅者。新校正云詳前
備化紀實肉此濡字當作肉王注亦非）其穀豆麻。（豆水麻木穀也）其味酸甘。（甘味之物[illegible]兼酸也）
其色蒼黃。（色黃之物外兼蒼也）其畜牛犬。（土從木畜）其蟲倮毛。（倮從毛）其主飄
怒振發。（木之用也）其聲宮角。（宮從角）其病留滿否塞。（土氣不備故）從木
化也。（不勝故從他化）少宮與少角同。（土少故半從木化也。新校正云詳少宮之運六年內除己丑

己未与正宮同。己巳己亥云正角同，外有己卯己酉二年。少宮与少角同，故不云判角也。上宮與正宮同。上見太陰，則与平土運生化同也。己丑己未，其歲見也。上角與正角同。上見厥陰則柔，是敷和之紀也。己亥己巳，其歲見也。其病飧泄，風之勝也。邪傷脾也。縱縱諸氣金病即自傷脾。○新校正云：詳此不言上二酉皆土，為金无相剋伐，故經不紀之也。又注云縱諸氣金病即自傷脾也，金字疑誤。振拉飄揚，則蒼乾散落。振拉飄揚，木无德也。蒼乾散落，金之復也。其眚四維。東南西南西北東北，土之位也。○新校正云：按六元正紀大論云：災五宮。其主敗折虎狼。虎狼猴狖豺豹鹿馬獐麂，諸四足之獸，害於粢盛及生命也。清氣迺用，迺音乃。生政迺辱。金氣行則木氣屈。

從革之紀，是謂折收。火折金收之氣也。謂乙丑乙亥乙酉乙未乙巳乙卯之歲也。收氣迺後，生氣迺揚。後不及時也。收氣不能以時而行，則生氣自應布揚而用之也。長化合德，火政迺宣，庶類以蕃。火土之氣同生化也。宜行也。其氣揚，順火也。其用躁切，少虛後用則切急，虛火躁也。其動鏗禁瞀厥。鏗欬声也。禁謂二陰禁止也。瞀謂氣上逆也。瞀音冒。其發欬喘。欬，金之有声；喘，肺藏氣也。其藏肺。主藏肺病。其果李杏。李木，杏火果也。其實殼絡。外有殼，內有支絡之實也。其穀麻麥。麻木麥火穀也。麥色赤也。其味苦辛。苦火味辛，辛兼苦也。其色白丹。赤加白也。其畜羊。金從火土之兼化也。新校正云詳火畜馬土畜牛今云雞羊言羊。按王注云從火土之兼化為羊字或者當去注中之土字甚於水其蟲介羽介甲其主明曜炎爍火之燿也其聲商徵商從徵其病嚏欬鼽衄肺金之病也從火化也。火氣來勝故屈己以從之少商與少徵同。金少故半同火化也。新校正云詳少商運六年內除乙卯乙酉同正商乙巳乙亥同正角乙丑乙未二年為少商同少徵故不云判徵也。上商與正商同。上見陽明則與平金運生化同乙卯乙酉其歲上見也。上角與正角同。上見厥陰則與平木運生化同乙巳乙亥其歲上見也。新校正云詳金土无相勝剋故經不言上宮與正宮同也。邪傷肺也。有邪之勝則歸肺炎光赫烈則冰雪霜雹。炎光赫烈火无德也。冰雪霜雹水之復也。水復之作雹形如半珠。新校正云詳注云雹形如半珠半字疑誤眚於九。九西方也。新校正云按六元正紀大論云災七宮其主鱗伏彘鼠。突戾潛伏歲主縱之以傷赤實及羽類也歲氣早至迺生大寒。水之化也涸流之紀。是謂反陽。陰氣不及反為陽氣代之謂辛未辛巳辛卯辛酉辛亥辛丑之歲也。藏令不舉。化氣迺昌。少水而土盛長氣宣布蟄蟲不藏。大陽在泉經文背也。新校正陽明司天乃血經謂也土潤水泉減。草木條茂榮秀滿盛。長化之氣豐而厚也其氣滯。從土也其用滲泄。不能流也其動堅止。謂便

寫也水少不濡則乾而堅止藏氣不能固則注下而奔速其發燥槁。陰少而陽易木盛故爾其藏腎。主藏
病泄也其果棗杏。棗土杏火果也其實濡肉。濡水肉土化也其穀黍稷。黍火稷土也。新
校正云按本論上文麥為火之穀今言黍者疑麥字誤為黍也雖金匱真言論作黍然本論作麥當從本論之文也其
味甘。鹹。甘入於鹹鹵味甘美也其色黅玄。黃加黑也其畜彘牛。水畜土畜其蟲鱗倮。
鱗從倮其主埃鬱昏翳。土之翳也其聲羽宮。羽從宮其病痿厥堅下。水土
參并故病是從土化也。不勝於土故從土化少羽與少宮同。水土各半化也新校正云詳
少羽之運六年內除辛丑辛未與正宮同外辛卯辛酉辛巳辛亥四歲為同少宮故不言則宮也上宮與正
宮同。上見太陰則與土運生化同辛丑辛未歲上見之。新校正云詳此不言上角上商者蓋水於金木無相剋
伐故也其病癃閟。癃小便不通閟大便乾澀不利也邪傷腎也。邪氣則腎埃昏驟
雨則振拉摧拔。埃昏驟雨土之用也振拉摧拔木之復也眚於一。一北方也諸謂方者國郡州縣
竟之方也。新校正云按六元正紀大論云災一宮其主毛顯狐狢變化不藏。毛顯謂毛蟲麋
鹿麞麂麅兔虎狼顯見傷於黃實之長也變化謂為狐狸當之不藏謂害盛見狸當之所謂毛顯
不藏也[illegible]端反故乘危而行，不速而至。暴虐無德，災反及之。微者

衍微。甚者復甚。氣之常也。通言五行氣少而有勝復之大凡也。乘彼孤危恃乎強盛不召而往專肆威形怨禍自招又誰咎也。假令木弱金氣來乘暴虐苛毒是无德也。木被金害火必讎之。金受火燔則災及也。夫如是者刑甚則復甚刑微則復微。氣動之常固其宜也。五行之理咸迭然乎。○新校正云按五運不及之詳具氣交變大論中。

發生之紀。是謂啓敕。東木氣以發生而啓敕其容質也。是謂壬申壬寅壬子壬午壬辰壬戌之六歲也。敕古陳字

土疏泄。蒼氣達。生氣上達是故土体疏泄。木之專政故蒼氣上達。達通也出也行也。

陽和布化。陰氣乃隨。少陽先生發於万物之表。厥陰次隨營運於万象之中也。

生氣淳化。萬物以榮。歲木有餘金不來勝生令布化故物以舒榮。

其化生。其氣美。木化宣行則物容端美。

其政散。布散生榮无所不至。

其令條舒。條直也理也舒啓也端直舒啓万物隨之發生之化无非順理者也。

其動掉眩巔疾。掉搖動也眩旋轉也巔上首也疾病氣也。○新校正云詳王不解其動之義。按後卑監之紀其動瘍涌分潰癰王注云動謂變動。又堅成之紀其動暴折瘍疰王注云動以生病。蓋謂氣既變動因動以生病也。則木火土水金之動義皆同也。又按王注脉要精微論云巔疾上巔疾也。又注奇病論云巔謂上巔則頭首也。此注云上首也疾病氣也。氣字為衍也。

其德鳴靡啓坼。風氣所生。○新校正云按六元正紀大論云其化鳴紊啓坼。

其變振拉摧拔。振謂振怒拉謂中折摧謂仆落拔謂出本。○新校正云按六元正紀大論同

其

穀麻稻不化齊金其畜雞犬齊雞孕也其果李桃李齊桃實也其色青黃白

青加於黃而白自正也其味酸甘辛酸入於甘辛齊化也其象春如春之氣布散陽和其經足

厥陰少陽厥陰肝脉少陽膽脉其藏肝脾肝勝脾其蟲毛介木餘故毛齊介育其

物中堅外堅中堅有核之物齊等於皮殼之類也其病怒木餘故大角與上商同

太過之木氣與金化齊等新校正云按大過五運獨大角言与上商同餘四運並不言者疑此文為衍上徵則

其氣逆其病吐利上見少陰少陽則其氣逆行壬子壬午歲上見少陰壬寅壬申歲上見少陽木餘遇

火故氣不順新校正云按五運行大論云氣相得而病者以下臨上不當位也下云上羽者水臨木為相得故也不

務其德則收氣復秋氣勁切甚則肅殺清氣大至草木凋零

邪迺傷肝持巳亥過受亢於土土氣屯極金為復讎金行殺令故邪傷肝木也赫曦之紀是謂

蕃茂物遇大陽則蕃而茂是謂戊辰戊寅戊子戊戌戊申戊午之歲也新校正云詳或云注中大陽當作大徵

木土金水之大過注俱不言角商宮羽等運而水大過注云陰氣大行此火大過暑物遇大陽也安得謂之大徵乎陰

氣內化陽氣外榮陰陽之氣得其序也炎暑施化物得以昌長氣多也故爾

化長其氣高長化行則物容大高氣達則物色明其政動革易其象不常其形其令鳴顯

[illegible]之用而有声火之燔而有焰[illegible]无所壅則其信也[illegible]也其動炎灼妄擾。擾[illegible]妄[illegible]也其德

暄暑鬱蒸。熱化所生長於物也。新校正云按六元正紀大論云其化暄[illegible]鬱燠又作暄曜其變炎

烈沸騰。勝復之有極於是也其穀麥豆。火齊水化也其畜羊彘。齊孕育也。新校正云按

本論上文馬為火之畜今言羊者疑其字誤為羊金匱真言論及藏氣法時論俱作彘然本論作馬當從本論之文也。

其果杏栗。等實也其色赤白玄。赤色加白黑自正也其味苦辛鹹。辛物兼苦与鹹

化齊成也其象夏。夏氣之熱也其經手少陰太陽。少陰心脉太陽小腸脉也手厥陰

少陽。厥陰心包脉少陽三焦脉其藏心肺。心勝肺其蟲羽鱗。火餘故鱗羽火齊化其物

脉濡。脉火物濡水物水火齊也。新校正云詳脉濡[illegible]也文雖殊而義同其病笑瘧瘡瘍血流。

狂妄目赤。火盛故上羽與正徵同。其收齊。其病痓。上見太陽則天氣且制故

大過之火反与平火運生化同也。戊辰戊戌歲上見之。若平火運同則五常之氣无相凌犯故金收之氣生化同等上

徵而收氣後也。上見少陰少陽則其生化自政金氣不能与之齊化。戊子戊午歲上見少陰。戊寅戊申歲

上見少陽。火盛故收氣後化。新校正云按氣交變大論云歲火太過上臨少陰少陽火燔焫水泉涸物焦槁暴烈

其政。藏氣迺復。時見凝慘。甚則雨水霜雹切寒。邪傷心也。不務

其德[illegible]海致之也。新校正云按氣交變大論云雨水霜寒與此互文也。敦阜之紀。是謂廣化。土餘

故化氣廣被於物也。是謂甲子甲戌甲申甲午甲辰甲寅之歲也。厚德清靜。順長以盈。土性順用

不與物爭故德厚而不躁順火之長育養萬物化氣豐滿也。至陰內實。物化充成。至陰土精氣也

夫萬物所以化成者皆以至陰之靈氣生化於中也。煙埃朦鬱。見於厚土。厚土山也煙埃土氣也

大雨時行。濕氣迺用。燥政迺辟。溼氣用則燥政辟自然之理爾。其化圓。其氣

豐。土化氣豐圓以其清靜故也。其政靜。靜而能久故政常存。其令周備。氣緩故周備。其動濡

積并稸。動謂變動。其德柔潤重淖。土靜而柔潤故厚德常存。新校正云按六元正紀大論云其化

柔潤重淖。其變震驚飄驟崩潰。震驚雷霆之作也。飄驟暴風雨至也大雨暴注則山崩土潰隨水流

汎沒。其穀稷麻。土木齊化。其畜牛犬。齊孕育也。其果棗李。土齊木化。其色黅玄

蒼。黅色也加黑蒼白正也。其味甘鹹酸。甘入於鹹酸齊化也。其象長夏。六月之氣土生化同。其

經足太陰陽明。大陰脾經陽明胃經。其藏脾腎。脾勝腎。其蟲倮毛。土餘故毛倮齊育

化。其物肌核。肌土核木化也。其病腹滿四支不舉。土勝腎故病如是。新校正云詳此

不云上羽上徵者。徵羽不[illegible]承土故不能勝也。大風迅至。邪傷脾也。木盛怒故土脾傷。堅

成之紀。是謂收引。引斂也。陽氣收，陰氣用，故萬物收斂。謂庚午庚辰庚寅庚子庚戌庚申之歲也。天氣潔。地氣明。秋氣高潔，金氣同。陽氣隨陰治化。陽順金而生化。燥行其政。物以司成。燥氣行化，万物專司其成熟，无遺略也。收氣繁布。化洽不終。收殺氣早，土之化不得終其用也。新校正云：詳繁字疑誤。其化成。其氣削。減削也。其政肅。清也，靜也。其令銳切。氣用不屈，勁而急。其動暴折瘍疰。動以生病。其德霧露蕭飋。燥之化也。蕭飋，風声也。靜為霧露，用則風生。新校正云：按六元正紀大論德作化。其變肅殺凋零。隕墜於物。其穀稻黍。金火齊化也。新校正云：按本論上文麥為火之穀，當言其穀稻麥。其畜雞馬。齊孕育也。其果桃杏。金火齊実。其色白青丹。白加於青，丹自正也。其味辛酸苦。辛入酸，苦齊化。其象秋。氣爽清潔，如秋之化。其經手太陰陽明。太陰肺脉，陽明大腸脉。其藏肺肝。肺勝肝。其蟲介羽。金餘故介，羽齊育。其物殼絡。殼金，絡火化也。其病喘喝胷憑仰息。金氣餘故。上徵與正商同。其生齊。其病欬。上見少陰少陽，則天氣且抑，故其生化与平金歲同。庚子庚午歲上見少陰，庚寅庚申歲上見少陽，上火制金，故生氣与之齊化。火乘金肺，故病欬。新校正云：詳此不言上羽者，水与金非相勝尅故。政暴變則名木不榮。柔脆焦首。長氣斯救。

大火流。炎爍且至。蔓將槁。邪傷肺也。變謂太甚也政大甚則生氣抑故木不榮草首焦也火政暴不已則火氣發怒故火流炎爍至柔條蔓草脆之類皆乾死也火乘金氣故肺氣傷也。流衍之紀。是謂封藏。陰氣大行則天地封藏之化也謂丙寅丙子丙戌丙申丙午丙辰之歲也。寒司物化。天地嚴凝。陰之氣也。藏政以布。長令不揚。藏氣用則長化止故令不發揚。其化凜。其氣堅。寒氣及物則堅定。其政謐。謐靜也。其令流注。水之象也。其動漂泄沃涌。沃沫也涌溢也。其德凝慘寒雰。寒之化也。新校正云按六元正紀大論作其化凝慘慄冽。其變冰雪霜雹。非時而有。其穀豆稷。水齊土化。其畜彘牛。齊孕育也。其果栗棗。水土齊實。其色黑丹䵍。黑加於丹黃自正也。其味鹹苦甘。鹹入於苦甘化齊焉。其象冬。氣序冬冬之化。其經足少陰太陽。少陰腎太陽膀胱。其藏腎心。腎勝心。其蟲鱗倮。水餘故鱗倮齊育。其物濡滿。濡水滿土化也。新校正云按上不及作肉土七過作肌此作天下戍搐也。其病脹。水餘也。上羽而長氣不化也。上見太陽則天不能布化以長養也。丙辰丙戌之歲上見天符水運也。新校正云按氣交變大論云上臨太陽則雨水雪霜不時降温氣變物不去上徵者運抑勝也。政過則化氣大舉。而埃昏氣交。大雨時降。邪傷腎也。暴寒數舉

脹之衍之字于之
猶適也衍非屬
下句

政過火被水凌上來此復故天地土水氣交大雨斯降而邪傷腎也故曰不恒其德，則所勝來復。政恒其理，則所勝同化。此之謂也。不恒，謂恃己有餘，凌犯不勝。恒，謂守常之化，不肆威刑。如是則克己之氣歲同治化也。○新校正云：詳五運太過之說，具氣交變大論中。帝曰：天不足西北，左寒而右涼；地不滿東南，右熱而左溫。其故何也？面巽言也。岐伯曰：陰陽之氣，高下之理，太小之異也。高下謂地形，太小謂陰陽之氣盛衰之異。今中原地形，西北方高，東南方下，西方涼，北方寒，東方溫，南方熱，氣化猶然矣。東南方，陽也。陽者其精降於下，故右熱而左溫。陽精下降，故地氣以溫而知之於下矣。陽氣生於東而盛於南，故東方溫而南方熱，氣之多少明矣。西北方，陰也。陰者其精奉於上，故左寒而右涼。陰精奉上，故地以寒而知之於上矣。陰氣生於西而盛於北，故西方涼而北方寒。君面巽而言，臣面乾而對也。○新校正云：詳天地不足陰陽之說，亦具陰陽應象大論中。是以地有高下，氣有溫涼。高者氣寒，下者氣熱。新校正云：按六元正紀大論云：至高之地，冬氣常在；至下之地，春氣常在。故適寒涼者脹，之溫熱者瘡。下之則脹已，汗之則瘡已。此湊理開閉之常，太小之異耳。西北東南，言其大也。夫以氣候驗之，中原地形所居者，悉以居高則寒，處下則熱嘗試觀之高山多雪平川多雨高山多寒平川多熱則高下寒熱可徵見矣中華之地凡有高下之大者東西南北各三分也其一者自漢蜀江南至海也二者自漢江北至平遥縣也三者自平遥北山北至蕃界北海也故南分大熱中分寒熱兼半北分大寒南北分外寒熱尤極大熱之分其寒微大寒之分其熱微然而登涉極高山頂則南面北面寒熱懸殊榮枯倍異也又東西高下之別亦三矣其一者自汧源縣西至沙洲二者自開封縣西至汧源縣三者自開封縣東至滄海也故東分大溫中分溫涼兼半西分大涼大溫之分其寒五分之二大涼之分其熱五分之二溫涼分外溫涼尤極變為大暄大寒也約其大凡如此然九分之地寒極於東北熱極於西南九分之地其中有高下不同地高處則溼下處則燥此一方之中小異也若大而言之是則高下之有二也何者中原地形西高北高東下南下今百川滿湊東之滄海則東南西北高下可知為地形高下故寒熱不同二則陰陽之氣有少有多故表溫涼之異亦今以氣候驗之乃春氣西行秋氣東行冬氣南行夏氣北行以中分校之自開封至汧源氣候正與曆候同以東行校之自開封至滄海每一百里秋氣至晚一日春氣發早一日西行校之自汧源縣西至蕃界積石其以南向及西北東南者每四十里春氣發晚一日秋氣至早一日北向及東北西南者每一十五里春氣發晚一日秋氣至早一日南行校之川形有北向東北西南者每五百里。新校正云按別本作十五里。陽氣行晚一日陰氣行早一日南向及東南西北川每一十五里熱氣至早一日寒氣至晚一日廣平之地則每五十里陽氣發早一日寒氣至晚一日北行校之川形有南向及東南西北者一十五里陽氣行晚一日陰氣行早一日北向及東北西南川每一十五里寒氣至早一日熱氣至晚一日積平之地陽每二十里熱氣行晚二日寒氣至早一日大率如此然高則陵峻冬之陰氣常在平地下則夏陰氣常在高陵其雪霜草茂則同知突然地土固有弓形川蛇形川月形川地勢不同生殺榮枯地同而天異凡此之類有離向丙向巽向乙向震向坎向則春氣早至秋氣晚至早晚校十五日有丁向申向庚向兌向辛向乾向坎向艮向則秋氣早至春氣晚至早晚亦校二十日是所謂帶山之地也審觀向背氣候可知寒涼之地腠理開少而閉多閉多則陽氣不散故適寒涼腹必脹也溫熱之地腠理開多而閉少開多則陽氣發散故往溫熱皮必瘡也下之則中氣不餘故脹已汗之則陽氣外泄故瘡已帝曰其於壽夭何如言土地居人之壽夭岐伯曰陰精所奉其人壽陽精所降其人夭陰精所奉高之地也陽精所降下之地也陰方之地陽不妄泄寒氣外持邪不數中而正氣堅守故壽延陽方之地陽氣耗散發泄無度風濕數中真氣傾竭故夭折即事驗之今中原之境西北方衆人壽東南方衆人夭其中猶各有微甚爾此壽夭之大異也異方者審之乎帝曰善其病者治之奈何岐伯曰西北之氣散而寒之東南之氣收而溫之所謂同病異治也西方北方人皮膚腠理密人皆食熱故宜散宜寒東方南方人皮膚疏腠理開人皆食冷故宜收宜溫散謂溫浴使中外條達收謂溫中不解表也今土俗皆反之依而療之則反甚矣新校正云詳分方為治亦具異法方宜論

中。故曰：氣寒氣涼，治以寒涼，行水漬之。氣溫氣熱，治以溫熱，強其內守。必同其氣，可使平也，假者反之。寒方以寒，熱方以熱，溫方以溫，涼方以涼，是正法也，是同氣也。行水漬之，謂湯浸漬也。平，謂平調也。若西方北方有冷病，假熱方溫方以除之；東方南方有熱疾，須涼方寒方以療者，則反上正法以取之。帝曰：善。一州之氣，生化壽夭不同，其故何也？岐伯曰：高下之理，地勢使然也。崇高則陰氣治之，汙下則陽氣治之。陽勝者先天，陰勝者後天。先天，謂先天時也。後天，謂後天時也。悉言土地生榮枯落之先後也。物既有之，人亦如然。此地理之常，生化之道也。帝曰：其有壽夭乎？岐伯曰：高者其氣壽，下者其氣夭，地之小大異也，小者小異，大者大異。大，謂東南西北相遠萬里許也。小，謂居所高下相近二十里三十里或百里許也。地形高下懸倍不相計者，以近為小，則十里二十里；高下平慢氣相接者，以遠為大，則二百里三百里。地氣不同乃異也。故治病者，必明天道地理，陰陽更勝，氣之先後，人之壽夭，生化之期，乃可以知人之形氣矣。不明天地之氣，又昧陰陽之候，則以壽為夭，以夭為壽，雖盡上聖救生之道，畢經脈藥石之妙，猶未免世中之誣斥也。帝曰：善。其歲有不病而藏

曰當作白

藏氣不應不用者。何也。岐伯曰。天氣制之。氣有所從也。[illegible]
[illegible]帝曰。願卒聞之。岐伯曰。少陽司天。火氣下臨。肺氣
上從。白起金用。草木眚。火見燔焫。革金且耗。大暑以行。欬[illegible]
嚏鼽衄鼻窒。曰瘍。寒熱胕腫。[illegible]
[illegible]
[illegible]
[illegible]
[illegible]風行于地。塵
沙飛揚。心痛胃脘痛。厥逆鬲不通。其主暴速。[illegible]
[illegible]
[illegible]
[illegible]陽明司天。燥氣下臨。肝氣上從。
蒼起木用而立。土乃眚。淒滄數至。木伐草萎。脅痛目赤。掉振
鼓慄。筋痿不能久立。[illegible]暴熱
至。土乃暑。陽氣鬱發。小便變。寒熱如瘧。甚則心痛。火行于槁。

流水不冰，蟄蟲乃見。少陰在泉，熱監于地，而為是也。病之所有，地氣生焉。太陽司天，寒氣下臨，心氣上從，而火且明，新校正云：詳火且明二字當作火用二字。丹起，金乃眚，寒清時舉，勝則水冰，火氣高明，心熱煩，嗌乾善渴，鼽嚏，喜悲數欠，熱氣妄行，寒乃復，霜不時降，善忘，甚則心痛。寒清時舉，太陽之令也。火氣高明，謂燔焫於物也。不[illegible]二火之令不[illegible]時令不普及於物也。病之所起，天氣生焉。辰戌之歲也。土乃潤，水豐衍，寒客至，沉陰化，濕氣變物，水飲內稸，中滿不食，皮𤸷肉苛，筋脈不利，甚則胕腫，身後癰。太陰在泉，濕監于地，而為是也。病之源始，地氣生焉。新校正云：[illegible]身後癰當作身後難。厥陰司天，風氣下臨，脾氣上從，而土且隆，黃起，水乃眚，[illegible]土用革，體重，肌肉萎，食減口爽，風行太虛，雲物搖動，目轉耳鳴。[illegible]己亥之歲[illegible]土用革，謂[illegible]物[illegible]是謂風高也。病所生，天之氣也。火縱其暴，地乃暑，大熱消爍，赤沃下，蟄蟲數見，流水不冰，少陽在泉，火監于地，而為是也。病之所生，地氣生焉。其發機速。[illegible]之氣[illegible]化[illegible]變發[illegible]少陰司天，熱氣下臨，肺氣上從，白

金用。草木眚。喘嘔寒熱。嚏鼽衄鼻窒。大暑流行。子午之歲候也熱
天氣故是病生天氣之作也甚則瘡瘍燔灼。金爍石流。天之化也地迺燥。淒滄
數至。脅痛善大息。肅殺行。草木變。肅殺變易容貌也脅痛大息地氣生也大陰
司天。濕氣下臨。腎氣上從。黑起水變。新校正云詳前後文此少火迺眚三字埃
冒雲雨。胸中不利。陰痿氣大衰。而不起不用。新校正云詳不用二字當作水
用當其時反腰脽痛。動轉不便也。丑未之歲候也水變謂甘泉變鹹也埃土霧也冒不
分明也雲雨土化也脽謂臀肉也病之有者天氣生焉厥逆。新校正云詳厥逆二字疑當連上文地迺藏
陰。大寒且至。蟄蟲早附。心下否痛。地裂冰堅。少腹痛。時害於
食。乘金則止水增。味迺鹹。行水減也。止水井泉也行水河渠流注者也止水雖長迺
變常甘美而為鹹味也病之有者地氣生焉新校正云詳大陰司天之化不言甚則病者而云云當其時又云云乘金則云云
云者与前條互相發明也帝曰。歲有胎孕不育。治之不全。何氣使然。岐伯
曰。六氣五類。有相勝制也。同者盛之。異者衰之。此天地之道
生化之常也。故厥陰司天。毛蟲靜。羽蟲育。介蟲不成。謂乙巳丁巳己巳

厥陰司天
少陽在泉
下注在泉六
指厥陰癸
皆然。寅申
歲厥陰
在泉
少陰司天
陽明在泉
太陰司天
太陽在泉
卯酉歲
少陰在泉
辰戌歲
太陰在泉
少陽司天
厥陰在泉
巳亥歲
少陽在泉
少陰同候
陽明司天
少陰在泉

巳辛巳癸巳。乙亥丁亥己亥辛亥癸亥之歲也。靜无聲也，亦謂靜退不先用事也。羽為火蟲，氣同地也。火制。金化。故介蟲不成，謂白色有甲之蟲少孕育也。在泉毛蟲育，倮蟲耗，羽蟲不育。地氣制土，黃倮耗損。歲乘木運，其又甚也。羽蟲不育，少陽自抑之。是則壬寅壬申歲也。凡称不育不成，皆謂少，非悉无也。少陰司天，羽蟲靜。介蟲育。毛蟲不成。謂甲子丙子戊子庚子壬子甲午丙午戊午庚午壬午之歲也。靜謂胡越鷰百舌鳥之類也。是歲黑色毛蟲孕育少成。在泉羽蟲育。介蟲耗。不育。地氣制金，白介蟲不育。歲乘火運，斯復甚焉。是則五卯五酉歲也。新校正一云[illegible]介蟲[illegible]。以少陰在泉，火剋金也。介蟲不育，以陽明在天自抑之也。太陰司天，倮蟲靜。鱗蟲育，羽蟲不成。是謂乙丑丁丑己丑辛丑癸丑乙未丁未己未辛未癸未之歲也。倮蟲者謂人及蝦蟇之類也。羽蟲謂青緑色者，則鸚鵡翠碧鳥之類，諸青緑色之有羽者。歲乘金運，其復其甚焉。音列。在泉倮蟲育。鱗蟲[illegible]。新校正云：[illegible]二字。成。地氣制水，黑鱗不育。歲乘土運，而又甚焉。是則五辰五戌是也。少陽司天，羽蟲靜。毛蟲育。倮蟲不成。謂甲寅丙寅戊寅庚寅壬寅甲申丙申戊申庚申壬申之歲也。倮蟲謂青緑色者也。羽蟲謂黑色諸有羽翼者，則越鷰百舌鳥之類是也。在泉羽蟲育。介蟲耗。毛蟲不育。地氣制金，白介耗損。歲乘火運，其又甚也。[illegible]蟲不育，天氣制之。五巳五亥歲也。陽明司天。介蟲靜。羽蟲育。介蟲不成。乙[illegible]

子午歲
陽明在泉

大陽司天
大陰在泉

丑未歲
大陽在泉

丁卯己卯辛卯癸卯乙酉丁酉己酉辛酉癸酉之歲也
火虫故審育也。介虫諸有赤色甲殼者也。赤介不育，天氣制
制之。在泉，介虫育，毛虫耗，羽虫不成。金運氣制木，果毛虫耗。歲運損復甚焉，是則五子
午歲也。羽虫不成，以上見少陰也。大陽司天，鱗虫靜，倮虫育。謂甲辰丙辰戊辰庚辰壬辰
戌甲戌丙戌戊戌庚戌壬戌歲也。倮虫育，地氣同也。鱗不用也，是歲雷霆。以天氣抑之也。鱗虫諸謂黃。新校正云：詳此
當田二云鱗
虫不成。在泉，鱗虫耗，倮虫不育。丑丁丑乙未歲也。天氣制勝，黃黑鱗耗。新校正云：詳是則五
此當為鱗虫育，羽虫耗，倮虫不育。註中鱗字亦當作羽。
倮虫不成。乘火之運，介虫不成。乘木之運，倮虫不
運毛虫不成。乘水之運，羽虫不成。乘土之運，鱗虫不成。乘金之運
能孕育也。斯並運與氣同者。運乘其勝，是歲者與之文同。
復遇天符及歲會者，十孕不全一二也。諸乘所不成之運，則甚也。故氣主有所制，歲立
有所生。地氣制己勝，天氣制勝己。天制色，地制形。天氣隨己不勝者
之。謂制其色也。地氣隨己所勝者制之，謂制其形也。故又曰
天制色，地制形。是以天地之間，五類生化，互有所勝，互有所
所化，互有所制。五類衰盛，各隨其氣之所宜也。宜則蕃息，故有胎孕
不育，治之不全，此氣之常也。天地之間，有生之物，凡此五類也。五謂毛羽倮鱗介也。故曰毛
虫三百六十麟為之長，羽虫三百六十鳳為之長，倮虫三百六十人為之長，鱗虫三百六十龍為之長，介虫三百六十龜

為之長凡諸有形跂行飛走喘息胎息大小高下青黃赤白黑身被毛羽鱗介者通而言之皆謂之虫矣不具是四者皆為倮虫凡此五物皆有胎生卵生濕生化生因人致問言及五類也

所謂中根也。生氣之根本發自身形之中。中根也。非是五類則生氣根系悉因外物以成立去之則生氣絕矣

根于外者亦五。謂五味五色類也。然木火土金水之形類悉假外物色藏乃能生化外物既去則生氣離絕。故皆是根于外也。新校正云詳註中色藏二字當作已成

故生化之別有五氣五味五色五類五宜也。然是二十五者皆中根外悉有之五氣謂臊焦香腥腐也五味謂酸苦甘辛鹹也五色謂青黃赤白黑也五類有二矣其一者謂毛羽倮鱗介其二者謂燥濕液堅耎也夫如是等於万物之中。互有所宜也。

帝曰何謂也。岐伯曰根于中者命曰神機神去則機息根于外者命曰氣立氣止則化絕。諸有形之類根於中者生源繫天其所動靜皆神氣為機發之主。故其所為也物莫之知。是以神捨去則機發動用之道息矣。根于外者生源繫地。故其所生長化成收藏皆為造化之氣所成立。故其所出也物亦莫之知。是以氣止息則生化結成之道絕滅矣。其木火土金水燥濕液堅柔雖常性不易及乎外物去生氣離根化絕止則其常体性顏色皆必小變移其日也。新校正云按六微旨大論云出入廢則神機化滅升降息則氣立孤危故非出入則无以生長壯老已非升降則无以生長化收藏。

故各有制各有勝各有生各有成。根中根外悉如是

不知年之所加，氣之同異，不足以言生化。此之謂也。新校正云：按六節藏象論云：不知年之所加，氣之盛衰，虛實之所起，不可以為工矣。

帝曰：氣始而生化，氣散而有形，氣布而蕃育，氣終而象變，其致一也。始，謂始發動。散，謂流散於物中。布，謂布化於結成之形。終，謂極於收藏之用也。故始動而生化，流散而有形，布化而成結，終極而萬象皆變也。即事驗之，天地之間，有形之類，其生也柔弱，其死也堅強，凡如此類，皆謂變易生死之時形質，是謂氣之終極。○新校正云：按天元紀大論云：物生謂之化，物極謂之變。又六微旨大論云：物之生從於化，物之極由乎變，變化之相薄，成敗之所由也。

然而五味所資，生化有薄厚，成熟有少多，終始不同，其故何也？岐伯曰：地氣制之也，非天不生，地不長也。天地雖無情於生化，而生化之氣自有異同爾。何者？以地體之中有六入故也。氣有同異，故有生有化，有不生有不化，有少生少化，有廣生廣化矣。故天地之間，無必生必化，必不生必不化，必少生少化，必廣生廣化也，各隨其氣分所好所惡所異所同也。

帝曰：願聞其道。岐伯曰：寒熱燥濕，不同其化也。寒熱燥濕四氣不同，則溫清異化，可知之矣。

故少陽在泉，寒毒不生，其味辛，其治苦酸，其穀蒼丹。巳亥歲氣化也。夫毒者，皆五行標盛暴烈之氣所為也。今火在地中，其氣正熱，寒毒之物，氣與地殊，生死不同，故生少也。火制金之氣。故味辛者不化也。少陽之氣。上奉厥陰。故其歲化苦与酸也。六氣主歲。唯此歲通和。木火相承。故无間氣也。苦丹地氣所化。酸蒼天氣所生也。餘所生化悉有上下勝尅。故皆有間氣矣。陽明在泉。濕毒不生。其味酸。其氣濕。新校正云詳在泉六化。惟陽明与太陰在泉之歲云其氣濕。其氣熱。盖以濕燥未見寒溫之氣。故再云其氣也。其治辛苦甘。其穀丹素。子午歲氣化也。燥在地中。其氣凉清。故濕溫毒藥少生化也。金木相尅。故味酸者少化也。陽明之氣。上奉少陰。故其歲化辛与苦也。辛素地氣也。苦丹天氣也。甘間氣也。所以間金火之勝尅。故兼治甘。太陽在泉。熱毒不生。其味苦。其治淡鹹。其穀黅秬。丑未歲氣化也。寒在地中。与熱殊化。故其歲物熱毒不生。水勝火味。故當苦也。太陽之氣。上奉太陰。故其氣化生淡鹹也。太陰土氣上主於天。氣遠而高。故甘之化薄而爲淡也。所以淡亦屬甘。甘之類也。淡鹹天化也。鹹秬地化也。黅黃也。新校正云詳注云味故當苦。當作故味苦者不化。傳寫誤也。厥陰在泉。清毒不生。其味甘。其治酸苦。其穀蒼赤。寅申歲氣化也。溫在地中。与清殊性。故其歲物清毒不生。木勝其土。故味甘少化也。厥陰之氣。上合少陽。所合之氣。既无乖忤。故其治化酸与苦也。酸蒼地化也。苦赤天化也。氣无勝尅。故不間氣以甘化也。其氣專。其味正。厥陰少陽在泉之歲。皆氣化專一。其味純正。餘歲悉上下有勝尅之氣。故皆有間氣間味矣。少陰在泉。寒毒不生。其味辛。其治辛苦甘。其穀白丹。卯酉歲氣化也。

熱在地中與寒殊化故其寒毒甚微火氣爍金故味辛少化也少陰陽明主天主地故其所治苦與辛焉苦丹為地氣所育白辛為天氣所生甘間氣也所以間止剋伐也太陰在泉燥毒不生其味鹹其氣熱其治甘鹹其穀黅秬巨反以陰氣化地中有濕與燥不同故乾毒之物不生也[illegible]故味鹹也太陰之氣[illegible]甘黅地化也[illegible]天化也[illegible]故間氣同而[illegible]者[illegible]化淳則鹹守氣專則辛化而俱治淳和也化淳謂少陽在泉之歲也火來居水而反能化育是水鹹自守不與火爭化也氣專謂厥陰在泉之歲也木居于水而復下化金不受害故辛復生化與鹹俱王王而生化皆此之由[illegible]上下之氣無剋伐之嫌故辛得與鹹同王也以鹹其制[illegible]若[illegible]有勝剋之變故其中間其味兼化三味不同其生化也故天地之間藥物辛甘者多也治上下者逆之以所在寒熱盛衰而調之故曰補上下者從之上謂司天下謂在泉也司天地氣太過則逆其味以治之司天地氣不及則順其味以和之從順也故曰上取下取內取外取以求其過能毒者以厚藥不勝毒者以薄藥此之謂也上取謂以藥[illegible]有餘之氣而不調則以內取謂食及以藥內之審其寒熱而調之[illegible]致不去則下之[illegible]分氣[illegible]寒以溫和之上盛不已吐而脫之下盛不已下而奪之謂[illegible]

得氣過之道也。[illegible]厚薄[illegible]者也。新校正云：按甲乙經[illegible]胃厚色黑大骨肉肥者皆勝毒，其瘦而薄胃者皆不勝毒[illegible]異法方宜論云：西方之民，陵居而多風，水土剛強，其民[illegible]食而脂肥，故邪不能傷其形體，其病生於內[illegible]

氣反者，病在上，取之下；病在下，取之上；病在中，傍取之。下取，謂寒逆於下，而熱攻於上，不利於下，氣盈於上，則溫下以調之。上取，謂寒積於下，溫之不去，陽藏不足，則補其陽也。傍取，謂氣并於左，則藥熨其右；氣并於右，則熨其左以和之。必隨寒熱為適，凡是七者，皆病無所逃，動而必中，斯為妙用[illegible]

治熱以寒，溫而行之；治寒以熱，涼而行之；治溫以清，冷而行之；治清以溫，熱而行之。氣性有剛柔，形證有輕重，方用有大小，調制有寒溫。盛大則順氣性以取之，小耎則逆氣性以伐之，氣殊則主必不容，力倍則攻之必勝，是則謂湯飲調氣之制也。新校正云：按至真要大論云：熱因寒用，寒因熱用，塞因塞用，通因通用，必伏其所主，而先其所因，其始則同，其終則異，可使破積，可使潰堅，可使氣和，可使必已。

故消之削之，吐之下之，補之瀉之，久新同法。量氣盛虛而行其法，病之新久無異道也。

帝曰：病在中而不實不堅，且聚且散，奈何？岐伯曰：悉乎哉問也！無積者求其藏，虛則補之，隨病所在，命其藏以補之。藥以祛之，食以隨之，食以無毒之藥，隨湯丸以迫逐之，使其盡也。行水漬之，和其中外，可使[illegible]

已。（中外通和，氣無流礙，則釋然消散，真氣自平。）帝曰：有毒無毒，服有約乎？岐伯曰：

病有久新，方有大小，有毒無毒，固宜常制矣。大毒治病，十去

其六；（下品藥毒，毒之大也。）常毒治病，十去其七；（中品藥毒，次於下也。）小毒治病，十

去其八；（上品藥毒，毒之小也。）無毒治病，十去其九。（上品、中品、下品無毒藥，悉謂之平。）穀

肉果菜，食養盡之，無使過之，傷其正也。（大毒之性烈，其為傷也多。小毒之性和，其

為傷也少。常毒之性，減大毒之性一等，加小毒之性一等，所傷可知也。故至約必止之，以待來證爾。然無毒之藥，性雖平

和，久而多之，則氣有偏勝，則有偏絕，久攻之則藏氣偏弱，既弱且困，不可長也，故十去其九而止。服至約已，則以五穀、五

肉、五果、五菜，隨五藏宜者食之，已盡其餘病，藥食兼行亦通也。新校正云：按《藏氣法時論》云：毒藥攻邪，五穀為養，五果

為助，五畜為益，五菜為充。）不盡，行復如法。（法，謂前四約也。餘病不盡，然再行之，毒之大小，至約而止，必無

過也。）必先歲氣，無伐天和。（歲有六氣分主，有南面北面之政，先知此六氣所在，人脈至尺寸應之。大

陰所在其脈沉，少陰所在其脈鉤，厥陰所在其脈弦，大陽所在其脈大而長，陽明所在其脈短而濇，少陽所在其脈大而浮。

如是六脈，則謂天和。不識不知，呼為寒熱，攻寒令熱，脈不變而熱疾已生，制熱令寒，脈如故而寒病又起，欲求其適，安

可得乎！夭枉之來，率由於此。）無盛盛，無虛虛，而遺人夭殃；（不察虛實，但思攻擊，而盛者轉

盛者轉盛虛者轉虛萬端之病從茲而甚真氣日消病勢日侵殃咎之來苦夭之興難可逃也悲夫無致邪無失
正絕人長命所謂伐天和也攻虛謂實是則致邪不識藏之虛斯為失正正氣既失則為死之由矣帝曰
其久病者有氣從不康病去而瘠柰何從謂順也岐伯曰昭乎哉
聖人之問也化不可代時不可違化謂造化也代大匠斲猶傷其手況造化之氣人能
以力代之乎夫生長收藏各應四時之化雖巧智者亦無能先時而致之明非人力所及由是觀之則物之生長收藏化
必待其時也物之成敗理亂亦待其時也物既有之人亦宜然或言力必可致而能代造化違四時者妄也夫經
絡以通血氣以從復其不足與衆齊同養之和之靜以待時
謹守其氣無使傾移其形迺彰生氣以長命曰聖王故大要
曰無代化無違時必養必和待其來復此之謂也帝曰善大要上古經法也引古之要旨以明
時化之不可違不可以力代也

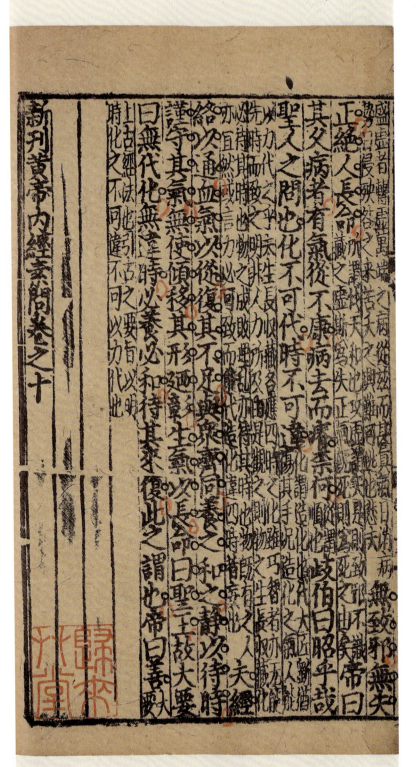

新刊黃帝內經素問卷之十

新刊補註釋文黃帝內經素問卷之二十一

啓玄子次註林億孫奇高保衡等奉勅校正孫兆重改誤

六元正紀大論篇第七十一

黃帝問曰：六化六變，勝復淫治，甘苦辛鹹酸淡先後，余知之矣。夫五運之化，或從五氣，新校正云：詳五氣疑作天氣，則与下文相叶。或逆天氣，或從天氣而逆地氣，或從地氣而逆天氣，或相得，或不相得，余未能明其事。欲通天之紀，從地之理，和其運，調其化，使上下合德，無相奪倫，天地升降，不失其宜，五運宣行，勿乖其政，調之正味，從逆奈何？氣同謂之從，氣異謂之逆，勝制為不相得，相生為相得。司天地之氣，更淫勝復，各有主治，法則欲令平調氣性，不違忤天地之氣，以致清靜和平也。岐伯稽首再拜對曰：昭乎哉問也！此天地之綱紀，變化之淵源，非聖帝孰能窮其至理歟！臣雖不敏，請陳其道，令終不滅，久而不易。氣主循環，同於天地，太過不及

太陽正司於戌對化於辰

辰戌之歲太陰在泉太陽司天

氣序當然不言永定之制則久而更易去聖遼遠何以明之帝曰願夫子推而次之從其類序分其部主別其宗司昭其氣數明其正化可得聞乎部主謂分六氣所部主者也宗司謂配五氣運行之位也氣數謂天地五運氣更用之正數也正化謂歲直氣味所宜酸苦甘辛鹹寒溫冷熱也岐伯曰先立其年以明其氣金木水火土運行之數寒暑燥濕風火臨御之化則天道可見民氣可調陰陽卷舒近而無惑數之可數者請遂言之遂盡也帝曰太陽之政奈何岐伯曰辰戌之紀也甲辰丙辰戊辰庚辰壬辰 甲戌丙戌戊戌庚戌壬戌

太陽水 太角木運 太陰土 壬辰 壬戌 其運風其化鳴紊啓拆新校正云按五常政大論云其德鳴靡啓坼其變振拉摧拔新校正云詳此其運其化其變與六角等運同其病眩掉目瞑新校正云詳此病證以運加同天論為定

太角初正 少徵 太宮 少商 太羽終

太陽水 太徵火運 太陰土 戊辰 戊戌同正徵新校正云按五常政大論云赫曦之紀上羽與正徵同其運熱其化暄暑鬱燠新校正云按五常政大論燠作蒸其

甲辰甲戌大宮下加大陰

丙辰丙戌大羽上臨大陽

炎烈沸騰　其病熱鬱

太徵　少宮　太商　少羽終　少角初　辰戌歲上太陽水。中太徵火運。下太陰土。

大陽水　大宮土運　大陰土　甲辰歲會同天符　甲戌歲會同天符新校正云按天元紀大論云承歲為歲直。又六微旨大論云木運臨卯。火運臨午。土運臨四季。金運臨酉。水運臨子。所謂歲會。氣之平也。王冰云歲直亦曰歲會。此甲為大宮。辰戌為四季。故曰歲會。又云同天符者。按本論下文云太過而加同天符。是此歲一為歲會。又為同天符也。　其運陰埃新校正云詳大宮三運兩曰陰雨獨此曰陰埃埃疑作雨

其化柔潤重澤新校正云按五常政大論澤作淖　其變震驚飄驟　其病濕下重運與在泉俱土

大宮　少商　大羽終　大角初　少徵

大陽水　大商金運　大陰土　庚辰　庚戌　其運涼　其化霧露蕭飋　其變肅殺凋零　其病燥背瞀胸滿

大商　少羽終　少角初　大徵　少宮

大陽水　大羽水運新校正云按五常政大論云上羽而長氣不化　大陰土　丙辰天符　丙

戌天符 新校正云按天元紀大論云應天為天符又六微旨大論云土運之歲上見太陰火運之歲上見少陽少陰金運之歲上見陽明木運之歲上見厥陰水運之歲上見太陽曰天與之會故曰天符又本論下文云五運行同天化者命曰天符又二云臨者太過不及皆曰天符 其運寒 新校正云詳太羽三運此為上羽少陽少陰同天為上羽而少陽司天運言寒肅此與少陰司天運言寒運寒者疑此太陽司天運合太羽當言其運寒肅少陽少陰司天運當二云其運寒 其化凝慘凓冽 新校正云按五常政大論作凝慘寒雰 其變冰雪霜雹 其病大寒留於谿谷 運與司天俱水運

太羽終 太角 少徵 太宮 少商

凡此太陽司天之政，氣化運行先天。六步之氣生長化成收藏皆先天時而應至也餘歲先天同之也 天氣肅，地氣靜，寒臨太虛，陽氣不令，水土合德，上應辰星鎮星。明而大也 其穀玄黅。天地正氣之所生長化成也黅黃也 其政肅，其令徐。寒政大舉，澤無陽焰，則火發待時。寒甚則火鬱待四氣乃發暴為炎熱也 少陽中治，時雨乃涯，止極雨散，還於太陰，雲朝北極，濕化廼布，北極雨府也 澤流萬物，寒敷于上，雷動于下，寒濕之氣，持於氣交。

少陽相火為初之氣陽明金為二之氣

辰戌之歲厥陰為四之氣少陰君火為五之氣

[illegible]之民病寒濕。發肌肉萎，足痿不收，濡寫血溢。新校正云[illegible]

[illegible]初之氣，地氣遷，氣乃大溫，[illegible]草乃早榮，民乃厲，溫病乃作。身熱頭痛嘔吐，肌腠瘡瘍。[illegible]

二之氣，大涼反至，民乃慘，草乃遇寒，火氣遂抑，民病氣鬱中滿，寒乃始。[illegible]

三之氣，天政布，寒氣行，雨乃降，民病寒，反熱中，癰疽注下，心熱瞀悶，不治者死。[illegible]

四之氣，風濕交爭，風化為雨，乃長乃化乃成，民病大熱少氣，肌肉萎，足痿，注下赤白。五之氣，陽復化，草乃長，乃化乃成，民乃舒。[illegible]終之氣，地氣正，濕令行，陰凝大虛，埃昏郊野，民乃慘悽，寒風以至，反者孕乃死。故歲宜苦以燥之溫之。新校正云[illegible]必折其鬱氣，先資其化原。[illegible]抑其

陽明正司於酉，對化於卯

乙卯丁卯己卯辛卯癸卯
乙酉丁酉己酉辛酉癸酉

運氣。扶其不勝。太角歲脾不勝。太徵歲肺不勝。太宮歲腎不勝。太商歲肝不勝。太羽歲心不勝。此之宜也。如此。然。太陽同天。五歲之氣一同。宜先助。後扶。腎氣。無使暴過而生其疾。食歲穀以全其真。避虛邪以安其正。不過則腎病生。火過則肺病生。土過則肝病生。金過則脾病生。水過則心病生。天地之氣過不及也。歲穀謂黃色黑色穀也。虛邪謂從衝後來之風也。適氣同異，多少制之。同寒濕者燥熱化。異寒濕者燥濕化。太宮、太商、太羽歲同寒濕。宜以燥熱化。太角、太徵歲異寒濕。宜以燥濕化。用寒遠寒。用涼遠涼。用溫遠溫。用熱遠熱。食宜同法。有假者反常。反是者病。所謂時也。時謂春夏秋冬及間氣所在。同則遠之。如權其時。若六氣臨御。假寒熱溫涼以除疾病者。則勿遠之。如太陽司天。寒為病者。假熱以療。則熱用不遠夏。餘氣例同。故曰有假反常也。食同法。若無假反法則為病之媒。聖人以此制養生之道。○新校正云。按用寒遠寒及有假者反常等事下文實矣。帝曰：善。陽明之政奈何？岐伯曰：卯酉之紀也。

陽明金　少角木運　少陰火　清熱勝復同，同正商。清勝少角。熱復清氣。故曰清熱勝復同也。餘少運皆同。言同正商者。上見陽明。上商與正商同。言歲木不及也。餘准此。○新校正云。按五常政大論云。委和之紀。上商與正商同。丁卯歲會　丁酉　其運風清熱。不及之運常兼

卯酉之紀
少陰在泉
陽明司天

癸卯癸酉
少徵下加少
陰

乙卯乙酉少
商上臨陽明

金運臨酉。乙
酉為歲會。

勝復之氣言之。[illegible]氣也。勝復氣也。[illegible]少運[illegible]同。清勝

少角初正　大徵　少宮　太商　少羽終　卯酉歲上陽明金中少角木運下少陰火

陽明金　少徵火運　少陰火　寒雨勝復同　同正商。新校正云按五常政大論云伏明之紀上商與正商同。癸卯同歲會　癸酉同歲會不及而加同歲會。新校正云按本論下文云少徵下加少陰為不及。下加少陰。云同歲會。　其運熱寒雨　運与在泉俱火

少徵　大宮　少商　大羽終　大角初

陽明金　少宮土運　少陰火　風涼勝復同　己卯　己酉　其運雨風涼

少宮　大商　少羽終　少角初木運　大徵

陽明金　少商金運　少陰火　熱寒勝復同　同正商。新校正云按五常政大論云從革之紀上商與正商同。　乙卯天符　乙酉歲會大一天符　新校正云按天元紀大論云三合為治又六微旨大論云天符歲會曰大一天符。王冰云是謂三合。一者天會。二者歲會。三者運會。[illegible]此歲三合曰大一天符。不當言曰歲會[illegible]本為歲會。又為大一天符。歲會之名不可去也。或云乙丑

乙未戊午何以不應運言歲會而單言大一天符曰舉一隅不以三隅反舉一則三者可知去之則是大一天符不爲歲會也故曰不可具也其運涼熱寒

少商 大羽終 大角初 少徵 大宮

陽明金 少羽水運 少陰火 雨風勝復同 辛卯少宮同新校正云按五常政大論云五運不及除同正角正商正宮外癸丑癸未當云少徵與少羽同己卯己酉當云少宮與少角同乙丑乙未當云少商與少徵同辛卯辛酉辛巳辛亥當云少羽與少宮同合有十二年今此論獨於此言少宮同者蓋以癸丑癸未丑未爲土故不更同少羽己卯己酉爲金故不更同少角辛巳辛亥爲木故不更同少宮乙丑乙未下見太陽爲水故不更同少徵又除此八年外只有辛卯辛酉二年爲少羽同少宮也 辛酉 辛卯 其運寒雨風

少羽終 少角初 大徵 大宮 大商

凡此陽明司天之政，氣化運行後天。六步之氣生長化成收藏皆後天時而應餘少歲同天氣急，地氣明，陽專其令，炎暑大行，物燥以堅，淳風廼治，風燥橫運，流於氣交，多陽少陰，雲趨雨府，濕化廼敷。雨府太陰之所在也燥極而澤。燥氣欲終則化爲雨澤是謂三氣之分也其穀白丹，天地正氣之所化生也間

有餘宜高不及宜下有餘宜晚不及宜早土之利氣之化也經言間穀甚明新舊注皆非也

卯酉之紀大陰土為初之氣少陽相火為二之氣

大陽水為四之氣

穀命太者。命太者。謂前文太角商等氣之化者。間氣化生故云間穀也。新校正云按玄珠云歲穀與間穀者何即在泉為歲穀及在泉之左右間者皆為歲穀其司天及運間而化者名間穀。又別有一名間穀者是地化不及即反受所勝而生者故名間穀即邪氣之化。又名並化之穀也。亦名間穀。與王注頗異。其耗白甲品羽白色甲蟲多品羽類有羽翼者耗散粢盛蟲鳥甲兵歲為災以耗竭物類金火合德上應太白熒惑見大而明其政切其令暴蟄蟲廼見流水不冰民病欬嗌塞寒熱發暴振慄癃閟清先而勁毛蟲廼死熱後而暴介蟲廼殃其發暴勝復之作擾而大亂金先勝木已承害故毛蟲廼死火後勝金不勝故介蟲後殃勝而行殺弱者已亡虐者後來強者又非大亂氣其何謂也清熱之氣持於氣交。初之氣地氣遷陰始凝氣始肅水廼冰寒雨化其病中熱脹面目浮腫善眠鼽衄嚏欠嘔小便黃赤甚則淋大陰之化。○新校正云氣肅水冰非大陰之化二之氣陽廼布民廼舒物廼生榮厲大至民善暴死臣居君位故爾三之氣天政布涼廼行燥熱交合燥極而澤民病寒熱寒熱瘧也四之氣寒雨降病暴仆振慄譫妄少氣嗌乾引飲及為心痛癰

卯酉之紀厥陰為五之氣

少陽正司於寅對化於申

寅申之歲厥陰在泉少陽司天

壬寅壬申大角下加厥陰（壬為大角寅申為厥陰）

腫瘡瘍瘧寒之疾骨痿血便（骨痿無力）五之氣春令反行草迺生榮民氣和終之氣陽氣布候反溫蟄蟲來見流水不冰民迺康平其病溫（君之化也）故食歲穀以安其氣食間穀以去其邪歲宜以鹹以苦以辛汗之清之散之安其運氣無使受邪折其鬱氣資其化源（化源謂六月迎而取之也○新校正云按金王七月故迎於六月寫金氣）以寒熱輕重少多其制同熱者多天化同清者多地化（少角少徵歲同熱用方多以天清之化治之○少宮少商少羽歲同清用方多以地熱之化治之○火在地故同清者多地化金在天故同熱者多天化）用涼遠涼用熱遠熱用寒遠寒用溫遠溫食宜同法有假者反之此其道也反之者亂天地之經擾陰陽之紀也帝曰善少陽之政奈何岐伯曰寅申之紀也（甲寅丙寅戊寅庚寅壬寅甲申丙申戊申庚申壬申）

少陽（相火）大角（木運○新校正云按五常政大論云上徵則其氣逆）厥陰（木）壬寅（同天符）壬申（同天符）其氣風鼓（新校正云詳[illegible]風鼓○少角同天大角運亦同）其化鳴紊啟拆（新校正云按五常政大論云其德鳴靡啟拆）其變振拉摧拔其病掉眩

戊寅戊申大徵上臨少陽

支□□　運与在泉俱木

大角初正　少徵　大宮　少商　大羽終　丙寅丙申歲上少陽相火中大羽水運下厥陰木

少陽火　大徵火運新校正云按五常政大論云上徵而收氣後　厥陰木　戊寅天符　戊申天符　其運暑　其化暄囂鬱燠新校正云按五常政大論作暄暑鬱燠此變言者五氣之□□上臨少陽故也　其變炎烈沸騰　其病上熱鬱血溢血泄心痛司天与運合

大徵　少宮　大商　少羽終　少角初

少陽相火　大宮土運　厥陰木　甲寅　甲申　其運陰雨　其化柔潤重澤　其變震驚飄驟　其病體重胕腫痞飲

大宮　少商　大羽終　大角初　少徵

少陽相火　大商金運　厥陰木　庚寅　庚申　同正商新校正云按五常政大論云堅成之紀上徵與正商同　其運涼　其化霧露清切新校正云按五常政大論云霧露蕭飋□又太商三運之中三云肅殺獨此言清切詳此下如厥陰當此蕭飋　其變肅殺凋零　其病

肩背脅中

大商　少羽終　少角初　大徵　少宮

少陽相火　大羽水運　厥陰木　丙寅　丙申　其運寒肅新校正云：詳此運不當言寒肅，以出大陽司天大羽運中。其化凝慘凓冽新校正云：按五常政大論云作凝慘寒雰。其變冰雪霜雹，其病寒浮腫。

大羽終　大角初　少徵　大宮　少商

凡此少陽司天之政，氣化運行先天，天氣正，新校正云：詳少陽司天，大陰司地，正得天地之正。又厥陰少陽司地，各云得其正者，以地主生榮爲言也。本或作天氣止者，少陽火之性用動躁，云止義不通。地氣擾，風乃暴舉，木偃沙飛，炎火乃流，陰行陽化，雨乃時應，火木同德，上應熒惑歲星。見明而曜也。新校正云：詳六氣惟少陽厥陰司天同地爲上下通和，無相勝剋，故言火木同德。餘氣皆有勝剋，故言合德。其穀丹蒼，其政嚴，其令擾，故風熱參布，雲物沸騰，大陰橫流，寒乃時至，涼雨並起，民病寒中，外發瘡瘍，內爲泄滿。故聖人遇之，和而不爭。往復之作，民病

寒　寅申之紀少陰君火為初之氣大陰土為二之氣少陽相火為四之氣誤四字當作三之氣炎暑者至少陽臨上三誤為四明矣陽明金為四之氣大陽水為五之氣

寒熱瘧泄聾瞑嘔吐上怫腫色變初之氣地氣遷風勝迺搖寒迺去候迺大溫草木早榮寒來不殺溫病迺起其病氣怫於上。血溢目赤欬逆頭痛血崩（今詳崩字當作前）脇滿膚腠中瘡。（少）（之作）二之氣火反鬱（大陰分　鬱作）白埃四起雲趨雨府風不勝濕雨迺零民迺康其病熱鬱於上欬逆嘔吐瘡發於中肯嗌不利頭痛身熱昏憒（音會）膿瘡。三之氣天政布炎暑至少陽臨上雨迺涯民病熱中聾瞑血溢膿瘡欬嘔鼽衄渴嚏欠喉痺目赤善暴死。四之氣涼迺至炎暑間化白露降民氣和平其病滿身重。五之氣陽迺去寒迺來雨迺降氣門迺閉。（新校正云按王注生氣通天論云氣門玄府也所以發泄經脈榮衛之氣故謂之氣門）剛木早凋。民避寒邪。君子周密。終之氣地氣正風迺至萬物反生霿霧以行其病關閉不禁心痛陽氣不藏而欬。抑其運氣贊所不勝。必折其鬱氣先取化源（化源年之前十二月迎而取之。新校正云詳王注資取化源俱注云取其意有四等。大陽司天取九月陽明）

搖

太陰正司於未對化於丑

丑未之歲太陽在泉太陰司天

司天取六月。是二者先取在天之氣也。少陽司天取年前十二月。太陰司天取九月。是二者乃先時取在地之氣也。少陰司天取年前十二月。厥陰司天取四月。義不可解。按玄珠之說則不然。太陽陽明之月與王注合。少陽少陰俱取三月。太陰取五月。厥陰取年前十二月。玄珠之義可解。王注之月疑有誤也。暴過不生，苛疾不起。苛，重也。新校正云：詳此不言食歲穀間穀者，蓋既歲氏陽氣正。上下通和。故不言也。故歲宜鹹宜辛宜酸，滲之泄之，漬之發之。觀氣寒溫以調其過。同風熱者多寒化，異風熱者少寒化。太角太徵歲同風熱，以寒化多之。太宮太商太羽歲異風熱，以涼調其過也。用熱遠熱，用溫遠溫，用寒遠寒，用涼遠涼，食宜同法，此其道也。有假者反之，反是者病之階也。帝曰：善。太陰之政奈何？岐伯曰：丑未之紀也。乙丑 丁丑 己丑 辛丑 癸丑 乙未 丁未 己未 辛未 癸未

太陰土 少角木運 太陽水 清熱勝復同。同正宮。新校正云按五常政大論云委和之紀，上宮與正宮同。丁丑 丁未 其運風清熱。

少角初正 太徵 少宮 太商 少羽終

太陰土 少徵火運 太陽水 寒雨勝復同 癸丑 癸未 其運

己丑己未少宮上臨太陰

辛丑辛未少羽下加大陽

熱寒雨

少徵　大宮　少商金運　大羽終　大角（乙丑乙未歲。上太陰土。中少商金運。下太陽水。）

太陰土　少宮土運　太陽水　風清勝復同　同正宮（新校正云：按五常政大論云卑監之紀。上宮與正宮同。）己丑大一天符　己未大一天符　其運

雨風清

少宮　大商　少羽終　少角初　大徵

太陰土　少商金運　太陽水　熱寒勝復同　乙丑　乙未　其運

涼熱寒（少商金運不及）

少商　大羽終　大角初　少徵　大宮

太陰土　少羽水運　太陽水　雨風勝復同　同正宮（新校正云：按五常政大論云涸流之紀。上宮與正宮同。或以此二歲為同歲會，為平水運，欲去同正宮三字者，非也。蓋此歲有二義，而輒去其一也。）辛丑同歲會　辛未同歲會　其運寒雨風（運與在泉俱水）

少羽終　少角初　大徵　少宮　大商

此解間穀之義故曰間穀命其大也

丑未之歲厥陰為初之氣少陰君火為二之氣少

凡此太陰司天之政。氣化。運行。後天。萬物生長化成皆後天時而生成也。陰專其政。陽氣退辟。大風時起。新校正云詳此大風時起蓋厥陰為初氣居木位春氣正風迺來故言大風時起。天氣下降。地氣上騰。原野昏霿。白埃四起。雲奔南極。寒雨數至。物成於差夏。南極雨府也。差夏謂立秋之後一十日也。民病寒濕。腹滿。身䐜憤。胕腫。痞逆。寒厥拘急。濕寒合德。黃黑埃昏。流行氣交。上應鎮星辰星。鎮星辰星見大而明。其政肅。其令寂。其穀黅玄。正氣所生成也。故陰凝於上。寒積於下。寒水勝火。則為冰雹。陽光不治。殺氣迺行。黃黑昏埃是謂殺氣自北及西流行於東及南也。故有餘宜高。不及宜下。有餘宜晚。不及宜早。土之利。氣之化也。民氣亦從之。間穀命其大也。以間氣之大者言其穀也。初之氣。地氣遷。寒迺去。春氣至。風迺來。生布萬物以榮。民氣條舒。風濕相薄。雨迺後。民病血溢。筋絡拘強。關節不利。身重筋痿。二之氣。大火正。物承化。民迺和。其病溫厲大行。遠近咸若。濕蒸相薄。雨迺時降。應順天常不愆時候故謂之時雨也。○濕

陽火相為五之氣四之氣畏火臨四誤為五也

陽明金為五之氣

（新校正云詳此以少陰居君火之位故言大火正）二之氣天政布溼氣降地氣騰雨廼時降寒廼隨之感於寒溼則民病身重胕腫胸腹滿四之氣畏火臨溽蒸化地氣騰天氣否隔寒風曉暮蒸熱相薄草木凝煙溼化不流則白露陰布以成秋令（萬物得之以成）民病腠理熱血暴溢瘧心腹滿熱臚脹甚則胕腫五之氣慘令已行寒露下霜廼早降草木黃落寒氣及體君子周密民病皮腠終之氣寒大舉溼大化霜廼積陰廼凝水堅冰陽光不治感於寒則病人關節禁固腰脽痛寒溼持於氣交而為疾也必折其鬱氣而取化源（九月化源迎而取之以補益也）益其歲氣無使邪勝食歲穀以全其真食間穀以保其精故歲宜以苦燥之溫之甚者發之泄之不發不泄則溼氣外溢肉潰皮拆而水血交流必贊其陽火令禦甚寒（冬之分其用五步量氣用之也）從氣異同少多其判也（謂歲運之同異也）同寒者以熱化同溼者以燥化（少宮少商少羽歲同寒少宮歲又同溼）

少陰正司於午對化於子

甲子丙子戊子庚子壬子
甲午丙午戊午庚午壬午
子午之歲
陽明在泉
少陰司天
戊子戊午大徵上臨少陰

濕過故宜燥。寒過故宜熱也。角少徵歲平和氣之也 異者少之同者多之用涼遠涼用
寒遠寒用溫遠溫用熱遠熱食宜同法假者反之此其道也
反是者病也帝曰善少陰之政奈何岐伯曰子午之紀也
少陰火 大角木運 新校正云按五常政大論云上徵則其氣逆 陽明金 壬子 壬午
其運風鼓 其化鳴紊啓拆 新校正云按五常政大論云[illegible] 其變
振拉摧拔 其病支滿
大角初正 少徵 大宮土運 少商 大羽終
少陰火 大徵火運 新校正云按五常政大論云上徵而收氣後[illegible] 陽明金 戊子天符 戊
午大一天符 其運炎暑 [illegible]
日炎暑。兼司天之氣而言運也 其化暄曜[illegible] 新校正云按五常政大論云[illegible]
者以上臨少陰故也 其變炎烈沸騰 其病上熱血溢 運與司天俱火
大徵 少宮 大商金運 少羽終 少角初
少陰火 大宮土運 陽明金 甲子 甲午 其運陰雨 其化柔

庚子庚午 大商下加陽明 庚為大商 子午為陽明

潤時雨 新校正云按五常政大論云柔潤重淖。此特兩二字疑誤。又大 其[illegible]

震驚飄驟 其病中滿身重

六宮 少商 大羽終 大角初 少徵

少陰火 大商金運 陽明金 庚子同天符 庚午同天符 同正商新校正云按五常政大論云堅成之紀上徵與正商同。其運涼勁新校正云詳此以運合在宮商故云涼勁 其化

霧露蕭飋 其變肅殺凋零 其病下清

大商 少羽 少角初 大徵 少宮

少陰火 大羽水運 陽明金 丙子歲會 丙午 其運寒 其化

凝慘凓冽新校正云按五常政大論作凝慘寒雰 其變冰雪霜雹 其病寒下

大羽終 大角初 少徵 大宮 少商

凡此少陰司天之政。氣化。運行。先。天。天地氣肅天氣明寒交暑。熱加燥。新校正云詳此二云寒交暑者。謂前歲終之氣少陽。今歲初之氣太陽。太陽寒交前歲少陽之暑也。熱加燥者。少陰在上而陽明在下也。雲馳雨府。濕化乃行。時雨乃降。金。火。合德。

大陽寒化為初之氣

子午之紀厥陰為二之氣

大陰為四之氣

上應熒惑太白(明而大)其政明其令切其穀丹白水火寒熱持
於氣交而為病始也熱病生於上清病生於下寒熱凌犯而
爭於中民病欬喘血溢血泄鼽嚏目赤眥瘍寒厥入胃心痛
腰痛腹大嗌乾腫上初之氣地氣遷燥將去(新校正云按陽明在泉之前歲
為少陽少陽者暑暑往而陽明在地太陽初之氣故上文寒交暑是暑去而寒始也此燥字乃暑字之誤也)寒迺
始蟄復藏水迺冰霜復降風迺至(新校正云按王注六微旨大論云大陽居木位為寒風
切冽此風乃至當作風迺冽)陽氣鬱民反周密關節禁固腰脽痛炎暑將
起中外瘡瘍二之氣陽氣布風迺行春氣以正萬物應榮寒
氣時至民迺和其病淋目瞑目赤氣鬱於上而熱三之氣天
政布大火行庶類蕃鮮寒氣時至病民氣厥心痛寒熱更作
欬喘目赤四之氣溽暑至大雨時行寒熱互至民病寒熱嗌
乾黃癉鼽衄飲發五之氣畏火臨暑反至陽迺化萬物迺生
迺長榮民迺康其病溫終之氣燥令行餘火內格腫於上欬

端

厥陰正司於亥對化於巳
巳亥之歲 少陽在泉 厥陰司天
乙巳丁巳己巳 辛巳癸巳
乙亥丁亥己亥 辛亥癸亥
丁巳丁亥少角 上臨厥陰
癸巳癸亥少徵 下加少陽

甚則血溢寒氣數舉則霿霧翳病生皮腠內舍於脇下連
少腹而作寒中地將易也 火氣發則過 何可長也 必抑其運氣資其歲勝
折其鬱發先取化源 先於年前十一月迎而取之 無使暴過而生其病也
食歲穀以全真氣食間穀以辟虛邪歲宜鹹以耎之而調其
上甚則以苦發之以酸收之而安其下甚則以苦泄之適氣
同異而多少之同天氣者以寒清化同地氣者以溫熱化 大角 大徵歲同天氣宜以寒清治之大宮大商大羽歲同地氣宜以溫熱治之化治也 用熱遠熱用涼遠
涼用溫遠溫用寒遠寒食宜同法有假則反此其道也反是
者病作矣帝曰善厥陰之政奈何岐伯曰巳亥之紀也
厥陰 木 少角 木運 少陽 相火 清熱勝復同 同正角 新校正云按五常政大論云委和之紀上角與正角同 丁巳天符 丁亥天符 其運風清熱
少角 初正 大徵 少宮 土運 大商 少羽 終 己亥歲上厥陰木中少宮土運下少陽相火
厥陰 木 少徵 火運 少陽 相火 寒雨勝復同 癸巳 同歲會 癸亥 同歲會

其運熱寒雨

少徵　太宮　少商　太羽終　太角初

厥陰木　少宮土運　少陽相火　風清勝復同　同正角新校正云按五常政大論

云卑監之紀上角與正角同。　己巳　己亥　其運雨風清

少宮　太商　少羽終　少角初　太徵

厥陰木　少商金運　少陽相火　熱寒勝復同　同正角新校正云按五常政大論

云從革之紀上角與正角同。　乙巳　乙亥　其運涼熱寒

少商　太羽終　太角初　少徵　太宮

厥陰木　少羽水運　少陽相火　雨風勝復同　辛巳　辛亥　其運

寒雨風

少羽終　少角初　太徵　少宮　太商

凡此厥陰司天之政。氣化運行後天。諸同正歲氣化運行同

天。太過歲運化氣行先天時不及歲化生成後天時同正歲化生成與天二十四氣遲速同。无先後也。新校正云按

陽明金為初之氣，大陽水為二之氣

巳亥之紀，少陰君火為四之氣，大陰土為五之氣

天。新校正云：同正歲與二十四氣同候，[illegible]是與大寒日交司氣候同。天氣擾，地氣正，風生高遠，炎熱從之，雲趨雨府，濕化迺行，風火同德，上應歲星熒惑。其政撓，其令速，其穀蒼丹，間穀言太者，其耗文角品羽。風燥火熱，勝復更作，蟄蟲來見，流水不冰，熱病行於下，風病行於上，風燥勝復形於中。初之氣，寒始肅，殺氣方至，民病寒於右之下。二之氣，寒不去，華雪水冰，殺氣施化，霜迺降，名草上焦，寒雨數至，陽復化，民病熱於中。三之氣，天政布，風迺時舉，民病泣出耳鳴掉眩。四之氣，溽暑濕熱相薄，爭於左之上，民病黃癉而為胕腫。五之氣，燥濕更勝，沈陰迺布，寒氣及體，風雨迺行。終之氣，畏火司令，陽迺大化，蟄蟲出見，流水不冰，地氣大發，草迺生，人迺舒，其病溫厲。必折其鬱氣，資其化源，[illegible]贊其運氣，無使邪勝。歲宜以辛調上，以鹹調下，畏火之氣，無妄犯之。新校正云：詳此運何以不言適氣同異少多之制者。蓋厥陰之政與少陽之政同，六氣分政，惟

厥陰少陽之政上下無[illegible]同之異治化惟一不再言同風熱者多寒化異風熱者少寒化也故用溫遠溫用熱遠熱用涼遠涼用寒遠寒食宜同法有假反常此之道也反是者病帝曰善夫子言可謂悉矣然何以明其應乎岐伯曰昭乎哉問也夫六氣者行有次止有位故常以正月朔日平旦視之覩其位而知其所在矣陰之所在天應以雲陽之所在天應以清淨自然分布象見不差運有餘其至先運不及其至後先後者寅時之先後也先則丑後後則卯初此天之道氣之常也天道昭然當期必應見無差失是氣之常運非有餘非不足是謂正歲其至當其時也當時謂當寅之正也帝曰勝復之氣其常在也災眚時至候也柰何岐伯曰非氣化者是謂災也二十[illegible]變備分矣帝曰天地之數終始柰何岐伯曰悉乎哉問也是明道也數之始起於上而終於下歲半之前天氣主之歲半之後地氣主之歲半謂立秋之日也新校正云詳初氣交司在前歲大寒日則歲半當在立秋前一氣之十五日不得言立秋之日也上下交互氣交主之歲紀畢矣交互互體也上體下體之中有二互

曰位明氣月可知乎所謂氣也夫凡一氣主六十日有奇以立位數之位同一氣則月之節氣中氣可知也故言天地氣者以上下體言勝復者以氣交言橫運者以上下互言皆以節氣准之候之位害變復可期矣帝曰余司其事則而行之不合其數何也岐伯曰氣用有多少化治有盛衰衰盛多少同其化也帝曰願聞同化何如岐伯曰風温春化同。熱曛昏火夏化同。勝與復同燥清煙露秋化同。雲雨昏暝埃長夏化同。寒氣霜雪冰冬化同。此天地五運六氣之化更用盛衰之常也帝曰五運行同天化者命曰天符余知之矣願聞同地化者何謂也岐伯曰大過而同天化者三不及而同天化者亦三大過而同地化者三不及而同地化者亦三此凡二十四歲也六十年中同天地之化者凡二十四義餘悉隨巳多少帝曰願聞其所謂也。岐伯曰甲辰甲戌。大宮下加大陰。壬寅壬申。大角下加厥陰。庚子庚午。大商下加陽明。如是者三。癸巳癸亥。少徵下加少陽。辛丑辛未。少羽下加大陽。

甲為大宮□辰戌為四季大陰餘似此

癸卯癸酉。少徵下加少陰。如是者三。戊子戊午。太徵上臨少陰。戊寅戊申。太徵上臨少陽。丙辰丙戌。太羽上臨太陽。如是者三。丁巳丁亥。少角上臨厥陰。乙卯乙酉。少商上臨陽明。己丑己未。少宮上臨太陰。如是者三。除此二十四歲。則不加不臨也。帝曰。加者何謂。岐伯曰。太過而加同天符。不及而加同歲會也。帝曰。臨者何謂。岐伯曰。太過不及。皆曰天符。而變行有多少。病形有微甚。生死有早晏耳。帝曰。夫子言用寒遠寒用熱遠熱。余未知其然也。願聞何謂遠。岐伯曰。熱無犯熱。寒無犯寒。從者和。逆者病。不可不敬畏而遠之。所謂時與六位也。四時气王之月藥及食衣寒熱温凉同者皆宜避之差四時同犯則以水濟水以火助火病必生也帝曰。温凉何如。温凉减於寒熱可輕犯之也岐伯曰。司氣以熱。用熱無犯。司氣以寒。用寒無犯。司氣以凉。用凉無犯。司氣以温。用温無犯。間氣同其主無犯。異其主則小犯之。是謂四畏。必謹察之。帝曰[illegible]

其犯者何如（須犯）岐伯曰天氣反時則可依時（汲其時[illegible]時同以時[illegible]）及勝其主則可犯（夏寒甚則可以熱犯熱寒氣不甚則不可犯之）以平爲期而不可過（[illegible]氣平則止過而病生與犯同也）是謂邪氣反勝者（氣動有勝是謂邪[illegible]勝客主不可不禁也溫六步之氣於六位中應寒反熱應熱反寒應溫反涼應涼反溫是謂六步之邪勝也差冬反溫差夏反冷差秋反熱差春反涼是謂四時之邪勝也勝則反其氣以平之）故曰無失天信無逆氣宜無翼其勝無贊其復是謂至治（天信謂至時必定也謹守天信是謂至真妙理也）帝曰善

五運氣行主歲之紀其有常數乎岐伯曰臣請次之

甲子　甲午歲

上少陰火　中大宮土運　下陽明金　熱化二（新校正云詳對化從標成數正化從本生數甲子之年熱化七燥化九甲午之年熱化二燥化四）雨化五（新校正云按本論正文云大過不及其數何始大過者其數成不及者其數生土常以生也甲年大宮土運大過故言雨化五五土數也）燥化四　所謂正化日也（正氣化也）其化上鹹寒中苦熱下酸熱所謂藥食宜也（新校正云按玄珠云下苦熱又按至眞要大論云熱淫所勝平以鹹寒燥）

謂予內。治以苦溫。此云下酸熱凝熱者也

乙丑　乙未歲

上太陰土　中少商金運　下太陽水　熱化寒化勝復同　所謂邪氣化日也　災七宮新校正云詳七宮西室兌位。天柱司也。災之方。以運之當其方言　濕化五新校正云詳太陰正司於未對司於丑其化皆五。以生數也。不以成數者。七正四季土不得正方。又天有九宮。不可至十。　清化四新校正云按本論下文云不及者其數生乙年少商金運不及故言清化四。四金生數也。　寒化六新校正云詳乙丑寒化六乙未寒化一　所謂正化日也。　其化上苦熱，中酸和，下甘熱，所謂藥食宜也。新校正云按玄珠云上酸平。下甘溫。又按至真要大論云濕淫所勝。平以苦熱。寒淫于內。治以甘熱。

丙寅　丙申歲新校正云詳丙申之歲申金生水。水化之令轉盛司天相火為病減半。

上少陽相火　中太羽水運　下厥陰木　火化二新校正云詳丙寅火化二。丙申火化七。　寒化六　風化三新校正云詳丙寅風化八。丙申風化三。　所謂正化日也。　其化上鹹寒，中鹹溫，下辛溫，所謂藥食宜也。新校正云：按玄珠云下辛涼。又按至真要大論云：火淫所勝，平以鹹冷。風淫于內，治以辛涼。

丁卯歲會　丁酉歲　新校正云：詳丁年正月壬寅為干德符，便為平氣，勝復不至，運同正角，金不勝木，木亦不災土。又丁卯年得卯木佐之，即上陽明不能災之。

上陽明金　中少角木運　下少陰火　清化熱化勝復同　所謂邪氣化日也。　災三宮　新校正云：詳三宮，東室震位，天衝同。　燥化九　新校正云：詳丁卯燥化九，丁酉燥化四。　風化三　熱化七　新校正詳丁卯熱化二，丁酉熱化七。　所謂正化日也。其化上苦小溫，中辛和，下鹹寒，所謂藥食宜也。新校正云：按至真要大論云：燥淫所勝，平以苦溫。熱淫于內，治以鹹寒。又玄珠云上苦熱。

戊辰　戊戌歲

上太陽水　中太徵火運　新校正云：詳此上見太陽，火化減半。　下太陰土　寒化六　新校正云：詳戊辰寒化六，戊戌寒化一。　熱化七　濕化五　所謂正化日也。其化上苦溫，中甘和，下甘溫，所謂藥食宜也。新校正云：按至真要大論云：寒淫所勝，平以辛熱。濕淫于內，治以苦熱。又玄珠云上甘溫，下酸平。

己巳　己亥歲
上厥陰木　中少宮土運新校正云詳至九月甲戌月已得甲戌方还正宮。下少
陽相火　風化　清化勝復同　所謂邪氣化日也。災
五宮新校正云按五常政大論云其眚四維又天元玉冊云中室天禽司非離宮同正宮奇位五宮坤位風
化三新校正云詳巳巳風化八巳亥風化三。濕化五　火化八新校正云詳巳巳熱化七
巳亥熱化二熱所謂正化日也。其化上辛涼。中甘和。下鹹寒。所
謂藥食宜也。新校正云按至真要大論云風淫所勝平以辛涼火淫于內治以鹹冷
庚午同天符　庚子歲同天符
上少陰火　中大商金運新校正云詳庚午金令被告以上見少陰君火年干亦害火故
化。庚子年子是水。金氣相得。与庚午年又異。下陽明金　熱化七新校正云詳庚午年熱化
二。燥化四。庚子年熱化七。燥化九。清化九　燥化九　所謂正化日也。
其化上鹹寒。中辛溫。下酸溫。所謂藥食宜也。新校正云玄珠云下[illegible]
熱。又按至真要大論云濕淫于內。治以苦熱。

上鹹寒中苦熱下酸熱

熱淫所勝平以鹹寒
燥淫于内治以苦温

己巳　己亥歲
上厥陰木　中少宮土運新校正云詳至九月甲戌月已得甲戌方還正宮下少
陽相火　風化清化勝復同　所謂邪氣化日也　災
五宮新校正云按五常政大論云其眚四維又天元玉冊云中室天禽司非維宮同正宮寄位二宮坤位風
化三新校正云詳己巳風化八。己亥風化二。濕化五　火化八新校正云詳己巳熱化七
己亥熱化二所謂正化日也　其化上辛涼。中甘和。下鹹寒。所
謂藥食宜也。新校正云按至真要大論云風淫所勝平以辛。相火淫于內治以鹹冷。
庚午同天符　庚子歲同天符
上少陰火　中太商金運新校正云詳庚午金令[illegible]生言以上見少陰君火。午年午亦爲火故
也。庚子年子是水。金氣相得。与庚午年俱異。下陽明金　熱化七新校正云詳庚午年熱化
二。燥化四。庚子年熱化七。燥化九。清化九　燥化九　所謂正化日也。
其化上鹹寒。中辛溫。下酸溫。所謂藥食宜也。新校正云[illegible]勝二云下
熱。又按至真要大論云燥淫于內。治以苦溫。

辛未同歲會　辛丑歲同歲會

上大陰土　中少羽水運新校正云詳此至七月丙申月水還正羽　下太陽水

雨化風化勝復同所謂邪氣化日也　災一宮新校正云詳一宮北[illegible]坎位天[illegible]　雨化五　寒化一新校正云詳此以運與在泉俱水故只言寒化一寒化一者少羽之化氣也若大陽在泉之化則辛未寒化一辛丑寒化六　所謂正化日也　其化上苦熱中苦和下苦熱所謂藥食宜也新校正云按玄珠云上酸和下[illegible]溫以苦熱寒淫于內以甘熱[illegible]

壬申同天符　壬寅歲同天符

上少陽相火　中大角木運　下厥陰木　火化二新校正云詳壬申熱化七壬寅熱化二　風化八新校正云詳此以運與在泉俱木故只言風化八風化八乃大角之運化也若厥陰在泉之化則壬申風化三壬寅風化八　所謂正化日也　其化上鹹寒中酸和下辛涼所謂藥食宜也

癸酉同歲會　癸卯歲同歲會

上陽明金　中少徵火運（新校正云：詳此五月遇戊午月，火還正徵。）下少陰火　寒化雨化勝復同，所謂邪氣化日也。災九宮（新校正云：詳九宮離位，南室天英司。）燥化九（新校正云：詳癸酉燥化四。癸卯燥化九。）熱化二（新校正云：詳此以運与在泉俱火，故只言熱化二。熱化二者，少徵之運所化也。若少陰在泉之化，則癸酉熱化七，癸卯熱化二。）所謂正化日也。其化上苦小溫，中鹹溫，下鹹寒，所謂藥食宜也。（新校正云：按玄珠云上苦熱。）

甲戌（歲會同天符）　甲辰歲（歲會同天符）

上太陽水　中太宮土運　下太陰土　寒化六（新校正云：詳甲戌寒化一，甲辰寒化六。）濕化五（新校正云：詳此以運与在泉俱土，故只言濕化五。）所謂正化日也。其化上苦熱，中苦溫，下苦溫，所謂藥食宜也。（新校正云：按玄珠云上甘溫，下酸平。又按至真要大論云寒淫所勝，平以辛熱；濕淫于內，治以苦熱。）

乙亥　乙巳歲

上厥陰木　中少商金運（新校正云：詳乙亥年二月得庚辰月，是干德符，即氣還正商。火未得王而先平。火不勝則水不復。又亥是水得力年。故火不勝也。乙巳年火來小勝。巳爲火。故火勝也。即火二月中氣君火時化日。火來行勝。不得水復遺。三月庚辰月。乙見庚而氣自全。金逢丁亥。下少陽相火　熱化　寒化勝復同　所謂邪氣化日也　災七宮　風化八新校正云詳乙亥風化三乙巳風化八　清化四　火化二新校正云詳乙亥熱化乙巳熱化七　正化度也度謂日也　其化上辛涼。中酸和。下鹹寒。藥食宜也。

丙子歲會　丙午歲

上少陰火　中大羽水運　下陽明金　熱化二新校正云詳丙子歲熱化七。金之災得其半。以運水大過。勝於天令。天令減半。丙午熱化二。午爲火。少陰君火同天運。運雖水。一水不能勝二火。故異於丙子歲　寒化六　清化四新校正云詳丙子燥化九。丙午燥化四。　正化度也。其化上鹹寒。中鹹熱。下酸溫。藥食宜也。新校正云按玄珠云下苦熱。又按至真要大論云燥淫于內。治以苦溫。

丁丑　丁未歲

上太陰土[新校正云詳此木運平氣上刑天令歲半]中少角木運[新校丁年……月壬]

[寅為干德符為正角]下大陽水　清化　熱化勝復同　邪氣化度

也。災三宮　雨化五　風化三　寒化一[新校丁丑……云詳……化六]

[化丁未寒]正化度也。其化上苦溫。中辛溫。下甘熱。藥食宜

也。[新校正云按玄珠云上酸平。下甘溫。又按至真要大論云濕淫所勝。平以苦熱。寒淫于內。治以甘熱。文]

戊寅[天符]戊申歲[天符。新校正云詳戊申年與戊寅年小異。申為金。佐於肺。肺受火刑。其氣稍實。病得]

半。上少陽火　中大徵火運　下厥陰木　火化二[新校正云]

[詳天符司天與運合。故只言火化二。火化二者。太徵之運氣也。若少陽司天之氣。則戊寅火化二。戊申火化七風]

化三[新校正云詳戊寅風化八戊申風化三]正化度也。其化上鹹寒。中甘

和。下辛涼。藥食宜也。

己卯[新校正云詳己卯金與土相得。子臨父位為逆。]■　己酉歲

上陽明金　中少宮土運[新校正云詳[illegible]氣未正後九月甲戌月上還正宮。己酉之]

[年木勝小微]下少陰火　風化　清化　勝復同　邪氣化度

也。災五宮　清化九新校正云詳己卯燥化九。己酉燥化四。雨化五　熱化七新校正云詳己卯熱化二。己酉熱化七。正化度也。其化上苦小溫中甘和下鹹寒藥食宜也。

庚辰　庚戌歲

上太陽水　中太商金運　下太陰土　寒化一新校正云詳庚辰寒化六。庚戌寒化一。清化九　雨化五　正化度也　其化上苦熱中辛溫下甘熱藥食宜也新校正云按玄珠云上甘溫。下酸平。又按至真要大論云寒淫所勝。平以辛熱。濕淫于內。治以苦熱。

辛巳　辛亥歲

上厥陰木　中少羽水運新校正云詳辛巳年木復土罷。至七月丙申月。水還正羽。辛亥年為水平氣。以亥為水相佐為正羽。與辛巳年小異。下少陽相火　雨化風化勝復同　邪氣化度也　災一宮　風化三新校正云詳辛巳風化八。辛亥風化三。寒化一　火化七新校正云詳辛巳熱化七。辛亥熱化二。正化度也

壬午　壬子歲

上少陰火　中太角木運　下陽明金　熱化二新校正云詳壬午熱化二壬子熱化七　風化八　清化四新校正云詳壬午燥化四壬子燥化九　正化度也　其化上鹹寒中酸涼下酸溫藥食宜也新校正云按玄珠云下苦熱。又按至真要大論云燥淫于內治以苦熱

癸未　癸丑歲

上太陰土　中少徵火運新校正云詳癸未癸丑左右一火為間相佐又五月戊午干德符符癸見戊而氣全水來行勝為正徵　下太陽水　寒化雨化勝復同　邪氣化度也　災九宮　雨化五　火化二　寒化一新校正云詳癸未寒化一癸丑寒化六　正化度也　其化上苦溫中鹹溫下甘熱藥食宜也新校正云按玄珠云上酸和下甘溫又按至真要大論云濕淫所勝平以苦熱寒淫于內治以甘熱。

甲申　甲寅歲

上少陽相火　中太宮土運新校正云詳甲寅之歲與甲申以寅木可刑土氣平也　下厥陰木　火化二新校正云詳甲申火化七甲寅火化二　雨化五　風化八新校正云詳甲申風化三甲寅風化八　正化度也　其化上鹹寒中鹹和下辛涼藥食宜也

乙酉太一天符　乙卯歲天符

上陽明金　中少商金運新校正云按乙酉為正商以酉金相佐故得平氣乙卯之年二之氣君火分中火來行勝水未行復其氣以平以三月庚辰乙得庚合金運正商其氣乃平　下少陰火　熱化寒化勝復同　邪氣化度也　災七宮　燥化四新校正云詳乙酉燥化四乙卯燥化九　清化四　熱化二新校正云詳乙酉熱化七乙卯熱化二　正化度也　其化上苦小溫中苦和下鹹寒藥食宜也

丙戌天符　丙辰歲天符

上太陽水　中太羽水運　下太陰土　寒化六新校正云詳此

此運與司天俱水運故只言寒化六寒化六者太羽之運化也若太陽司天之化則丙戌寒化一丙辰寒化六

雨化五 正化度也 其化上苦熱中鹹溫下甘熱藥食宜也 新校正云按玄珠云上甘溫下酸平又按至真要大論云寒淫所勝平以辛熱濕淫于內治以苦熱

丁亥天符 丁巳歲天符

上厥陰木 中少角木運 新校正云詳丁年正月壬寅丁得壬合為干德符為正角平氣 下少陽相火 清化熱化勝復同 邪氣化度也 災三宮 風化三 新校正云詳此運與司天俱木故只言風化三風化三者少角之運化也若厥陰司天之化則丁亥風化三丁巳風化八 火化七 新校正云詳丁亥熱化二丁巳熱化七 正化度也 其化上辛涼中辛和下鹹寒藥食宜也

戊子天符 戊午歲太一天符

上少陰火 中大徵火運 下陽明金 熱化七 新校正云詳此運與司天俱火故只言熱化七熱化七者大徵之運化也若少陰司天之化則戊子熱化七戊午熱化二 清化九 新校正云詳戊子清化九戊午清化四 正化度也 其化上鹹寒中

甘寒，下酸溫，藥食宜也。新校正云：按玄珠云：下苦熱。又至真要大論云：燥淫于內，治以苦溫。

己丑太一天符　己未歲太一天符

上太陰土　中少宮土運新校正云：詳己是歲木得初氣來勝，脾乃衰，久土至危，金乃來復。至十九月甲戌月，己得甲合，土還正宮。　下太陽水　風化清化勝復同，邪氣化度也。災五宮　雨化五新校正云：詳此運與司天俱土，故只言雨化五。　寒化一新校正云：詳己丑寒化六，己未寒化一。　正化度也。其化上苦熱，中甘和，下甘熱，藥食宜也。新校正云：按玄珠云：上酸平又酸至真要大論云：濕淫所勝，平以苦熱。

庚寅　庚申歲

上少陽相火　中太商金運新校正云：詳庚寅歲為正商，得平氣，以上見少陽相火下剋於金運，不能太過。庚申歲，中金運旺之，乃為太商。　下厥陰木　火化七新校正云：詳庚寅歲火化二，庚申歲火化七。　清化九　風化三新校正云：詳庚寅風化八，庚申風化三。　正化度也。其化上鹹寒，中辛溫，下辛涼，藥食宜也。

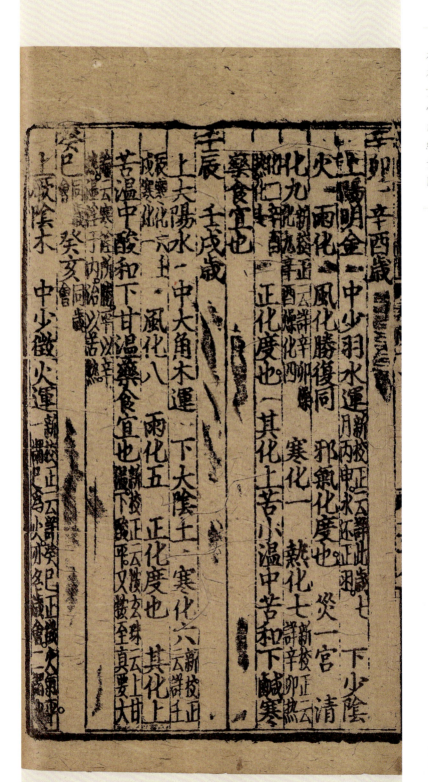

辛卯 辛酉歲

上陽明金　中少羽水運（新校正云詳此歲七月丙申水還正羽）　下少陰火　雨化　風化勝復同　邪氣化度也。災一宮　清化九（新校正云詳辛卯燥化九辛酉燥化四）　寒化一　熱化七（新校正云詳辛卯熱化七辛酉熱化二）　正化度也　其化上苦小溫　中苦和　下鹹寒　藥食宜也

壬辰 壬戌歲

上太陽水　中太角木運　下太陰土　寒化六（新校正云詳壬辰寒化六壬戌寒化一）　風化八　雨化五　正化度也　其化上苦溫　中酸和　下甘溫　藥食宜也（新校正云按玄珠云上甘溫下酸平。又按至真要大論云寒淫所勝平以辛熱溼淫于內治以苦熱。）

癸巳（同歲會）　癸亥（同歲會）

上厥陰木　中少徵火運（新校正云詳癸巳正徵火氣平[illegible]）

未得化。三謂五月戊午。癸得同合。火得平氣。癸亥之歲亦然。為水。水得年力。便來行勝。至五月戊午月。正得正位。其正[illegible]昭。下少陽相火　寒化　雨化勝復同　邪氣化度也　災九宮　風化八新校正云詳癸巳風化八癸亥風化三　火化二新校正云詳此以運與在泉同故只言火化二火化二者少徵火運之化也若少陽在泉之化則癸巳熱化七癸亥熱化二　正化度也　其化上辛凉中鹹和下鹹寒藥食宜也

凡此定期之紀。勝復正化。皆有常數。不可不察。故知其要者。一言而終。不知其要。流散無窮。此之謂也。帝曰。善。五運之氣。亦復歲乎。復報也先有勝制則後必復也　岐伯曰。鬱極乃發。待時而作也。待謂五氣之發各有位鬱大溼發於辰巳大熱發於未申大涼發於戌亥大風發於丑寅上件所勝臨之亦待間氣而發故曰待時也○新校正云詳此及字疑衍　帝曰。請問其所謂也。岐伯曰。五常之氣。太過不及。其發異也。歲太過其發早歲不及其發晚　帝曰。願卒聞之。岐伯曰。太過者暴。不及者徐。暴者為病甚。徐者為病持。持謂相持也　帝曰。太過不及。其數何如。岐伯曰。太過者其數成。不及者其數生。土

常以生也。數，謂五常化行之數也。水數一，火數二，木數三，金數四，土數五。成數，謂水數六，火數七，木數八，金數九，土數五也。故曰土常以生也。數生者各取其生數多少以占，故政令德化勝復之休作日及尺寸分毫並以準之，此蓋都明諸用者也。

帝曰：其發也何如？岐伯曰：土鬱之發，巖谷震驚，雷殷氣交，埃昏黃黑，化為白氣，飄驟高深，鬱，謂鬱抑天氣之甚也。故雖天氣亦有涯也。然則[illegible]長，故[illegible]發者[illegible]也。鬱[illegible]發焉。土化不行，炎亢無雨，[illegible]雷雨大作，而木土相持之氣[illegible]。[illegible]震驚於氣交之中，[illegible]聲尚不能[illegible]，故曰雷殷氣交。[illegible]謂土之上[illegible]。者，土既抑[illegible]，平川土薄[illegible]不能先發也。山原土厚[illegible]，原氣深，故先怒發也。

擊石飛空，洪水乃從，川流漫衍，田牧土駒。[illegible]石先飛[illegible]洪水[illegible]山[illegible]大水[illegible]流[illegible]。

化氣乃敷，善為時雨，始生始長，始化始成。[illegible]化氣不[illegible]乃[illegible]布於[illegible]雨澤草木而成也。善，謂應時也。[illegible]始生始長始化始成，言是四始者，明乃物化之兆也。

故民病心腹脹，腸鳴而為數後，甚則心痛脅䐜，嘔吐

雲奔霞擁等語不類先秦疑後人增入

霍亂飲發注下胕腫身重脾熱之生雲奔雨府霞擁朝陽山澤埃昏其乃發也以其四氣雨府太陰之所在也埃白氣似雲而薄也埃固有微甚微者如紗縠之騰甚者如薄雲霧也甚者發近微者發遠四氣謂夏至後三十一日起盡至秋分日也雲橫天山浮游生滅怫之先兆天際雲橫山猶冠帶巖谷叢薄乍滅乍生有土之見怫兆已彰皆平明占之浮游以午前候望也金鬱之發天潔地明氣清氣切大涼乃舉草樹浮煙燥氣以行霿霧數起殺氣來至草木蒼乾金乃有聲大涼次寒以寒也音用事也霧燥氣也殺氣霜氣也霜殺欲降正殺氣者以丑時至長者亦卯時霜殺也其氣之來色黃赤黑雜而至也物不勝殺故草木蒼乾薄青色也故民病欬逆心脅滿引少腹善暴痛不可反側嗌乾面陳色惡金勝而木病也山澤焦枯土凝霜鹵怫乃發也其氣五[illegible]鹵謂鹹鹵也山澤焦枯地上白鹹鹵狀如霜也五之氣謂秋分後至立冬後一十四日內也夜零白露林莽聲悽怫之兆也夜濡白露曉林風厲有是乃為金發徵也水鬱之發陽氣乃辟陰氣暴舉大寒乃至川澤嚴凝寒雰結為霜雪寒雰白氣也其狀如霧而不流行墜地如霜雪得日晞也甚則黃黑昏翳流行氣交乃為霜殺水乃見

長川草偃一条葉呈陰 似六朝人語 定非先秦

本概彩耳鳴

祥（黑氣。不當見而見，惡氣，水氣也。祥，吉祥，亦謂泉出平地也。）故民病寒客心痛，腰脽痛，大關節不利，屈伸不便，善厥逆，痞堅腹滿。（陰勝陽故。）陽光不治，空積沉陰，白埃昏暝，而乃發也，其氣二火前後。（陰精與水皆上承火，故其發也，在君相二火之前後。亦猶辰星迎隨日也。）大虛深玄，氣猶麻散，微見而隱，色黑微黃，怫之先兆也。（深玄，言高遠而黑也。氣似麻散，微見而隱，[illegible]也。寅後卯時候之，夏月兼辰巳，[illegible]可候也。）木鬱之發，大虛埃昏，雲物以擾，大風乃至，屋發折木，木有變。（謂發屋折木，鳴吻。折木，謂大樹摧拔折落[illegible]早拉也。變，謂土生異木奇狀也。）故民病胃脘當心而痛，上支兩脅，鬲咽不通，食飲不下，甚則耳鳴眩轉，目不識人，善暴僵仆。（暴，卒也。僵，謂卒倒而不用也。仆，卒倒而[illegible]不知也。）大虛蒼埃，天山一色，或為濁色，黃黑鬱若，橫雲不起，雨而乃發也，其氣無常。（氣發不定，或黃黑[illegible]鬱然，猶在大虛之間而特異於常，乃其候也。）長川草偃，柔葉呈陰，松吟高山，虎嘯巖岫，怫之先兆也。（草偃，謂無風而自低。柔葉，謂白楊葉也。無風而葉皆背，見是謂呈陰。如是者，皆通微甚，甚者發速，微者發徐也。[illegible]也。山行之候，則以[illegible]，[illegible]之，[illegible]火乘之。）火鬱之發，大虛腫翳大明不彰（曛翳謂赤氣也。大明，日也。新校正云：詳經注中曛字疑誤。[illegible]）炎火行，大暑至，山澤燔燎，材木流津，廣廈騰煙，土浮霜鹵，止水乃減，蔓草焦黃，風行惑言。濕化乃後。（[illegible]）故民病少氣，瘡瘍癰腫，脇腹胸背，面首四支，䐜憤臚脹，瘍疿嘔逆，瘛瘲骨痛，節乃有動，注下溫瘧，腹中暴痛，血溢流注，精液乃少，目赤心熱，甚則瞀悶懊憹，善暴死。（火鬱而怒，為土水相持，[illegible]）刻中大溫，汗濡玄府，其乃發也，其氣四。（[illegible]）動復則靜，陽極反陰，濕令乃化乃成。（[illegible]）華發水凝，山川冰雪，焰陽午澤，怫之先兆也。[illegible]明君火王時有寒至土也，以盛君火之政亦待時也。有怫之應而後報也。皆觀其極而迺致也。木發無時，水隨火也。應為先兆，發必後至，故先應而發之強也，然不可以始遁觀其微甚，則後此之氣作焉，有鬱則發，發則氣之常也。謹候其時，病可與期，失時反歲，五氣不行，生化收藏，政無恒也。人失其時，則候無期準也。帝曰：水發而雹雪，土發而飄驟，木發而毀折，金發而清明，火發而曛昧，何氣使然？岐伯曰：氣有多少，發有微甚，微者當其氣，甚者兼其下，徵其下氣而見可知也。六氣之下，各有承氣也。則如火位之下，水氣承之；水位之下，土氣承之；土位之下，木氣承之；木位之下，金氣承之；金位之下，火氣承之；君位之下，陰精承之。各徵其下，則象可見矣。故發兼其下，則與本氣殊異。帝曰：善。五氣之發，不當位者何也？言不當其正月也。岐伯曰：命其差。謂差四時之正月位也。新校正云：按至真要大論云：勝復之作，動不當位，或後時而至，其故何也？岐伯曰：夫氣之生化，與衰盛異也。寒暑溫涼，盛衰之用，其在四維。故陽之動，始於溫，盛於暑；陰之動，始於清，盛於寒。春夏秋冬，各差其分。故大要曰：彼春之暖，為夏之暑；彼秋之忿，為冬之怒。謹按四維，斥候皆歸，其終可見，其始可知。彼論勝復之不當位，此論五氣之發不當位，所論勝復五發之事則異，而命其差之義則同。帝曰：差有數乎？

數也。岐伯曰：後皆三十度而有奇也。後，謂四時之後也。差三十日餘八十七刻半，氣猶未去而甚盛也。度，日也。四時之後，今常應小[illegible]。新校正云：詳注云八十七刻半，當作四十三刻又四十分刻之三十。帝曰：氣至而先後者何？謂未應至而至，太過之顯也，[illegible]應至而[illegible]，不及之[illegible]先後。岐伯曰：運太過則其至先，運不及則其至後，此候之常也。帝曰：當時而至者何也？岐伯曰：非太過，非不及，則至當時，非是者眚也。當時，謂應日刻之期也，[illegible]至而有先後至者，皆災眚也。帝曰：善。氣有非時而化者何也？岐伯曰：太過者當其時，不及者歸其己勝也。冬雨春[illegible]，夏陰熱，[illegible]冬之類，皆陰陽混亂也。帝曰：四時之氣，至有早晏高下左右，其候何如？岐伯曰：行有逆順，至有遲速，故太過者化先天，不及者化後天。論有餘故化先，不足故化後。帝曰：願聞其行何謂也？岐伯曰：春氣西行，夏氣北行，秋氣東行，冬氣南行。觀萬物生長收藏[illegible]。故春氣始於下，秋氣始於上，夏氣始於中，冬氣始於標。春氣始於左，秋氣始於右，冬氣始於後，夏氣始於前。此四時正化之常。察物以明之，可知也。

故至高之地冬氣常在至下之地春氣常在高山之巔盛夏冰雪污下川澤
嚴冬草生常在之義足明矣。新校正云按五常政大論云地有高下氣有溫涼高者氣寒下者氣熱必謹察之
帝曰善天地陰陽視而可見何必思諸冥昧演法推求智極心勞而無所得耶黃帝問曰五運
六氣之應見六化之正六變之紀何如岐伯對曰夫六氣正
紀有化有變有勝有復有用有病不同其候帝欲何乎帝曰
願盡聞之岐伯曰請遂言之遂盡也夫氣之所至也厥陰所至
為和平初之氣木之化少陰所至為暄二之氣君火也太陰所至為埃溽四之
氣土之化少陽所至為炎暑三之氣相火也陽明所至為清勁五之氣金之化太
陽所至為寒雰終之氣水之化時化之常也四時正化之常候厥陰所至為
風府為璺啟璺微裂也啟開坼也少陰所至為大火府為舒榮太陰所
至為雨府為員盈物承土化質員盈滿又雨界地綠文見如環為員化明矣少陽所至為
熱府為行出藏熱者出行也陽明所至為司殺府為庚蒼庚更也更代也易也
太陽所至為寒府為歸藏物寒故歸藏也司化之常也厥陰所至為

至

至為生。為風搖。木之化。少陰所至為榮。為形見。火之化。大陰所至為化。為雲雨。土之化。少陽所至為長。為蕃鮮。火之化。陽明所至為收。為霧露。金之化。大陽所至為藏。為周密。水之化。氣化之常也。厥陰所至為風生。終為肅。風化以生則風生也。肅靜也。新校正云按六微旨大論云風位之下。金氣承之。故厥陰為風生而終為肅也。少陰所至為熱生。中為寒。熱化以生則熱生也。陰精承上故中為寒也。新校正云按六微旨大論云少陰之上。熱氣治之。中見大陽。故為熱生而中為寒也。又云君位之下。陰精承之。亦為寒之義也。大陰所至為濕生。終為注雨。濕化以生則濕生也。大陰在上故終為注雨。新校正云按六微旨大論云土位之下。風氣承之。王注云疾風之後。時雨乃零。是則濕為風吹。化而為雨。故大陰為濕生。而終為注雨也。少陽所至為火生。終為蒸溽。火化以生則火生也。陽在上故終為蒸溽。新校正云按六微旨大論云相火之下。水氣承之。故少陽為火生。而終為蒸溽也。陽明所至為燥生。終為涼。燥化以生則燥生也。陰在上故終為涼。新校正云詳此六氣俱先言本化。次言所反之氣。而獨陽明之化言燥生終為涼。未見所反之氣。再尋上下文義。當云陽明所至為涼生。終為燥。方與諸氣之義同貫。蓋以金位之下。火氣承之。故陽明為清生而終為燥也。大陽所至為寒生。中為溫。寒化以生則寒生也。陽在內故中為溫。新校正云按五運行大論云大陽之上寒氣治之中見少陰故為寒生而中為溫德化之常也。風生毛形熱生翮形濕生倮形火生羽形燥生介形寒生鱗形六化皆為主歲及間氣所在而各化生常無替也非德化則無能化生也翮胡革反
厥陰所至為毛化。形之有毛者少陰所至為羽化。有羽翮飛行之類
大陰所至為倮化。无毛羽鱗甲之類少陽所至為羽化。薄明羽翼蜂蟬之類非翎羽之羽也
陽明所至為介化。有甲之類大陽所至為鱗化。身有鱗也德化之常也。
厥陰所至為生化。溫化也少陰所至為榮化。暄化也大陰所至為濡化。濕化也少陽所至為茂化。熱化也陽明所至為堅化。涼化也大陽所至為藏化。寒化也布政之常也。
厥陰所至為飄怒大涼。飄怒木也大涼下承之金氣也少陰所至為大暄寒。大暄君火也寒下承之陰精也
大陰所至為雷霆驟注烈風。雷霆驟注土也烈風下承之木氣也少陽所至為飄風燔燎霜凝。飄風燔燎火也霜凝下承之水氣也陽明所至為散落溫。散落金也溫下承之火氣也
大陽所至為寒雪冰雹白埃。寒雪冰雹水也白埃下承之土氣也氣變之常也。變謂變常平之氣而為甚用也用甚不已則下承之氣兼行故皆非本氣也
厥陰所至為撓

撓

動各〃逆隨風之性也少陰所至為高明焰為曛焰陽光也曛赤黃色也大陰所至為沉陰為白埃為晦暝暗蔽不明也少陽所至為光顯為彤雲為曛光顯電也流光也明也彤赤色也彤陰氣同陽明所至為煙埃為霜為勁切為悽鳴殺氣也大陽所至為剛固為堅芒為立寒化也令〃行之常也令〃行則庶物无違厥陰所至為裏急筋緛緩故急少陰所至為瘍胗身熱火氣生也大陰所至為積飲否隔土氣也少陽所至為嚏嘔為瘡瘍火氣生也陽明所至為浮虛浮虛薄腫按之復起也大陽所至為屈伸不利病之常也厥陰所至為支痛少陰所至為驚惑惡寒戰慄譫妄譫謂亂言也大千詳慄字當作慄大陰所至為稸滿少陽所至為驚躁瞀昧暴病陽明所至為鼽尻陰股膝髀腨胻足病大陽所至為腰痛病之〃常也厥陰所至為緛戾少陰所至為悲妄衄衊衊汙血亦脂也大陰所至為中滿霍亂吐下少陽所至為喉痺耳鳴嘔涌涌謂溢食不下也陽明所至為脇痛皴揭身皮皴象也大陽所至為寢

汗痙。寢汗謂睡中汗發於胷嗌頸掖之間也。俗誤呼為盜汗。痙巨郢切病之常也。厥陰所至
為脇痛嘔泄泄謂利也少陰所至為語笑大陰所至為重胕腫胕腫
謂肉泥按之不起也少陽所至為暴注瞤瘛暴死陽明所至為鼽嚏大
陽所至為流泄禁止病之常也。凡此十二變者報德以德報
化以化報政以政報令以令氣高則高氣下則下氣後則後
氣前則前氣中則中氣外則外位之常也。氣報德報化謂天地氣也高下前後
中外謂生病所也手之陰陽其氣高足之陰陽其氣下足太陽氣在身後足陽明氣在身前足少陰太陰厥陰氣在身中
足少陽氣在身側各隨所在言氣變生病象也故風勝則動。不寧也。○新校正云詳風勝則動至濕勝則濡
泄五句與陰陽應象大論文義不同熱勝則腫。熱勝氣則為丹熛勝血則為癰膿勝骨肉則為胕腫按之
不起燥勝則乾。乾於外則皮膚皴揭乾於內則精血枯乾於氣及津液則肉乾而皮著於骨寒勝則
浮。浮謂浮起按之起見也濕勝則濡泄。甚則水閉胕腫。濡泄水利也胕腫肉泥按之陷
而不起也。水閉則逸於皮中也。隨氣所在以言其變耳帝曰願聞其用也岐
伯曰夫六氣之用各歸不勝而為化用謂施其化氣故大陰雨化施

太陽，太陽寒化施於少陰，新校正云詳此當云少陰少陽少陰熱化施於
陽明，陽明燥化施於厥陰，厥陰風化施於大陰，各命其所在
以徵之也。帝曰：自得其位何如？岐伯曰：自得其位，常化也。帝
曰：願聞所在也。岐伯曰：命其位而方月可知也。隨氣所在以定其方六分
占之則日及地分無差也帝曰：六位之氣盈虛何如？岐伯曰：大少異也。大
者之至徐而常，少者暴而亡。力強而作不能久長故暴而無也亡無也帝曰：天地
之氣盈虛何如？岐伯曰：天氣不足，地氣隨之；地氣不足，天氣
從之，運居其中而常先也。運謂木火土金水各主歲者地氣勝則歲運上升天氣勝則歲運
下降上升下降氣常先遷降也惡所不勝，歸所同和，隨運歸從而生其病
也。非其位則變生變生則病作故上勝則天氣降而下，下勝則地氣遷而
上。勝謂多也上多則自降下多則自遷多少相移氣之常也新校正云按六微旨大論云升已而降降者謂天降已而
升升者謂地天氣下降氣流于地地氣上升氣騰于天故高下相召升降相因而變作矣此亦升降之義也勝多
少而差其分，多則遷降多少則遷降少多少之應有微有甚之異也微者小差，甚者大

善。甚則位易氣交，易則大變生而病作矣。大要曰：甚紀五分，
微紀七分。其差可見，此之謂也。以其五分七分之所以知天地陰陽過差矣。帝曰：
善。論言熱無犯熱，寒無犯寒，余欲不遠寒，不遠熱，奈何？岐伯
曰：悉乎哉問也。發表不遠熱，攻裏不遠寒。汗泄故用熱不遠熱，下利故用寒不遠
寒。皆以其不住於中也。如是則夏可用熱，冬可用寒。不爾而無畏忌，是謂妄遠法禁也。皆謂不獲已而用之也。
春夏秋冬亦同法。新校正云：按至真要大論云：發不遠熱，無犯溫涼。帝曰：不發不攻而犯寒犯
熱何如？岐伯曰：寒熱內賊，其病益甚。以水濟水，以火濟火，適足以更生病，豈唯本病
之益甚乎。帝曰：願聞無病者何如？岐伯曰：無者生之，有者甚之。無病
者犯禁猶能生病，況有病者而求輕減，不亦難乎。帝曰：生者何如？岐伯曰：不遠熱則
熱至，不遠寒則寒至。寒至則堅否腹滿，痛急下利之病生矣。
[illegible]不化泄利腥[illegible]亦[illegible]之也。熱至則身熱，吐下霍亂，癰疽瘡瘍，瞀鬱注
下，瞤瘛腫脹，嘔鼽衄頭痛，骨節變，肉痛，血溢血泄，淋閟之病
生矣。冒昧目不識人，躁擾狂越，妄見妄聞，駡詈驚癇，亦熱之病。帝曰：治之奈何？岐伯曰：

時必順之。犯者治以勝也。春宜涼夏宜寒秋宜溫冬宜熱此時之宜用不可不順然犯熱治以
寒犯寒治以熱犯春宜用涼犯秋宜用溫是以勝也犯熱治以鹹寒犯寒治以甘熱犯涼治以苦溫。犯溫治以辛涼亦勝
之道也。黃帝問曰：婦人重身，毒之何如？岐伯曰：有故無殞，亦無
殞也。故謂有大堅癥瘕痛甚不堪則治以破積愈癥之藥是謂不救必乃盡死救之蓋存其大也雖服毒不死也上
无殞言母必全亦无殞言子亦不死也帝曰：願聞其故何謂也？岐伯曰：大積大
聚，其可犯也，衰其大半而止，過者死。衰其大半不足以害生故衰大半則止其藥若
過禁待盡毒氣內餘无病可攻以當毒藥毒攻不已則敗損中和。故過則死。新校正云詳此婦人身重一節與上下文
義不接疑他卷脫簡於此帝曰：善。鬱之甚者，治之奈何？
岐伯曰：木鬱達之。火鬱發之。土鬱奪之。金鬱泄之。水鬱折之。
然調其氣。達謂吐之令其條達也發謂汗之令其疏散也奪謂下之令無擁礙也泄謂滲泄之解表利小便也折
謂抑之制其衝逆也通是五法乃氣可平調後乃觀其虛盛而調理之也過者折之，以其畏也，所
謂寫之。過大過也大過者以其味寫之以鹹寫腎酸寫肝辛寫肺甘寫脾苦寫心過者畏寫故謂寫為畏也帝
曰：假者何如？岐伯曰：有假其氣，則無禁也。正氣不足臨氣勝之假寒熱溫涼以

賀四之五之氣則同以熱犯熱以寒犯寒以溫犯溫以涼犯涼也所謂主氣不足。客氣勝也。客氣謂六氣更臨之氣主氣謂五帝應四時正王春夏秋冬也帝曰至哉聖人之道天地大化運行之節臨御之紀陰陽之政寒暑之令非夫子孰能通之請藏之靈蘭之室署曰六元正紀非齋戒不敢示慎傳也新校正云詳此與氣交變大論末文重

○刺法論篇第七十二亡

○本病論篇第七十三亡新校正云詳此二篇亡在王注之前按病能論篇末在王冰注云世本既闕第七二篇謂此二篇也而今世有素問亡篇及昭明隱旨論以謂此三篇仍託名王冰為注辭理鄙陋無足取者舊本此篇名在六元正紀論後列之為後人移於此若以尚書亡篇之名皆在前篇之末則舊本為得

○至真要大論篇第七十四

黃帝問曰五氣交合。盈虛更作。余知之矣。六氣分治司天地者其至何如。五行主歲歲有少多故曰盈虛更作也天元紀大論曰其始也有餘而往不足隨之不足而往有餘從之則其義也天分六氣散主太虛三之氣司天終之氣監地天地生化是為大紀故言司天地者餘四可知矣

岐伯再拜對曰明乎哉問也天地之大紀。人神之通應也。（天地變化人神運爲中外雖殊然其通應則一也）帝曰願聞上合昭昭。下合冥冥。柰何。岐伯曰此道之所主工之所疑也。（不知其要流散无窮）帝曰願聞其道也。岐伯曰厥陰司天。其化以風。（飛揚鼓拆和氣發生万物榮枯皆因而化變成敗也）少陰司天。其化以熱。（炎蒸鬱燠故庶類蕃茂）太陰司天。其化以濕。（雲雨潤澤津液生成）少陽司天。其化以火。（炎熾赫烈以爍寒災）陽明司天。其化以燥。（乾化以行物无濕敗）太陽司天。其化以寒。（對陽之化也。新校正云詳註云對陽之化陽字疑誤）以所臨藏位。命其病者也。（肝木位東方。心火位南方。脾土位西方南方及四維。肺金位西方。腎水位北方。是五藏定位。然六氣御五運所至。氣不相得則病。相得則和。故先以六氣所臨。後言五藏之病）帝曰地化柰何。岐伯曰司天同候。間氣皆然。（六氣之本自有常性故雖位易而化治皆同）帝曰間氣何謂。岐伯曰司左右者。是謂間氣也。（六氣分化常以二氣司天地爲上下吉凶勝復客主之理。歲中悔吝從而明之。餘四氣散居左右也。故陰陽應象大論曰天地者万物之上下左右者陰陽之道路。此之謂也）帝曰何以異之。岐伯曰主歲者紀歲。間氣者紀步也。

歲三百六十五日四分日之一步六十日餘八十七刻半也積步之日而成歲也帝曰善歲主奈何岐伯曰厥陰司天為風化。巳亥之歲風高氣遠雲飛物揚風之化也在泉為酸化。寅申之歲木司地氣故物化發酸。司氣為蒼化。木運之氣丁壬之歲化蒼青也間氣為動化。風居主六十日餘八十七刻半也。新校正云詳丑未之歲厥陰為初之氣子午之歲為二之氣辰戌之歲為四之氣。卯酉之歲為五之氣少陰司天為熱化。子午之歲陽光熠耀暄暑流行熱之化也熠羊入切在泉為苦化。卯酉之歲火司地氣故物以苦生也不司氣化。君不主運。新校正云按天元紀大論云君火以名。相火以位。謂君火不主運也居氣為灼化。六十日餘八十七刻半也。居本位君火為居。不當間之也。新校正云詳少陰不曰間氣而云居氣者蓋尊君火无所不居不當間之也王注云居本位為居不當間之則居他位不為居而可間也寅申之歲為初之氣丑未之歲為二之氣。巳亥之歲為四之氣。辰戌之歲為五之氣太陰司天為濕化。丑未之歲埃鬱曚昧雲雨潤濕之化也在泉為甘化。辰戌之歲也土司地氣故甘化先焉司氣為黅化。土運之氣甲己之歲黅黃也間氣為柔化。濕化行則庶物柔耎。新校正云詳大陰卯酉之歲為初之氣。寅申之歲為二之氣。子午之歲為四之氣。巳亥之歲為五之氣少陽司天為火化。寅申之歲也炎光赫烈燔灼焦然火之化也在泉為苦化。巳亥之歲也火司地氣故苦化先焉司

少陽陽明俱爲寅申歲四之氣誤少陽爲寅申歲三之氣也

氣爲丹化。火運之氣戊癸歲也。間氣爲明化。明炳明也。亦謂霞燒。新校正云詳少陽辰戌之歲爲初之氣。卯酉之歲爲二之氣。寅申之歲爲四之氣。丑未之歲爲五之氣。陽明司天爲燥化。卯酉之歲清切高明霧露蕭瑟燥之化也。在泉爲辛化。子午之歲也。金司地氣故辛化先焉。司氣爲素化。金運之氣乙庚歲也。間氣爲清化。風生高勁草木清冷清之化也。新校正云詳陽明巳亥之歲爲初之氣。辰戌之歲爲二之氣。寅申之歲爲四之氣。丑未之歲爲五之氣。太陽司天爲寒化。辰戌之歲嚴肅峻整慘慄凝堅寒之化也。在泉爲鹹化。丑未之歲水司地氣故化從鹹。司氣爲玄化。水運之氣丙辛歲也。間氣爲藏化。陰凝而冷庶物斂容歲之化也。新校正云詳子午之歲太陽爲初之氣。巳亥之歲爲二之氣。卯酉之歲爲四之氣。寅申之歲爲五之氣。故治病者必明六化分治。五味五色所生。五藏所宜。迺可以言盈虛病生之緒也。文字不厭備習也。帝曰。厥陰在泉而酸化先。余知之矣。風化之行也何如。岐伯曰。風行于地。所謂本也。餘氣同法。厥陰在泉。風行于地。少陰在泉。熱行于地。太陰在泉。濕行于地。少陽在泉。火行于地。陽明在泉。燥行于地。太陽在泉。寒行于地。故曰餘氣同法也。本謂六氣之上元氣也。○本乎天者。天之氣也。本乎地者。地之氣也。化於天者爲天氣。化於地者爲地氣。○新校正云按易曰

本乎天者親上本乎天地合氣。六節分而萬物化生矣。萬物居天
地者親下此之謂也地之間悉為六氣所生化陰陽之用未嘗有逃生化出陰陽也故曰謹候氣宜無失病機。此
之謂也。病機下文具矣帝曰其主病何如言采藥之歲也岐伯曰司歲備物謂
則無遺主矣。謹候司天地所生化者則其味正當其歲也故彼藥工專司歲氣所收藥物則一歲二歲其所
主用無遺略也。今詳則字當作用帝曰先歲物何也。岐伯曰天地之專精也。
專精之氣藥物肥濃。又於使用當其正氣味也。新校正云詳先歲疑作司歲帝曰司氣者何如司運
氣也岐伯曰司氣者主歲同然有餘不足也。五運主歲者有餘不足比之歲物恐
有薄有餘之歲藥專精也帝曰非司歲物何謂也。岐伯曰散也。非專精則散氣散氣
則物不純也。故質同而異等也。形質雖同力用則異故不尚之氣味有薄厚。性用有
躁靜治保有多少力化有淺深此之謂也。物與歲不同者何以此尔帝曰
歲主藏害何謂。岐伯曰以所不勝命之。則其要也。木不勝金金不勝火
之類是也帝曰治之奈何。岐伯曰上淫于下。所勝平之。外淫于內
所勝治之。淫謂行所不勝己者也。上淫于下天之氣也外淫于內地之氣也隨所制勝而以平治之也制勝謂

□味寒熱溫涼隨勝用之下文備矣。新校正云詳注云天氣主歲鎮有淫勝但當平調之故不曰治而曰平也。帝曰：善。平氣何如？平謂診平和之氣岐伯曰：謹察陰陽所在而調之，以平為期。正者正治，反者反治。知陰陽所在則知尺寸應與不應不知陰陽所在則以得為失以逆為從故謹察之也。陰病陽不病陽病陰不病是為正病則正治之。謂以寒治熱以熱治寒也。陰位已見陽脉陽位又見陰脉。是謂反病則反治之。謂以寒治寒以熱治熱也。諸方之制咸悉不然故曰反者反治也。帝曰：夫子言察陰陽所在而調之，論言人迎與寸口相應，若引繩小大齊等，命曰平。新校正云詳論言至曰平本靈樞之文今出甲乙經一云寸口主中人迎主外兩者相應俱往俱來若引繩小大齊等春夏人迎微大秋冬寸口微大者名曰平也。陰之所在寸口何如？陰之所在脉沉不應引繩齊等其候頗乖故問以明之岐伯曰：視歲南北，可知之矣。帝曰：願卒聞之。岐伯曰：北政之歲，少陰在泉，則寸口不應。木火金水運面北受氣凡氣之在泉者脉悉不見唯其左右之氣脉可見之在泉之氣善則不見惡者可見病以氣及客主淫勝名之在天之氣其亦然矣。厥陰在泉，則右不應；少陰在右故。太陰在泉，則左不應。少陰在左故。南政之歲，少陰司天，則寸口不應；土運之歲面南行令故少陰司天則二手寸口不應也。厥陰司天，則右不應；太陰司天，則左不應。（亦左右義也。）諸不應者，反其診則見矣。（不應皆為脈沉。脈沉下者，仰手而沉，覆其手則沉為浮，細為大也。）帝曰：尺候何如？岐伯曰：北政之歲，三陰在下，則寸不應；三陰在上，則尺不應。（司天曰上，在泉曰下。）南政之歲，三陰在天，則寸不應；三陰在泉，則尺不應。左右同。（尺不應寸，寸不應尺，左右義同。）故曰：知其要者，一言而終；不知其要，流散無窮。此之謂也。（要謂知陰陽所在也。知則用之不惑，不知則尺寸之氣沉浮小大常三歲一差。欲求其意，猶緣木求魚也。雖白首區區，尚未知所詣，況其旬月而可知乎。）帝曰：善。天地之氣，內淫而病何如？岐伯曰：歲厥陰在泉，風淫所勝，則地氣不明，平野昧，草迺早秀。民病洒洒振寒，善伸數欠，心痛支滿，兩脇裏急，飲食不下，鬲咽不通，食則嘔，腹脹善噫，得後與氣，則快然如衰，身體皆重。（謂甲寅、丙寅、戊寅、庚寅、壬寅、甲申、丙申、戊申、庚申、壬申歲也。地氣不明，謂天圍之際，氣色昏暗。風行地上，故平野皆然。昧，謂暗也。脇，謂兩乳之下及胠外也。伸，謂以欲伸努筋骨也。○新校正云：按《甲乙經》：洒洒振寒，善伸數欠，為胃病。食則嘔，腹脹善噫，得後與氣則快然如衰，身體皆重，為脾病。飲食不下，鬲咽不

得後似謂得便註誤

通。邪在胃管。此盡厥陰在泉之歲。木王而剋脾胃。故病如是。又新校正云。所謂食則嘔者。物盛滿而上溢。故嘔也。所謂得後与氣則快然如衰者。十一月陰氣下衰而陽氣且出。故曰得後与氣則快然如衰也。歲少陰在泉。熱淫所勝。則焰浮川澤。陰處反明。民病腹中常鳴。氣上衝胸喘。不能久立。寒熱皮膚痛。目瞑齒痛䪼腫。惡寒發熱如瘧。少腹中痛。腹大。蟄蟲不藏。謂乙卯丁卯己卯辛卯癸卯乙酉丁酉己酉辛酉癸酉歲也。陰處北方也。不能久立。足无力也。腹大。謂心氣不足也。金火相薄而為是也。新校正云。按甲乙經。齒痛䪼腫為大腸病。腹中雷鳴。氣上衝胸喘。不能久立。邪在大腸也。盖少陰在泉之歲。火剋金。故大腸病也。歲太陰在泉。草乃早榮。新校正云。詳此四字疑衍。濕淫所勝。則埃昏巖谷。黃反見黑。至陰之交。民病飲積。心痛。耳聾。渾渾焞焞。嗌腫喉痺。陰病血見。少腹痛腫。不得小便。病衝頭痛。目似脫。項似拔。腰似折。髀不可以回。膕如結。腨如別。謂甲辰丙辰戊辰庚辰壬辰甲戌丙戌戊戌庚戌壬戌歲也。太陰為土。色見應黃於天中。而反見於北方黑處也。水土同見。故曰至陰之交。合其氣色也。衝頭痛。謂腦後眉間痛也。膕謂膝後曲腳之中也。腨腨後軟肉處也。○新校正云。按甲乙經。耳聾渾渾焞焞。嗌腫喉痺。為三焦病。為病衝頭痛。目似脫。項似拔。腰似折。髀不可以回。膕如結。腨如別。膀胱足太陽病。少腹腫痛不得小便。邪在下焦。蓋太陰在泉之歲。土王尅太陽。故病如是也。[illegible]音戈麥切。歲

少陽在泉。火淫所勝。則焰明郊野。寒熱更至。民病注泄赤白。

少腹痛溺赤。甚則血便。少陰同候。謂乙巳丁巳己巳辛巳癸巳乙亥丁亥己亥辛亥癸亥歲也。處寒之時。熱更其氣。熱氣既往。寒氣後來。故云更至也。餘候與少陰在泉正同。歲陽明在泉。燥

淫所勝。則霿霧清暝。民病喜嘔。嘔有苦。善大息。心脇痛不能

反側。甚則嗌乾面塵。身無膏澤。足外反熱。謂甲子丙子戊子庚子壬子甲午丙午戊午庚午壬午歲也。霿霧謂霧暗不分。似霧也。清冥薄寒也。言霿霧起霿暗不辨物形而薄寒也。心脇痛。謂心之傍脇中痛也。面塵謂面上如有觸冒塵土之色也。○新校正云。按甲乙經。病喜嘔。嘔有苦。善大息。心脇痛不能反側。甚則面塵身無膏澤。足外反熱。為陽厥。病嗌乾面塵。為肝病。蓋陽明在泉之歲。金旺尅木。故病如是。又按脈解云。少陽所謂心脇痛者。言少陽盛也。盛者心之所表也。九月陽氣盡而陰氣盛。故心脇痛也。所謂不可反側者。陰氣藏物也。物藏則不動。故不可反側也。歲

太陽在泉。寒淫所勝。則凝肅慘慄。民病少腹控睪。引腰脊。上

衝心痛。血見。嗌痛頷腫。謂乙丑丁丑己丑辛丑癸丑乙未丁未己未辛未癸未歲也。凝肅。謂寒氣靄空。凝而不動。萬物靜肅。其儀形也。慘慄。寒甚也。控。引也。睪。陰丸也。頷。頰車前牙之下也。○新校正云。按甲乙經。嗌痛頷腫

為小腸病又少腹控睪引腰脊。上衝心。肺邪小腸也。蓋大腸在泉之歲。求水見火。故病如是。帝曰善。治之奈何。岐伯曰。諸氣在泉。風淫于內。治以辛涼。佐以苦。以甘緩之。以辛散之。風性喜溫而惡清。故治之以涼。是以勝氣治之也。佐以苦。隨其所利也。木苦急。則以甘緩之。苦抑。則以辛散之。藏氣法時論曰。肝苦急。急食甘以緩之。肝欲散。急食辛以散之。此之謂也。食亦音飼。己曰食。他曰飼也。大法正味如此。諸為方者。不必盡用之。但一佐二佐。病已則止。餘氣皆然。熱淫于內。治以鹹寒。佐以甘苦。以酸收之。以苦發之。熱性惡寒。故治以寒也。熱之大盛。甚於表者。以苦發之。不盡。復寒制之。寒制不盡。復苦發之。以酸收之。甚者再方。微者一方。可使必已。時發時止。亦以酸收之。濕淫于內。治以苦熱。佐以酸淡。以苦燥之。以淡泄之。濕與燥反。故治以苦熱。佐以酸淡也。燥除濕。故以苦燥其濕也。淡利竅。故以淡滲泄也。藏氣法時論曰。脾苦濕。急食苦以燥之。靈樞經曰。淡利竅也。生氣通天論曰。味過於苦。脾氣不濡。胃氣乃厚。明苦燥也。新校正云。按天元正紀大論曰。下太陰。其化下甘溫。火淫于內。治以鹹冷。佐以苦辛。以酸收之。以苦發之。火氣大行心腹心怒之所生也。酸性柔耎。故以治之以酸收之。大法假其須汗者。以辛佐之。不必要資苦味。令須汗也。欲柔耎者。以鹹治之。藏氣法時論曰。心欲耎。急食鹹以耎之。心苦緩。急食酸以收之。此之謂也。燥淫于內。治以苦溫。佐以甘辛。以苦下之。溫利涼性，故以苦治之。下，謂利之使不得泄也。新校正云：按藏氣法時論曰：肺苦氣上逆，急食苦以泄之。以辛補之，又按下文司天燥淫所勝，佐以酸辛，此云甘辛，甘字疑當作酸。天元正紀大論云：下酸熱，與苦溫之治又異。又云以酸收之而安其下，甚則以苦發之。寒淫于內，治以甘熱，佐以苦辛，以鹹寫之，以辛潤之，以苦堅之。以熱治寒，是為摧勝，折其氣用，令不滋繁也。苦辛之佐，通事行之。○新校正云：按藏氣法時論曰：腎苦燥，急食辛以潤之。腎欲堅，急食苦以堅之，用苦補之，鹹寫之。舊注引此在濕淫于內之下，无義，今移於此。帝曰：善。天氣之變何如？岐伯曰：厥陰司天，風淫所勝，則大虛埃昏，雲物以擾，寒生春氣，流水不冰，民病胃脘當心而痛，上支兩脇，鬲咽不通，飲食不下，舌本強，食則嘔，冷泄腹脹，溏泄瘕水閉，蟄蟲不出，病本于脾。謂乙巳、乙亥、丁巳、丁亥、己巳、己亥、辛巳、辛亥、癸巳、癸亥歲也。是歲民病集於中也。風自天行，故太虛埃起。風動飄蕩，故雲物擾也。埃，青埃也。不分遠物，是為埃昏。土之為病，其善泄利，若病水，則小便閉而不下。若大泄利，則經水亦多閉絕也。○新校正云：按甲乙經：舌本強，食則嘔，腹脹善噫，溏泄瘕水閉為脾病。又胃病者，腹䐜脹，胃脘當心而痛，上支兩脇，鬲咽不通，食飲不下。蓋厥陰司天之歲，木勝土，故病如是。衝陽絕，死不治。衝陽在足跗上，動脈應手，胃之氣也。衝陽微則食飲減少，絕則藥食不入，亦下嗌還出也。

也。攻之不入，養之不生，邪氣日強，真氣內絶，故其必死，不可復也。

少陰司天，熱淫所勝，怫熱至，火行其政。民病胷中煩熱，嗌乾，右胠滿，皮膚痛，寒熱欬喘，大雨且至，唾血血泄，鼽衄嚏嘔，溺色變，甚則瘡瘍胕腫，肩背臂臑及缺盆中痛，心痛肺䐜，腹大滿，膨膨而喘欬，病本于肺。

謂甲子、丙子、戊子、庚子、壬子。甲午、丙午、戊午、庚午、壬午歲也。怫熱至，是火行其政乃尔。是歲民病集於右，蓋以小腸通心故也。病自肺生，故曰病本于肺也。新校正云：按甲乙經溺色變，肩背臂臑及缺盆中痛，䐜脹滿，膨膨而喘欬，為肺病；鼽衄為大腸病。蓋少陰司天之歲，火剋金，故病如是。又王注民病集於右，以小腸通心故，按甲乙經大腸附脊左環，回腸附脊右環。所說不應，得非火盛剋金，而大腸病歟。

尺澤絕，死不治。

尺澤在肘內廉大文中，動脈應手，肺之氣也。火爍於金，承天之命，金氣內絕，故必危亡。尺澤不至，肺氣已絕，榮衛之氣，宣行無主，真氣內竭，生之何有哉。

太陰司天，濕淫所勝，則沉陰且布，雨變枯槁，胕腫骨痛陰痺。陰痺者按之不得，腰脊頭項痛，時眩，大便難，陰氣不用，飢不欲食，欬唾則有血，心如懸，病本于腎。

謂乙丑、丁丑、己丑、辛丑、癸丑，乙未、丁未、己未、辛未、癸未歲也。沉，久也。腎氣受邪，水無能潤，下焦枯涸，故大便難也。新校正云：按甲乙經飢不用食，欬唾則有血，心懸如飢狀，為腎病。又邪在腎，則骨痛陰痹。陰痹者，按之而不得。腹脹腰痛，大便難，肩背頸項強痛，時眩。蓋大陰司天之歲，土剋水，故病如是。大谿絕，死不治。大谿在足內踝後跟骨上動脈應手，腎之氣也。土邪勝水，而腎氣內絕，邪甚正微，故方無所用矣。少陽司天，火淫所勝，則溫氣流行，金政不平。民病頭痛，發熱惡寒而瘧，熱上皮膚痛，色變黃赤，傳而為水，身面胕腫，腹滿仰息，泄注赤白，瘡瘍欬唾血，煩心胷中熱，甚則鼽衄，病本于肺。謂甲寅丙寅戊寅庚寅壬寅甲申丙申戊申庚申壬申歲也。火來用事，則金氣受邪，故曰金政不平也。火炎於上，金肺受邪，客熱內燔，水无能救，故治生諸病。制火之客則已矣。新校正云：按甲乙經，邪在肺，則皮膚痛，發寒熱。蓋少陽司天之歲，火剋金，故病如是。天府絕，死不治。天府在肘後內側上掖下同身寸之三寸動脈應手，肺之氣。火燔而金肺絕，故死。陽明司天，燥淫所勝，則木迺晚榮，草迺晚生，筋骨內變。民病左胠脅痛，寒清于中，感而瘧。大涼革候，欬，腹中鳴，注泄鶩溏，名木斂生，菀于下，草焦上首，心脅暴痛，不可反側，嗌乾面塵，腰痛，丈夫㿗疝，婦人少腹痛，目昧眥瘍，瘡痤癰，蟄蟲來見，病本于肝。謂乙卯丁卯己卯辛卯癸卯乙酉丁酉己酉辛酉癸酉歲也。金

[illegible]木晚生榮也。配於人身，則筋骨內變而不用也。大涼[illegible]以易時候，則人以寒清發於中。內感寒氣，則為痎瘧也。大[illegible]若肺氣通之，令肝氣內淫，肝居于左，故左胠脅痛如刺[illegible]其歲民自注泄，則無淫勝之疾也。大涼次寒也。大涼[illegible]物氣不行，故木容收斂，草榮悉晚，生氣已升，陽不布令，故[illegible]生氣而稸於下也。在人之應，則少腹之內痛氣居之，發[illegible]仲夏瘡瘍之疾，猶及秋中瘡痤之患，生於上體之處[illegible]飛，瘡色赭赤，中心正白，物氣之常也。新校正云：按甲[illegible]要脊痛不可以俛仰，丈夫㿗疝，婦人少腹腫，甚則嗌乾面[illegible]肝病。又胸滿洞泄，為肝病。又心胸痛不能反側，目兌眥[illegible]缺盆中腫痛，腋下腫，馬刀挾癭，汗出振寒瘧，為膽病。蓋膽[illegible]明司天之歲，金氣勝木，故病如是。又按脈解云：厥陰所謂㿗疝婦人少腹腫者，厥陰者辰也，三月陽中之陰，邪在中，故曰㿗疝少腹腫也。痤，祖禾切。

大衝絕，死不治。在足大指本節後二寸，脈動應手，肝之氣也。金來伐木，肝氣內絕，真不勝邪，其死宜也。

大陽司天，寒淫所勝，則寒氣反至，水且冰，血變于中，發為癰瘍，民病厥心痛，嘔血血泄鼽衄，善悲，時眩仆，運火炎烈，雨暴迺雹，胸腹滿，手熱肘攣掖腫，心澹澹大動，胸脅胃脘不安，面赤目黃，善噫嗌乾，甚則色炲，渴而欲飲，病本于心。謂甲辰、丙辰、戊辰、庚辰、壬辰、甲戌、丙戌、戊戌、庚戌、壬戌歲也。六陽司天，寒氣布化，故水且冰而血凝，皮膚之間衛氣[illegible]聚，故為癰也。若乘火運而火炎烈，與水交戰，故暴雨半珠邪霤包也心氣爲噫故善噫是歲民病集于心脅之中也陽氣內鬱渴氣下溢故心厥痛而嘔血血泄鼽衄面赤目黃善噫手熱肘攣掖腫嗌乾甚則寒氣勝陽水行凌火火氣內鬱故渴而欲飲也病始心生爲陰凌犯故云病本于心也○新校正云按甲乙經手熱肘攣掖腫甚則胸脅支滿心澹澹大動面赤目黃爲手心主病○又邪在心則病心痛善悲時眩仆血大陽司天之歲水冠火故病如是

神門絕死不治○神門在手之掌後銳骨之端動脈應手真心氣也○水行勝火而心氣內絕神氣已亡不死何待善知其診故不治也

所謂動氣知其藏也○所以診視而知死者何以皆是藏之經脉動之氣知神藏之存亡亦○

帝曰善治之奈何謂可攻治者

岐伯曰司天之氣風淫所勝平以辛涼佐以苦甘以甘緩之以酸寫之○厥陰之氣未爲盛熱○故以涼藥平之○夫氣之用也積涼爲寒積溫爲熱○以熱少之其則溫也以寒少之其則涼也以溫多之其則熱也以涼多之其則寒也各當其分則寒々也溫々也熱々也涼々也方書之用可不務乎故寒熱溫涼退降多少善爲方者意必精通餘氣皆然從其制也○新校正云按本論上文云上淫于下所勝平之○外淫于內○所勝治之○故在泉曰治司天曰平也○

熱淫所勝平以鹹寒佐以苦甘以酸收之○熱氣已退時發動者是爲心虛氣散不斂以酸收之○雖以酸收○亦兼寒助乃能殄除其源本矣○熱見大甚則以苦發之汗已便涼是邪氣盡勿寒水之汗已猶熱是邪氣未盡則以酸收之已又熱則復汗之已汗復熱是藏虛也則補其心可矣法則合尒

熱者亦未必得再三發治況四變而反覆者乎濕淫所勝，平以苦熱，佐以酸辛，以苦燥之，以淡泄之。濕氣所淫皆為腫滿但除其濕腫滿自衰因濕生病不腫不滿者亦爾治之濕氣在上以苦吐之濕氣在下以苦泄之以淡滲之則皆燥也泄謂滲泄以利水道下小便為法然酸雖熱以用利小便去伏水也治濕之病不下小便非其法也○新校正云按濕淫于內佐以酸淡此云酸辛者辛疑當作淡濕上甚而熱，治以苦溫，佐以甘辛，以汗為故而止。身半以上濕氣餘火氣復鬱所以濕熱相薄則以苦溫甘辛之藥解表流汗而祛之故云以汗為除病之故而已也火淫所勝，平以鹹冷，佐以苦甘，以酸收之，以苦發之，以酸復之，熱淫同。同熱淫義熱亦如此法以酸復其本氣也不復其氣則淫氣空虛招其本燥淫所勝，平以苦濕溫，佐以酸辛，以苦下之。制燥之勝必以苦溫是火之氣味也宜下必以苦宜補必以酸宜寫必以辛清甚生寒留而不去則以苦溫下之氣有餘則以辛寫之諸氣同○新校正云按上文燥淫于內治以苦溫此云苦濕濕當為溫○文注中濕字二並當作溫又按六元正紀大論亦作苦小溫寒淫所勝，平以辛熱，佐以苦甘，以鹹寫之。淫散止之不可遏也○新校正云按上文寒淫于內治以甘熱佐以苦辛此云平以辛熱佐以甘苦者此文為誤又按六元正紀大論云太陽之政歲宜苦以燥之帝曰：善。邪氣反勝，治之奈何？不能淫勝於他氣反

巳亥歲厥陰司天子午歲少陰司天丑未歲

寫不勝之氣寫邪以勝之岐伯曰。風司于地。清反勝之。治以酸溫。佐以苦甘。以辛平之。厥陰在泉則風司于地謂五寅五申歲邪氣勝盛。故先以酸寫。佐以苦甘。邪氣退則正氣虛故以辛補養而平之。熱司于地。寒反勝之。治以甘熱。佐以苦辛。以鹹平之。少陰在泉則熱司于地謂五卯五酉歲也。先寫其邪而後平其正氣也濕司于地。熱反勝之。治以苦冷。佐以鹹甘。以苦平之。太陰在泉則濕司于地謂五辰五戌歲也補寫之義餘氣皆同火司于地。寒反勝之。治以甘熱。佐以苦辛。以鹹平之。少陽在泉則火司于地。謂五巳五亥。歲也。燥司于地。熱反勝之。治以平寒。佐以苦甘。以酸平之。以和為利。陽明在泉。則燥司于地。謂五子五午歲也。燥之性惡熱而畏寒故以冷熱和平為方制也寒司于地。熱反勝之。治以鹹冷。佐以甘辛。以苦平之。太陽在泉。則寒司于地。謂五丑五未歲也此六氣方治與前之勝法殊別其云治者寫客邪之勝氣也云佐者皆所利所宜也云平者[illegible]微能弱不足氣也帝曰其司天邪勝何如岐伯曰風化於天清反勝之治以酸溫佐以甘苦巳亥歲也熱化於天寒反勝之治以甘溫佐以苦酸辛子午歲也濕化於天熱反勝之治以苦寒佐以苦

太陰司天 寅申歲少陽司天 卯酉歲陽明司天 辰戌歲太陽司天

丑未歲也火化於天寒反勝之治以甘熱佐以苦辛寅申歲也燥化於天熱反勝之治以辛寒佐以苦甘卯酉歲也寒化於天熱反勝之治以鹹冷佐以苦辛辰戌歲也帝曰六氣相勝奈何先言其所為勝岐伯曰厥陰之勝耳鳴頭眩。憒憒欲吐。胃鬲如寒。大風數舉。倮蟲不滋。胠脇氣并。化而為熱。小便黃赤。胃脘當心而痛。上支兩脇。腸鳴飧泄。少腹痛。注下赤白。甚則嘔吐。鬲咽不通。五巳五亥歲也心下脇上謂之分胃鬲謂胃脘之上及大鬲之下風寒氣滿胠脇氣并謂偏著一邊鬲咽謂食飲入而復出也。新校正云按甲乙經胃病者胃脘當心而痛上支兩脇鬲咽不通少陰之勝。心下熱善飢。齊下反痛。氣遊三焦。炎暑至。木乃津。草乃萎。嘔逆躁煩。腹滿痛溏泄。傳為赤沃。五子五午歲也沃沫也太陰之勝。火氣內鬱。瘡瘍於中。流散於外。病在胠脇。甚則心痛熱格。頭痛喉痺項強。獨勝則濕氣內鬱。寒迫下焦。痛留頂。互引眉間。胃滿。雨數至。燥化乃見。少腹滿。腰脽重強。內不便。善注泄。足下溫。頭重。足脛胕腫。飲發於中，胕腫於上。五丑五未歲也。濕勝於上，則火氣內鬱，瘡瘍於中，則寒迫下焦，水溢河渠，則鱗蟲離水也。雖謂胕腫於內也。不便，謂腰重內強直，屈伸不利也。此勝謂不並皆火也。胕腫於上，謂首面也。足脛胕腫，是火鬱所生也。新校正云：火氣內由，一云水溢河渠，則鱗出水也，王作出注於經文無治。又按大陰之復云大雨時行，鱗見於陸，則此文於大雨數至下，疑少鱗見於陸四字，不然則王注无因為衍辭也。少陽之勝，熱客於胃，煩心心痛，目赤欲嘔，嘔酸善飢，耳痛溺赤，善驚譫妄，暴熱消爍，草萎水涸，介蟲乃屈，少腹痛，下沃赤白。五寅五申歲也。熱暴甚，故草萎水涸。陰液氣消下也。介蟲金化也，火剋之，故介蟲屈伏。嘔酸，醋水也。陽明之勝，清發於中，左胠脅痛，溏泄，內為嗌塞，外發㿗疝，大涼肅殺，華英改容，毛蟲乃殃，胸中不便，嗌塞而欬。五卯五酉歲也。大涼肅殺，金氣勝也。木不勝，故草木華英為殺氣損削，改易形容而焦其上首也。毛蟲木化，不宜金政，故殃也。所不勝之氣下于肺，大家行而毛蟲死也。胸中不便，謂胸中或痛或隱急而不利也。金氣大盛，故嗌塞而欬也。嗌謂胃脘之下，膈咽之上，喉也。大陽之勝，凝凓且至，非時水冰，羽乃後化，痔瘧發，寒厥入胃，則內生心痛，陰中乃瘍，隱曲不利，互引陰股，筋肉拘苛，血脈凝泣，絡滿色變，或為血泄膚否腫，腹滿食減，熱反上行，頭項囟頂腦戶中痛，目如脫，寒入下焦，傳為濡寫。五辰五戌歲也。寒氣凌逼，陽不勝之，故非寒時而止水冰結也。水氣大勝，陽火不行，故諸羽虫生化而後也。拘，急也。苛，重也。絡，絡脈也。大陽之氣標在於巔，故熱反上行於頭也。以其脈起於目內眥，上額交巔上，入絡腦，還出別下項，故囟頂及腦戶中痛，目如脫也。濡，謂水利也。○新校正云：按甲乙經痔瘧頭項囟頂及腦戶中痛目如脫，為大陽經病。帝曰：治之奈何？岐伯曰：厥陰之勝，治以甘清，佐以苦辛，以酸寫之。少陰之勝，治以辛寒，佐以苦鹹，以甘寫之。大陰之勝，治以鹹熱，佐以辛甘，以苦寫之。少陽之勝，治以辛寒，佐以甘鹹，以甘寫之。陽明之勝，治以酸溫，佐以辛甘，以苦泄之。大陽之勝，治以甘熱，佐以辛酸，以鹹寫之。六勝之至，皆先歸其不勝己者之，故不勝者當先寫之，以通其道，次寫所勝之氣，令其退釋也。治諸勝而不寫遣之，則勝氣浸盛而內生諸病也。○新校正云：詳此為治皆先寫其不勝，而後寫其來勝，獨大陽之勝治以甘熱為異，疑甘字苦之誤也。若云治以苦熱，則六勝之治皆一貫也。帝曰：六氣之復何如？○復，謂報復，報其勝也。凡先有勝，後必復。○新校正云：按天元玉冊云：六氣分正化、對化。厥陰正司於亥○，對化於巳○；少陰正司於午○，對化於子○；大陰正司於未○，對化於丑○；少陽正司於寅○，對化於申。陽明正司於酉，對化於卯。太陽正司於戌，對化於辰。正司化令之實，對司化令之虛。對化勝而有復，正化勝而不復。復。謂此先有勝，後必有復。勝。後必復，復必未然。

岐伯曰：悉乎哉問也！厥陰之復，少腹堅滿，裏急暴痛，偃木飛沙，倮蟲不榮，厥心痛，汗發嘔吐，飲食不入，入而復出，筋骨掉眩，清厥，甚則入脾，食痺而吐。裏，腹脅之內也。吐出心中。

風之大也，風飛高木發，故土不榮。氣厥，謂氣衝胸膈而心。此胃脘逆氣而上攻心痛，此痛甚則汗發。謂胸中不也。蘭發手足內逆。食痺，謂食已心下痛，陰陰然不可名也，不可忍也，吐出乃止。此為胃氣逆而不下流也。食飲不入，入而後故令亦止也。

衝陽絕，死不治。衝陽，胃脈氣也。

少陰之復，燠熱內作，煩躁鼽嚏，少腹絞痛，火見燔焫，嗌燥，分注時止，氣動於左，上行於右，欬，皮膚痛，暴瘖，心痛，鬱冒不知人，迺洒淅惡寒，振慄譫妄，寒已而熱，渴而欲飲，少氣骨痿，隔腸不便，外為浮腫，噦噫，赤氣後化，流水不冰，熱氣大行，介蟲不復，病疿胗瘡瘍，癰疽痤痔，甚則入肺，欬而鼻淵。火熱之氣，自小腸從臍下之左，入大腸，上行至左脅，甚則上行於右，而入肺，故動於左，上行於右，皮膚痛也。分注，謂大小俱下也。骨痿，言骨弱無力也。隔腸，謂腸如隔絕而不便寫也。噫，燥熱也。

則然陽明先勝故赤氣後化流水不冰少陰之本同於地也氣入之速應則冬時不凝若高山窮谷已冰平高之處水亦當冰平下川流則如經矣火氣內蒸金氣外拒陽熱內鬱故為疿胗瘡瘍胗甚亦為瘡也熱少則外生疿胗熱多則內結癰痤小腸有熱則中外為痔其復熱之變皆病於身後及外側也瘡瘍疿胗生於上痤癰痔生於下反其處者皆為逆也

天府絕，死不治。天府肺脈氣也。○新校正云按上文少陰司天熱淫所勝尺澤絕死不治少陽司天火淫所勝天府絕死不治此云少陰之復天府絕死不治下文少陽之復尺澤絕死不治文如相反者蓋尺澤天府俱手太陰脈之所發動故此互文也。

大陰之復，濕變乃舉，體重中滿，食飲不化，陰氣上厥，胸中不便，飲發於中，欬喘有聲。大雨時行，鱗見於陸。頭頂痛重，而掉瘛尤甚，嘔而密默，唾吐清液，甚則入腎，竅寫無度。濕氣內逆寒氣不行太陽上流故為是病頭頂痛重則腦中掉瘛尤甚陽胃寒濕熱无行熏為胸府故胸中不便食飲不化嘔而密默欲靜定也寒中氣故唾吐冷水也寒氣易位上入肺喉則息道不利故欬喘而喉中有聲也水居平澤則魚遊於市頭頂因痛女人亦兼痛於肩間也○新校正云按上文大陰在泉頭痛項似拔又大陰司天云頭項痛頂疑當作項

大谿絕，死不治。大谿腎脈氣也。

少陽之復，大熱將至，枯燥燔爇，介蟲乃耗，驚瘛欬衄，心熱煩躁，便數憎風，厥氣上行，面如

浮埃目迺瞤瘛火氣內發上爲口糜嘔逆血溢血泄發而爲瘧。惡寒鼓慄。寒極反熱。嗌絡焦槁渴引水漿色變黃赤少氣脉萎化而爲水傳爲胕腫甚則入肺欬而血泄少火氣專暴枯燥草木燔焫自生故鱗蟲耗也火內熾故驚瘛欬衄心熱煩燥便數憎風也火炎於上則庶物失色故如塵埃浮於面而目瞤動也火爍於內則口舌糜爛嘔逆及爲血溢血泄風火相薄則爲溫瘧氣蒸熱化則爲水病傳爲胕腫胕腫謂皮肉俱腫按之陷下泥而不起也如是之證皆火氣所生也尺澤絕死不治尺澤肺脉氣也陽明之復清氣大舉。森木蒼乾毛蟲迺厲病生胠脇氣歸於左善大息甚則心痛否滿腹脹而泄嘔苦欬噦煩心病在鬲中頭痛甚則入肝驚駭筋攣。金氣大舉木不勝之故蒼青之葉不及黃而乾燥也厥謂氣上逆也清甚於內熱鬱於外故也大衝絕死不治大衝肝脉氣也大陽之復厥氣上行。水凝雨冰羽蟲迺死心胃生寒胷中不利心痛否滿頭痛善悲時眩仆食減腰脽反痛屈伸不便地裂冰堅陽光不治少腹控睪引腰脊上衝心唾出清水及爲噦噫甚則入心善忘善悲。[illegible]

雹死亦其宜寒化於地其上復土故地体分裂水積冰堅久而不釋是陽光之氣不治寒疑之物也太陽之復與不相持上濕下寒火無所往心氣內鬱熱由是生火熱內爍故生斯病○新校正云詳注云與不相持不字疑作土神門絕死不治○神門真心脈氣帝曰善治之奈何復氣倍勝故先問以治之岐伯曰厥陰之復治以酸寒佐以甘辛以酸寫之以甘緩之不大緩之夏猶不已復重於勝故治以辛寒也○新校正云按別本治以酸寒作治以辛寒也少陰之復治以鹹寒佐以苦辛以甘寫之以酸收之以苦發之以鹹耎之不大發汗以寒攻之持至仲秋熱內伏結而為心熱也氣少力而不能起矣熱伏不散歸於骨也太陰之復治以苦熱佐以酸辛以苦寫之燥之泄之不燥泄之久而為身腫腹滿関節不利腨及伏兔怫滿內作膝腰脛內側胕腫病少陽之復治以鹹冷佐以苦辛以鹹耎之以酸收之辛苦發之發不遠熱○無犯溫涼○少陰同法不發汗以奪盛陽○則熱內淫於四支○而為解㑊○不可名也○謂熱不甚○謂寒不甚○謂強不甚○謂弱不甚○不可以名言○故謂之解㑊○粗醫呼為鬼氣惡病也○久久不已則骨熱髓涸齒乾乃為骨熱病也○發汗奪陽○故无留熱○故發汗者雖熱生病夏月○及差亦用熱藥以發之○當春秋時縱火熱盛亦不得以熱藥發汗○汗不發而藥熱內甚○動病為瘧○逆犯神灵○故曰無犯溫涼○少陰氣熱○為療則同○故

云与少陰同法也。數奪其汗。則津液竭涸。故以酸收以鹹潤也。新校正云按六元正紀大論云發表不遠熱

陽明之復。治以辛溫。佐以苦甘。以苦泄之。以苦下之。以酸補之。

泄謂滲泄汗及小便湯浴皆是也。秋分前後則亦發之。春有勝則依勝法。或不已亦湯漬和其中外也。怒復之後其氣皆虛。故補之以安全其氣。餘復治同。

太陽之復。治以鹹熱。佐以甘辛。以苦堅之。

不堅則寒氣内變。止而復發。發而復止。綿歷年歲。生大寒疾。

治諸勝復。寒者熱之。熱者寒之。溫者清之。清者溫之。散者收之。抑者散之。燥者潤之。急者緩之。堅者耎之。脆者堅之。衰者補之。強者寫之。各安其氣。必清必靜。則病氣衰去。歸其所宗。此治之大體也。

太陽氣寒。少陰少陽氣熱。厥陰氣溫。陽明氣清。太陰氣濕。有勝復則各倍其氣以調之。故可使平也。宗屬也。調不失理。則餘之氣自歸其所屬。少之氣自安其所居。勝復衰已。則各補養而平定之。必清必靜。无妄撓之。則六氣循環。五神安泰。若運氣之寒熱。治之平之。亦各歸司天池氣也。

帝曰。善。氣之上下。何謂也。岐伯曰。身半[illegible]上。其氣三矣。天之分也。天氣主之。身半以下。其氣三矣。地之分也。地氣主之。以名命氣。以氣命處。而言其病。半所謂天樞也。

身之半正謂脊

也或以腰為身半是以居中為義過天中也中□□之人□
□□候當伸臂指天舒足指地以繩量之中正當齊也故
□半所謂天樞也。天樞正當齊兩傍同身寸之二寸也。其
三氣者，假如少陰司天，則上有熱，中有大陽兼之，三也。六氣□□
然司天者其氣三，司地者其氣三，故身半以上三氣，身半以
下三氣也。以名言其氣，以氣言其處，以氣處寒熱而言其病
謂形證也。假如足厥陰氣居足及股脛之內側，上行於少腹
循脇。足陽明氣在足之上，脛之外，股之前，上行腹，齊之傍，循
膺乳上面。足大陽氣起於目，上循頭，絡腦，下項背，過腰，橫過髀
樞股後，下行入膕，貫腨，出外踝之後，足小指外側。足大陰氣
循足及踝脛之內側，上行腹脇之前，足少陰同之。足少陽氣
循脛外側，上行腹脇之側，循頸頰耳，至目銳眥，在首之側。此足
六氣之部主也。手厥陰、少陰、大陰氣從心胸橫出，循臂內側
至中指、小指、大指之端。手陽明、少陽、大陽氣並起手表，循臂
外側，上肩及甲，上頭。此手六氣之部主也。欲以知病診，當隨氣
所在以言之。當陰之分，冷病歸之；當陽之分，熱病歸之。故勝
復之作，先言病生寒熱者，必依此物理也。新校正云：按六
微旨大論云：天樞之上，天氣主之；天樞之下，地氣主之；氣交
之分，人氣從之。故上勝而下俱病者，以地名之；下勝而上俱病者，以
天名之。彼氣既勝，此未能復，抑鬱不暢，而無所行，進則困於
讎嫌，退則窮於窘塞，故上勝至則下與俱病，下勝至
則上與俱病。上勝下病，地氣鬱也，故從地鬱以名地病；下勝
上病，天氣塞也，故從天塞以名天病。夫以天名者，方順天氣
為制，逆地氣而攻之；以地名者，方從天氣為制則可。假如陽
明司天，少陰在泉，上勝而下俱病者，是拂於下而生也。天氣

上勝天一可逆之故順天之氣方同清也少陰等司天上下勝同法○新校正云按六元正紀大論云上勝則天氣降而下下勝則地氣遷而上此之謂也所謂勝至報氣屈伏而未發也復至則不以天地異名皆如復氣為法也勝至未復而病生以天地異名為式復氣已發則所生無問上勝下勝悉皆依復氣為病寒熱之主也帝曰勝復之動時有常乎氣有必乎岐伯曰時有常位而氣無必也謂位有常而發動有无不必定之也帝曰願聞其道也岐伯曰初氣終三氣天氣主之勝之常也四氣盡終氣地氣主之復之常也有勝則復無勝則否帝曰善復已而勝何如岐伯曰勝至則復無常數也衰乃止耳勝微則復微故復已而又勝甚則復甚故復已則少有再勝者也假有勝者亦隨微甚而復之尔然勝復之道雖无常數至其衰謝則勝復皆自止也復已而勝不復則害此傷生也有勝无復是復氣已衰衰不能復是天真之氣已傷敗甚而生意盡帝曰復而反病何也岐伯曰居非其位不相得也大復其勝則主勝之故反病也捨己宮觀適於他邦己力已衰主不相得怨隨其後唯便是求故力極而復主反襲之反自病者也所謂火燥熱也少陽火也陽明燥也少陰熱也少陰少陽在泉為火居水

[illegible]明司天，金居火位。金復其勝，則火主勝之。火復其勝，[illegible]主勝之。餘氣勝復，則无主勝之形氣也。故又曰所謂火燥熱也。帝曰：治之奈何？岐伯曰：夫氣之勝也，微者隨之，甚者制之。氣之復也，和者平之，暴者奪之，皆隨勝氣，安其屈伏，無問其數，以平為期，此其道也。隨謂隨之，安謂順勝氣以和之也。制謂制止，平謂平調，奪謂奪其勝氣也。治此者，不以數之多少，但以氣平和為準度爾。帝曰：善。客主之勝復奈何？客謂天之六氣，主謂五行之位也。氣有宜否，故各有勝復之者。岐伯曰：客主之氣，勝而無復也。客主自有多少，以其為勝與常勝殊。帝曰：其逆從何如？岐伯曰：主勝逆，客勝從，天之道也。客承天命，部統其方。主為之下，固宜祗奉天命，不順而勝，則天命不行，故為逆也。客勝於主，承天而行，理之道，故為順也。帝曰：其生病何如？岐伯曰：厥陰司天，客勝則耳鳴掉眩，甚則欬。主勝則胸脇痛，舌難以言。五巳五亥歲也。少陰司天，客勝則鼽嚏，頸項強，肩背瞀熱，頭痛少氣，發熱耳聾目瞑，甚則胕腫血溢，瘡瘍欬喘。主勝則心熱煩躁，甚則脇痛支滿。五子五午歲也。太陰司天，客勝則首面胕腫，呼吸氣喘。主勝則胷腹滿，食已而

瞀。五丑五未歲也。少陽司天。客勝則丹胗外發。及為丹熛瘡瘍嘔逆喉痺頭痛嗌腫耳聾血溢內為瘛瘲。主勝則胸滿欬仰息甚而有血手熱。五寅五申歲也。陽明司天。清復內餘則欬衄嗌塞心鬲中熱。欬不止而白血出者死。復謂復舊居也。白血謂欬出淺紅色血似肉似肺者。五卯五酉歲也。○新校正云詳此不言客勝主勝者以金居火位無客勝之理故不言也。太陽司天。客勝則胸中不利出清涕感寒則欬。主勝則喉嗌中鳴。五辰五戌歲也。厥陰在泉。客勝則大關節不利。內為痙強拘瘛。外為不便。主勝則筋骨繇併腰腹時痛。五寅五申歲也。大關節要會處也。少陰在泉。客勝則腰痛尻股膝髀腨䯒足病。瞀熱以酸胕腫不能久立溲便變。主勝則厥氣上行心痛發熱鬲中衆痺皆作發於胠脇魄汗不藏。四逆而起。五卯五酉歲也。太陰在泉。客勝則足痿下重便溲不時濕客下焦發而濡寫及為腫隱曲之疾。主勝則寒氣逆滿食飲不下。甚則為疝。五辰五戌歲也。隱曲之疾謂隱蔽委曲之處病也。少陽在泉。客勝則腰痛而反惡寒，甚則下白溺白；主勝則熱反上行而客於心，心痛發熱，格中而嘔。少陰同候。五巳五亥歲也。陽明在泉，客勝則清氣動下，少腹堅滿而數便寫；主勝則腰重腹痛，少腹生寒，下為鶩溏，則寒厥於腸，上衝胸中，甚則喘不能久立。五子五午歲也。鶩，鴨也。言如鴨之後也。太陽在泉，寒復內餘，則腰尻痛，屈伸不利，股脛足膝中痛。五丑五未歲也。新校正云：詳此不言客主勝者，蓋太陽以水居水位，故不言也。帝曰：善。治之柰何？岐伯曰：高者抑之，下者舉之，有餘者折之，不足者補之，佐以所利，和以所宜，必安其主客，適其寒溫，同者逆之，異者從之。高者抑之，制其勝也。下者舉之，濟其弱也。有餘者折之，屈其銳也。不足者補之，全其氣也。雖制勝扶弱，而客主須安，一氣失所，則矛楯更作，榛棘互興，各伺其便，不相得志，內淫外并，而危敗之由作矣。同，謂寒熱溫清氣相比和者。異，謂水火金木土不比和者。氣相得者，則逆所勝之氣以治之；不相得者，則順所不勝氣以治之。治火勝負，欲益者以其味，欲寫者亦以其味。勝與不勝，皆折其氣也。何者？以其性躁動也。治熱亦然。帝曰：治寒以熱，治熱以寒，氣相得者逆之，不相得者從之，余已知之矣。其於正味

何如。岐伯曰。木位之主。其寫以酸。其補以辛。木之位春分前六十一日初之氣
也。火位之主。其寫以甘。其補以鹹。君火之位春分之後六十一日二之氣也。相火之位
夏至前後各三十日三之氣也。二火之氣則殊。然其氣用則一矣。土位之主。其寫以苦。其補
以甘。土之位秋分前六十一日四之氣也。金位之主。其寫以辛。其補以酸。金之位秋
分後六十一日五之氣也。水位之主。其寫以鹹。其補以苦。水之位冬至前後各三十日終
之氣也。厥陰之客。以辛補之。以酸寫之。以甘緩之。少陰之客。以
鹹補之。以甘寫之。以鹹收之。新校正云。按藏氣法時論云。心苦緩。急食酸以收之。心欲耎。急
食鹹以耎之。此云以鹹收之者誤也。太陰之客。以甘補之。以苦寫之。以甘緩之。
少陽之客。以鹹補之。以甘寫之。以鹹耎之。陽明之客。以酸補
之。以辛寫之。以苦泄之。太陽之客。以苦補之。以鹹寫之。以苦
堅之。以辛潤之。開發腠理。致津液。通氣也。客之部主各六十日。居無常所。隨
歲遷移。客勝則寫客而補主。主勝則寫主而補客。應隨當緩當急。以治之。帝曰。善。願聞陰陽之三
也。何謂。岐伯曰。氣有多少。異用也。太陰為正陰。太陽為正陽。次少者為少陰。次少者為

以明。又以為陽明，又以為厥陰，厥陰為盡。義具靈樞繫日月論中。新校正云：詳天元紀大論云：何謂氣有多少？鬼臾區曰：陰陽之氣各有多少，故曰三陰三陽也。帝曰：陽明何謂也？岐伯曰：兩陽合明也。靈樞繫日月論曰：辰者三月，主左足之陽明；巳者四月，主右足之陽明。兩陽合於前，故曰陽明也。帝曰：厥陰何也？岐伯曰：兩陰交盡也。靈樞繫日月論曰：戌者九月，主右足之厥陰；亥者十月，主左足之厥陰。兩陰交盡，故曰厥陰也。帝曰：氣有多少，病有盛衰，新校正云：按天元紀大論云：形有盛衰。治有緩急，方有大小，願聞其約奈何？岐伯曰：氣有高下，病有遠近，證有中外，治有輕重，適其至所為故也。藏位有高下，府氣有遠近，病證有表裏，藥用有輕重，調其多少，和其緊慢，令藥氣至病所為故，勿太過與不及也。大要曰：君一臣二，奇之制也；君二臣四，偶之制也；君二臣三，奇之制也；君二臣六，偶之制也。奇，謂古之單方；偶，謂古之複方也。單複一制，皆有小大。故奇方云君一臣二、君二臣三；偶方云君二臣四、君二臣六也。病有小大，氣有遠近，治有輕重，所宜故云制也。故曰：近者奇之，遠者偶之；汗者不以奇，下者不以偶；補上治上制以緩，補下治下制以急；急則氣味厚，緩則氣味薄，適其至所，此之謂也。汗藥不以偶方氣不可以外發泄。下氣不以奇制，藥毒攻而致過。治上補上方迅急，則上不住而迫下；治下補下方緩慢，則滋道路而力又微。制急方而氣味薄，則力與緩等；制緩方而氣味厚，則勢與急同。如是為緩不能緩，急不能急，厚而不厚，薄而不薄，則大小非制，輕重无度，則虛實寒熱，藏府紛撓，无由致理，豈神靈而可望安哉。

病所遠而中道氣味之者，食而過之，無越其制度也。假如病在腎而心之氣味飼而令足，仍急過之，不飼以氣味，腎藥凌心，心復益衰。餘上下遠近例同。

是故平氣之道，近而奇偶，制小其服也。遠而奇偶，制大其服也。大則數少，小則數多。多則九之，少則二之。湯丸多少，凡如此也。近遠謂府藏之位也。心肺為近，肝腎為遠，脾胃居中。三陽胞脂膽，亦有遠近。身三分之，上為近，下為遠也。或識見高遠，權以合宜，方奇而分兩偶，方偶而分兩奇。如是者，近而偶制，多數服之；遠而奇制，少數服之。則肺服九，心服七，脾服五，肝服三，腎服二，為常制矣。故曰小則數多，大則數少。新校正云：詳注云三陽胞脂膽，一本作二陽胞脂膽。再詳二陽无義，二陽亦未為得。腸有大小，并脂陽為三。今一云二云胞脂，則不得云二陽，二當作一。脂，之加切。

奇之不去則偶之，是謂重方。偶之不去則反佐以取之，所謂寒熱溫涼反從其病也。方與其重也寧輕，與其毒也寧善，與其大也寧小。是以奇方不去，偶方主之；偶方病在，則反其一佐以同病之氣而取之也。夫熱與寒背，寒與熱違。微小之熱為寒所折，微小之冷為熱所消。甚大寒熱則必能與之達性者爭雄。能與之異氣者相格。聲不同不相應。氣不同不相合。如是則目擊而不敢攻之。攻之則病氣與藥氣抗禦。而自為寒熱。以開閉固守矣。是以聖人反其佐以同其氣。令聲氣應合。復令其熱參合。使其終異始同。燥潤而敗。堅剛強必折。柔脆自消爾。脆須歲切

帝曰。善。病生於本。余知之矣。生於標者。治之奈何。岐伯曰。病反其本。得標之病。治反其本。得標之方。言少陰太陽之二氣餘四氣標本同

帝曰。善。六氣之勝。何以候之。岐伯曰。乘其至也。清氣大來。燥之勝也。風木受邪。肝病生焉。流於膽熱氣大來。火之勝也。金燥受邪。肺病生焉。流於迴腸大腸。新校正云四字注云迴腸大腸按甲乙經迴腸即大腸也寒氣大來。水之勝也。火熱受邪。心病生焉。流於三焦小腸濕氣大來。土之勝也。寒水受邪。腎病生焉。流於膀胱風氣大來。木之勝也。土濕受邪。脾病生焉。流於胃所謂感邪而生病也。外有其氣而內惡之。中外不喜。因而遂病。是謂感也乘年之虛。則邪甚也。年木不足。外有清邪。年火不足。外有寒邪。年土不足。外有風邪。年金不足。外有熱邪。年水不足。外有濕邪。是年之虛也。歲氣不足。外邪湊甚也失時之和。亦邪甚也。六氣臨統。與位氣相剋。感之而病。亦謂所不勝。而與內藏相惡。邪復甚也遇月之空。

亦邪甚也。謂上弦前下弦後月輪中空也。重感於邪，則病危矣。年已不足邪氣大至是一感也年已不足天氣克之此時感邪是重感也内氣召邪天氣不祐病不危可乎。有勝之氣，其必來復也。天地之氣不能相無故有勝之氣其必來復也。帝曰：其脈至何如？岐伯曰：厥陰之至其脈弦，耎虛而滑端直以長是謂弦實而強則病不實而微亦病不端直長亦病不當其位亦病位不能弦亦病。少陰之至其脈鉤，來盛去衰如偃帶鉤是謂鉤來不盛去反盛則病來盛去盛亦病來不盛去不盛亦病不當其位亦病位不能鉤亦病。大陰之至其脈沈，沈下也按之乃得下諸位脈也沈甚則病不沈亦病不當其位亦病位不能沈亦病。少陽之至大而浮，浮高也大謂稍大諸位脈也大浮甚則病浮而不大亦病大而不浮亦病不大不浮亦病不當其位亦病位不能大浮亦病。陽明之至短而濇，往來不利是謂濇也往來不遠是謂短也短甚則病濇甚則病不短不濇亦病不當其位亦病位不能短濇亦病。大陽之至大而長，往來遠是謂長大甚則病長甚則病長而不大亦病大而不長亦病不當其位亦病位不能長大亦病。至而和則平，不大甚則為平調不弱不強是為和也。至而甚則病，弦似張弓弦滑如連珠沈而附骨浮高於皮濇而止住短如麻黍大如帽簪長如引繩皆謂至而太甚也。至而反者病，應弦反濇應大反細應沈反浮應浮反沈應短濇反長滑應耎虛反強實應細反大是皆為氣反常平之候

[illegible]至而不至者病。[illegible]未至而至者病。[illegible]陰陽易者危。不應天常，氣見交錯，失其恒位，更易見之，陰位見陽脈，陽位見陰脈，是易位而見也。二氣錯亂，故氣危。新校正云：按六微旨大論云：帝曰：其有至而至，有至而不至，有至而大過，何也？岐伯曰：至而至者和，至而不至來氣不及也，未至而至來氣有餘也。帝曰：至而不至，未至而至何如？岐伯曰：應則順，否則逆，逆則變生，變生則病。帝曰：請言其應。岐伯曰：物生其應也，氣脈其應也。此脈應也。

帝曰：六氣標本，所從不同，奈何？岐伯曰：氣有從本者，有從標本者，有不從標本者也。帝曰：願卒聞之。岐伯曰：少陽太陰從本，少陰太陽從本從標，陽明厥陰不從標本，從乎中也。少陽之本火，太陰之本濕，本末同，故從本也。少陰之本熱，其標陰；太陽之本寒，其標陽，本末異，故從本從標。陽明之中太陰，厥陰之中少陽，本末與中不同，故不從標本，從乎中也。從本從標從中，皆以其為化主之用也。故從本者化生於本，從標本者有標本之化，從中者以中氣為化也。化謂氣化之元主也。有病以元主氣用寒熱治之。新校正云：按六微旨大論云：少陽之上，火氣治之，中見厥陰；陽明之上，燥氣治之，中見太陰；太陽之上，寒氣治之，中見少陰；厥陰之上，風氣治之，中見少陽；少陰之上。熱氣治之。中見大陽。大陰之上。濕氣治之。中見陽明。所謂本也。本之下。中之見也。見之下。氣之標也。本標不同。氣應異象。此之謂也。帝曰。脉從而病反者。其診何如。岐伯曰。脉至而從。按之不鼓。諸陽皆然。言病熱而脉數。按之不動。乃寒盛格陽而致之。非熱也。帝曰。諸陰之反。其脉何如。岐伯曰。脉至而從。按之鼓甚而盛也。形證是寒。按之而脉氣鼓擊於手下盛者。此為熱盛拒陰而生病。非寒也。是故百病之起。有生於本者。有生於標者。有生於中氣者。有取本而得者。有取標而得者。有取中氣而得者。有取標本而得者。有逆取而得者。有從取而得者。反佐取之。是為逆取。奇偶取之。是為從取。寒病治以寒。熱病治以熱。是為逆取。從。順也。逆正順也。若順逆也。寒盛格陽。治熱以熱。熱盛拒陰。治寒以寒。外雖用逆。中乃順也。此逆乃正順也。若寒格陽而治以寒。熱拒寒而治以熱。外則順。中氣乃逆。故方若順。是逆也。故曰。知標與本。用之不殆。明知逆順。正行無間。此之謂也。不知是者。不足以言診。足以亂經。故大要曰。粗工嘻嘻。以為可知。言熱未已。寒病復始。同氣異形。迷診亂經。此之謂也。嘻嘻。悅也。言心意怡悅。以為知道終盡也。六氣之用之與工得其半也厥陰之化粗以為寒其乃是溫太陽之化粗以為熱其乃是寒由此差互用失其道故其學問識用不達工之道半矣夫太陽少陰各有寒化熱化然量其標本應用則正反矣何以言之太陽本為寒標為熱少陰本為熱標為寒方之用亦如是也厥陰陽明中氣亦爾厥陰之中氣為熱陽明之中氣為濕此二氣亦反其類太陽少陰也然太陽與少陰有標本用與諸氣不同故曰同氣異形也夫一經之標本寒熱既殊言本當究其標論標合尋其本言氣不窮其標本論病未辨其陰陽雖同一氣而主且阻寒溫之候故心迷正理治益亂經呼曰粗工允膺其稱爾

夫標本之道要而博小而大可以言一而知百病之害言標與本易而勿損察本與標氣可令調明知勝復為萬民式天之道畢矣

天地變化尚可盡知況一人之診而云冥昧得經之要持法之宗為天下師尚卑其道乃民之式豈曰大哉新校正云詳標本病傳論云有其在標而求之於標有其在本而求之於本有其在本而求之於標有其在標而求之於本故治有取標而得者有取本而得者有逆取而得者有從取而得者故知逆與從正行無問知標本者萬舉萬當不知標本是為妄行夫陰陽逆從標本之為道也小而大言一而知百病之害少而多淺而博可以言一而知百也以淺而知深察近而知遠言標與本易而勿及治反為逆治得為從先病而後逆者治其本先逆而後病者治其本先寒而後生病者治其本先熱而後生病者治其本先熱而後生中滿者治其標先病而後泄者治其本先泄而後生他病者治其本必且調之乃

治其能反。先病而後生中滿者治其標。先中滿而後煩心者治其本。人有客氣有同氣。小大不利治其標。小大利治其本。病發而有餘。本而標之。先治其本後治其標。病發而不足。標而本之。先治其標後治其本。謹察間甚。以意調之。間者并行。甚者獨行。先小大不利而後生病者治其本。此經論標本不尤詳。帝曰：勝復之變，早晏何如？岐伯曰：夫所勝者，勝至已病，病已慍慍，而復已萌也。復心之慍不遂而有……天所復者，勝盡而起，得位而甚，勝有微甚，復有少多，勝和而和，勝虛而虛，天之常也。帝曰：勝復之作，動不當位，或後時而至，其故何也？言陽盛於夏，陰盛於冬，清盛於秋，溫盛於春，天之常候。然其勝復氣用四序不同，其何由哉。岐伯曰：夫氣之生與其化，衰盛異也。寒暑溫涼，盛衰之用，其在四維。故陽之動，始於溫，盛於暑；陰之動，始於清，盛於寒。春夏秋冬，各差其分。言春夏秋冬四正之氣，在於四維之分也。即事驗之，春之溫正在辰巳之月，夏之暑正在午未之月，秋之涼正在戌亥之月，冬之寒正在丑寅之月。春始於仲春，夏始於仲夏，秋始於仲秋，冬始於仲冬。故丑之月陰結層冰於厚地，未之月陽焰電掣於天垂，戌之月霜清肅殺而庶物堅，辰之月風扇和舒而陳柯榮秀。此則氣差其分，昭然而不可蔽也。然陰陽之氣，生發收藏，與常法相會。徵其氣化及在人之應，則四時每差其日數，與常法相違。從差法乃正由之也[illegible]故大要曰：彼春之暖，為夏之暑；彼秋之忿，為冬之怒。[illegible]謹按四維，斥候皆歸，其終可見，其始可知，此之謂也。言陰之壯也。陽之少為暖，其壯也為暑；陰之少為忿，其壯也為怒。此悉謂少壯之異氣，證用之盛衰，但立盛衰於四維之位，則陰陽終始應用皆可知矣。帝曰：差有數乎？岐伯曰：又凡三十度也。度，日也。○新校正云：按《六元正紀大論》云：差有數乎？曰：後皆三十度而有奇也。此云三十度也者，此文為略。帝曰：其脉應皆何如？岐伯曰：差同正法，待時而去也。脉亦差以隨氣應也。待差日足，應王氣至而乃去也。脉要曰：春不沉，夏不弦，冬不濇，秋不數，是謂四塞。天地四時之氣，閉塞而無所運行也。沉甚曰病，弦甚曰病，濇甚曰病，數甚曰病。但應天和氣，是則為平，形見太甚，則為力致，以力而致，安能久乎，故甚皆病。參見曰病，復見曰病，未去而去曰病，去而不去曰病。參謂參和諸氣來見。復見謂再見已衰已死之氣也。去謂王已而去者也。日行之度未出於差，是為天氣未出；日度過差，是為天氣已去，而脉尚在，既非得時應，故曰病。反者死。夏見沉，秋見數，冬見緩，春見濇，是謂反也。犯違天命，其能久乎？○新校正云：詳上文秋不數是謂四塞，此注云秋見數是謂反，蓋以脉差只在仲月，差之度盡而數不去，謂秋仲季月而脉尚數，則為反也。故曰：氣之相守司也，

如權衡之不得相失也權衡秤也天地之氣寒暑相對溫清相望如持秤也高者否下者否兩者
齊等無相奪倫則清靜而生化各得其分也夫陰陽之氣清靜則生化治動則苛
疾起此之謂也動謂變動常平之候而為災眚也苛重也新校正云按六微旨大論云成敗倚伏生乎
動動而不已則變作矣帝曰幽明何如岐伯曰兩陰交盡故曰幽兩陽
合明故曰明幽明之配寒暑之異也兩陰交盡於戌亥兩陽合明於辰巳靈樞繫日
月論云亥十月左足之厥陰戌九月右足之厥陰此兩陰交盡故曰厥陰辰三月左足之陽明巳四月右足之陽明此兩
陽合於前故曰陽明然陰交則幽陽合則明幽明之象當由是也寒暑位西南東北幽明位西北東南幽明之配寒暑之
位誠斯異也新校正云按大始天元冊文云幽明既位寒暑弛張帝曰分至何如岐伯曰氣
至之謂至氣分之謂分至則氣同分則氣異所謂天地之正
紀也因幽明之間而形斯義也言冬夏二至是天地氣主歲至其所在也春秋二分是間氣初二四五四氣各分其
政於主歲左右也故曰至則氣同分則氣異也所言二至二分之氣配者此所謂是天地氣之正紀也帝曰夫
子言春秋氣始于前冬夏氣始于後余已知之矣然六氣往
復主歲不常也其補寫奈何以分至明六氣分位則初氣四氣始於立春立秋前各一十五

□爲紀法。二氣六氣始於立春立夏立秋立冬之後各一十五日爲紀法。言是四氣前後之紀。則二二氣六氣之中。正當二至日也。故曰春秋氣始于前。冬夏氣始于後也。然以三百六十五日易一氣。一歲已往。氣則改新。新氣既來。舊氣復去。所宜之味。天地不同。補寫之方。應知先後。故復以問之也。岐伯曰。上下所主。隨其攸利。正其味。則其要也。左右同法。大要曰。少陽之主。先甘後鹹。陽明之主。先辛後酸。太陽之主。先鹹後苦。厥陰之主。先酸後辛。少陰之主。先甘後鹹。太陰之主。先苦後甘。佐以所利。資以所生。是謂得氣。主謂主歲。間謂間氣。得謂得其性用也。得其性用。則舒卷由人。不得其性用。則動生乖忤。豈祗畏邪之可畏歟。嗟過足以伐天真之妙氣也。然補寫之法。是先後之味。皆謂有病先寫之而後補之也。帝曰。善。夫百病之生也。皆生於風寒暑濕燥火。以之化之變也。風寒暑濕燥火。天之六氣也。靜而順者爲化。動而變者爲變。故曰之化之變也。經言盛者寫之。虛者補之。余錫以方士。而方士用之。尚未能十全。余欲令要道必行。桴鼓相應。由拔刺雪汙。工巧神聖。可得聞乎。鍼曰工巧。藥曰神聖。○新校正云。按難經云。望而知之謂之神。聞而知之謂之聖。問而知之謂之工。切脉而知之謂之巧。以外知之曰聖。以內知之曰神。岐伯曰。審察病機。無失氣宜。

諸 誰 訛爲

此之謂也。得其機要，則動小而功大，用淺而功深也。帝曰：願聞病機何如？岐伯曰：諸風掉眩，皆屬於肝。風性動，木氣同之。諸寒收引，皆屬於腎。收謂斂也，引謂急也。寒物收縮，水氣同也。諸氣膹鬱，皆屬於肺。高秋氣凉，霧氣煙集，凉至則氣熱，復甚則氣殫，徵其物象，屬可知也。膹謂膹滿，鬱謂奔迫也。氣之爲用，金氣同之。諸濕腫滿，皆屬於脾。土薄則水淺，土厚則水深，土平則乾，土高則濕，濕氣之有，土氣同之。諸熱瞀瘛，皆屬於火。火象徵。諸痛痒瘡，皆屬於心。心寂則痛微，心躁則痛甚，百端之起，皆自心生，痛痒瘡瘍，生於心也。諸厥固泄，皆屬於下。下謂下焦肝腎氣也。夫守司於下，腎之氣也；門戶束要，肝之氣也。故厥固泄，皆屬下也。厥謂氣逆，固謂禁固。諸有氣逆上行，及固不禁，出入無度，燥濕不恒，皆由下焦之主守也。諸痿喘嘔，皆屬於上。上謂上焦心肺氣也。炎熱薄爍，心之氣也；承熱分化，肺之氣也。熱鬱化上，故病屬上焦。新校正云：詳痿之爲病，似非上病，王注不解所以屬上之由，使後人疑議。今按《痿論》云：五藏使人痿者，因肺熱葉焦，發爲痿躄。故云屬於上也。痿又謂肺痿也。諸禁鼓慄，如喪神守，皆屬於火。熱之内作。諸痙項強，皆屬於濕。太陽傷濕。諸逆衝上，皆屬於火。炎上之性用也。諸脹腹大，皆屬於熱。熱鬱於内，肺脹所生。諸躁狂越，皆屬於火。熱盛於胃及四末也。諸暴強直，皆屬於風。陽内[illegible]

[illegible]諸病有聲。鼓之如鼓。皆屬於熱。謂有聲也。諸病胕腫疼酸驚駭。皆屬於火。諸氣多也。諸轉反戾。水液渾濁。皆屬於熱。反戾筋轉也。水液小便也。諸病水液。澄澈清冷。皆屬於寒。上下所出及吐出溺出也。諸嘔吐酸。暴注下迫。皆屬於熱。酸。酸水及味也。故大要曰。謹守病機。各司其屬。有者求之。無者求之。盛者責之。虛者責之。必先五勝。疏其血氣。令其調達。而致和平。此之謂也。深乎聖人之言。理宜然也。有無求之。虛盛責之。言悉由也。夫如大寒而甚。熱之不熱。是无火也。熱來復去。晝見夜伏。夜發晝止。時節而動。是无火也。當助其心。又如大熱而甚。寒之不寒。是无水也。熱動復止。倏忽往來。時動時止。是无水也。當助其腎。內格嘔逆。食不得入。是有火也。病嘔而吐。食入反出。是无火也。暴速注下。食不及化。是无水也。溏泄而久。止發无恒。是无水也。故心盛則生熱。腎盛則生寒。腎虛則寒動於中。心虛則熱收於內。又熱不得寒。是无火也。寒不得熱。是无水也。夫寒之不寒。責其无水。熱之不熱。責其无火。熱之不久。責心之虛。寒之不久。責腎之少。有者寫之。无者補之。虛者補之。盛者寫之。居其中間。疏者壅塞。令上下无礙。氣血通調。則寒熱自和。陰陽調達矣。是以方有治熱以寒。寒之而火食不入。攻寒以熱。熱之而昏躁以生。此則氣不疏通。壅而為是也。紀於水火。餘氣可知。故曰有者求之。无者求之。盛者責之。虛者責之。令氣通調。妙之道也。五勝。謂五行更勝也。先以五行寒

暑温宗濕酸鹹甘平苦熱勝為法也帝曰善五味陰陽之用何如岐伯曰辛甘發散為陽酸苦涌泄為陰鹹味涌泄為陰淡味滲泄為陽六者或收或散或緩或急或燥或潤或耎或堅以所利而行之調其氣使其平也涌吐也泄利也滲泄小便也言水液自迴腸泌別汁滲入膀胱之中胞氣化之而為溺以泄出也新校正云按藏氣法時論云辛散酸收甘緩苦堅鹹耎又云辛酸甘苦鹹各有所利或散或收或緩或急或堅或耎四時五藏病隨五味所宜也帝曰非調氣而得者治之奈何有毒無毒何先何後願聞其道夫病生之類其有四焉一者始因氣動而內有所成一者因氣動而外有所成二者不因氣動而病生於內四者不因氣動而病生於外夫因氣動而內成者謂積聚癥瘕瘤氣癭氣結核癲癇之類也外成者謂癰腫瘡瘍痂疥疽痔掉瘛浮腫目赤瘭胗胕腫痛痒之類也不因氣動而病生於內者謂留飲澼食饑飽勞損宿食霍亂悲恐喜怒想慕憂結之類也生於外者謂瘴氣賊魅虫蛇蠱毒蜚尸鬼擊衝薄墜墮風寒暑濕斫射刺割捶扑之類也如是四類有獨治內而愈者有兼治內而愈者有獨治外而愈者有兼治外而愈者有先治內後治外而愈者有先治外後治內而愈者有須齊毒而攻擊者有須無毒而調引者凡此之類方法所施或重或輕或緩或急或收或散或潤或燥或耎或堅方士之用見解不同各擅己心好丹非素故復問之岐伯曰有毒無毒所

治爲主，適大小爲制也。言但能破積愈疾，解急脫死，則爲良方。非必要言以先毒爲是，後毒爲非，無毒爲非，有毒爲是，必量病輕重大小制之也。帝曰：請言其制。岐伯曰：君一臣二，制之小也；君一臣三佐五，制之中也；君一臣三佐九，制之大也。寒者熱之，熱者寒之，微者逆之，甚者從之。夫病之微小者，猶人火也，遇草而焫，得木而燔，可以濕伏，可以水滅，故逆其性氣以折之攻之。病之大甚者，猶龍火也，得濕而焰，遇水而燔，不知其性以水濕折之，適足以光焰詣天，物窮方止矣；識其性者，反常之理，以火逐之，則燔灼自消，焰火撲滅。然逆之，謂以寒攻熱，以熱攻寒；從之，謂攻以寒熱，雖從其性，用不必皆同。是以下文曰：逆者正治，從者反治，從少從多，觀其事也。此之謂乎。○新校正云：按《神農》云：藥有君臣佐使，以相宣攝合和，宜用一君二臣三佐五使，又可一君三臣九佐使也。堅者削之，客者除之，勞者溫之，結者散之，留者攻之，燥者濡之，急者緩之，散者收之，損者益之，逸者行之，驚者平之，上之下之，摩之浴之，薄之劫之，開之發之，適事爲故。量病證候，適事用之。帝曰：何謂逆從？岐伯曰：逆者正治，從者反治，從少從多，觀其事也。言逆者正治也，從者反治也。逆病氣而正治，則以寒攻熱，以熱攻寒。雖從順病氣，乃反治法也。從少，謂一同而二異；從多，謂二同而一異。

也。言盡同者，是奇制也。

帝曰：反治何謂？岐伯曰：熱因寒用，寒因熱用，塞因塞用，通因通用。必伏其所主，而先其所因，其始則同，其終則異。可使破積，可使潰堅，可使氣和，可使必已。夫大寒內結，稸聚疝瘕，以熱攻除，寒格熱反縱，反縱之則痛發尤甚，攻之則熱不得前。方以蜜煎烏頭，佐之以熱，蜜多其藥，服已便消，是則張公從此，而以熱因寒用也。有火氣動，服冷已過，熱為寒格而身冷，嘔噦嗌乾，口苦惡熱，好寒，衆議攸同，咸呼為熱，冷治則甚，其如之何？逆其好則拒治，順其心則加病，若調寒熱逆，冷熱必行，則熱物冷服，下嗌之後，冷體既消，熱性便發，由是病氣隨愈，嘔噦皆除，情且不違，而致大益，醇酒冷飲則其類矣，是則熱因寒用也。所謂惡熱者，凡諸食餘氣主於注者。○新校正云：詳王字疑誤上見之已遲也。又病熱者，寒攻不入，惡其寒勝，熱乃消除，從其氣則熱增，寒攻之則不入，以豉豆諸冷藥酒漬或溫而服之，酒熱氣同，固無違忤，酒熱既盡，寒藥已行，從其服食，熱便隨散，此則寒因熱用也。或以諸冷物熱劑和之，服之食之，熱復圍解，是亦寒因熱用也。又熱食猪肉及粉葵乳，以椒薑橘熱齊和之，亦其類也。又熱在下焦，治亦然。假如下氣虛乏，中焦氣壅，胠脇滿甚，食已轉增，粗工之見，無能斷也。欲散滿則恐虛其下，補下則滿甚於中，散氣則下焦轉虛，補虛則中滿滋甚，醫病參議，言意皆同，不救其虛，且攻其滿，藥入則減，藥過依然，故中滿下虛，其病常在，乃不知疏啓其中，峻補於下，少服則資壅，多服則宣通，由是而療，中滿自除，下虛斯實，此則塞因塞用也。又大熱內結，注泄不止，熱宜大熱內結注泄不止熱宜寒療結復須除以寒下之結散利止則通因通用也大寒凝內久利溏泄愈而復發綿歷歲年以熱下之寒去利止則亦通因通用也。投寒以熱涼而行之投熱以寒溫而行之始同終異斯之謂也。諸如此等其徒寔繁略舉宗兆猶是反治之道斯其類也。○新校正云按五常政大論云治熱以寒溫而行之治寒以熱涼而行之亦熱因寒用寒因熱用之義也。帝曰：善。氣調而得者何如？岐伯曰：逆之從之，逆而從之，從而逆之，疏氣令調，則其道也。逆謂逆病氣以正治從謂從病氣而反療逆其氣以正治使其從順從其病以反取令彼和調故曰逆從也不疏其氣令道路開通則氣感寒熱而為變始生化多端也。帝曰：善。病之中外何如？岐伯曰：從內之外者，調其內；從外之內者，治其外；各絕其源。從內之外而盛於外者，先調其內而後治其外；從外之內而盛於內者，先治其外而後調其內；皆謂先除其根屬後削其枝條也。中外不相及，則治主病。中外不相及自各一病也。帝曰：善。火熱復，惡寒發熱，有如瘧狀，或一日發，或間數日發，其故何也？岐伯曰：勝復之氣，會遇之時，有多少也。陰氣多而陽氣少，則其發日遠；陽氣多而陰氣少，則其發日近。此勝復相薄，盛衰之節，瘧亦同法。陰陽齊等則一日之中寒熱相半陽多陰少則一日之發而但熱不寒陽少陰多則隔日發而先寒後熱雖復勝之氣若氣微則一發後六七日乃發時謂之愈而復發或頻三日發而六七日止或隔十日發而四五日止者皆由氣之多少會遇與不會遇也俗見不遠乃謂鬼神暴疾而又祈禱避匿病勢已過旋至其斃病者殞殁自謂其分致令寃魂塞於冥路夭死盈於曠野仁愛鑒兹能不傷楚習俗既久難卒釐革非復可改末如之何悲哉悲哉帝曰論言治寒以熱治熱以寒而方士不能廢繩墨而更其道也有病熱者寒之而熱有病寒者熱之而寒二者皆在新病復起柰何治謂治之而病不衰退反因藥寒熱而隨生寒熱病之新者也亦有止而復發者亦有藥在而除藥去而發者亦有全不息者方士若廢此繩墨則無更新之法欲依標格則病勢不除捨之則阻彼凡情治之則藥無能驗心迷意惑無由通悟不知其道何恃而為因藥病生新舊相對欲求其愈安可奈何岐伯曰諸寒之而熱者取之陰熱之而寒者取之陽所謂求其屬也言益火之源以消陰翳壯水之主以制陽光故曰求其屬也夫粗工褊淺學未精深以熱攻寒以寒療熱治熱未已而冷疾已生攻寒日深而熱病更起熱起而中寒尚在寒生而外熱不除欲攻寒則懼熱不前欲療熱則思寒又止進退交戰危亟已臻豈知藏府之源有寒熱溫涼之主哉取心者不必齊以熱取腎者不必齊以寒但益心之陽寒亦通行強腎之陰熱之猶可觀斯之故或治熱以熱治寒以寒

攻字衍

萬全孰知其意思方智極理盡辭窮嗚呼人之死者豈謂命不謂方士愚昧而殺之耶帝曰善服寒而反熱服熱而反寒其故何也岐伯曰治其王氣是以反也物體有寒熱氣性有陰陽觸王之氣則強其用也夫肝氣溫和心氣暑熱肺氣清涼腎氣寒冽脾氣兼并之故也春以清治肝而反溫夏以冷治心而反熱秋以溫治肺而反清冬以熱治腎而反寒蓋由補益王氣太甚也補王太甚則藏之寒熱氣自多矣帝曰不治王而然者何也岐伯曰悉乎哉問也不治五味屬也夫五味入胃各歸所喜攻酸先入肝苦先入心甘先入脾辛先入肺鹹先入腎新校正云按宣明五氣篇云五味所入酸入肝辛入肺苦入心鹹入腎甘入脾是謂五入久而增氣物化之常也氣增而久夭之由也夫入肝為溫入心為熱入肺為清入腎為寒入脾為至陰而四氣兼之皆為增其味而益其氣故各從本藏之氣用爾故久服黃連苦參而反熱者此其類也餘味皆然但人疎忽不能精候矣故曰久而增氣物化之常也氣增不已益歲年則藏氣偏勝氣有偏勝則有偏絕藏有偏絕則有暴夭者故曰氣增而久夭之由也是以正理觀化藥集商較服餌曰藥不具五味不備四氣而久服之雖且獲勝益久必致暴夭此之謂也絕粒服餌則不暴亡斯何由哉無五穀味資助故也復令食穀其亦夭焉帝曰善方制君臣何謂也岐伯曰主病之謂君佐君之謂臣應臣之謂使非

上下三品之謂也。上藥爲君。中藥爲臣。下藥爲佐使。所以異善惡之名位。服餌之道當從此爲法。治病
之道不必皆然。以主病者爲君。佐君者爲臣。應臣之用者爲使。皆所以贊成方用也。帝曰。三品何謂。岐
伯曰。所以明善惡之殊貫也。三品。上中下三品。此明藥善惡不同性用也。新校正云。按神
農云。上藥爲君。主養命以應天。中藥爲臣。養性以應人。下藥爲佐使。主治病以應地也。帝曰。善。病之中
外何如。前問病之中外。謂調氣之法。今此未盡。故復問之。此下對當次前求其屬也之下。應古文錯簡也。岐
伯曰。調氣之方。必別陰陽。定其中外。各守其鄉。內者內治。外
者外治。微者調之。其次平之。盛者奪之。汗之下之。寒熱溫涼。
衰之以屬。隨其攸利。病有中外。中外有表裏。在內者以內治法和之。在外者以外治法和之。其次大者
以平氣法平之。盛甚不已。則奪其氣。令其衰也。假如小寒之氣。溫以和之。大寒之氣。熱以取之。甚寒之氣。則下奪之。奪之不已。
則逆折之。折之不盡。則求其屬以衰之。小熱之氣。涼以和之。大熱之氣。寒以取之。甚熱之氣。則汗發之。發之不盡。則逆制之。制
之不盡。則求其屬以衰之。故曰汗之下之。寒熱溫涼。衰之以屬。隨其攸利所也。謹道如法。萬舉萬全。
氣血正平。長有天命。守道以行。舉無不中。故能驅役草石。召遣神靈。調御陰陽。蠲除衆疾。血氣保平。和之
假天真无耗竭之由。夫如是者。蓋以舒卷在心。去留從意。故精神內守。壽命靈長。帝曰。善。

新刊補註釋文黃帝內經素問卷之十二

●著至教論篇第七十五新校正云按全元起本在四時病類論之本末

黃帝坐明堂。召雷公而問之曰。子知醫之道乎。明堂布政之宮也八窗四闥上圓下方在國之南故稱明堂夫求民之瘼恤民之隱大聖之用心故召引雷公問拯濟生靈之道雷公對曰。誦而頗能解。解而未能別。別而未能明。明而未能彰。言所知解但得法守數而已猶未能深盡精微之妙用也○新校正云按楊上善云習道有五一誦二解三別四明五彰足以治群僚。不足至侯王。公不敢自高其道然則布衣與血食主療亦殊矣願得受樹天之度。四時陰陽合之。別星辰與日月光。以彰經術。後世益明。樹天之度言高遠不極四時陰陽合之言順氣序也別星辰與日月光言明大小異也○新校正云按大素別作列字上通神農著至教。疑於二皇。公欲其經法明著通於神農使後世見之疑是二皇並行之教○新校正云按全元起本及大素疑作擬帝曰。善。無失之。此皆陰陽表裏上下雌雄相輸應也。而道上知天文。下知地理。中知人事。可以長久。以教衆庶，亦不疑殆。醫道論篇，可傳後世，可以為寶。(以貽者故)雷公曰：請受道，諷誦用解。(諷誦亦諭也。諷諭者，所以比切近而令解也)帝曰：子不聞陰陽傳乎？曰：不知。曰：夫三陽天為業。(天為業，言三陽之氣在人身形所行居上也。陰陽傳，上古書名也者。新校正云：按大素天作大)上下無常，合而病至，偏害陰陽。(上下无常，言氣乘遞不定在上下也。合而病至，謂手足三陽氣相合而為病至也。陽并至則精氣微，故偏損害陰陽之用也)雷公曰：三陽莫當，請聞其解。(莫當，言氣并至而不可當)帝曰：三陽獨至者，是三陽并至，并至如風雨，上為巔疾，下為漏病。(并至謂手三陽足三陽氣并合而至也。足大陽脈起於目內眥，上額交巔上；其支別者，從巔至耳上角；其直行者，從巔入絡腦，還出別下項，從肩髆內，俠脊抵腰中，入循膂，絡腎屬膀胱。手大陽脈起於手，循臂上行，交肩上，入缺盆，絡心，循咽下鬲，抵胃，屬小腸。故上為巔疾，下為漏病也。漏血膿出。所謂并至如風雨者，言無常準也。故下文曰。新校正云：按楊上善云：漏病謂膀胱漏泄，大小便數，不禁守也)外無期，內無正，不中經紀，診無上下，以書別。(言三陽并至，上下无常，外无色氣可期，內无正經常尓，所至之時，皆不中經紀[illegible]綱紀，所病之證互文，復上下无常，以書記銓量，乃應分別為論)雷公曰：臣治疏愈，說意而已。(雷公言臣之所治，稀得痊愈，請言深意不能已[illegible]心乃止也)

言誦得識則疑心乃止帝曰三陽者至陽也。六陽并合故曰至盛之陽也積并則為驚。病起疾風。至如礔礰。九竅皆塞。陽氣滂溢。乾嗌喉塞。積謂重也言六陽重并洪盛莫當陽憒鬱惟盛是為滂溢无涯故九竅塞也并於陰。則上下無常。薄為腸澼。陰謂藏也然陽薄於藏為病亦上下无常定之診若在下為病便數赤白此謂三陽直心坐不得起卧者便身全三陽之病足太陽脈循肩下至腰故坐不得起卧便身全也所以然者起則陽盛鼓故常欲得卧卧則經氣均故身安全。新校正云按甲乙經便身全作身重且以知天下何以別陰陽應四時合之五行言知未備也雷公曰新校正云按自此至篇末全元起本別為一篇名方盛衰也陽言不別。陰言不理。請起受解。以為至道。帝未許為深知故重請也帝曰子若受傳不知合至道以惑師教語子至道之要不知其要流散无窮後世相習去聖久遠而學者各自是其法則惑亂於師氏之數百矣病傷五藏筋骨以消子言不明不別是世主學盡矣言病之深重尚不明別然輕微者亦何開愈令得遠知邪然猶是不知明之言主學教之道從斯盡矣腎且絕惋惋日暮從容不出人事不殷腎藏之陽知者也然腎脈且絕則心神內爍筋骨殷多也日暮謂暮晚也若以此之類諸藏氣但二

[illegible]者當由人事褒貶不復饒多所以作者是則昭不足稱[illegible]振救也○新校正云按太素作智且能惋二曰[illegible]烏貫切

○示從容論篇第七十六 新校正云按全元起本在第八卷名從容別白黑

黃帝燕坐召雷公而問之曰汝受術誦書者若能覽觀雜學及於比類通合道理為余言子所長五藏六府膽胃大小腸脾胞膀胱腦髓涕唾哭泣悲哀水所從行此皆人之所生治之過失 五藏別論黃帝問曰余聞方士或以腦髓為藏或以腸胃為藏或以為府敢問更相反皆自謂是不知其道願聞其說岐伯曰腦髓骨脈膽女子胞此六者地氣所生也皆藏於陰而象於地故藏而不寫名曰奇恒之府夫胃大腸小腸三焦膀胱此五者天氣之所生也其氣象天故寫而不藏此受五藏濁氣名曰傳化之府是以古之治病者以為過失也 子務明之可以十全即不能知為世所怨 不能知之動傷生者故人聞議論多有怨咎之心焉 雷公曰臣請誦脈經上下篇甚眾多矣別異比類猶未能以十全又安足以明之 言臣所請誦脈經兩篇眾多別異比類例猶未能以義而會見十全又安足以明至理乎安猶何也 帝曰子別試通五藏之過六府之所不知鍼石之敗毒藥所宜湯液滋味具言其狀悉言以對

請問不知過謂過失所謂不率常候而生病者也毒藥攻邪滋味充養試公之問知與不知○新校正云按太素別試作誠別雷公曰肝虛腎虛脾虛皆令人體重煩冤當投毒藥刺灸砭石湯液或已或不已願聞其解公以帝問候言五藏之過毒藥湯液滋味故問此病也帝曰公何年之長而問之少余真問以自謬也言問之不相應也以問不相應故言余真發問以自招謬誤之對也吾問子窈冥子言上下篇以對何也窈冥謂不可見者則形氣榮衛也○八正神明論岐伯對黃帝曰觀其冥冥者言形氣榮衛之不形於外而工獨知之○以日之寒溫○月之虛盛○四時氣之浮沈○參伍相合而調之○工常先見之○然而不形於外○故曰觀於冥冥焉帝戲曰吾問子窈冥之事○然肝虛腎虛脾虛則上下篇之言○帝戲曰子言上下篇以對何也夫脾虛浮似肺腎小浮似脾肝急沈散似腎。此皆工之所時亂也。然從容得之。脾虛脉浮候則似肺腎小浮上候則似脾肝急沈散候則似腎者何以然以三藏相近故脉象參差而相類也是以工惑亂之為治之過失矣○雖尔乎尤宜從容安緩審比類之而得三藏之形候矣何以取之脉浮而緩曰脾○浮而短曰肺○小浮而滑曰心○急緊而散曰肝○搏沈而滑曰腎○不能比類則疑亂彌甚○若夫三藏土木水參居。此童子之所知問之何也。脾合土肝合木腎合水三藏皆在鬲下居止相近也雷公曰於此有人頭痛筋攣骨重怯然少氣噦噫腹滿時驚不嗜臥此何藏之發也脉浮而弦切之石堅不知其解復問所以三藏者以知其比類也（脉有浮弦石堅故云問所以三藏者以知其比類也）帝曰夫從容之謂也（言比類也）夫年長則求之於府年少則求之於經年壯則求之於藏（年之長者甚於味年之少者勞於使年之壯者過於內過於內則耗傷精氣勞於使則經中風邪恣於味則傷於府故求之異也）今子所言皆失八風菀熱五藏消爍傳邪相受夫浮而弦者是腎不足也（脉浮為虛弦為肝氣以腎氣不足故脉浮弦也菀胡阮切）沉而石者是腎氣內著也（石之言堅也著謂腎氣內薄著而不行也）怯然少氣者是水道不行形氣消索也（腎氣不足故水道不行肺藏被衝故形氣消散索盡也）欬嗽煩寃者是腎氣之逆也（腎氣內著上歸於母也）一人之氣病在一藏也若言三藏俱行不在法也（經不然也）雷公曰於此有人四支解墮喘欬血泄而愚診之以為傷肺切脉浮大而緊愚不敢治粗工下砭石病愈多出血血止身輕此何物也帝曰子所能治知

亦眾多與此病失矣以為傷肺而不敢治是乃狂見法所失矣○方念切譬以鴻飛亦沖於天鴻飛沖天偶然而得豈其羽翮之所能哉粗工下砭石亦猶是矣夫聖人之治病循法守度援物比類化之冥冥循上及下何必守經經謂經脈非斷法也今夫脈浮大虛者。是脾氣之外絕去胃。外歸陽明也。足太陰絡支別者入絡腸胃是以脾氣外絕不至胃外歸陽明也夫二火不勝三水。是以脈亂而無常也。二火謂二陽藏。三水謂三陰藏。二陽藏者心肺也。以在鬲上。三陰藏者肝脾腎也。以在鬲下。然三陰之氣上勝二陽。陽不勝陰。故脈亂而無常也。四支解墯。此脾精之不行也。土主四支故四支解墯脾精不化故使之然喘欬者。是水氣并陽明也。腎氣逆入於胃故水氣并於陽明血泄者。脈急血無所行也。泄謂泄出也。然脈氣數急。血溢於中血不入經。故為血泄。以脈奔急而血溢。故曰血无所行也若夫以為傷肺者。由失以狂也。不引比類。是知不明也。言所識不明不能比類以為傷肺由失狂言耳夫傷肺者。脾氣不守。胃氣不清經氣不為使。真藏壞決。經脈傍絕。五藏漏泄。不衄則嘔。此二者不相類也。肺氣傷則脾外救故一云脾氣不守肺藏損則氣不行不行則胃滿故一云胃氣不清肺者主行營衛陰陽故脈亂則經脈不能為之行使也真藏謂肺藏也若肺藏損壞皮膜決破經脈傍絕而不流行五藏之氣上溢而漏泄者不衄血則嘔血也何者肺主鼻胃應口也然口鼻者氣之門戶也今肺藏已損胃氣不清不上衄則血下流於胃中故不衄出則嘔出也然傷肺傷脾衄血泄血標出且異本歸亦殊故此二者不相類也譬如天之無形地之無理白與黑相去遠矣言傷肺傷脾形證懸別譬言天地之相遠如黑白之異象也是失吾過矣以子知之故不告子是謂此也言雷公子之此且為謬者是吾不教子此類之道故自謂過也明引比類從容是以名曰診輕新校正云按太素作經是謂至道也明引形證比量類例今從容之旨則輕微之者亦不失矣所以然者備識以道之至數而能存也從容上古經篇名也而以合之陰陽類論雷公曰臣悉盡意受傳經脈頌得從容之道以合從容明古文有從容矣

○疏五過論篇第七十七新校正云按全元起本在第八卷名論過失

黃帝曰嗚呼遠哉閔閔乎若視深淵若迎浮雲視深淵尚可測迎浮雲莫知其際嗚呼嘆也遠哉嘆至道之不極也閔閔乎言妙用之不窮也深淵清澄見之必審猶可測浮雲漂寓際不守常故莫知新校正云詳此文與六微旨論文重聖人之術為萬民式論裁志意必有法則循經守數按循醫事為萬民副故事有五

過四德。汝知之乎。謂五過則□四時之德氣矣然德者道之用生之主故不可不敬順之也上古天眞論曰所以能年皆度百歲而動作不衰者以其德全不危也靈樞經曰天之在我者德也由此則天降德氣人賴而生生主氣抱神上通於天生氣通天論曰夫自古通天者生之本此之謂也。新校正云按□為万民副楊上善云副助也雷公避席再拜曰。臣年幼小。蒙愚以惑。不聞五過與四德。比類形名。虛引其經。心無所對。經未師授心匪生知功業微薄故卑辭也帝曰。凡未診病者。必問嘗貴後賤。雖不中邪。病從內生。名曰脫營。神屈故也貴之尊榮賤之屈辱心懷眷慕志結憂惶故雖不中邪而病從內生血脈虛減故曰脫營嘗富後貧。名曰失精。五氣留連。病有所并。富而從欲貧奪豐財內結憂煎外悲過物然則心從想慕神隨往計榮衛之道閉以遲留氣血不行積并為病醫工診之。不在藏府。不變軀形。診之而疑。不知病名。言病之次也病由想戀所為故未居藏府事因情念所起故不變軀形醫不悉之故診而疑也身體日減。氣虛無精。言病之次也氣血相迫形肉消爍故身體日減陰陽應象大論曰氣歸精精食氣今氣虛不化精無所滋也病深無氣。洒洒然時驚。言病之深也病氣深穀氣盡陽氣內薄故惡寒而驚洒洒寒貌病深者。以其外耗於衛。內奪於榮。血為憂煎氣隨悲減故外耗於衛內

奪於榮病深者何以此耗奪故爾新校正云按太素病深者以其作病深以良工所失不知病情
此亦治之一過也失謂失問其所始也凡欲診病者必問飲食居處飲食
居處五方不同故問之也異法方宜論曰東方之域天地之所始生魚鹽之地海濱傍水其民食魚而嗜鹹安其處美其
食西方者金玉之域沙石之處天地之所收引其民陵居而多風水土剛強其民不衣而褐薦其民華食而脂肥北方者天
地所閉藏之域其地高陵居風寒冰冽其民樂野處而乳食南方者天地所長養陽之所盛處其地下水土弱霧露之所
聚其民嗜酸而食胕中央者其地平以濕天地所以生萬物也衆其民食雜而不勞由此則診病之道當先問焉故聖人
雜合以治各得其所宜此之謂矣暴樂暴苦始樂後苦新校正云按大素作始苦皆傷精
氣精氣竭絕形體毀沮喜則氣緩悲則氣消然悲哀動中者竭絕而失生故精氣竭絕形体殘毀
心神沮喪矣暴怒傷陰暴喜傷陽怒則氣逆故傷陰喜則氣緩故傷陽厥氣上行滿
脉去形厥氣逆也逆氣上行滿於經絡則神氣憚散去離形骸矣愚醫治之不知補寫不
知病情精華日脫邪氣迺并此治之二過也不知喜怒哀樂之殊情槩為補寫
而同貫則五藏精華之氣日脫邪氣薄蝕而乃并於正真之氣矣善為脉者必以比類奇恒
從容知之為工而不知道此診之不足貴此治之三過也新校

謂氣候奇異於恒常之候也從容謂分別藏氣虛實脈見高下幾相似也示從容論曰脾虛浮似肺腎小浮似脾肝急沉散似腎此皆工之所時亂然從容分別而得之矣

診有三常。必問貴賤。封君敗傷。及欲侯王。貴則形樂志樂賤則形苦志苦苦樂殊貫故先問也封君敗傷降君之位封公卿也及欲侯王謂情慕尊貴而妄為不已也。新校正云按太素欲作公

故貴脫勢。雖不中邪。精神內傷。身必敗亡。憂惶煎迫怫結所為

始富後貧。雖不傷邪。皮焦筋屈。痿躄為攣。以五藏氣留連病有所并而為是也

醫不能嚴。不能動神。外為柔弱。亂至失常。病不能移。則醫事不行。此治之四過也。嚴謂戒所以禁非也所以令從命也外為柔弱言委隨而順從也然戒不足以禁非動不足以從令委隨任物亂失天常病且不移何醫之有也

凡診者必知終始。有知餘緒。切脈問名。當合男女。終始謂氣色也脈要精微論曰知外者終而始之明知五色氣象終而復始也餘緒謂病發端之餘緒也切謂以指按脈也問名謂問病證之名也男子陽氣多而左脈大為順女子陰氣多而右脈大為順故宜以候常先合之也

離絕菀結。憂恐喜怒。五藏空虛。血氣離守。工不能知。何術之語。離謂離間親愛絕謂絕念所懷菀謂菀積思慮結謂結固餘怨夫間親愛者魂遊絕所懷者意喪積所慮者神勞結餘怨者志苦憂愁者閉塞而不行恐懼者蕩憚而失

守盛怒者迷惑而不治喜樂者憚散而不藏由是八者故五藏空虛血氣離守工不思曉又何言哉。新校正云按湯脾
而失守甲乙經作不知[illegible]音伯嘗富大傷。斬筋絕脈。身體復行。令澤不息。斬筋
絕脈言非分之過損也身體雖已復舊而行且令澤蔽不爲滋息也何者精氣耗減也澤液也故傷敗結。留
薄歸陽。膿積寒炅。陽謂諸陽脈及六府也炅謂熱也言非分傷敗筋脈之氣血氣內結留而不去薄於
陽脈則化爲膿久積腹中而外爲寒熱也粗工治之。亟刺陰陽。身體解散。四支轉
筋。死日有期。不知寒熱爲膿積所生以爲常熱之疾槩施其法數刺陰陽經脈氣奪病甚故身體解散而不
用四支廢運而轉筋如是故死日有期豈謂命不謂醫耶醫不能明。不問所發。唯言死日。
亦爲粗工。此治之五過也。言粗工不必謂解不備學者縱備盡三世醫法診不備二常療不慎
五過不求餘緒不問持身亦不爲粗略之醫亦凡此五者。皆受術不通。人事不明也。
言是五者粗各受術之徒未足以通悟精微之理人間之事尚備體微故曰聖人之治病也。必
知天地陰陽。四時經紀。五藏六府。雌雄表裏。刺灸砭石。毒藥
所主。從容人事。以明經道。貴賤貧富。各異品理。問年少長。勇
怯之理。審於部分。知病本始。八正九候。診必副矣。聖人之備識也如此

工宜知之治病之道。氣內為寶。循求其理。求之不得。過在表裏。治病之道，必在於形氣之內求有過者，是為聖人之寶也。求之不得，則以藏府之氣陰陽表裏而察之。○新校正云：按全元起本及太素作氣內為實。楊上善云：天地間氣為外氣，人身中之氣為內氣。外氣裁成萬物，是為外實；內氣營衛裁生，故為內實。治病能求內氣之理，是治病之要也。守數據治。無失俞理。能行此術。終身不殆。守數，謂血氣多少及刺深淺之數也。據治，謂據穴俞所治之旨而用之也。但守數據治而用之，則不失穴俞之理矣。殆者危也。不知俞理。五藏菀熟。癰發六府。菀，積也。熟，熱也。五藏積熱，六府受之，陽熱相薄，熱之所過則為癰也。診病不審。是謂失常。謂失常經術正用之道也。謹守此治。與經相明。謂前氣內循求俞會之理也。上經。下經。揆度。陰陽。奇恒。五中。決以明堂。審於終始。可以橫行。所謂上經者，言氣之通天也；下經者，言病之變化也。言此二經揆度陰陽之氣，奇恒五中，皆決於明堂之部分也。揆度者，度病之淺深也。奇恒者，言奇病也。五中者，謂五藏之氣色也。夫明堂者，所以視萬物，別白黑，審長短，故曰決以明堂也。審於終始者，謂審察五色囚王，終而復始也。夫道循如是，應用不窮，目牛無全，萬舉萬當，由斯高遠，故可以橫行於世間矣。

○徵四失論篇第七十八

新校正云：按全元起本在第八卷，名方論得失明著。

卒与術
協道与
巧協巧誤
為功當田
依太素改

黄帝在明堂，雷公侍坐。黄帝曰：夫子所通書受事衆多矣，試
言得失之意，所以得之，所以失之。雷公對曰：循經受業，皆言
十全，其時有過失者，願聞其事解也。言循學經師受傳事業皆謂十全於人庶及乎
猶未以術宣行至道或得失之於世中故請聞其解說也帝曰：子年少智未及邪？將言以
雜合耶？言謂年少智未及而不得十全耶為復且以言而雜合衆人之用而耶帝疑先知而反問也夫經脉
十二，絡脉三百六十五，此皆人之所明知，工之所循用也。謂循
學而用之所以不十全者，精神不專，志意不理，外内相失，故時疑
殆。外謂色內謂脈也然精神不專於循用志意不從於條診時所謂疑惑揆度失常故致■脈相失而時自疑殆也
不知陰陽逆從之理，此治之一失矣。脈要精微論曰冬至四十五日陽氣微上陰氣
微下夏至四十五日陰氣微上陽氣微下陰陽有時與脈為期又曰微妙在脈不可不察察之有紀從陰陽始由此故診
不知陰陽逆從之理為一失矣受師不卒，妄作雜術，謬言為道，更名自功，新校
正云按太素功作巧妄用砭石，後遺身咎，此治之二失也。不終師術惟妄是為易古
變常自功循已遺身之咎不亦宜乎故為失二也老子曰無遺身殃是謂襲常此蓋嫌其妄也不適貧富貴

正古音咎讀為搞幺与巧協

賤之居。坐之薄厚。形之寒温。不適飲食之宜。不別人之勇怯。不知比類。足以自亂。不足以自明。此治之三失也。
貧賤者勞富貴者佚佚則邪不能傷易傷以勞勞則易傷以邪其於勞也則富者處貴者之半其於邪也則貧者處賤者之半例率如此然貧祿之家或此殊矣夫勇者難感怯者易傷二者不同蓋以其神氣有壯弱也觀其貧賤富貴之義則坐之薄厚形之寒溫飲食之宜理可知矣不知比類用必乖衰則適以汨亂心緒豈通明之可望乎診故為失三也

診病不問其始。憂患飲食之失節。起居之過度。或傷於毒。不先言此。卒持寸口。何病能中。妄言作名。為粗所窮。此治之四失也。
憂謂憂懼也患謂患難也飲食失節言甚飽也起居過度言潰耗也或傷於毒謂病不可拘於藏府相乘之法而為療也卒持寸口謂不先持寸口之脈和平與不平也然工巧者識四術猶疑故診不能中病之形名言不能合經而妄作粗畧之醫者尚能中妄謬之違背況深明者見而不謂非乎故為失四也

是以世人之語者。馳千里之外。不明尺寸之論。診無人事。
言工之得失毀譽在世人之言語皆可至千里之外然其不明尺寸之診論當以何事知見於人耶

治數之道。從容之葆。
謂王也葆平也言診數當至之氣皆以氣高下而為比類之原本也故下文曰葆音保

坐持寸口診不中五脈百病所起始以自

怨遺師其咎自不能深學道術而致診差違始上申怨謗之詞遺過咎於師氏者未之有也是故治不能循理棄術於市妄治時愈愚心自得不能修學至理乃衒賣於市廛人不信之謂乎虛謬故云棄術於市也然愚者百慮而一得何自功之有耶○新校正云按全元起本作自巧大素作自功嗚呼窈窈冥冥孰知其道今詳孰熟當法作孰道之大者擬於天地配於四海汝不知道之諭受以明為晦嗚呼歎也窈窈冥冥言玄遠也至道玄遠誰得知之孰誰也擬於天地言高下之不可量也配於四海言深廣之不可測也然不能稟論於道則受明道而成暗昧也晦猶暗也

○陰陽類論篇第七十九新校正云按全元起本在第八卷

孟春始至黃帝燕坐臨觀八極正八風之氣而問雷公曰陰陽之類經脈之道五中所主何藏最貴孟春始至謂立春之日也燕安也觀八極謂視八方遠際之色正八風謂候八方所至之風朝會於太一者也五中謂五藏○新校正云詳八風朝太一具天元玉冊中又按楊上善云夫天為陽地為陰人為和陰無其陽衰殺不已陽無其陰生長不止生長不止則傷於陰陰傷則陰交起衰殺不已則傷於陽陽傷則陽禍生云矣故須聖人在天地間和陰陽之氣令萬物生也和氣之道謂[illegible]陰陽氣和則八節風調八節風調則八正風正以[illegible]此亦不然所以然而然也故黃帝

此說誤愚謂三陽少陽二陰厥陰者下云三陽則一陰者少陰

微之經脈貴賤依之調爾微徵於身以正八風之氣雷公對曰：春甲乙青，中主肝，治七十二日，是脈之主時，臣以其藏最貴。東方甲乙春氣主之自然青色內通肝也金匱真言論曰東方青色入通於肝故曰青中主肝也然五行之氣各主七十二日五積而乘之則終一歲之數三百六十日故云治七十二日也夫四時之氣以春為始五藏之應肝藏合之公故以其藏為最貴或為首道淋也帝曰：却念上下經，陰陽從容，子所言貴，最其下也。從容謂安緩比類也帝念脈經上下篇陰陽比類形氣不以肝藏為貴故謂雷公之所貴最其下也雷公致齋七日，旦復侍坐。悟未致齋以洗心願益敬以至而復請帝曰：三陽為經，二陽為維，一陽為游部，經謂經綸所以濟成務維謂維持所以繫天真游謂游行部謂身形部分也故主氣者濟成務化谷者繫天真主色者散布精微游行諸部也。新校正云按楊上善云三陽足太陽脈也從目內眥上頭分為四道下項并正別脈上下六道以行於背與身為經二陽足陽明脈也從鼻而起下咽分為四道并正別脈六道上下行腹綱維於身一陽足少陽脈也起目外眥絡頭分為四道下缺盆并正別脈六道上下主經營百節流氣三部故曰游部此知五藏終始。經綸維繫游行部之義則五藏之終始可謂知矣三陽為表，二陰為裏，三陽太陽二陰少陰也少陰與太陽為表裏故曰三陽為表二陰為裏一陰至絕作朔晦，却具合以正其理。一陰發陰也。厥亢盡也。靈樞經曰：亥為左足之厥陰，戌為右足之厥陰，兩陰俱盡，故曰厥陰。夫陰盡為晦，陰生為朔，厥陰者以陰盡為義也。徵其氣王則朔，適言其氣盡則晦，既見其朔，又當其晦，故曰一陰至絕作朔晦也。然徵彼俱盡之陰，合此發生之木，以正應五行之理，而無替循環，故云却具合以正其理也。○新校正云：按注言陰盡為晦，陰生為朔，厥是陽生為朔。

雷公曰：受業未能明。言未明氣候之應見。帝曰：所謂三陽者，太陽為經。陽氣盛大，故曰太陽。三陽脈至手太陰，弦浮而不沉，決以度，察以心，合之陰陽之論。太陰為寸口也。寸口者，手太陰也，脈氣之所行，故脈皆至於寸口也。太陽之脈洪大以長，今弦浮不沉，則當約以四時高下之度而斷決之，察以五藏異同之候而參合之，以應陰陽之論，知其藏否耳。所謂二陽者，陽明也。靈樞經曰：辰為左足之陽明，巳為右足之陽明，兩陽合明，故曰二陽者陽明也。至手太陰，弦而沉急不鼓，炅至以病皆死。弦而急，沉不鼓者，是陰氣勝陽，木來乘土也。然陰氣勝陽木，炅今乘土，而反熱病至者，是陽氣之衰敗也，猶燈之焰，欲滅反明，故皆死也。一陽者，少陽也。陽氣未大，故曰少陽。至手太陰，上連人迎，弦急懸不絕，此少陽之病也。人迎謂結喉兩傍同身寸之一寸五分，脈動應手者也。弦為少陽之脈，今急懸不絕，是經氣不足，故曰少陽之病也。懸者，謂如懸物動搖者也。專陰則死。專，獨也，言其獨有陰氣而無陽。

楊說是足王注非少陰心与腎故曰志空讀為控

系則死。三陰者。六經之所主也。三陰者大陰也。言所以諸脈皆至手大陰者何耶。以是六經之主故也。六經謂三陰三陽之經脈也。所以至手大陰者何以。肺朝百脈之氣皆以會於氣口也。故下文曰交於大陰。此正發明肺朝百脈之義也。經脈別論云。肺朝百脈。伏鼓不浮。上空志心。脈伏鼓擊而不上浮者。是心氣不足。故上控引於此而為病也。志心謂小心也。刺禁論曰。七節之旁中有小心。此之謂也。新校正云。按楊上善云。肺脈浮濇此為平也。今見伏鼓。是腎脈也。足少陰脈貫脊屬腎。上入肺中。從肺出絡心。肺氣下入腎志。上入心神也。王氏謂志心為小心。義未通。二陰至肺。其氣歸膀胱。外連脾胃。二陰謂足少陰腎之脈也。少陰之脈別行者。入跟中。以上至股內後廉。貫脊屬腎絡膀胱。其直行者。從腎上貫肝鬲。入肺中。故上至於肺。其氣歸於膀胱。外連於脾胃。一陰獨至。經絕。氣浮不鼓。鉤而滑。若一陰獨至肺。經氣內絕。則氣浮不鼓於手。若經不內絕。則鉤而滑。新校正云。按楊上善云。一陰厥陰也。此六脈者。乍陰乍陽。交屬相并。繆通五藏。合於陰陽。或陰見陽脈。或陽見陰脈。故云乍陰乍陽也。所以然者。以氣交會。故不當審比類以知陰陽也。先至為主。後至為客。脈氣乍陰見陽。乍陽見陰。何以別之。當以先至為主。後至為客也。至謂至寸口也。雷公曰。臣悉盡意。受傳經脈。頌得從容之道。以合從容。不知陰陽。不知雌雄。頌謂今之誦也。公言臣所頌誦今從容之妙道欲

厥陰心包合少陽三焦

二陽當作一陽下文自明然注云手陽明則二陽非誤且經云病在肺二陽何在肺疑太陰肺訛為太陽肺

合上古從容而比類形名猶不知陰陽尊卑之次不知雌雄殊目之義請言其旨以明著至教陰陽雌雄相輸應也

帝曰三陽為父父所以督濟群小言高尊也二陽為衛衛所以却禦諸邪言扶生也一陽為紀紀所以綱紀形氣言其平也三陰為母母所以育養諸子言滋生也二陰為雌雌者陰之目也一陰為獨使一陰之藏外合三焦三焦主謁導諸氣名為使者故云獨使也二陽一陰陽明主病不勝一陰脈耎而動九竅皆沉一陰厥陰肝木氣也二陽陽明胃土氣也木土相薄故陽明主病也木伐其土土不勝木故云不勝一陰脈耎而動者耎為胃氣動謂木刑土木相持則胃氣不轉故九竅沉滯而不通利也三陽一陰太陽脈勝一陰不能止內亂五藏外為驚駭三陽是太陽之氣故曰太陽脈勝也木生火火為盛陽[illegible]木木復受之[illegible]內[illegible]五藏也肝主驚駭故外形驚駭之狀也二陰二陽病在肺少陰脈沉勝肺傷脾外傷四支二陰謂手少陰心之脈也二陽亦胃脈也心胃合病邪上下并故內傷脾外勝肺也所以然者胃為脾府心火勝金故爾脾主四支故脾傷則外傷於四支矣少陰脈謂手掌後同身寸之五分當小指神門之脈也新校正云詳此二陽乃手陽明大腸肺之府也少陰心火勝金之府故云病在肺王氏以二陽為胃義未甚通況又以見胃病腎之證此乃是心病肺也又全元起本及甲乙經太素等並云二陰一陽二陰二陽皆交至病在腎

二陽胃三陰脾為土故曰至陰

詈妄行，巔疾為狂。二陰為腎，水之藏也。二陽為胃，土之府也。土氣刑水，水故交至而病在腎也。以腎水不勝，故胃盛而顛為狂。二陰一陽，病出於腎，陰氣客遊於心脘，下空竅堤，閉塞不通，四支別離。一陽謂手少陽三焦，心主火之府。水上干火，故火病出於腎，陰氣客游於心也。何者？腎之脉從腎上貫肝鬲，入肺中，其支別者從肺中出絡心，注胸中，故如是也。然空竅陰客上遊，胃不能制，胃不能制，是土氣衰，故脘下空竅皆不通也。言堤者，謂如堤堰不容泄，以胃脉循足，心脉絡手，故四支如別離而不用也。新校正云：按王氏云胃脉循足，按此二陰一陽病出於腎，胃當作腎。一陰一陽代絶，此陰氣至心，上下無常，出入不知，喉咽乾燥，病在土脾。一陰厥陰脉，一陽少陽脉，並木之氣也。代絶者，動而中止也。以其代絶，故為病也。木氣生心，故病生而陰氣至心也。夫肝膽之氣，上至頭首，下至腰足，中至腹脇，故病發上下無常處也。若受納不知其味，竅寫不知其度，而喉咽乾燥者，喉嚨之後，咽屬為膽之使，故病則咽喉乾燥。雖病在脾土之中，蓋由肝膽之所為爾。二陽三陰，至陰皆在，陰不過陽，陽氣不能止陰，陰陽並絶，浮為血瘕，沉為膿胕。二陽陽明，三陰手太陰，至陰脾也，故曰至陰皆在也。然陰氣不能過越於陽，陽氣不能制止，令陰陽相薄，故脉並絶斷而不相連續也。脉浮為陽氣薄陰，故為血瘕；脉沉為陰氣薄陽，故為膿聚而腐爛也。陰陽皆壯，下至陰陽。若陰陽皆壯而相薄不已者，漸

經文疑誤註
九支離

下至陰陽之內為大病矣陰陽者男子為陽道女子為陰器者以其盛衰異故也上合昭昭下合冥冥昭昭謂陽明之上冥冥謂至陰之內幽暗之所也診決死生之期遂合歲首謂下經期之旨雷公曰請問短期黃帝不應欲其復問而宗之也雷公復問黃帝曰在經論中上古經之中也○新校正云按全元起本自雷公已下別為一篇名四時病類雷公曰請問短期黃帝曰冬三月之病病合於陽者至春正月脈有死徵皆歸出春病合於陽謂前陰合陽而為病者也雖正月脈有死徵陽已發生至王不死故出春二月而至夏初也冬三月之病在理已盡草與柳葉皆殺裏謂二陰腎之氣也然腎病而正月脈有死徵者以枯草盡青柳葉生出而皆死也理裏也已以也古用同春陰陽皆絕期在孟春孟春之後而脈陰陽皆懸絕者期死不出正月○新校正云按太素無春字春三月之病曰陽殺陽病不謂傷寒溫熱之病謂非時病熱脈洪盛數也然春三月中陽氣尚少未當全盛而反病熱脈應夏氣者經云脈不再見夏脈當洪數無陽外應故必死於夏至也以死於夏至陽氣殺物之候故云陽殺陰陽皆絕期在草乾若不陽病但陰陽之脈皆懸絕草者死在於霜降草乾之時也夏三月之病至陰不過十日謂熱病也脾熱病則五藏危土成數十故不過十日也陰陽交期在溓水謂熱病曰溫病

濂水為秋
石水為冬
盛水為春

汗出輒復熱而脈躁疾不為汗衰狂言不能食者病名曰陰陽交。六月病暑陰陽復交二氣相持故乃死於立秋之候也
新校正云按全元起本一云濂水若七月也。建申水生於申宍。陰陽逆也。楊上善云濂廉□□也。□□□也。七月水生時也。秋
三月之病。三陽俱起。不治自已。秋陽氣衰陰氣漸出陽不勝陰故自已也。陰陽交
合者。立不能坐。坐不能起。以氣不由其正用故爾。三陽獨至。期在石水。
有陽无陰。故云獨至也。著至教論曰三陽獨至者。是三陽并至。由此則但有陽而无陰也。石水者謂冬月水冰如石之時
故云石水也。火墓於戌。冬陽氣藏。故石水而死也。新校正云詳石水之解。本全元起之說。王氏取之。○二陰獨
至。期在盛水。亦謂并至而无陽也。盛水謂雨雪皆解為水之時。則正謂正月中氣也。○新校正云按全元
起本二陰作三陰。

○方盛衰論篇第八十新校正云按全元起本在第八卷。

雷公請問氣之多少。何者為逆。何者為從。黃帝答曰。陽從左。
陰從右。陽氣之多少者從左。陰氣之多少者從右。從者為順。反者為逆。陰陽應象大論曰。左右者陰陽之道路也。
老從上。少從下。老者穀衰。故從上為順。少者欲甚。故從下為順。是以春夏歸陽為生。
歸秋冬為死。歸秋冬謂反歸陰也。歸陰則順殺伐之氣故也。反之則歸秋冬為生。反之

謂秋冬。秋冬則歸陰為生也。是以氣多少逆皆為厥。陽氣之多少反從右，陰氣之多少反從左。是為不順，故曰氣少多逆也。如是從左從右之不順者皆為厥。厥謂氣逆，故曰皆為厥也。問曰有餘者厥耶。言少之不順者為逆，有餘者則成厥逆之病乎。答曰一上不下寒厥到膝少者秋冬死老者秋冬生。一經之氣厥逆上而陽氣不下者，何以別之。寒厥到膝是也。四支者諸陽之本，當溫而反寒上，故曰寒厥也。秋冬謂歸陰，歸陰則從右發生其病也。少者以陽氣用事，故秋冬死；老者以陰氣用事，故秋冬生。新校正云：按楊上善云：虛者厥也。陽一上於頭，不下於足，足胜虛，故寒厥至膝。氣上不下頭痛巔疾。巔謂身之上，巔疾則頭首之疾也。爲陰陽之求陽不得求陰不審五部隔無徵若居曠野若伏空室綿綿乎屬不滿日。謂之陽乃脉似陰盛，謂之陰又脉似陽盛，故曰求陽不得，求陰不審也。五部謂五藏之部，隔謂隔遠，无徵，无徵猶无可信驗也。然求陽不得其熱，求陰不審是寒，五藏部不及隔遠无可信驗，故曰求陽不得，求陰不審，五部隔无徵也。夫如是者，乃從氣久逆所作，非由陰陽寒熱之氣所為也。若居曠野，言心神散越；若伏空室，謂志意沉潛。散越以氣逆而痛甚未止，沉潛以痛定而復恐再來也。綿綿乎謂動息微也，身雖綿綿乎且存，然其心所屬望，將不得終其盡日也，故曰綿綿乎屬不滿日也。新校正云：按太素云：若伏空室，為陰陽之一，有此五字，疑此脫漏。是以少陰之厥令人妄夢其極至迷。氣之少有厥將則令

菌香為桂

（[illegible]人妄為夢寐，其厥之盛，[illegible]令人夢至迷亂）三陽絕，三陰微，是為少氣。（三陽之脈懸絕，三陰之診細微，是為少氣之候也。新校正云：按太素云：三陽絕，三陰微，是少氣也。）是以肺氣虛，則使人夢見白物，見人斬血藉藉。（白物，金之色也。斬，金之用也。金為斬割，故見斬血藉藉。）得其時則夢見兵戰。（得其時，謂秋三月也。金為兵革，故夢見兵戰也。）腎氣虛則使人夢見舟船溺人。（舟船溺人，皆水之用也。腎，水之象，故夢之。）得其時則夢伏水中，若有畏恐。（冬三月也。）肝氣虛則夢見菌香生草。（菌香生草，草木之類也。肝合草木，故夢見之。新校正云：按全元起本[illegible]。）得其時則夢伏樹下不敢起。（春三月也。[illegible]本云菌香是桂。[illegible]法論[illegible]。）心氣虛則夢救火陽物。（心合火，故夢救火陽物之類。）得其時則夢燔灼。（夏三月也。）脾氣虛則夢飲食不足。（脾納水穀，故夢飲食不足。）得其時則夢築垣蓋屋。（得其時，謂辰戌丑未之月各王十八日。築垣蓋屋，皆土之用。）此皆五藏氣虛，陽氣有餘，陰氣不足。（府者[illegible]陽氣，藏者陰氣[illegible]。）合之五診，調之陰陽，以在經脈。（靈樞經備有調陰陽之篇。以在經脈，則經脈之篇目也。[illegible]五診[illegible]。）診有十度，度人脈度、藏度、肉度、筋度、俞度。（度各其二，故二五為十，以量度也。）陰陽氣盡，人病自具。（診備盡陰陽虛盛之理，則人病自具知之。）

脈動無常，散陰頗陽，脈脫不具，診無常行，診必上下，度民君卿。（脈動無常數者，是陰散而陽頗調理也。若脈診脫略而不具備者，無以常行之診也。必當度量民及君卿三者調養之殊異也。何者？憂樂苦分，不同秩故也）受師不卒，使術不明，不察逆從，是為妄行。持雌失雄，棄陰附陽，不知并合，診故不明。（皆謂不諳偏術也）傳之後世，反論自章。（章，露也。以不明而反古之迹，自然章露也。故與人〔…〕也）至陰虛，天氣絕；至陽盛，地氣不足。（至陰虛，天氣絕而不降；至陽盛，地氣微而不升，是所謂不交通也。至謂至盛也）陰陽並交，至人之所行。（交謂交通也。惟至人乃能調理使行也）陰陽並交者，陽氣先至，陰氣後至。（陰陽之氣並行而交通於一處者，則當陽氣先至，陰氣後至。何者？陽速而陰遲也。靈樞經曰〔…〕謂六氣通者並行，則一氣交會於一處也）是以聖人持診之道，先後陰陽而持之，奇恒之勢乃六十首，診合微之事，追陰陽之變，章五中之情，其中之論，取虛實之要，定五度之事，知此乃足以診。（奇恒勢六十首，今世不傳）是以切陰不得陽，診消亡；得陽不得陰，守學不湛。知左不知右，知右不知左，知上不知下，知先不知後，故治不久。知醜知善，知病知不病，知高知下，知坐知起，知行知止，用之有紀，診道乃具，萬世不殆。（聖人[illegible]之明[illegible]）起所有餘，知所不足。（[illegible]）度事上下，脈事因格。（度事上下之宜，脈事因而至於微妙矣）是以形弱氣虛死；（中外俱不足也）形氣有餘，脈氣不足死；（藏衰故脈不足也）脈氣有餘，形氣不足生。（藏氣盛故脈氣有餘）是以診有大方，坐起有常，（坐起有常則息力調適）出入有行，（[illegible]）以轉神明，（[illegible]）必清必靜，上觀下觀，（上觀謂[illegible]氣，下觀謂形氣也）司八正邪，（八正謂八節之正氣也）別五中部，（五中謂五藏）按脈動靜，（[illegible]）循尺滑濇寒溫之意，（[illegible]）視其大小，合之病能，逆從以得，復知病名，診可十全，不失人情，（[illegible]）故診之或視息視意，故不失條理，（[illegible]）道甚明察，故能長久。（[illegible]）不知此道，失經絕理，亡言妄期，此謂失道。（[illegible]精微至妙之道也）

○解精微論篇第八十一 新校正云按全元起本在第八卷名方論解

黄帝在明堂雷公請曰臣授業傳之行教以經論從容形法陰陽刺灸湯藥所滋行治有賢不肖未必能十全。言所自授用可十全然傳之以教習之以藝未能必然者也明智遠不肖習勤惰也不法 若先言悲哀喜怒。燥濕寒暑。陰陽婦女。請問其所以然者。卑賤富貴。人之形體所從羣下通使臨事以適道術謹聞命矣。言以先聞聖旨凡未究其意端請請問有毚愚仆漏之問。不在經者。欲聞其狀。言不智見頭問多也扁而也聞經有所未解者也毚發也愚不智見也仆也頓也漏也。新校正云按全元起本仆作不[illegible] 帝曰大矣。人之大要也公請問哭泣而淚不出者。若出而少涕。其故何也。言何藏之所致是乎為而帝曰在經有也。靈樞經有悲哀涕泣之義復問不知水所從生涕所從出也。復問重問也欲知水涕所生之由也帝曰若問此者無益於治也。工之所知道之所生也。言此譬者皆道之所生問之何也夫心者五藏之專精也。言專任五藏之精明之府是故能焉目者其竅也。神內守明外照故目其竅也華色者其

知於色謂見於色呂覽見皆作知左傳喜可知也謂見於外

其榮也。華色，其神明之外飾。是以人有德也，則氣和於目；有亡，憂知於色。德者，道之用，人之生也。老子曰：道生之，德畜之。氣者，生之主，神之舍也。天布德，地化氣，故人因之以生也。氣和則神安，神安則外鑒明矣。氣不和則神不守，神不守則外榮減。故曰人有德也，氣和於目；有亡也，憂知於色也。○新校正云：按太素德作得。是以悲哀則泣下，泣下水所由生。水宗者，積水也。新校正云：按甲乙經水宗作衆精。積水者，至陰也；至陰者，腎之精也。宗精之水，所以不出者，是精持之也。輔之裹之，故水不行也。夫水之精為志，火之精為神，水火相感，神志俱悲，是以目之水生也。目[illegible]上液之道，故水火相感，神志俱悲，水液上行，乃生於目。故諺言曰：心悲名曰志悲。志與心精共湊於目也。二句不可解水火相感，故曰心悲名曰志悲。神志俱[illegible]故志與心神共奔湊於目[illegible]切是以俱悲則神氣傳於心精，上不傳於志而志獨悲，故泣出也。泣涕者，腦也；腦者，陰也。五藏別論以腦為地氣之所生，皆藏於陰而象於地，故言腦者陰也。腦則髓也。○新校正云：按全元起本及甲乙經太素陰作陽。髓者，骨之充也。充，滿也。言髓填於骨，充而滿也。鼻竅通腦，故腦滲為涕。故腦滲為涕。鼻竅通腦，故腦滲為涕，流於鼻中矣。志者骨之主也，是以水流而涕從之者，其行類也。類謂同類。夫涕之與泣者，譬如人之兄弟，急則俱死，生則俱生。同類故生死俱。新校正云：按《太素》生作出，則俱亡。其志以早悲，是以涕泣俱出而橫行也。行悲當為流。夫人涕泣俱出而相從者，所屬之類也。所屬謂於腦也。何者？上文云涕泣者腦也。雷公曰：大矣。請問人哭泣而淚不出者，若出而少，涕不從之，何也？謂貫所屬同而淚出涕從也。帝曰：夫泣不出者，哭不悲也。不泣者，神不慈也。神不慈則志不悲，陰陽相持，泣安能獨來。泣不出者謂淚也，不泣者謂哭也。水之精為志，火之精為神，水為陰，火為陽，故曰陰陽相持，安能獨來也。夫志悲者惋，惋則沖陰，沖陰則志去目，志去則神不守精，精神去目，涕泣出也。惋謂內燥也，沖猶也，神志相感，泣由是生，故內燥則陽氣升於陰也。陰腦也，去目謂陰不守目也。志去於目，故神亦濟時失，志去目則光無內照，神失守則精不外明，故曰精神去目，涕泣出也。且子獨不誦不念夫經言乎？厥則目無所見。夫人厥則陽氣并於上，陰氣并於下。并謂各并於本位也。陽并於上則火獨光也，陰并於下則足寒，足寒則脹也。夫一水不勝五火，

故目眥盲。[illegible]視也。一水，目也。五火，謂五藏之厥陽也。新校正云：按甲乙經无眥字。是以氣衝風，

泣下而不止。夫風之中目也，陽氣內守於精，是火氣燔目，故

見風則泣下也。風迫陽伏，不發，故內燔也。有以比之，夫火疾風生乃能雨，

此之類也。故陽并則火獨光盛於上，不明於下。是故目者，陽之所生，系於藏，故陰陽和則精明也。陽厥則光不

上，陰并則足寒而脹也。言一水不勝五火者，是手足之陽為五火，下一陰者，肝之氣也。衝風泣下而不止者，言風之中於

目也，是陽氣內守於精，故陽氣盛而火氣燔於目，風與熱交，故泣下。是故火疾風生乃能雨，以陽火之熱而風生於泣，

以此譬之類也。新校正云：按甲乙經无之字。太素云：天之疾風乃能雨，无生字。

新刊補註釋文黃帝內經素問卷之十二

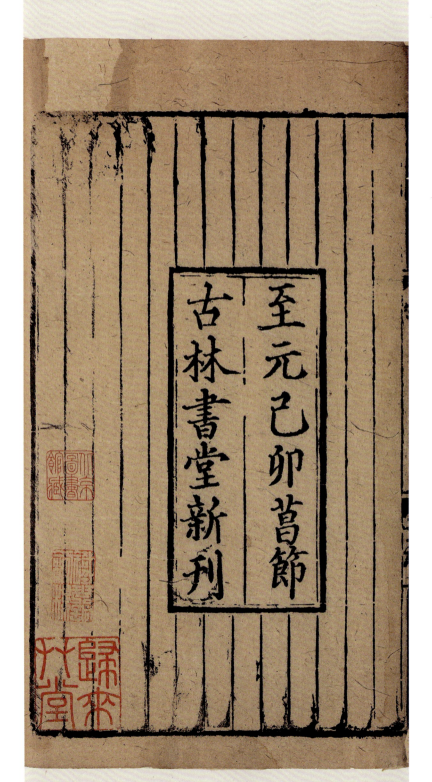

至元己卯菖節
古林書堂新刊

《國家珍貴古籍叢刊》目録（持續更新）

宋本周易
宋刻本　名録號 1—00191

宋本大學章句　宋本中庸章句
宋淳祐十二年當塗郡齋刻本　名録號 1—00320

元本論語集解
元相臺岳氏荊谿家塾刻本　名録號 1—00326

元本孟子（全二册）
元相臺岳氏荊谿家塾刻本　名録號 2—02614

宋本老子道德經古本集注直解
宋刻本　名録號 1—00990

宋本十一家注孫子
宋刻本　名録號 1—00618

宋本曹子建文集
宋刻本　名録號 1—01012

宋本河岳英靈集
宋刻本　名録號 1—01220

宋本王狀元集百家注分類東坡先生詩（全五册）
宋建安黄善夫家塾刻本　名録號 1—01107

宋本花間集
宋刻遞修公文紙印本　名録號 1—01254

宋本南華真經（全二册）
宋刻本　名録號 1—00991

元本黄帝内經素問（全三册）
元後至元五年胡氏古林書堂刻本　名録號 1—00627

宋本李太白文集（全三册）
宋刻本　名録號 1—01025

宋本山海經
宋淳熙七年池陽郡齋刻本　名録號 1—00778

宋本戰國策（全三册）

宋紹興刻本　名録號 1—00479

明抄彩繪本履巉岩本草（全二册）

明抄彩繪本　名録號 2—04561

元本稼軒長短句（全二册）

元大德三年廣信書院刻本　名録號 1—01252

元本東坡樂府

元延祐七年葉辰南阜書堂刻本　名録號 1—01248

元本梅花百咏　元本梅花字字香　清汲古閣影宋抄本梅花衲

元至大刻本　元至正刻本　清初毛氏汲古閣影宋抄本　名録號 1—01174　1—01188　3—08955

國家珍貴古籍叢刊

元本黄帝内經素問 二

（唐）王 冰注
（宋）林 億等校正
（宋）孫 兆改誤

國家圖書館出版社

第二册目録

卷五

卷六

卷七

三

補註釋文黃帝內經素問卷之五

熱論篇第三十一

新校正云按全元起本在第五卷

黃帝問曰。今夫熱病者。皆傷寒之類也。或愈或死。其死皆以六七日之間。其愈皆以十日以上者何也。不知其解。願聞其故。

寒者冬氣也。冬時嚴寒。萬類深藏。君子固密。不傷於寒。觸冒之者。乃名傷寒。其傷於四時之氣。皆能為病。以傷寒為毒者。最為殺厲之氣。中而即病。名曰傷寒。不即病者。寒毒藏於肌膚。至夏至前變為溫病。夏至後變為熱病。然其發起。皆為傷寒致之。故曰熱病者皆傷寒之類也。新校正云。按傷寒論云。至春變為溫病。至夏變為暑病。與王注異。王注本素問為說。傷寒論本陰陽大論之說。故此不同。

岐伯對曰。巨陽者。諸陽之屬也。巨大也。大陽之氣。經絡氣血。榮衛於身。故諸陽氣皆所宗屬。其脈連於風府。風府穴名也。在項上入髮際同身寸之一寸宛宛中。故為諸陽主氣也。足太陽脈浮氣之在頭中者。凡五行。故統主諸陽之氣。人之傷於寒也。則為病熱。熱雖甚不死。寒毒薄於肌膚。陽氣不得散發。而內怫結。故傷寒者反為病熱。其兩感於寒而病者。必不免於死。藏府相應而俱受寒。謂之兩感。帝

酸入肝 周官以酸養骨 膽者肝之表 少陽主骨 故以酸養之

曰：願聞其狀。謂非兩感者之形證。岐伯曰：傷寒一日，巨陽受之。三陽之氣，太陽脈浮，脈浮者外在於皮毛，故傷寒一日太陽先受之。故頭項痛，腰脊強。上文云其脈連於風府，略言也。細而言之者，足太陽脈從巔入絡腦，還出別下項，循肩髆內，俠脊抵腰中，故頭項痛，腰脊強。新校正云：按甲乙經及太素作頭項與腰脊皆痛。二日陽明受之。以陽感熱，同氣相求，故自太陽入陽明也。陽明主肉，其脈俠鼻絡於目，故身熱目疼而鼻乾，不得臥也。身熱者以肉受邪，胃中[illegible]

[illegible]三日少陽受之，少陽主膽。新校正云：按全元起本膽作骨，元起注云：少陽者肝之表，肝候筋，筋會於骨，是少陽之氣所榮，故言主於骨。甲乙經、太素等並作骨。其脈循脅絡於耳，故胸脅痛而耳聾。三陽經絡皆受其病，而未入於藏者，故可汗而已。[illegible]新校正云：按全元起本藏作府，元起注云[illegible]

[illegible]四日太陰受之，[illegible]太陰脈布胃中絡於嗌，故腹滿而嗌乾。五日少陰受之，少陰脈貫腎絡於肺，繫舌本，故口燥舌乾而渴。六日厥陰受之，厥陰脈循陰器而絡於肝，故煩滿而囊縮。三陰三陽，五藏六府皆

[illegible]。榮衛不行。五藏不通。則死矣。死[illegible]也言精氣皆[illegible]也是以其死皆病六七日間者此也息吹反[illegible]其不兩感於寒者。七日巨陽病衰。頭痛少愈。邪氣漸退經氣漸和故少愈八日。陽明病衰。身熱少愈。九日。少陽病衰。耳聾微聞。十日。大陰病衰。腹減如故。則思飲食。十一日。少陰病衰。渴止。不滿。舌乾已而嚏。十二日。厥陰病衰。囊縱。少腹微下。大氣皆去。病日已矣。大氣謂大邪之氣也是故其愈皆病十日已上者以此也帝曰。治之奈何。岐伯曰。治之各通其藏脉。病日衰已矣。其未滿三日者。可汗而已。其滿三日者。可泄而已。此言表裏之大體也正理傷寒論曰脉大浮數病爲在表可發汗脉細沉數病在裏可下之由此則雖日過多但有表證而脉大浮數猶宜發汗日數雖少即有裏證而脉沉細數猶宜下之正應隨脉證以汗下之帝曰。熱病已愈。時有所遺者。何也。邪氣衰去不盡如火之在人灰岐伯曰。諸遺者。熱甚而強食之。故有所遺也。若此者。皆病已衰。而熱有所藏。因其穀氣相薄。兩熱相合。故有所遺也。帝曰。善。治遺奈何。岐伯曰。視其虛實。調其逆從。可使必已

矣。審其虛實而調之則必已也帝曰病熱當何禁之岐伯曰病熱少愈食

肉則復多食則遺此其禁也是所謂戒食勞也熱雖少愈猶未盡除脾胃氣虛故未能消化

肉堅食駐故熱復生復謂復舊病也帝曰其病兩感於寒者其脈應與其病形

何如岐伯曰兩感於寒者病一日則巨陽與少陰俱病則頭

痛口乾而煩滿[illegible]一云[illegible]頭痛而渴[illegible]傷寒一二日則陽明與太陰俱病

則腹滿身熱不欲食譫言譫言謂妄謬而不次也新校正云按[illegible]上[illegible]一云[illegible]言也譫之閻切

三日則少陽與厥陰俱病則耳聾囊縮而厥水漿不入不知

人六日死巨陽與少陰為表裏陽明與太陰為表裏少陽與厥陰為表裏故兩感寒氣同受其邪帝曰

五藏已傷六府不通榮衛不行如是之後三日乃死何也岐

伯曰陽明者十二經脈之長也其血氣盛故不知人三日其

氣乃盡故死矣以上承氣盡故三日氣盡乃死凡病傷寒而成溫者先夏至

日者為病溫後夏至日者為病暑暑當與汗皆出勿止此以熱多

少盛衰而為義也陽熱未盛為寒所制故為病曰溫陽熱大盛寒不能制故為病曰暑然暑病者當與汗出之令汗勿反止

令其甚也。新校正云：詳凡病傷寒已下，全元起本在熱論中，王氏移於此。楊上善云：冬傷於寒輕者，夏至以前發為溫病；冬傷於寒甚者，夏至以後發為暑病。

○刺熱篇第三十二

新校正云：按全元起本在第五卷。

肝熱病者，小便先黃，腹痛多臥身熱。肝之脈環陰器，抵少腹而上，故小便不通先黃，腹痛多臥也。寒薄生熱，身故熱焉。熱爭則狂言及驚，脅滿痛，手足躁，不得安臥。經絡皆已受熱，而神藏猶未納邪，邪正相薄，故一云爭也。諍爭同之。又肝之脈，從少腹上俠胃，貫鬲，布脅肋，循喉嚨之後，絡舌本，故狂言脅滿痛也。肝性靜而主驚駭，故病則驚，手足躁擾，臥不得安。庚辛甚，甲乙大汗，氣逆則庚辛死。肝主木，庚辛為金，金剋木，故甚死於庚辛也。甲乙為木，故大汗於甲乙。刺足厥陰少陽。厥陰，肝脈。少陽，膽脈。其逆則頭痛員員，脈引衝頭也。肝之脈自舌本循喉嚨之後，上出額，與督脈會於巔，故頭痛員員然，脈引衝於頭中也。員員，謂似急也。

心熱病者，先不樂，數日乃熱。夫喜以任治於物者，謂心病氣入於經絡，則神不安治，故先不樂，數日乃熱也。熱爭則卒心痛，煩悶善嘔，頭痛面赤，無汗。心手少陰脈，起於心中，其支別者，從心系上俠咽，小腸之脈直行者，循咽下鬲抵胃，其支別者，從缺盆循頸上頰至目外眥，故卒心痛，煩悶善嘔，頭痛面赤也。心在液為汗，今病熱故無汗以出。新校正云按甲乙經太素汗皆作兊皆。王注厥論亦作兊皆。外當作兊。壬癸甚。丙丁大汗。氣逆則壬癸死。心主火。壬癸為水。水滅火。故甚死於壬癸也。丙丁為火。故大汗於丙丁。氣逆之証。經闕其文也。刺手少陰太陽。少陰心脉。太陽小腸脉。

脾熱病者。先頭重頰痛。煩心顏青。欲嘔身熱。胃之脉起於鼻。交頞中。下循鼻外。入上齒中。還出俠口環脣。下交承漿。却循頤後下廉。出大迎。循頰車。上耳前。過客主人。循髮際至額顱。故先頭重頰痛顏青也。脾之脉支別者。復從胃別上鬲。注心中。其直行者上鬲俠咽。故煩心欲嘔而身熱也。新校正云按甲乙經太素云。脾熱病先頭重頰痛。无顏青二字。熱爭則腰痛。不可用俛仰。腹滿泄。兩頷痛。胃之脉支別者。起胃下口。循腹裏。下至氣街中而合。以下髀。氣街者。腰之前。故腰痛也。脾之脉入腹。屬脾絡胃。又胃之脉自交承漿。却循頤後下廉。出大迎。循頰車。故腹滿泄而兩頷痛頤故腹反甲乙甚。戊己大汗。氣逆則甲乙死。脾主土。甲乙為木。木伐土。故甚死於甲乙也。戊己為土。故大汗於戊己。氣逆之証。經所未論。刺足太陰陽明。太陰脾脉。陽明胃脉。新校正云按甲乙經熱病下篇二云。病先頭重頰痛煩心身熱。熱爭則腰痛不可用俛仰。腹滿泄。兩頷痛。其暴泄善飢而不欲食。善噫。熱中足清。腹脹食不化。善嘔泄有膿血。苦嘔无所出。先取三里。後取太白章門。

肺熱病者。先淅然厥。起毫毛。惡風寒。舌上黃。身熱。肺主皮膚。外養於毛。故熱中之則先淅然惡風寒起毫毛也。

古痠作酸

之脉起

起於中焦。下絡大腸。還循胃口。今肺熱入胃。胃熱上升。故舌上黃而身熱。熱爭則喘欬。痛走胸膺背。不得大息。頭痛不堪。汗出而寒。肺居鬲上。氣主胸膺。在變動為欬。又藏氣而主呼吸。背復為胸中之府。故喘欬痛走胸膺背不得息也。肺之絡脉。上會耳中。今熱氣上熏。故頭痛不堪。汗出而寒。丙丁甚。庚辛大汗。氣逆則丙丁死。肺主金。丙丁為火。火爍金。故甚死於丙丁也。庚辛為金。故大汗於庚辛也。氣逆之証。經闕未書。刺手大陰陽明。出血如大豆。立已。大陰肺脉。陽明大腸脉。當視其絡脉盛者。乃刺而出之。

腎熱病者。先腰痛胻痠。苦渴數飲。身熱。膀胱之脉。從肩髆內。俠脊抵腰中。又腰為腎之府。故先腰痛也。又腎之脉。自循內踝之後。上腨內。出膕內廉。又直行者。從腎上貫肝鬲。入肺中。循喉嚨。俠舌本。故胻痠苦渴數飲身熱。痠音酸。胻户當反。熱爭則項痛而強。胻寒且痠。足下熱。不欲言。膀胱之脉。從膕出別下貫腨。又腎之脉。起於小指之下。斜趨足心。出於然骨之下。循內踝之後。別入跟中。以上腨內。又其直行者。從腎上貫肝鬲。入肺中。循喉嚨。俠舌本。故項痛而強。胻寒且痠。足下熱。不欲言也。新校正云。按甲乙經然骨作然谷。跟音根。其逆則項痛員員澹澹然。腎之筋。循脊內俠膂。上至項。結于枕骨。与膀胱之筋合。膀胱之脉。又逆下于項。故項痛員〻然也。澹〻為似欲不定也。戊己甚。壬癸大汗。氣逆則戊己死。腎主水。戊己為土。土刑水。故甚死於戊己也。壬癸為水。故大汗

肝脉候於左關肺脉候於右寸

〔於壬癸〕刺足少陰大陽。〔少陰腎脉大陽膀胱脉。〕諸汗者。至其所勝日汗出也。〔氣王日為所勝王則勝邪故各當其王日汗。〕肝熱病者。左頰先赤。〔肝氣合木木氣應春南面正理之則其左也。〕心熱病者。顏先赤。〔心氣合火火氣炎上指象明候故候於顏。顏額也。〕脾熱病者。鼻先赤。〔脾氣合土土王於中。鼻處面中。故占鼻也。〕肺熱病者。右頰先赤。〔肺氣合金金氣應秋南面正理之則其右頰也。〕腎熱病者。頤先赤。〔腎氣合水水惟潤下指象明候。故候於頤也。〕病雖未發。見赤色者。刺之。名曰治未病。〔聖人不治已病治未病不治已亂治未亂此之謂也。〕熱病從部所起者。至期而已。〔期為大汗之日也如肝甲乙心丙丁脾戊己肺庚辛腎壬癸是為期日也。〕其刺之反者。三周而已。〔反謂反取其氣也如肝病刺脾。脾病刺腎。腎病刺心。心病刺肺。肺病刺肝者。是反刺五藏之氣也。三周謂三周於三陰三陽之脉狀也。又大陽病而刺寫陽明。陽明病而刺寫少陽。少陽病而刺寫大陰。大陰病而刺寫少陰。少陰病而刺寫厥陰。厥陰病刺寫大陽。如此是為反取三陰三陽之脉氣也。〕重逆則死。〔先刺已反。病氣流傳。又反刺之。是為重逆。一逆刺之。尚至三周乃已。況其重逆而得生邪。〕諸當汗者。至其所勝日。汗大出也。〔王則勝邪故各當其王日汗。新校正云按此條文注二十四字與前文重複當從刪去甲乙經大素亦不重出。〕諸治熱病。以飲之寒水。乃刺之。必寒衣之。

足太陰脾手太陰肺

居止寒處，身寒而止也。寒水在胃，陽氣外盛，故飲寒乃刺；熱退則凉生，故身寒而止鍼。熱病

先胸脇痛，手足躁，刺足少陽，補足太陰，[illegible]

少陽之木氣，補足太陰之土氣者，以木不勝於土[illegible]

墟主之。丘墟在足外踝下如前陷者中，足少陽脈之所過也，

刺可入同身寸之五分，留七呼，若灸者可灸三壯。[illegible]手足

[illegible]經無所主[illegible]自然補足太陰之脈[illegible]

[illegible]云詳足太陰，全元起本及太素作手太陰[illegible]

手太陰上屬肺，從肺系出腋下[illegible]熱病

而胸脇滿痛，手足躁[illegible]

得寒之於金[illegible]作手太陰者為是。病甚者

為五十九刺。[illegible]頭上五行行五者，以越諸陽之熱逆也；大杼、膺俞、缺盆、背俞，此八者以瀉胸中

之熱也；氣街、三里、巨虛上下廉，此八者以瀉胃中之熱也；雲

門、髃骨、委中、髓空，此八者以瀉四支之熱也；五藏俞傍五，此

十者以瀉五藏之熱也。凡此五十九穴者，皆熱之左右也。故

病甚則爾刺之。頭上五行者，當中行謂上星、顖會、前頂、百

會、後頂；次兩傍謂五處、承光、通天、絡却、玉枕；又次兩傍謂臨

泣、目窗、正營、承靈、腦空也。上星在顱上直鼻中央，入髮際同

身寸之一寸陷者中容豆，刺可入同身寸之四分。新校正

云：按甲乙經[illegible]四分作三分，水熱穴論注亦作三分，詳此注下

文云顖會[illegible]刺法，顖會法既有二法，則當依甲乙

經及水熱穴論注，上星刺入三分，顖會刺入四分。顖會在上

星後同身寸之一寸陷者中，刺如上星法。前頂在顖會後同身

寸之一寸五分骨間陷者中，刺如顖會法。百會在前頂後同

身寸之一寸五分，頂中央旋毛中陷容指，督脈足太陽脈之交會。後頂在百會後同身寸之一寸五分，強間在後頂後同身寸之一寸五分，督脈氣所發也。顖會刺可入同身寸之四分，餘並刺可入同身寸之三分，若灸者並可灸五壯。五處在上星兩傍同身寸之一寸五分，承光在五處後同身寸之一寸，通天在承光後同身寸之一寸五分，絡却在通天後同身寸之一寸五分，玉枕在絡却後同身寸之七分，並足太陽脈氣所發。五處刺可入同身寸之三分，留七呼，若灸者可灸三壯。承光刺可入同身寸之三分，不可灸。通天刺可入同身寸之三分，留七呼，若灸者可灸三壯。絡却刺可入同身寸之三分，留五呼，若灸者可灸三壯。玉枕刺可入同身寸之三分，留三呼，若灸者可灸三壯。○新校正云：按[illegible]甲乙經[illegible]。臨泣在頭直目上入髮際同身寸之五分，足太陽少陽陽維三脈之會。目窗在臨泣後同身寸之一寸，正營在目窗後同身寸之一寸，承靈在正營後同身寸之一寸五分，腦空在承靈後同身寸之一寸五分，俠玉枕骨下陷者中，並足少陽陽維二脈之會。腦空刺可入同身寸之四分，餘並刺可入同身寸之三分，若灸者可灸五壯。○新校正云：按甲乙經[illegible]。

項中大筋兩傍各一，

謂天柱二穴也。在俠項後髮際大筋外廉陷者中，足太陽脈氣所發，刺可入同身寸之二分，留六呼，若灸者可灸三壯。

風府兩傍各一，

謂風池二穴也。在顳顬後髮際陷者中，手足少陽陽維之會，刺可入同身寸之三分，留三呼，若灸者可灸三壯。

俠背以下至尻尾二十一節十五間各一，

十五間各一者，[illegible]謂附分、魄戶、神堂、譩譆、鬲關、魂門、陽綱、意舍、胃倉、肓門、志室、胞肓、秩邊[illegible]。附分在第二椎下附項內廉，兩傍各相去俠脊同身寸之三寸，[illegible]

五藏之俞各五，六府之俞各六，

首命未詳[illegible]。○新校正云：[illegible]王注[illegible]

為背俞又注氣穴論以大杼為背俞此注二云未詳孰是之也○氣街在腹齊下橫骨兩端鼠鼷上同身寸之一寸動應手足陽明脈氣所發刺可入同身寸之三分留七呼若灸者可灸五壯○三里在膝下同身寸之三寸䯒骨外廉兩筋肉分間足陽明脈之所入也刺可入同身寸之一寸留七呼若灸者可灸三壯○巨虛上廉足陽明與大腸合在三里下同身寸之三寸足陽明脈氣所發刺可入同身寸之八分若灸者可灸三壯○巨虛下廉足陽明與小腸合在上廉下同身寸之三寸足陽明脈氣所發刺可入同身寸之三分若灸者可灸三壯○雲門在巨骨下胸中行兩傍○新校正云按氣穴論注胸中行兩傍作去任脈傍橫去任脈各六寸文雖異究之則同相去同身寸之六寸動脈應手中府當其下同身寸之一寸雲門手太陰脈氣所發舉臂取之刺可入同身寸之七分若灸者可灸五壯○髃骨今明堂中誥圖經不載髃骨穴尋其穴以瀉四支之熱恐是肩髃穴二在肩端兩骨間手陽明蹻脈之會刺可入同身寸之六分留六呼若灸者可灸三壯○委中在足膝後屈處膕中央約文中動脈○新校正云詳委中穴與氣穴注骨空論注刺熱論注并此王氏四處注之彼此注互足膝後屈處如五字上與此注異者非失有異蓋注有詳略爾○足太陽脈之所入也刺可入同身寸之五分留七呼若灸者可灸三壯○髓空者正名腰俞在脊中第二十一椎節下間督脈氣所發刺可入同身寸之一分○新校正云按甲乙經作二寸氣穴論注亦作一寸氣府論注水熱穴論注作一分○留七呼若灸者可灸三壯○五藏俞傍五者謂魄戶神堂魂門意舍志室五穴並在俠脊兩傍各相去同身寸之三寸並足太陽脈氣所發○魄戶在第三椎下兩傍正坐取之刺可入同

身寸之五分，若灸者可灸五壯。神堂在第五椎下兩傍，刺可入同身寸之三分，若灸者可灸五壯。魂門在第九椎下兩傍，正坐取之，刺可入同身寸之五分，若灸者可灸三壯。意舍在十一椎下兩傍，正坐取之，刺可入同身寸之五分，若灸者可灸三壯。志室在第十四椎下兩傍，正坐取之，刺可入同身寸之五分，若灸者可灸三壯。是所謂此經之五十九刺法也。若鍼經所指五十九刺，則殊與此經不同，然俱治熱病之要穴。然合用之理全同者，猶當以病候形證所應經法，即隨所證而刺之。

熱病始手臂痛者，刺手陽明太陰而汗出止。手臂痛，列缺主之。列缺者，手太陰之絡，去腕上同身寸之一寸半，別走陽明者也。刺可入同身寸之三分，留三呼，若灸者可灸五壯。欲出汗，商陽主之。商陽者，手陽明脈之井也，在手大指次指內側，去爪甲角如韭葉，手陽明脈之所出也。刺可入同身寸之一分，若灸者可灸一壯。

熱病始於頭首者，刺項太陽而汗出止。天柱主之。天柱在俠項後髮際大筋外廉陷者中，足太陽脈氣所發，刺可入同身寸之二分，留六呼，若灸者可灸三壯。

熱病始於足脛者，刺足陽明而汗出止。新校正云詳此條素問本无，太素亦無，今按甲乙經添入。

熱病先身重骨痛，耳聾好瞑，刺足少陰。[illegible]新校正云[illegible]身重骨痛耳聾而好瞑[illegible]病甚為五十九刺。[illegible]

熱病先眩冒而熱，胸脇滿，刺足少陰少陽。[illegible]太陽之脈

陽明胃土厥陰肝木

腎王本作自昇

王氏何敢擅增當考

筋熱之說為前熱王注誤且色榮顴色榮頰是目熱筋熱何等分明

色榮顴骨熱病也。榮飾也，謂赤色見於顴骨如榮飾也。顴骨謂目下當外眥也。太陽合火，故見色赤。新校正云：按楊上善云：赤色榮顴者，骨熱病也。與王氏注不同。榮未交，新校正云：按甲乙經、太素作榮未夭，下文榮未交亦作夭。曰今且得汗，待時而已。榮一為營字之誤也。日者引言色雖明盛，但陰陽之氣不交錯者，故法云今且得汗，待時而已。當由此言色金明。謂肝病待甲乙，心病待丙丁，脾病待戊己，肺病待庚辛，腎病待壬癸，是謂待時而已。所謂交者，次如下句。與厥陰脈爭見者，死期不過三日。外見太陽之赤色，內應厥陰之弦脈。然太陽受病，當傳入陽明，今反厥陰之脈來見，是土敗而木賊之也，故死。其熱病內連腎，少陽之脈色也。新校正云：按楊上善云：太陽，水也；少陽，木也。水以生木，木盛水衰，故熱病內連於腎。少陽之脈，色榮頰前，熱病也。新校正云：按楊上善云：足少陽部在頰，赤色榮頰前，熱病也。榮未交，曰今且得汗，待時而已。與少陰脈爭見者，死期不過三日。少陽受病，當傳入於太陰，今反少陰脈來見，亦土敗而木賊之也，故死不過三日。

少陰王本作厥陰

骶丁計反脊窮曰骶

本之變熱也。新校正云詳或者欲改少陰作厥陰。按甲乙經大素作少陰。陽一言一云少陽為木。少陰為水。少陽色見之時少陰脈爭見者是母勝子。故木死。王作此注亦非舊本及甲乙經太素並無死期不過三日六字。此是王氏足成此文也

熱病氣穴。三椎下間主胷中熱。四椎下間主鬲中熱。五椎下間主肝熱。六椎下間主脾熱。七椎下間主腎熱。榮在骶也。脊節之謂椎。脊窮之謂骶。言腎熱之氣外通尾骶也。尋此文椎間所主神藏之熱。又不正當其藏俞。而云主療。在理未詳。項上三椎陷者中也。此舉數脊椎之大法也。言三椎下間主胷中熱者。何以數之。言皆當以陷者中為氣發之所也。頰下逆顴為大瘕。下牙車為腹滿。顴後為脅痛。頰上者鬲上也。此所以候面部之色發。以明腹中之病診也。

○評熱病論篇第三十三新校正云按全元起本在第五卷

黃帝問曰。有病溫者。汗出輒復熱。而脈躁疾。不為汗衰。狂言不能食。病名為何。岐伯對曰。病名陰陽交。交者死也。交謂交合陰陽之氣不分別也。帝曰。願聞其說。岐伯曰。人所以汗出者。皆生於穀。穀生於精。言穀氣化為精。精氣勝乃為汗。今邪氣交爭於骨肉而得汗者。是邪

却而精勝也。言初汗也精勝則當能食而不復熱。復熱者邪氣也。汗者精氣也。今汗出而輒復熱者，是邪勝也。不能食者，精無俾也。无俾言无可使為汗也穀不化則精不生精不化流故无可使病而留者，其壽可立而傾也。如是者若汗出疾速留著而不去則其人壽命立致傾危也新校正云詳病而留者按王注病當作疾又按甲乙經作而熱留者且夫熱論曰：汗出而脈尚躁盛者死。熱論謂上古熱論也凡汗後脈當遲靜而反躁急以盛滿者是真氣竭而邪盛故知必死也今脈不與汗相應，此不勝其病也，其死明矣。脈不靜而躁盛是不相應也狂言者是失志，失志者死。志舍於精今精无可使是志无所居志不留居則失志也今見三死，不見一生，雖愈必死也。汗出脈躁盛一死不勝其病二死狂言失志者三死也帝曰：有病身熱汗出煩滿，煩滿不為汗解，此為何病？岐伯曰：汗出而身熱者，風也；汗出而煩滿不解者，厥也。病名曰風厥。帝曰：願卒聞之。岐伯曰：巨陽主氣，故先受邪，少陰與其為表裏也，得熱則上從之，從之則厥也。上從之謂少陰隨從於太陽而上也帝曰：治之奈何？岐伯曰：表裏刺之，飲之服湯。謂瀉太陽補少陰也。飲之湯者謂止逆上之腎氣也。帝曰：勞風為病何如？岐伯曰：
勞風法在肺下。從勞風生，故曰勞風。勞謂腎勞也。腎脉者從腎上貫肝鬲入肺中，故腎勞風生，上居肺下
也。其為病也，使人強上冥視。新校正云：按楊上善云：強上，好仰也。冥視謂合眼視不明也。又
千金方冥視作目眩。唾出若涕，惡風而振寒，此為勞風之病。膀胱脉起於目內眥，
上額交巔上，入絡腦，還出別下項，循肩髆內，俠脊抵腰中，入循膂絡腎。今腎精不足，外吸膀胱，膀胱氣不能上營，故使人
頭項強而視不明也。肺被風薄，勞氣上熏，故令唾出若鼻涕狀。腎氣不足，陽氣內攻，勞熱相合，故惡風而振寒。帝曰：
治之奈何？岐伯曰：以救俛仰。救猶止也。俛仰謂屈伸也。言止屈伸於動作，不使勞氣滋蔓。
巨陽引精者三日，中年者五日，不精者七日。新校正云：按甲乙經作三日中
若五日，千金方作候之三日及五日中不精明者是也，與此不同。欬出青黃涕，其狀如膿，大
如彈丸，從口中若鼻中出，不出則傷肺，傷肺則死也。巨陽者膀胱之
脉也。膀胱与腎為表裏，故巨陽引精也。巨，大也。然太陽之脉吸引精氣，上攻於肺者三日，中年者五日，素不以精氣用事
者七日，當欬出稠涕，其色青黃如膿狀。平調欬者從咽而上出於口；暴卒欬者氣衝突於蓄門而出於鼻。夫如是者，皆腎
氣勞竭，肺氣內虛，陽氣奔迫之所為，故不出則傷肺也。肺傷則榮衛散解，魄不內治，故死。新校正云：按[illegible]

背氣衝衝突於畜門而出於鼻頏顙經云衝畜門甘畜門者名頏顙門陽脈云賁者鼻也胃氣之所出也胃脈以傳於肺肺在鬲上胃為賁門故帝曰有病腎風者面胕痝然壅害於言可刺不痝然腫起貌壅謂目下壅如臥蠶形也腎之脈從腎上貫肝鬲入肺中循喉嚨俠舌本故妨害於言語痝莫江反岐伯曰虛不當刺不當刺而刺後五日其氣必至至謂病氣來至也然藏配一日而五日至腎夫腎已不足風內薄之謂腫為實以鍼大泄反傷藏氣真氣不足不可復故刺後五日其氣必至也帝曰其至何如岐伯曰至必少氣時熱時熱從胸背上至頭汗出手熱口乾苦渴小便黃目下腫腹中鳴身重難以行月事不來煩而不能食不能正偃正偃則欬病名曰風水論在刺法中刺法篇名今經亡帝曰願聞其說岐伯曰邪之所湊其氣必虛陰虛者陽必湊之故少氣時熱而汗出也小便黃者少腹中有熱也不能正偃者胃中不和也正偃則欬甚上迫肺也諸有水氣者微腫先見於目下也帝曰何以言岐伯曰水者陰也目下亦陰也腹者至陰之所居故水在腹者必使目下

腫也。真氣上逆。故口苦舌乾。卧不得正偃。正偃則欬出清水也。諸水病者。故不得卧。卧則驚。驚則欬甚也。腹中鳴者。病本於胃也。薄脾則煩不能食。食不能下者。胃脘隔也。身重難以行者。胃脉在足也。月事不來者。胞脉閉也。胞脉者屬心而絡於胞中。今氣上迫肺。心氣不得下通。故月事不來也。考上文所釋之義未解熱從胸背上至頭汗出手熱口乾苦渴之義應古論簡脫而此差謬之亦如是者胸何腎少陰之脉從腎上貫肝鬲入肺中循喉嚨俠舌本又膀胱太陽之脉從目內眥上額交巔上其支者從巔至耳上角其直者從巔入絡腦還出別下項循肩髆內俠脊抵腰中入循膂絡腎今陰不足而陽有餘故熱從胸背上至頭而汗出也。手心主厥陰之脉起於胸中出屬心包其脉行於胸中手臂皆陰不足而陽有餘故手熱矣。又以腎脉入肺是少陰脉相心也。帝曰善

○逆調論篇第三十四新校正云按全元起本在第四卷

黄帝問曰。人身非常溫也。異於常候故曰非常。○新校正云按甲乙經無為之熱三字非常熱也。為之熱而煩滿者何也。岐伯對曰。陰氣少而陽氣勝。故熱而煩滿也。帝曰。人身非衣寒也。中非有寒氣也。寒從中

太素云如炙於火也

不凍慄

骨痺

生

生者何言不衣寒中非寒氣是為何病岐伯曰是人多痺氣也陽氣少陰氣多故身寒如從水中出言自由形氣陰陽之爲是非衣寒而中有寒也帝曰人有四支熱逢風寒如炙如火者何也新校正云按全元起本云如炙如火一字太素云如炙於火當從太素一云岐伯曰是人者陰氣虛陽氣盛四支者陽也兩陽相得而陰氣虛少少水不能滅盛火而陽獨治獨治者不能生長也獨勝而止耳水為陰火為陽今陽氣有餘陰氣不足故云少水不能滅盛火也治者王也勝者盛也故云獨勝而止逢風而如炙如火者是人當肉爍也爍者言消也言久久此人當肉消削也新校正云詳如炙如火當從太素作如炙於火帝曰人有身寒湯火不能熱厚衣不能溫然不凍慄是爲何病岐伯曰是人者素腎氣勝以水爲事太陽氣衰腎脂枯不長一水不能勝兩火腎者水也而生於骨腎不生則髓不能滿故寒甚至骨也以水爲事言盛欲也所以不能凍慄者肝一陽也心二陽也腎孤藏也一水不能勝二火故不能凍慄病名曰骨痺是人當攣節也腎不生則髓不滿髓不滿則筋乾縮故節攣

帝曰：人之肉苛者，雖近於衣絮，猶尚苛也，是謂何疾？苛謂癯

[illegible]重 岐伯曰：榮氣虛，衛氣實也。榮氣虛則不仁，衛氣虛則

不用，榮衛俱虛則不仁且不用，肉如故也。人身與志不相有，

曰死。身用志不應，志不應身，是謂身與志不相有也。新校正云：按甲乙經曰死作三十日死也。帝曰：人有

逆氣不得臥而息有音者，有不得臥而息無音者，有起居如

故而息有音者，有得臥，行而喘者，有不得臥，不能行而喘者，

有不得臥，臥而喘者，皆何藏使然？願聞其故。岐伯曰：不得臥

而息有音者，是陽明之逆也。足三陽者下行，今逆而上行，故

息有音也。陽明者，胃脉也，胃者，六府之海，水穀之海也。其氣亦下行，

陽明逆不得從其道，故不得臥也。下經曰：胃不和則臥不安，

此之謂也。下經，上古經也。夫起居如故而息有音者，此肺之絡脉逆

也。絡脉不得隨經上下，故留經而不行，絡脉之病人也微，故

起居如故而息有音也。夫不得臥，臥則喘者，是水氣之客也。

左傳齊侯疥
或云疥當作痎
本此

陽虛陰虛
阳阴虚
实尤妙

夫水者循津液而流也。腎者水藏，主津液，主臥與喘也。帝曰：善。尋經所解之旨，不得臥而息無音，有得臥行而喘，有不得臥不能行而喘，此三義悉闕而未論，亦古之脫簡也。

○瘧論篇第三十五。新校正云：按全元起本在第五卷。

黃帝問曰：夫痎瘧皆生於風，其蓄作有時者何也？痎猶老也，亦瘦也。新校正云：按甲乙經云：夫瘧疾皆生於風，其以日作以時發何也？與此文異。大素同今文。楊上善云：痎，有云二日一發為痎瘧。此經但夏傷於暑至秋為病，或云痎瘧，或但云瘧，不必以日發間日以定痎瘧也，但應四時其形有異以為痎瘧爾。岐伯對曰：瘧之始發也，先起於毫毛，伸欠乃作，寒慄鼓頷。慄謂戰慄，鼓謂振動。腰脊俱痛，寒去則內外皆熱，頭痛如破，渴欲冷飲。帝曰：何氣使然？願聞其道。岐伯曰：陰陽上下交爭，虛實更作，陰陽相移也。陽氣者下行極而上，陰氣者上行極而下，故曰陰陽上下交爭也。陽虛則外寒，陰虛則內熱，陽盛則外熱，陰盛則內寒。由此寒去熱生，則虛實更作，陰陽之氣相移易也。陽并於陰，則陰實而陽虛。陽明虛則寒慄鼓頷也。陽并於陰，言陽氣入於陰分也。陽明，胃脉也。胃之脉自交承漿，却分行循頤後下廉，出大迎。其支別者，從大迎前下人迎。故氣不足則惡寒戰慄而頤頷振動也。巨陽虛則腰背

日作瘧 間日瘧 日早瘧

頭項痛。巨陽者膀胱脈，其脈從頭別下項，循肩髆內，俠脊抵腰中，故氣不足則腰背頭項痛也。𤸇音膂。三陽俱虛則陰氣勝，陰氣勝則骨寒而痛，寒生於內，故中外皆寒。陽盛則外熱，陰虛則內熱，外內皆熱則喘而渴，熱傷氣故內外皆熱則喘而渴。故欲冷飲也。此皆得之夏傷於暑，熱氣盛藏於皮膚之內，腸胃之外，此榮氣之所舍也。腸胃之外，榮氣所主，故云榮氣所舍也。舍猶居也。此令人汗空疏，新校正云：按全元起本作汗出空疏，太素同。腠理開，因得秋氣，汗出遇風，及得之以浴，水氣舍於皮膚之內，與衛氣并居。衛氣者，晝日行於陽，夜行於陰，此氣得陽而外出，得陰而內薄，內外相薄，是以日作。作謂發作也。帝曰：其間日而作者何也？間謂隔日也。岐伯曰：其氣之舍深，內薄於陰，陽氣獨發，陰邪內著，陰與陽爭不得出，是以間日而作也。不與衛氣相逢會，故隔日發也。帝曰：善。其作日晏與其日早者，何氣使然？晏猶暮也。岐伯曰：邪氣客於風府，循膂而下，風府，穴名也，在項上入髮際同身寸之一寸，大筋內宛宛中也。膂謂脊兩傍。衛氣一日一夜大會

日暮癃

又早以說

膜經皆作募

又說

間日

於風府其明日日下一節故其作也晏此先客於脊背也每至於風府則腠理開腠理開則邪氣入邪氣入則病作以此日作稍益晏也節謂脊骨之節然邪氣遠則逢會遲故發暮也其出於風府日下一節二十五日下至骶骨二十六日入於脊內注於伏膂之脈項已下至尾骶凡二十四節故日下一節二十五日下至骶骨二十六日入於脊內注於伏膂之脈也伏膂之脈者謂膂筋之間腎脈之伏行者也腎之脈循股內後廉貫脊屬腎其直行者從腎上貫肝鬲入肺中以其貫脊又不正應行穴但循膂伏行故謂之伏膂脈○新校正云按全元起本二十五日作二十一日二十六日作二十二日甲乙經太素並同伏膂之脈甲乙經作太衝之脈巢元方作伏衝其氣上行九日出於缺盆之中其氣日高故作日益早也以腎脈貫脊屬腎上入肺中肺者缺盆為之道其氣上行速故其氣上行九日出於缺盆之中其間日發者由邪氣內薄於五藏橫連募原也其道遠其氣深其行遲不能與衛氣俱行不得皆出故間日乃作也募原謂鬲募之原系○新校正云按全元起本募作膜太素巢元方並同舉痛論亦作膜原帝曰夫子言衛氣每至於風府腠理乃發發則邪氣入入則病作今衛

一再說日作
还欠
風常瘧不同
瘧待也
次以內傳誤也疑
後人改
水寒一作小寒

氣日下一節其氣之發也不當風府其日作者奈何岐伯曰
新校正云按全元起本及甲乙經太素自此邪氣客於頭項至下則病作故八十八字並无此邪氣客於
頭項循膂而下者也故虛實不同邪中異所則不得當其風
府也故邪中於頭項者氣至頭項而病中於背者氣至背而
病中於腰脊者氣至腰脊而病中於手足者氣至手足而病
故下當各以居邪之所而刺之衛氣之所在與邪氣相合則病作故風無常
府衛氣之所發必開其腠理邪氣之所合則其府也虛實不同邪中
異所衛邪相合病則發焉不必悉當風府而發作也新校正云按甲乙經巢元方則其府也作與病作偕帝曰善
夫風之與瘧也相似同類而風獨常在瘧得有時而休者何
也風瘧皆有盛衰故云相似同類岐伯曰風氣留其處故常在瘧氣隨經絡
沉以內薄新校正云按全元起本及甲乙經作次以內傳故衛氣應乃作留謂留止隨謂隨從帝曰
瘧先寒而後熱者何也岐伯曰夏傷於大暑其汗大出腠理
開發因遇夏氣淒滄之水寒新校正云按甲乙經太素淒滄之水寒作小寒迫之藏於腠

腠

先寒而後熱者名曰寒瘧　先热而後寒者名曰温瘧

岐伯引經不遭秦火而亡

[illegible]皮膚之中，秋傷於風，則病成矣。暑為陽氣，中風者陽氣受之，故秋傷於風則病成矣。夫寒者，陰氣也；風者，陽氣也。先傷於寒而後傷於風，故先寒而後熱也，病以時作，名曰寒瘧。露形觸冒則風寒傷之。帝曰：先熱而後寒者何也？岐伯曰：此先傷於風而後傷於寒，故先熱而後寒也，亦以時作，名曰溫瘧。以其先熱，故謂之溫。其但熱而不寒者，陰氣先絕，陽氣獨發，則少氣煩冤，手足熱而欲嘔，名曰癉瘧。癉，熱也，極熱為之也。癉，徒干反。帝曰：夫經言有餘者寫之，不足者補之。今熱為有餘，寒為不足。夫瘧者之寒，湯火不能溫也，及其熱，冰水不能寒也，此皆有餘不足之類。當此之時，良工不能止，必須其自衰乃刺之，其故何也？願聞其說。言何暇不早使其盛極而自止乎。岐伯曰：經言無刺熇熇之熱，新校正云：按全元起本及《太素》熱作氣。熇，火沃反。無刺渾渾之脈，無刺漉漉之汗，故為其病逆，未可治也。熇熇，盛熱也；渾渾，言無端緒也；漉漉，言汗大出也。漉音鹿。夫瘧之始發也，陽氣并於陰，當是之時，陽虛而陰盛，外

脫勿敢二字

左傳風淫末疾

無氣故先寒慄也陰氣逆極則復出之陽陽與陰復并於外
則陰虛而陽實故先熱而渴陰盛則胃寒故先寒戰慄陽盛則胃熱故先熱欲飲也夫
瘧氣者并於陽則陽勝并於陰則陰勝陰勝則寒陽勝則熱
瘧者風寒之氣不常也病極則復復謂復舊也言其氣發至極還復如舊至新校
正云按甲乙經作瘧者風寒之暴氣不常病極則復至全元起本及太素作瘧風寒氣也不常病極則復至至字連上句
與王氏之意異病之發也如火之熱如風雨不可當也以其盛熾故不可當也
故經言曰方其盛時必毀新校正云按太素云勿敢必毀因其衰也事必大
昌此之謂也方正也正盛寫之或傷真氣故必毀病氣衰已補其經氣則邪氣彌退正氣安平故必大昌也
夫瘧之未發也陰未并陽陽未并陰因而調之真氣得安邪
氣乃亡所寫必中所補必當故真氣得安邪氣乃亡也故工不能治其已發為其氣
逆也真氣寢息邪氣大行真不勝邪是為逆也帝曰善攻之奈何早晏何如岐伯
曰瘧之且發也陰陽之且移也必從四末始也陽已傷陰從
之故先其時堅束其處令邪氣不得入陰氣不得出審候見

古無真字直誤為真

在孫絡盛堅而血者皆取之。此真往而未得并者也。言牢縛四支令气各在其処則邪所居処必自見之既見之則刺出其血而往猶去也。新校正云按甲乙經真往作其往太素作直往。帝曰：瘧不發，其應何如？岐伯曰：瘧氣者，必更盛更虛，當氣之所在也。病在陽，則熱而脉躁；在陰，則寒而脉靜。陰靜陽躁故脉亦隨之。極則陰陽俱衰，衛氣相離，故病得休；衛氣集，則復病也。相薄至極物極則反故極則陰陽俱衰。帝曰：時有間二日或至數日發，或渴或不渴，其故何也？岐伯曰：其間日者，邪氣與衛氣客於六府，而有時相失，不能相得，故休數日乃作也。氣不相會故數日不能發也。瘧者，陰陽更勝也，或甚或不甚，故或渴或不渴。陽勝陰甚則渴陽勝陰至甚則不渴也勝謂強盛於彼之气也。帝曰：論言夏傷於暑，秋必病瘧。新校正云按生氣通天論并陰陽應象大論二論俱云夏傷於暑秋必痎瘧。今瘧不必應者何也？言不必應然。岐伯曰：此應四時者也。其病異形者，反四時也。其以秋病者寒甚，秋氣清涼陽氣下降熱藏肌肉故寒甚也。以冬病者寒不甚。冬氣嚴冽陽氣伏藏不與寒爭故寒不甚。以春病者惡風（春氣溫和，陽氣外泄，內腠開發，故惡於風。）以夏病者多汗。（夏氣暑熱，津液充盈，外泄皮膚，故多汗也。）帝曰：夫病溫瘧與寒瘧，而皆安舍？舍於何藏。（安，何也。舍，居止也。藏謂五神藏也。）岐伯曰：溫瘧得之冬中於風。寒氣藏於骨髓之中。至春則陽氣大發。邪氣不能自出。因遇大暑。腦髓爍。肌肉消。腠理發泄。或有所用力。邪氣與汗皆出。此病藏於腎。其氣先從內出之於外也。（腎主於冬，冬主骨髓，腦為髓海。上下相應，厥熱上熏，故腦髓銷爍，銷爍則熱氣外薄，故肌肉減削而病藏於腎也。）如是者，陰虛而陽盛。陽盛則熱矣。（陰氣謂腎藏氣虛。陽盛謂膀胱大陽之氣盛。）衰則氣復反入。入則陽虛。陽虛則寒矣。故先熱而後寒。名曰溫瘧。（衰謂病衰退也。復反入謂入腎陰脈中。）帝曰：癉瘧何如？岐伯曰：癉瘧者，肺素有熱，氣盛於身，厥逆上衝。中氣實而不外泄。因有所用力。腠理開。風寒舍於皮膚之內，分肉之間而發。發則陽氣盛。陽氣盛而不衰則病矣。其氣不及於陰。（新校正云：按全元起本及太素作不反之陰，巢元方作不及之陰。）故但熱而不寒。氣內藏於心。而外舍於

熇音福

分肉之間。令人消爍脫肉。故命曰癉瘧。帝曰善。

○刺瘧篇第三十六（新校正云按全元起本在第六卷）

足太陽之瘧。令人腰痛頭重。寒從背起。（足太陽脈從巔入絡腦還出別下項循肩髆內俠脊抵腰中。其支別者從髆內左右別下貫胂過髀樞。故令腰痛頭重寒從背起。○新校正云詳此注與三部九候論注貫胂作貫臀與骨空論注作貫胂甲乙經作貫胛）先寒後熱。熇熇暍暍然。（熇熇甚熱狀暍暍亦熱盛也太陽不足故先寒寒極則生熱故後熱也熇音呼暍音謁）熱止汗出難已。（熱生是為氣虛熱止則為氣復氣復而汗反出此為邪氣盛而真不勝故難已。○新校正云按全元起本及甲乙經太素巢元方並作先寒後熱渴渴止汗出與此文異）刺郄中出血。（太陽之郄是謂金門金門在足外踝下一名曰關梁陽維所別屬也刺可入同身寸之三分若灸者可灸三壯。郄中則膕中央骨解一云委中主之。則古法以委中為郄中也。委中在膕中央約文中動脈足太陽脈之所入也刺可入同身寸之五分留七呼若灸者可灸三壯。○新校正云詳刺郄中甲乙經作膕中。全元起本作膕中出血）

足少陽之瘧。令人身體解㑊。寒不甚。熱不甚。（陽氣未盛故令其然）惡見人。見人心惕惕然。（膽與肝合肝虛則恐故惡見人見人心惕惕然也）熱多汗出甚。（邪盛則熱多中風故汗出）刺足少陽。（俠谿主之）

在足小指次指岐骨間本節前陷者中少陽之榮刺可入同身寸之三分留三呼若灸者可灸三壯。足陽明之
瘧。令人先寒。洒淅洒淅。寒甚久乃熱。熱去汗出。喜見日月光
火氣。乃快然。陽虛則外先寒陽虛極則復盛故寒甚久乃熱也熱去汗已陰又內強陽不勝陰故喜見日月
光火氣乃快然也。刺足陽明跗上。衝陽穴也在足跗上同身寸之五寸骨間動脈上去陷谷同身寸之三
寸陽明之原刺可入同身寸之三分留十呼若灸者可灸三壯。足太陰之瘧。令人不樂。
好大息。心氣流於肺則喜今脾藏受病心母救之火氣下入
於脾不上行於肺且太陰脈支別者復從胃上膈注心中故不樂好大息也。
不嗜食。多寒熱汗出。脾主營四
季營之則寒熱足太陰脈入腹屬脾絡胃上膈俠咽故不嗜食多寒熱汗出
病至則善嘔。嘔已
乃衰。即取之。待病衰去即而取之言其衰即取之也
其言公孫...在足大指本節之後同身寸之一寸太陰絡也刺可入同身寸之四分留七呼若灸者
可灸三壯。足少陰之瘧。令人嘔吐甚。多寒熱。熱多寒少。足少陰脈貫肝膈入
肺中循喉嚨故嘔吐甚多寒熱也腎為陰藏陰氣生寒今陰氣不足故熱多寒少一云熱多寒少
欲閉戶牖而處。其病難已。...反見水

既云小便不利，又云數便，誤也。當依甲乙經作數噫，而去便字爲允。意，古噫字。

之中。土刑於水，故其病難已也。太鍾、太谿主之。太鍾在足內踝後街中，少陰絡也。刺可入同身寸之二分，留七呼，若灸者可灸三壯。太谿在足內踝後跟骨上動脈陷者中，少陰俞也。刺可入同身寸之三分，留七呼，若灸者可灸三壯。○新校正云：按甲乙經云：其病難已，取太谿。又按太鍾穴，甲乙經作跟後衝中，刺腰痛篇注作跟後街中動脈，水穴注云在內踝後，此注云內踝後街中，三注不同，當以甲乙經爲正。

足厥陰之瘧，令人腰痛，少腹滿，小便不利，如癃狀，非癃也。數便，意恐懼，氣不足，腹中悒悒。足厥陰脈循股陰入髦中，環陰器抵少腹，故病如是。癃，謂不得小便也。悒悒，不暢之貌。○新校正云：按甲乙經數便意三字作數噫二字。**刺足厥陰。**太衝主之。太衝在足大指本節後同身寸之二寸陷者中，厥陰俞也。刺可入同身寸之三分，留十呼，若灸者可灸三壯。○新校正云：按刺腰痛篇注云在本節後內間動脈應手。

肺瘧者，令人心寒，寒甚熱，熱間善驚，如有所見者，刺手太陰陽明。列缺主之。列缺在手腕後同身寸之一寸半，手太陰絡也。刺可入同身寸之三分，留三呼，若灸者可灸五壯。陽明穴，合谷主之。合谷在手大指次指歧骨間，手陽明脈之所過也。刺可入同身寸之三分，留六呼，若灸者可灸三壯。

心瘧者，令人煩心甚，欲得清水，反寒多，不甚熱，刺手少陰。神門主之。神門在掌後銳骨之端陷者中，手少陰俞也。刺可入同身寸之三分，留七呼，若灸者可灸三壯。○新校正云：按太素云：欲得清水及寒多，寒不甚，熱甚。

肝瘧者，令人

色蒼蒼然，太息，其狀若死者，刺足厥陰見血。中封主之。中封在足內踝前同身寸之一寸半陷者中，仰足而取之，伸足乃得之，足厥陰經也，刺可入同身寸之四分，留七呼，若灸者可灸三壯。

脾瘧者，令人寒，腹中痛，熱則腸中鳴，鳴已汗出，刺足太陰。商丘主之。商丘在足內踝下微前陷者中，足太陰經也，刺可入同身寸之三分，留七呼，若灸者可灸三壯。

腎瘧者，令人洒洒然，腰脊痛宛轉，大便難，目眴眴然，手足寒，刺足太陽少陰。太鍾主之，取如前足少陰瘧中法。

胃瘧者，令人且病也，善飢而不能食，食而支滿腹大。胃熱脾虛，故善飢而不能食，食而支滿腹大也。是以下文兼刺太陰。刺足陽明太陰橫脈出血。厲兌、解谿、三里主之。厲兌在足大指次指之端，去爪甲角如韭葉，足陽明井也，刺可入同身寸之一分，留一呼，若灸者可灸一壯。解谿在衝陽後同身寸之三寸半腕上陷者中，足陽明經也，刺可入同身寸之五分，留五呼，若灸者可灸三壯。三里在膝下同身寸之三寸，䯒骨外廉兩筋肉分間，足陽明合也，刺可入同身寸之一寸，留七呼，若灸者可灸三壯。[illegible]

瘧發身方熱，刺跗上動脈，陽明之脈也。開其空，出其血，立寒。陽明之脈，多血多氣熱盛氣壯故出其血而立可寒也。瘧方欲寒，刺手陽明太陰、足陽明太陰。亦謂開穴而出其血也，當隨井俞而刺之也。瘧脈滿大急，刺背俞，用中針，傍五胠俞各一，適肥瘦出其血也。瘦者淺刺少出血，肥者深刺多出血。背俞謂大杼。五胠俞謂譩譆。胠，去魚反。瘧脈小實急，灸脛少陰，刺指井。灸脛少陰是謂復溜，復溜在內踝上同身寸之二寸陷者中，足少陰脈之所行也，刺可入同身寸之三分，留三呼，若灸者可灸五壯。刺指井，謂刺至陰，至陰在足小指外側去爪甲角如韭葉，足太陽脈之所出也，刺可入同身寸之一分，留五呼，若灸者可灸三壯。瘧脈滿大急，刺背俞，用五胠俞、背俞各一，適行於血也。謂調適肥瘦穴度深淺，循三備法而行針，令至於血脈也。謂大杼五胠俞謂譩譆主之。新校正云：詳此條從瘧脈滿大至此，注幷經文共五十五字，當從刪削。經文與次前經文重複，王氏隨而注之，別無義例，不若士安之精審不複出也。瘧脈緩大虛，便宜用藥，不宜用針。緩者中風，大為氣實，虛者血虛，血虛氣實，風又攻之，故宜藥治以遣其邪，不宜針寫而出血也。凡治瘧，先發如食頃乃可以治，過之則失時也。先其發時，真邪異居，波隴不起，故可治。過時則真邪相合，攻之則反傷真氣，故曰失時。新校正云：詳從前瘧脈滿大至此，全元起本在第四卷中，王氏移續於此也。諸瘧而脈不見，刺十指間出血，血去必已，先視身之赤如小

豆者盡取之。十二瘧者，其發各不同時，察其病形，以知其何
脈之病也。瘧隨其形，以脈可知。先其發時如食頃而刺之，一刺則衰，
二刺則知，三刺則已；不已，刺舌下兩脈出血。舌下兩脈，下文具。不已，刺郄
中盛經出血，又刺項已下俠脊者必已。並足太陽之脈氣也。郄中則委中也。俠脊
者，謂大杼、風門熱府穴也。大杼在項第一椎下兩傍，相去各
同身寸之一寸半，陷者中，刺可入同身寸之三分，留七呼，若
灸者可灸五壯。風門熱府在第二椎下兩傍，各同身寸之一
寸半，刺可入同身寸之五分，留七呼，若灸者可灸五壯。○新
校正云：詳大杼穴灸五壯，按甲乙經作七壯，氣穴論注作七壯，刺熱論注及熱穴注作五壯。舌下兩脈者，廉
泉也。廉泉穴名，今在頷下結喉上舌本下，陰維任脈之會，刺可入同身寸之三分，留三呼，若灸者可灸三壯。刺瘧
者，必先問其病之所先發者，先刺之。先頭痛及重者，先刺頭
上及兩額兩眉間出血。頭上謂上星、百會，兩額謂懸顱，兩眉間謂攢竹等穴也。先項背
痛者，先刺之。項謂風池、風府主之，背謂大杼、神道主之。先腰脊痛者，先刺郄中出血。
先手臂痛者，先刺手少陰陽明十指間。新校正云：按別本作手陰陽，全本亦作手
陰陽。先足脛痠痛者，先刺足陽明十指間出血。各以邪居之所，以脫寫之

瘧

腎移於脾〻移於肝〻移於心〻移於肺合觀自明王注謬甚

瘧發則汗出惡風刺三陽經背俞之血者三陽太陽也新校正云按甲乙經云足三陽胻痠痛甚按之不可名曰胕髓病。以鑱針鍼絶骨出血立已陽輔穴也。取如氣穴論中府俞法。胕扶付反。鑱鋤銜反身體小痛刺至陰新校正云按甲乙經無至陰二字諸陰之井無出血間日一刺諸井皆在指端。足少陰井在足心宛中也。瘧不渴間日而作刺足太陽新校正云按九卷云足陽明太素同渴而間日作刺足少陽新校正云按九卷云手少陽太素同溫瘧汗不出爲五十九刺自胃瘧下至此尋黃帝中誥圖經所主或有不與此文同應古之別法也

○氣厥論篇第三十七新校正云按全元起本在第九卷與厥論相并

黃帝問曰五藏六府寒熱相移者何岐伯曰腎移寒於肝。（脾）癰腫少氣。肝藏血。然寒入則陽氣不散。陽氣不散。則血聚氣澀。故爲癰腫。又爲少氣也。○新校正云按全元起本云腎移寒於脾。元起注云腎傷於寒而傳於脾。脾主肉。寒生於肉則結爲堅。堅化爲膿。故爲癰也。血傷氣少。故曰少氣。甲乙經亦作移寒於脾。王因誤本。遂解爲肝。亦智者之一失也。脾移寒於肝。癰腫筋攣。脾藏主肉。肝藏主筋。肉溫則筋舒。肉冷則筋急。故筋攣也。肉寒則衞氣結聚。故爲癰腫。肝移寒於心。狂隔中。心爲

陽藏。神處其中。寒薄之。則神亂離。故狂也。陽氣與寒相薄。故隔塞而中不通也。心移寒於肺。肺消。肺消者飲一溲二。死不治。心為陽藏。反受諸寒。寒氣不消。乃移於肺。寒隨心火。內爍金精。金受火邪。故中消也。然肺藏消鑠。氣无所持。故令飲一而溲二也。金火相賊。故死不能治。肺移寒於腎。為涌水。涌水者按腹不堅。水氣客於大腸。疾行則鳴濯濯。如囊裹漿。水之病也。肺藏氣。腎主水。夫肺寒入腎。腎氣有餘。腎氣有餘則上奔於肺。故云涌水也。大腸為肺之府。然肺腎俱為寒薄。上下皆无所之。故水氣客於大腸也。腎受凝寒。不能化液。大腸積水而不流通。故其疾行則腸鳴而濯濯有聲。如囊裹漿。而為水病也。○新校正云。按甲乙經。水之病也。作治主肺者。脾移熱於肝。則為驚衄。肝藏血。又主驚。故熱薄之則驚而鼻中血出。肝移熱於心。則死。兩陽和合。火木相燔。故肝熱入心。則當死也。陰陽別論曰。肝之心謂之生陽。生陽之屬。不過四日而死。○新校正云。按陰陽別論之文。義與此殊。王氏不當引。復誤文附會此義。心移熱於肺。傳為鬲消。心肺兩間。中有斜鬲膜。鬲膜下際。內連於橫鬲膜。故心熱入肺。久久傳化。內為鬲熱。消渴而多飲也。肺移熱於腎。傳為柔痓。柔謂筋柔而无力。痓謂骨痓而不隨。氣骨皆熱。髓不內充。故骨強而不舉。筋柔緩而无力也。痓音熾。腎移熱於脾。傳為虛。腸澼死。不可治。脾土制水。腎反移熱以與之。是脾土不能制水而受病。故久久傳為虛損也。腸澼死者

古伏字皆作虙

腎主下焦。象水而冷。今乃得熱。是精氣內消。下焦元主以守藏。陰陽[illegible]而氣不禁止。胞移熱於膀胱。則癃溺血。膀胱為津液之府。胞為受納之司。故熱入膀胱。胞中外熱。陰絡內溢。故不得小便而溺血也。正理論曰。熱在下焦則溺血。此之謂也。膀胱移熱於小腸。鬲腸不便。上為口糜。小腸脈絡心。循咽下鬲。抵胃屬小腸。故受熱以下令腸鬲塞而不便。上則口生瘡而糜爛也。鬲謂鬲塞也。[illegible]式[illegible]反。小腸移熱於大腸。為虙瘕。為沉。小腸熱已。移入大腸。兩熱相薄。則血溢而為伏瘕也。血澁不利。則月事沉滯而不行。故一云為伏瘕。為沉也。虙與伏同。瘕一為疝。傳寫誤也。大腸移熱於胃。善食而瘦。又謂之食亦。胃為水穀之海。其氣外養肌肉。熱消水穀。又鑠肌肉。故善食而瘦入也。食亦者。謂食入移易而過。不生肌膚也。亦。易也。新校正云。按甲乙經入作人。又王氏注下文云。善食而瘦入也。[illegible]為無義。不若甲乙經作人為是。讀連下文。胃移熱於膽。亦曰食亦。義同上。膽移熱於腦。則辛頞鼻淵。鼻淵者。濁涕下不止也。腦液下滲。則為濁涕。涕下不止。如彼水泉。故曰鼻淵也。頞謂鼻頞也。足太陽脈起於目內眥。上額交巔上。入絡腦。足陽明脈起於鼻。交頞中。旁約太陽之脈。今腦熱則足太陽逆。與陽明之脈俱盛。薄於頞中。故鼻頞辛也。辛謂酸痛。故下文曰。傳為衄衊瞑目。以足陽明脈交頞中。旁約太陽之脈。故耳。熱盛則陽絡溢。陽絡溢則衄出汗血也。衊謂汗血也。血出甚。陽明太陽脈衰。不能榮養於目。故目瞑。瞑。暗也。衊莫結反。故得之氣

厥也。（厥謂氣逆也皆由氣逆而得之）

欬論篇第三十八（新校正云按全元起本在第九卷）

黃帝問曰：肺之令人欬何也？岐伯對曰：五藏六府皆令人欬，非獨肺也。帝曰：願聞其狀。岐伯曰：皮毛者，肺之合也。皮毛先受邪氣，邪氣以從其合也。（邪謂寒氣）其寒飲食入胃，從肺脉上至於肺，則肺寒。肺寒則外內合邪，因而客之，則為肺欬。（肺脉起於中焦，下絡大腸，還循胃口，上膈屬肺，故云從肺脉上至於肺也）五藏各以其時受病，非其時，各傳以與之。（時謂當王月也。非王月則不受邪，故各傳以與之）人與天地相參，故五藏各以治時感於寒則受病，微則為欬，甚者為泄為痛。（寒氣微則外應皮毛，內通肺，故欬。寒氣甚則入於內，內裂則痛，入於腸胃則泄痢）乘秋則肺先受邪，乘春則肝先受之，乘夏則心先受之，乘至陰則脾先受之，乘冬則腎先受之。（以當用事之時，故先受邪氣。○新校正云：按全元起本及太素无乘秋則二字，疑此文誤多也）帝曰：何以異之？（欲明其證也）岐伯曰：肺欬之狀，欬而喘息有音，甚則唾血。

肺藏氣而應息。故欬則喘息而喉中有聲。甚則肺絡逆。故唾血也。心欬之狀。欬則心痛。喉中介介如梗狀。甚則咽腫喉痹。手心主脉。起於胸中。出屬心包。少陰之脉。起於心中。出屬心系。其支別者從心系上俠咽喉。故病如是。〇新校正云。按甲乙經介介如梗狀作喝喝。又少陰之脉上俠咽。不言俠喉。肝欬之狀。欬則兩脇下痛。甚則不可以轉。轉則兩胠下滿。足厥陰脉上貫鬲布脇肋。循喉嚨之後。故如是也。胠亦脇也。脾欬之狀。欬則右脇下痛。陰陰引肩背。甚則不可以動。動則欬劇。足太陰脉上貫鬲俠咽。其支別者復從胃別上鬲。故病如是也。脾氣連肺。故痛引肩背也。脾氣主右。故右胠下痛。陰陰。深慢痛也。〇劇音極。腎欬之狀。欬則腰背相引而痛。甚則欬涎。足少陰脉上股內後廉。貫脊屬腎絡膀胱。其直行者從腎上貫肝鬲。入肺中。循喉嚨俠舌本。又膀胱脉。從肩髆內。別下俠脊抵腰中。入循膂。絡腎。故病如是。帝曰。六府之欬奈何。安所受病。岐伯曰。五藏之久欬。乃移於六府。脾欬不已。則胃受之。胃欬之狀。欬而嘔。嘔甚則長蟲出。脾與胃合。又胃之脉。循喉嚨入缺盆。下鬲屬胃絡脾。故脾欬不已。胃受之也。胃寒則嘔。嘔甚則腸氣逆上。故蚘出。蚘音回。肝欬不已。則膽受之。膽欬之狀。欬嘔膽汁。肝與膽合。又膽之脉。從缺盆以下胷中。貫鬲絡肝。故肝欬不已。膽受之也。膽氣好逆。

遺失當作遺矢史記坐頃之三遺矢矣大腸遺矢小腸遺溺

[illegible]肺咳不已則大腸受之。大腸咳狀。咳而遺失。矢。肺與大腸合。又大腸脉入缺盆絡肺。故肺咳不已大腸受之。大腸為傳送之府。故寒入則氣不禁焉。新校正云按甲乙經遺失作遺矢。心咳不已。則小腸受之。小腸咳狀。咳而失氣。氣與咳俱失。心與小腸合。又小腸脉入缺盆絡心。故心咳不已小腸受之。小腸寒盛氣入大腸。咳則小腸氣下奔。故失氣也。腎咳不已。則膀胱受之。膀胱咳狀。咳而遺溺。腎與膀胱合。又膀胱脉從肩髆內俠脊抵腰中。入循膂絡腎屬膀胱。故腎咳不已膀胱受之。膀胱為津液之府。是故遺溺。久咳不已。則三焦受之。三焦咳狀。咳而腹滿。不欲食飲。此皆聚於胃。關於肺。使人多涕唾。而面浮腫。氣逆也。三焦者非謂手少陽也。正謂上焦中焦耳。何者上焦者出於胃上口。並咽以上貫膈布胸中走腋。中焦亦至於胃口。出上焦之後。此所受氣者。泌糟粕。蒸津液。化其精微。上注於肺脉。乃化而為血。故言皆聚於胃。關於肺也。兩焦受病。則邪氣熏肺。而肺氣滿。故使人多涕唾而面浮腫氣逆也。腹滿不欲食飲者。胃寒故也。胃脉者從缺盆下乳內廉。下挾臍入氣街。其支者復從胃下口循腹裏。下至氣街中而合。今胃受邪。故病如是也。何以明其不謂下焦。然下焦者別於回腸。注於膀胱。故水穀者常并居於胃中。成糟粕而俱下於大腸。泌別汁循下焦而滲入膀胱焉。此乃與胃口懸遠。故不謂此也。新校正云按[illegible]帝曰。治之奈何。

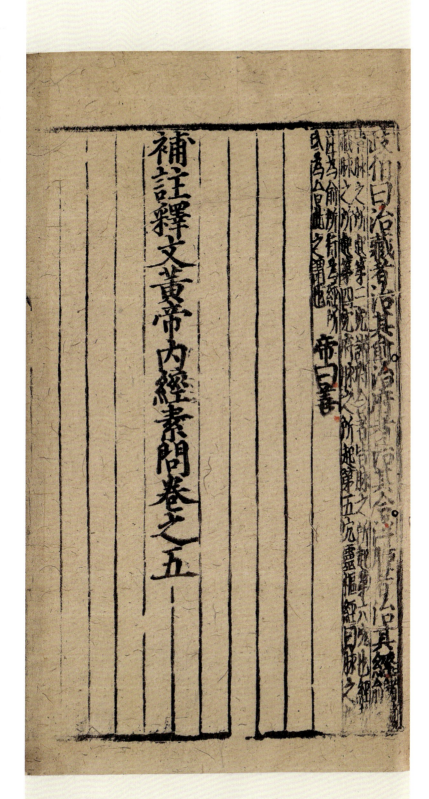

岐伯曰：治藏者治其俞。治府者治其合。浮腫者治其經。諸藏俞者，皆脈之所起第三穴；諸府合者，皆脈之所起第六穴也；經者，藏脈之所起第四穴，府脈之所起第五穴。《靈樞經》曰：脈之所注為俞，所行為經，所入為合。此之謂也。帝曰：善。

補註釋文黄帝内經素問卷之五

補註釋文黃帝內經素問卷之六

○舉痛論篇第三十九新校正云按全元起本在第三卷名五藏舉痛所以名舉痛之義未詳按本篇乃黃帝問五藏卒痛之疾疑舉乃卒字之誤也

黃帝問曰余聞善言天者必有驗於人善言古者必有合於今善言人者必有厭於己如此則道不惑而要數極所謂明也善言天者言天四時之氣溫涼寒暑生長收藏在人形氣五藏參應可驗而指示善惡故曰必有驗於人善言古者謂言上古聖人養生損益之迹與今養生損益之理可合而與論成敗故曰必有合於今也善言人者謂言形骸骨節更相枝柱筋脉束絡皮肉包裹而五藏六府次居其中假七神五藏而運用之氣絕神去則之於死是以知彼浮形不能堅久靜慮於己亦與彼同故曰必有厭於己也夫如此者是知道要數之極悉無疑惑深明至理而乃能然矣今余問於夫子令言而可知視而可見捫而可得令驗於己如發蒙解惑可得而聞乎言如發開童蒙之耳解於疑惑者之心令一一條理而目視手循驗之可得捫循循也岐伯再拜稽首對曰何道之問也請示端也起帝曰願聞

人之五藏卒痛何氣使然岐伯對曰經脉流行不止環周不
休寒氣入經而稽遲泣音澁而不行客於脉外則血少客於脉
中則氣不通故卒然而痛帝曰其痛或卒然而止者或痛甚
不休者或痛甚不可按者或按之而痛止者或按之無益者
或喘動應手者或心與背相引而痛者或脇肋與少腹相引
而痛者或腹痛引陰股者或痛宿昔而成積者或卒然痛死
不知人少間復生者或痛而嘔者或腹痛而後泄者或痛而
閉不通者凡此諸痛各不同形別之奈何欲明異候之所起岐伯曰
寒氣客於脉外則脉寒脉寒則縮踡縮踡則脉絀急絀急則
外引小絡故卒然而痛得炅則痛立止脉左右環故得寒則縮踡而絀急縮踡絀急
則衛氣不得流通故外引於小絡脉也衛氣不入寒內薄之脉急不縱故痛生也得熱則衛氣復行寒氣退辟故痛止炅
熱也止已也炅丁骨反因重中於寒則痛久矣重寒難釋故痛久不消寒氣客於
經脉之中與炅氣相薄則脉滿滿則痛而不可按也按之痛甚者也

義具下文寒氣稽留炅氣從上則脈充大而血氣亂故痛甚不可按也脈既滿大血氣復亂按之則邪氣攻內故不可按也

寒氣客於腸胃之間膜原之下血不得散小絡急引故痛按之則血氣散故按之痛止膜謂鬲間之膜原謂鬲肓之原血不得散謂鬲膜之中小絡脈內血也絡滿則急故牽引而痛生也手按之則寒氣散小絡緩故痛止

寒氣客於俠脊之脈則深按之不能及故按之無益也俠脊之脈者當中之督脈也次兩傍足太陽脈也督脈者循脊裏太陽者貫膂筋故深按之不能及也若按當中則脊節曲按兩傍則膂筋蹙蹙合曲與蹙合皆衛氣不得行過寒氣益聚而內畜故按之无益

寒氣客於衝脈衝脈起於關元隨腹直上寒氣客則脈不通脈不通則氣因之故喘動應手矣衝脈奇經脈也關元穴名在齊下三寸也言起自此穴即隨腹而上非生出於此也其本生出乃起於腎下也直上者謂上行會於咽喉也氣因之謂衝脈不通足少陰氣因之上滿衝脈與少陰並行故喘動而應手也

寒氣客於背俞之脈則脈泣脈泣則血虛血虛則痛其俞注於心故相引而痛按之則熱氣至熱氣至則痛止矣背俞謂心俞脈亦足太陽脈也夫俞者皆內通於藏故曰其俞注於心相引而痛也按之則溫氣入溫氣入則心氣外發故痛止

寒氣客於厥陰之脉，厥陰之脉者，絡陰器，繫於肝，寒氣客於脉中，則血泣脉急，故脇肋與少腹相引痛矣。厥陰者肝之脉，入髦中，環陰器，抵少腹，上貫肝鬲，布脇肋，故曰絡陰器，繫於肝。脉急引脇與少腹痛也。

厥氣客於陰股，寒氣上及少腹，血泣在下相引，故腹痛引陰股。亦厥陰肝脉之氣也。以其脉循陰股入髦中，環陰器，上抵少腹，故曰厥氣客於陰股，寒氣上及於少腹也。

寒氣客於小腸膜原之間，絡血之中，血泣不得注於大經，血氣稽留不得行，故宿昔而成積矣。言血為寒氣之所凝結而乃成積。

寒氣客於五藏，厥逆上泄，陰氣竭，陽氣未入，故卒然痛死不知人，氣復反則生矣。言藏氣被寒擁冒而不行，氣復得通則已也。○新校正云：詳注中擁冒，疑作壅冒。

寒氣客於腸胃，厥逆上出，故痛而嘔也。腸胃客寒留止，則陽氣不得下流而反上行，寒不去則痛生，陽上行則嘔逆，故痛而嘔也。

寒氣客於小腸，小腸不得成聚，故後泄腹痛矣。小腸為受盛之府，中滿則寒邪不居，故不得結聚而傳下入於迴腸。迴腸，廣腸也，為傳導之府，物不得停留，故後泄而痛。

熱氣留於小腸，腸中痛，癉熱焦渴，則堅乾不得出，故痛而閉不通矣。熱滲津液，故便堅也。

帝

炅古惠反 煙出皃

言而可知者也。視而可見奈何？（[illegible]）岐伯曰：五藏六府，固盡有部，（謂面上之分部）視其五色，黃赤為熱，（中熱則色黃赤）白為寒，（陽氣少，血不上榮於色，故白）青黑為痛，（血凝泣則變惡，故色青黑則痛）此所謂視而可見者也。帝曰：捫而可得奈何？（捫，謂以手循摸也）岐伯曰：視其主病之脈，堅而血及陷下者，皆可捫而得也。帝曰：善。余知百病生於氣也，怒則氣上，喜則氣緩，悲則氣消，恐則氣下，（夫氣之為用，虛實逆順緩急皆能為病，故發此問端）寒則氣收，炅則氣泄，驚則氣亂，（新校正云：按太素驚作憂）勞則氣耗，思則氣結，九氣不同，何病之生？岐伯曰：怒則氣逆，甚則嘔血及飧泄，（新校正云：按甲乙經及太素飧泄作食而氣逆）故氣上矣。（怒則陽氣逆上而肝氣乘脾，故甚則嘔血及飧泄也。何以明其然？怒則面赤，甚則色蒼。靈樞經曰：盛怒而不止則傷志。明怒則氣逆上而不下也）喜則氣和志達，榮衛通利，故氣緩矣。（氣脈和調，故志達暢；榮衛通利，故氣徐緩）悲則心系急，肺布葉舉，而上焦不通，榮衛不散，熱氣在中，故氣消矣。（布葉，謂布蓋之大葉。新校正云：按甲乙經及太素而上焦不通作兩焦不通。又王注肺布葉舉謂布蓋之大葉……）

[illegible]云悲則[illegible]損於心心系急則動於肺肺氣繫諸經逆故肺布而葉舉[illegible]布葉謂布蓋之大葉恐則

精却。却則上焦閉。閉則氣還。還則下焦脹。故氣不行矣。恐則陽精却上而不下流故却則上焦閉也上焦既閉氣不行流下焦陰氣亦還迴不散而聚為脹也然上焦固禁下焦氣還各守一處故氣不行也○新校正云詳氣不行當作氣下行也寒則腠理閉。氣不行。故氣收矣。腠謂津液滲泄之所理謂文理逢會之中閉謂密閉氣謂衛氣行謂流行收謂收斂也身寒則衛氣沉故皮膚文理及滲泄之處皆閉密而氣不流行衛氣收斂於中而不發散也○新校正云按甲乙經氣不行作營衛不行炅則腠理開。榮衛通。汗大泄。故氣泄矣。人在陽則舒在陰則慘故熱則膚腠開發榮衛大通津液外滲而汗大泄驚則心無所倚。神無所歸。慮無所定。故氣亂矣。氣奔越故不調理○新校正云按太素驚作憂字勞則喘且汗出。外內皆越。故氣耗矣。疲力役則氣奔速故喘息氣奔速則陽外發故汗出然喘且汗出內外皆踰越於常紀故氣耗損也思則心有所存神有所歸。正氣留而不行。故氣結矣。繫心不散故氣亦停留○新校正云按甲乙經歸正二字作止字

○腹中論篇第四十 新校正云按全元起本在第五卷

盧蘭通

黃帝問曰：有病心腹滿，旦食則不能暮食，此為何病？岐伯對曰：名為鼓脹。（心腹脹滿，不能再食，形如鼓脹，故名鼓脹也。新校正云：[illegible]）帝曰：治之奈何？岐伯曰：治之以雞矢醴，一劑知，二劑已。（按古本草，雞矢并不治鼓脹，惟大利小便，微寒。今方制法，當取用處湯漬服之。）帝曰：其時有復發者何也？（復，謂再發[illegible]）岐伯曰：此飲食不節，故時有病也。雖然其病且已，時故當病氣聚於腹也。（飲食不節則傷胃，胃脉者循腹裏而下行，故飲食不節，時有病者，復病氣聚於腹中也。）

帝曰：有病胷脅支滿者，妨於食，病至則先聞腥臊臭，出清液，先唾血，四支清，目眩，時時前後血，病名為何？何以得之？（[illegible]）岐伯曰：病名血枯，此得之年少時，有所大脫血，若醉入房中，氣竭肝傷，故月事衰少不來也。（出血多者謂之脫血，[illegible]夫醉則血脉盛，血脉盛則內熱，因而入房，髓液皆下，故腎中氣竭也。肝藏血，以少大脫血，故肝傷也。然於丈夫則精液衰乏，女子則月事衰少而不來。）帝曰：治之奈何？復以何術？岐伯曰：以四烏鰂骨一藘茹二物并合之丸以雀卵大如小豆以五丸為後飯飲以鮑魚汁利腸中新校正云按別本一作傷中鰂音則藘茹上力居反下音如字及傷肝也飯後藥先謂之後飯按古本草經云烏鰂魚骨藘茹等並不治血枯然經法用之是攻其所生所起爾夫醉勞力以入房則腎中精氣耗竭月事衰少不至則中有惡血淹留精氣耗竭則陰痿不起而無精惡血淹留則血痹著中而不散故先兹四藥用入方焉古本草經曰烏鰂魚骨味鹹冷平無毒主治女子血閉藘茹味辛寒平有小毒主散惡血雀卵味甘溫平無毒主治男子陰痿不起強之令熱多精有子鮑魚味辛臭溫平無毒主治瘀血血痹在四肢不散者尋文會意方義如此而處治之也○新校正云按甲乙經及太素藘茹作蕳茹王注性味乃蕳茹當改藘作蕳又按本草烏鰂魚骨藘茹作烏賊溫經云一作苦酸二經王注與本草經異帝曰病有少腹盛上下左右皆有根此為何病可治不岐伯曰病名曰伏梁伏梁心之積也○新校正云詳此伏梁與心積之伏梁大異此病有名同而實異者非一如此之類是也帝曰伏梁何因而得之岐伯曰裹大膿血居腸胃之外不可治治之每切按之致死帝曰何以然岐伯曰此下則因陰必下膿血上則迫胃脘生鬲俠胃脘內癰[illegible]

其上下行者出於齊下同身寸之三寸關元之分俠齊直上循腹各行會於咽喉故病當其分則少腹盛上下左右皆有根也以其上下堅盛如有潛梁故曰病名伏梁不可治也以裹大膿血居腸胃之外按之痛悶不堪故每切按之致死也以衝脈下行者絡陰上行者循腹故也上則迫近於胃脘下則因薄於陰器也若因薄於陰則便下膿血若迫近於胃則病氣上出於鬲復使胃脘內長其癰也何以然哉以本有大膿血在腸胃之外故也生當為出傳文誤也。新校正云按太素俠胃作俠脘

此久病也難治居齊上為逆居齊下為從勿動亟奪若裹大膿血居齊上則漸傷心藏故為逆居齊下則去心稍遠猶得漸攻故為從從順也亟數也奪去也言不可移動但數數去之則可矣論在刺法中今經亡

帝曰人有身體髀股䯒皆腫環齊而痛是為何病岐伯曰病名伏梁此二十六字錯簡在奇病論中若不有此二十六字則下文無據也。新校正云詳此並無錯簡在下卷奇病論中此風根也此四字此篇本有奇病論中亦有之其氣溢於大腸而著於肓肓之原在齊下故環齊而痛也不可動之動之為水溺濇之病亦衝脈也齊下謂脖胦在齊下同身寸之一寸半靈樞經曰肓之原名曰脖胦脖蒲沒切胦烏朗反

帝曰夫子數言熱中消中不可服高梁芳草石藥石藥發瘨芳草發狂多飲數溲謂之熱中多食數溲謂之消中多喜曰瘨

多怒曰狂芳美味也夫熱中消中者皆富貴人也今禁高梁是不合其
心禁芳草石藥是病不愈願聞其說熱中消中者脾氣之上溢甘肥之所致故禁食
高梁芳美之草也通評虛實論曰凡治消癉甘肥貴人則高
梁之疾也又奇病論曰夫五味入口藏於胃脾為之行其
精氣津液在脾故令人口甘也此肥美之所發也此人必數食
甘美而多肥也肥者令人內熱甘者令人中滿故其氣上溢
轉為消渴此之謂也夫富貴人者驕恣縱欲輕人而無能禁
之禁之則逆其志順之則加其病帝思難詰故發問之高膏
粱米也石藥英乳也芳草濃美也然此五者富貴人常服之難禁也岐伯曰夫芳草之氣美石
藥之氣悍二者其氣急疾堅勁故非緩心和人不可以服此
二者脾氣溢而生病氣美則重盛於脾消熱之氣躁疾氣悍則又滋其熱若人性和心緩氣候舒勻不與物爭釋然
寬泰則神不躁迫无懼內傷故非緩心和人不可以服此二
者悍利也堅定也固也勁剛也言其芳草石藥之氣堅定固
久剛烈而卒不歇滅此二者是也帝曰不可以服此二者何以然岐伯曰夫
熱氣慓悍藥氣亦然二者相遇恐內傷脾慓疾也脾者土也而
惡木服此藥者至甲乙日更論熱氣慓盛則木氣內餘故心非和緩則躁怒數起躁怒數
起則熱氣因木以傷脾甲乙為木故至甲乙日更論脾病之增減也帝曰善有病膺腫新校正云按甲

乙經作□腫頸痛胸滿腹脹此爲何病何以得之膺胸傍也頸項前也胸膺間也
岐伯曰名厥逆。氣逆所生故名厥逆帝曰治之柰何岐伯曰灸之則瘖。
石之則狂。須其氣并乃可治也。石謂以石鍼開破之帝曰何以然岐伯
曰陽氣重上有餘於上灸之則陽氣入陰入則瘖。石之則陽
出內虛則狂。灸之則火氣助陽陽盛故入陰石之則陽氣出陽氣出則內不足故狂須其氣并
而治之可使全也。并謂并合也待自并合則兩氣俱全故可治若不爾而灸石之則偏致勝負故不得
全而瘖狂也。帝曰善何以知懷子之且生也岐伯曰身有病而無
邪脈也。病謂經閉也脈法曰尺中之脈來而斷絕者經閉也月水不利若尺中脈絕者經閉也今病經閉脈反如
常者婦人姙娠之證故云身有病而無邪脈帝曰病熱而有所痛者何也岐伯曰
病熱者陽脈也。以三陽之動也人迎一盛少陽。二盛太陽。三
盛陽明入陰也。夫陽入於陰。故病在頭與腹。乃䐜脹而頭痛
也。帝曰善。新校正云按六節藏象論云人迎一盛病在少陽二盛病在太陽三盛病在陽明与此論同又按甲
乙經三盛陽明。無入陰也三字。

刺腰痛篇第四十一

新校正云按全元起本在第六卷

足太陽脉令人腰痛引項脊尻背如重狀足太陽脉別下項循肩髆內俠脊抵腰中。別下貫臀。故令人腰痛引項脊尻背如重狀也。新校正云按甲乙經貫臀作貫胂。刺經亦作貫胂。三部九候注作貫臀。郄逆反刺其郄中太陽正經出血春無見血郄中，委中也。在膝後屈處膕中央約文中動脈。足太陽脉之所入也。刺可入同身寸之五分。留七呼。若灸者可灸三壯。太陽合腎。腎王於冬。水衰於春。故春无見血也。

少陽令人腰痛如以鍼刺其皮中循循然不可以俛仰不可以顧足少陽脉。繞髦際。橫入髀厭中。故令腰痛如以鍼刺其皮中。循循然不可俛仰。少陽之脉起於目銳眥。上抵頭角。下耳後。循頸行手少陽之前。至肩上交出手少陽之後。其支別者。目銳眥下大迎。合手少陽於䪼下加頰車。下頸合缺盆。故不可以顧。新校正云按甲乙經行手陽明之前作行手少陽之前也刺少陽成骨之端出血成骨在膝外廉之骨獨起者夏無見血成骨謂膝外近下胻骨上端兩起骨相並間陷容指者也。胻骨所成。柱膝髀骨。故謂之成骨也。少陽合肝。肝王於春。木衰於夏。故无見血也。

陽明令人腰痛不可以顧顧如有見者善悲足陽明脉起於鼻交頞中。下循鼻外。入上齒中。還出俠口環脣。下交承漿。却循頤後下廉出大迎。其支別者。從大迎前下人迎。循喉嚨。入缺盆。又其

䯒

□若起胃下口。循腹裏。至氣街中而合。以下髀。故令人腰痛不可以顧。顧如有見者。陽虛故悲也。刺陽明於

䯒前三痏。上下和之出血。秋無見血。按內經中誥流注圖經。陽明脈穴俞之所主此

□痏者。悉刺䯒前三痏。則正三里穴也。三里穴在膝下同身寸之三寸。䯒骨外廉兩筋肉分間。刺可入同身寸之一寸。留

七呼。若灸者可灸三壯。陽明合脾。脾王長夏。土衰於秋。故秋無見血。新校正云。按甲乙經䯒作骭。足少陰令

人腰痛。引脊內廉。足少陰脈。上股內後廉。貫脊屬腎。故令人腰痛引脊內廉也。新校正云。按

全元起本脊內廉作脊內痛。太素亦同。此前問少足太陰腰痛證。并刺足太陰法。古文脫簡也。刺少陰於內

踝上二痏。春無見血。出血太多。不可復也。按內經中誥流注圖經少陰脈穴俞

所主。此腰痛者。當刺內踝上。則正復溜穴也。復溜在內踝後上同身寸之二寸動脈陷者中。刺可入同身寸之三分。留三

呼。若灸者可灸五壯。厥陰之脈。令人腰痛。腰中如張弓弩弦。足厥陰脈。自陰股環

陰器。抵少腹。其支別者。與太陰少陽結於腰髁下俠脊第三第四骨空中。其穴即中髎下髎。故腰痛則中如張弓弩之弦

也。如張弦者。言強急之甚。刺厥陰之脈。在腨踵魚腹之外。循之累累然乃

刺之。腨踵者。言脈在腨外側。下當足跟也。腨形勢如臥魚之腹。故曰魚腹之外也。循其分肉。有血絡累累然。乃刺出

之。此正當蠡溝穴分。足厥陰之絡。在內踝上五寸。別走少陽者。刺可入同身寸之二分。留三呼。若灸者可灸三壯。厥陰二

痏榮美反

經作居陰。是傳寫草書踞字為居也。○新校正云按經云厥陰之脈令人腰痛。次言刺厥陰之脈。王注言刺厥陰之絡。經注相違。疑經中脈字乃絡字之誤也。腨時兖反。**其病令人善言嘿嘿然不慧刺之三痏**厥陰之脈。循喉嚨之後。上入頏顙。絡於舌本。故病則善言。風盛則昏冒。故不爽慧也。三刺其處。腰痛乃除。○新校正云按經云善言嘿嘿然不慧。詳善言嘿嘿二病難相兼。全元起本無善字。於義為允。又按甲乙經厥陰之脈不絡舌本。王氏於素問之中五處引之而注刺瘧論與刺熱及此三篇皆云絡舌本。注風論注痺論二篇則不言絡舌本。蓋王氏亦疑而兩言之也。

解脈令人腰痛痛而引肩目𥉂𥉂然時遺溲解脈。散行脈也。言不合而別行也。此足太陽之經。起於目內眥。上額交巔上。循肩髆俠脊抵腰中。入循膂絡腎屬膀胱。下入膕中。故目𥉂𥉂然也。又其支別者。從髆內別下貫胂。循髀外後廉而下合於膕中。二脈如繩之解股。故名解脈也。**刺解脈在膝筋肉分間郄外廉之橫脈出血血變而止**膝後兩傍大筋雙上股之後兩筋之間橫紋之處。弩肉高起。則郄中之分也。古中誥以膕中為太陽之郄。當取郄外廉有血絡橫見迢然紫黑而盛滿者。乃刺之。當見黑血。必候其血色變赤乃止。血不變赤極而寫之。必行血色變赤乃止。此太陽中經之為腰痛也。

解脈令人腰痛如引帶常如折腰狀善恐足太陽之別脈。自肩而別下。循背脊至腰下而橫入髀外後廉。而下合膕中。故若引帶如折腰之狀也。○新校正云按甲乙經如引帶作如裂。善恐作善怒。**刺解脈在**

腨時兗反

郄中結絡如黍米，刺之血射以黑，見赤血而已。郄中，則委中穴，足太陽合也。在膝後屈處，膕中央約文中動脉，刺可入同身寸之五分，留七呼，若灸者可灸三壯。此經刺法也。今刺取其結絡大如黍米者，當黑血箭射而出，見血變赤然可止也。新校正云：按全元起一云有兩解脉，病源各異，恐誤未詳。同陰之脉令人腰痛，痛如小錘居其中，怫然腫。足少陽之別絡也，並少陽經上行，去足外踝上同身寸之五寸，乃別走厥陰，並經下絡足跗，故曰同陰脉也。怫，怒也，言腫如嗔怒也。新校正云：按太素小錘作小鍼。音錘。刺同陰之脉在外踝上絕骨之端，為三痏。絕骨之端，如前同身寸之三分所，陽輔穴也。足少陽脉所行，刺可入同身寸之五分，留七呼，若灸者可灸三壯。陽維之脉令人腰痛，痛上怫然腫。陽維起於陽，則太陽之所生，奇經八脉，此其一也。刺陽維之脉，脉與太陽合腨下間，去地一尺所。太陽所主，與正經並行而上，至腨下，復與太陽合而上也。腨下去地正同身寸之一尺，是則承光穴，在銳腨腸下肉分間陷者中，刺可入同身寸之七分，若灸者可灸五壯。以其取腨腸下肉分間，故云合腨下間。新校正云：按承光穴之所在，乃承山穴，非承光也。山字誤為光。衡絡之脉令人腰痛，不可以俛仰，仰則恐仆，得之舉重傷腰，衡絡絕，惡血歸之。衡，橫也，謂太陽之外絡，自腰中橫入髀外後廉，而下與中經合於膕中者也。今舉重傷腰，則橫絡絕，中經獨盛，故腰痛不可以俛

經云上郄寸甲乙經又云下寸兩者不知孰誤

漯音路

俛条。一經作絕之脈傳導與督之俞也若是則行疑。正恐不應。取太陽脈委陽殷門之穴也刺之在郄陽

筋之間。上郄數寸。衡居為二痏出血。謂居二穴。謂委陽殷門平視橫居當中也。郄陽謂

浮郄穴上側委陽穴也。筋之間謂膝後膕上兩筋之間殷門穴也。二穴各去臀下橫文同身寸之六寸。殷門上郄數寸也

委陽刺可入同身寸之七分。留五呼。若灸者可灸三壯。殷門刺可入同身寸之五分。留七呼。若灸者可灸三壯。故曰行居

云二一痏。新校正云。詳王氏云浮郄穴上側委陽穴也。按甲乙經委陽在浮郄下一寸。不得言上側也。會陰之

脈令人腰痛。痛上漯漯然汗出。汗乾令人欲飲。飲已欲走。足太

陽之中經也。其脈循腰下會於後陰。故曰會陰之脈。其經自腰下行至足。今腰痛痛上漯漯然汗出。汗液既出則

腎燥陰虛。故汗乾令人欲飲水以救腎也。水入腹已腎氣復生。陰氣流行。太陽又盛。故欲走也。刺直陽

之脈上三痏。在蹻上郄下五寸橫居。視其盛者出血。直陽之脈則太

陽之脈。俠脊下行貫臀。下至膕中。下循腨。過外踝之後。條直而行者。故曰直陽之脈也。蹻為陽蹻所生申脈穴。在外踝下

也。郄下則膕下也。言此刺處在膕下同身寸之五寸。上承郄中之穴。下當申脈之位。是謂承筋穴。即腨中央如外陷者中

也。太陽脈氣所發。禁不可刺。可灸三壯。今云刺者。謂刺其血絡之盛滿者也。兩腨皆有太陽經氣下行。當視兩腨中央有血

血絡盛滿者。乃刺出之。故曰視其盛者出血。○新校正云。詳上云會陰之脈令人腰痛。此云刺直陽之脈者。詳此直陽之

郄。即[illegible]之脈也。[illegible]中央[illegible]外。按甲乙經[illegible]一字。一云飛陽之脈
令人腰痛，痛上怫怫然，甚則悲以恐。是陰維之脈也，去內踝上同身寸之五寸腨分
中，並少陰經而上也。少陰之脈[illegible]上貫肝鬲，入肺中，循喉嚨，挾舌本。其支別者
之[illegible]腎[illegible]出絡心，注胸中[illegible]則悲以恐
出絡[illegible]故腰痛則[illegible]
也。恐者生於腎[illegible]悲者[illegible]刺飛陽之脈，在內踝上五寸。
新校正云：按甲乙經[illegible]作二寸。少陰之前，與陰維之會。內踝後上同身寸之五寸復溜穴，少陰脈
所行，刺可入同身寸之三分。內踝之後築賓穴，陰維之郄，刺可入同身寸之三分，若灸者可灸五壯。
可[illegible]同身寸[illegible]三分[illegible]若灸者可灸五壯。陰維之會。
以二三[illegible]會在此穴[illegible]可入同身寸之三分，若灸者可灸[illegible]
灸五壯。新校正云：按甲乙經[illegible]飛陽在外踝上七寸。又云築賓在內踝上腨分中。復溜穴在內踝上二寸。今此經注
陽之[illegible]名曰[illegible]陽[illegible]在[illegible]
絡[illegible]在內踝上[illegible]中[illegible]五寸[illegible]
部[illegible]甲乙經[illegible]
當作[illegible]二寸。昌陽之脈令人腰痛，痛
引膺，目䀮䀮然，甚則反折，舌卷不能言。陰蹻脈也。陰蹻者，足少陰之別也，起於然
[illegible]上內踝之上，直上循陰股入陰，上循胸裏，入缺盆，上出人迎之前，入頄內廉，屬目內眥，合於太陽陽蹻而
缺盆[illegible]出人迎之前，入頄內廉
一行[illegible]故腰痛之狀[illegible]刺內筋為二痏，在內踝上大筋前太陰後，上踝
二寸所。內筋謂大筋之前分肉也。太陰後大筋前，即陰蹻之郄交信穴也，在內踝上同身寸之二寸，少陰前，太陰後

几音殊如羽鳥飛

……留一呼，若灸者可灸三壯。刺可入同身寸之四分。今中誥孔穴圖經文正主此。散脈令人腰痛而熱，熱甚生煩，腰下如有橫木居其中，甚則遺溲。散脈，足太陰之別也，散行而上，故以名焉。其脈循股內入腹中，與少陰少陽結於腰髁下骨空中，故病則腰下如有橫木居其中，甚乃遺溲也。刺散脈，在膝前骨肉分間，絡外廉束脈，為三痏。膝前內側也。骨肉分，謂膝內輔骨之下，下廉腨肉之兩間也。絡外廉，則太陰之絡，色青而見者也。輔骨之下，後有大筋，擷束膝胻之骨，令其連屬，取此筋骨繫束之處脈，以去其病，是曰地機，三刺而已，故曰束脈，為三痏也。肉里之脈令人腰痛，不可以欬，欬則筋縮急。肉里之脈，少陽所生，則陽維之脈氣所發也。里，裏也。刺肉里之脈為二痏，在太陽之外，少陽絕骨之後。分肉主之。……經云……傳寫誤也。絕骨之後，陽維所過……分肉穴在足外踝直上絕骨之端，如後同身寸之二分筋肉分間，陽維脈氣所發，刺可入同身寸之五分，留十呼……新校正云……腰痛俠脊而痛至頭几几然，目䀮䀮欲僵仆，刺足太陽郄中出血。……新校正云按……作頭沈沈沈然……腰痛上寒，刺足太陽陽明；上熱，刺足厥

陰不可以俛仰刺足少陽中熱而喘刺足少陰刺郄中出血
此法玄妙中誥不同莫可窺測當用知其應不爾皆應先去血絡乃調之也腰痛上寒不可顧刺
足陽明上寒陰市主之陰市在膝上同身寸之三寸伏兔下陷者中足陽明脉氣所發刺可入同身寸之三分留
七呼若灸者可灸三壯不可顧三里主之三里在膝下同身寸之三寸䯒外廉兩筋肉分間足陽明脉之所入也刺可入
同身寸之一寸留七呼若灸者可灸三壯上熱刺足太陰地機主之地機在膝下同身寸之五寸足太陰
之郄也刺可入同身寸之三分若灸者可灸三壯新校正云按甲乙經作五壯中熱而喘刺足少
陰涌泉大鍾悉主之涌泉在足心陷者中屈足卷指宛宛中足少陰脉之所出刺可入同身寸之三分留三呼若灸者
可灸三壯大鍾在足跟後衝中動脉足少陰之絡刺可入同身寸之二分留七呼若灸者可灸三壯新校正云按刺瘧
注大鍾在內踝後衝中水穴論注在內踝下此注在足跟後衝中動脉二注不同甲乙經亦云在踝後衝中當從甲乙經為
正大便難刺足少陰涌泉主之少腹滿刺足厥陰太衝主之在足大指本節後內
間同身寸之二寸陷者中脉動應手足厥陰脉之所注也刺可入同身寸之三分留十呼若灸者可灸三壯如折
不可以俛仰不可舉刺足太陽如折束骨主之不可以俛仰京骨崑崙悉主之不可舉申
脉僕參悉主之束骨在足小指外側本節後赤白肉際陷者中足太陽脉之所注也刺可入同身寸之三分留三呼若灸

胂 舒仁反 夾脊肉

者可灸三壯。京骨在足外側大骨下赤白肉際陷者中按而得之。足太陽脈之所過也。刺可入同身寸之三分留七呼若灸者可灸三壯。崑崙在足外踝後跟骨上陷者中細脈動應手。足太陽脈之所行也。刺可入同身寸之五分留十呼若灸者可灸三壯。申脈在外踝下陷者中容爪甲陽蹻之所生也。刺可入同身寸之六分留十呼若灸者可灸三壯。僕參在跟骨下陷者中拱足得之。足太陽陽蹻二脈之會。刺可入同身寸之三分留七呼若灸者可灸三壯。新校正云按甲乙經申脈在外踝下陷者中。無五分字。申脈入六分作三分留七呼。脈留六呼。氣穴注作七呼。僕參留七呼。甲乙經作六呼。

脊內廉刺足少陰。復溜主之。取用飛陽法。從腰痛上寒不可顧至此件經語除注並合朱書。新校正云按全元起本及甲乙經并太素。自腰痛上寒至此並无。乃王氏所添也。今注云從腰痛上寒至並合朱書十九字。非王冰之語。蓋後人所加也。

腰痛引少腹控䏚不可以仰。新校正云按甲乙經作不可以俛仰字。䏚音眇。

刺腰尻交者兩髁胂上以月生死為痏數發鍼立已。此邪客於足太陰之絡也。控謂通引也。䏚謂季脇下之空軟處也。腰尻交者謂髁下尻骨兩傍四骨空左右八穴。俗呼此骨為八髎骨也。此腰痛取腰髁下第四髎即下髎穴也。足太陰厥陰少陽三脈左右交結於中。故曰腰尻交者也。兩髁胂謂兩髁骨下堅起肉也。胂上非胂之上巔。正當刺胂肉矣。直刺胂肉即胂上也。何者胂之上巔別有中膂肉俞白環俞。雖並主腰痛考其形證經不相應[illegible]傍腰髁之下各有胂肉隴起而斜趣於髁後[illegible]

（……曰兩胂。胂當中下承髁胂內。左右兩胂，各有四骨空，故曰上髎、次髎、中髎、下髎。上髎當髁骨下陷者中，餘三髎少斜下，按之陷中是也。四空悉主腰痛。[illegible]刺入同身寸之二寸，留十呼，若灸者可灸三壯。以月死生為痏數，月[illegible]則少，月[illegible]則多。繆刺論曰：月生一日一痏，二日二痏，漸多之，十五日十五痏，十六日十四痏，漸少之。其痏數多少，如[illegible]音[illegible]。）左取右，右取左。（痛在左者，刺取右；痛在右者，刺取左。所以然者，以其脈左右交結於尻骨之中故也。新校正云：詳此腰痛引少腹控胁一節，與刺腰痛論重。）

風論篇第四十二

（新校正云：按全元起本在第九卷。）

黃帝問曰：風之傷人也，或為寒熱，或為熱中，或為寒中，或為癘風，或為偏枯，或為風也，其病各異，其名不同，或內至五藏六府，不知其解，願聞其說。（[illegible]）岐伯對曰：風氣藏於皮膚之間，內不得通，外不得泄。（腠理開疏則邪風入，風氣入已，玄府閉封，故內不得通，外不得泄也。）風者善行而數變，腠理開則洒然寒，閉則熱而悶。（洒然，寒貌。悶，不爽貌。腠理開則風飄揚，故寒；腠理閉則風混亂，故悶。）其寒也則衰食飲，其熱也則消肌肉。

故使人怢慄而不能食，名曰寒熱。寒熱之病，風入胃中，故食飲衰。熱氣內藏，故消肌肉。寒熱相合，故怢慄而不能食，名曰寒熱也。怢慄，卒振寒皃。新校正云：詳怢慄，全元起本作失味，甲乙經作解㑊。風氣與陽明入胃，循脉而上至目內眥。其人肥則風氣不得外泄，則為熱中而目黃。人瘦則外泄而寒，則為寒中而泣出。陽明者，胃脉也。胃脉起於鼻，交頞中，下循鼻外，入上齒中，還出俠口環脣，下交承漿，却循頤後下廉，出大迎。故與陽明入胃，循脉而上至目內眥也。人肥則腠理密緻，故不得外泄，則為熱中而目黃也。人瘦則腠理開踈，風得外泄，則寒中而泣出也。風氣與太陽俱入，行諸脉俞，散於分肉之間，與衛氣相干，其道不利，故使肌肉憤䐜而有瘍；衛氣有所凝而不行，故其肉有不仁也。肉分之間，衛氣行處。風與衛氣相薄，俱行於肉分之間，故氣道濇而不利也。氣道不利，風氣內攻，衛氣相持，故肉憤䐜而瘍也。若衛氣被風吹之，不得流轉，所在偏并，凝而不行，則肉有不仁之處也。不仁，謂痺而不知寒熱痛癢。癘者，有榮氣熱胕，其氣不清，故使鼻柱壞而色敗，皮膚瘍潰。此則風入於經脉之中也。榮行脉中，故風入脉中，內攻於血，與榮氣合，合熱而血胕壞也。其氣不清，言潰亂也。然血脉潰亂，榮復挾風，陽脉尽上於頭，鼻為呼吸之所，故鼻柱壞而色惡，皮膚破而潰爛也。脉要精微論曰：脉……為瘍。風寒客於脉而不去，名曰癘風，或名曰寒熱。熱成曰癘風。新校正云：按別本成一作盛。以春甲乙傷於風者為肝風，以夏丙丁傷於風者為心風，以季夏戊己傷於邪者為脾風，以秋庚辛中於邪者為肺風，以冬壬癸中於邪者為腎風。春甲乙木，肝主之；夏丙丁火，心主之；季夏戊己土，脾主之；秋庚辛金，肺主之；冬壬癸水，腎主之。風中五藏六府之俞，亦為藏府之風，各入其門戶所中，則為偏風。隨俞左右而偏中之，則為偏風。風氣循風府而上，則為腦風。風入係頭，則為目風眼寒。風府，穴名，正入項髮際一寸，大筋內宛宛中，督脈、陽維之會。自風府而上，則腦戶也。腦戶者，督脈、足太陽之會，故循風府而上，則為腦風也。足太陽之脈，起於目內眥，上額交巔上，入絡腦，還出別下項，故風入係頭，則為目風眼寒也。飲酒中風，則為漏風。熱鬱腠疏，中風汗出，多如液漏，故曰漏風。經具名曰酒風。入房汗出中風，則為內風。內耗其精，外開腠理，因內風襲，故曰內風。經具名曰勞風。新沐中風，則為首風。沐髮中風，舍於頭，故曰首風。久風入中，則為腸風飧泄。風在腸中，上熏於胃，故食不化而下出焉。飧泄者，食不化而出也。新校正云：按全元起本云：飧泄者，水穀不分為利。外在腠理，則為泄風。風居腠理，則玄府開

皏普幸反

嚇赤貌 註非

故風者百病之長也。至其變化，乃為他病也，無常方，然致有風氣也。長，先也，先百病而有也。新校正云：按全元起本及甲乙經致字作故。

帝曰：五藏風之形狀不同者何？願聞其診及其病能。診謂可言之證，能謂內作病形。

岐伯曰：肺風之狀，多汗惡風，色皏然白，時欬短氣，晝日則差，暮則甚，診在眉上，其色白。凡內多風氣則熱有餘，熱則腠理開，故多汗也。風薄於內，故惡風焉。皏，謂薄白色也。肺色白，在變動為欬，主藏氣，風內迫之，故色皏然白，時欬短氣也。晝則陽氣在表，故差；暮則陽氣入裏，風內應之，故甚也。眉上，謂兩眉間之上，闕庭之部，所以外司肺候，故診在焉。白，肺色也。

心風之狀，多汗惡風，焦絕，善怒嚇，赤色，病甚則言不可快，診在口，其色赤。焦絕，謂脣焦而文理斷絕也。何者？熱則皮剝故也。風薄於心，則神亂，故善怒而嚇人也。心脈支別者，從心系上俠咽喉，而主舌，故病甚則言不可快也。口，脣色赤，故診在焉。赤者，心色也。新校正云：按甲乙經[illegible]

肝風之狀，多汗惡風，善悲，色微蒼，嗌乾善怒，時憎女子，診在目下，其色青。肝病則心藏無養，心氣虛故善悲。肝合木，木色蒼，故色微蒼也。肝脈者，循股陰入髦中，環陰器，抵少腹，俠胃屬肝絡膽，上貫膈，布脅肋，循喉嚨之後，上入頏顙，故嗌乾也。[illegible]善怒[illegible]時憎女子[illegible]目下[illegible]青[illegible]

也。脾風之狀，多汗惡風，身體怠墮，四支不欲動，色薄微黃，不嗜食，診在鼻上，其色黃。脾脈起於足，上循䯒骨，又上膝股內前廉，入腹屬脾絡胃，上鬲俠咽，連舌本，散舌下；其支別者，復從胃別上鬲，注心中。心脈出於手，循臂。故身體怠墮，四支不欲動，又不嗜食也。脾氣合土，主中央，鼻於面部亦居中，故診在焉。○新校正云：按王注脾風不當引心脈出於手循臂十二字，於義无取。脾主四支，脾風則四支不欲動矣。

腎風之狀，多汗惡風，面痝然浮腫，脊痛不能正立，其色炲，隱曲不利，診在肌上，其色黑。痝然，言腫起也。炲，黑色也。腎者陰也，目下亦陰也，故腎藏受風則面痝然而浮腫。腎脈者，起於足下，上循腨內，出膕內廉，上股內後廉，貫脊屬腎，故脊痛不能正立也。隱曲者，謂隱蔽委曲之處也。腎藏精，外應交接，今藏被風薄，精氣內微，故隱蔽委曲之事，不通利所為也。陰陽應象大論曰：氣歸精，精食氣。今精不足則氣內歸精，氣不注皮，故肌皮上黑也。黑，腎色也。

胃風之狀，頸多汗惡風，食飲不下，鬲塞不通，腹善滿，失衣則䐜脹，食寒則泄，診形瘦而腹大。胃之脈，支別者，從頤後下廉過人迎，循喉嚨入缺盆，下鬲屬胃絡脾；其直行者，從缺盆下乳內廉，下俠齊，入氣街中；其支別者，起胃下口，循腹裏，至氣街中而合。故頸多汗，食飲不下，鬲塞不通，腹善滿也。然失衣則外寒而中熱，故䐜脹；食寒則寒物薄胃而陽不內消，故泄利。胃合脾而主肉，胃氣不足則肉不長，故瘦也。胃中風氣稸聚，故腹大也。

入房汗出中風為內風又有首風腸風泄風與上言首風異前泄風於後而不為內風足以包之矣

新校正云按孫思邈云新食竟取風為胃風首風之狀頭面多汗惡風當先風一日則病甚頭痛不可以出內至其風日則病少愈頭者諸陽之會風客之則皮腠疏故頭面多汗也夫人陽氣外合於風故先當風一日則病甚以先風甚故亦先衰是以至其風日則病少愈內謂室屋之內也不可以出室屋之內者以頭痛甚而不喜外風故爾○新校正云按孫思邈云新沐浴竟取風為首風漏風之狀或多汗常不可單衣食則汗出甚則身汗喘息惡風衣常濡口乾善渴不能勞事脾胃風熱故不可單衣腠理開疏故食則汗出甚則風薄於肺故身汗喘息惡風衣裳濡口乾善渴也形勞則喘息故不能勞事○新校正云按孫思邈云因醉取風為漏風其狀惡風多汗少氣口乾善渴近衣則身熱如火臨食則汗流如雨骨節懈惰不欲自勞泄風之狀多汗汗出泄衣上口中乾上漬其風不能勞事身體盡痛則寒上漬謂皮上濕如水漬也以多汗出故爾汗多則津液涸故口中乾形勞則汗出甚故不能勞事身體盡痛以其汗多汗多則亡陽故寒也○新校正云按孫思邈云新房室竟取風為內風其狀惡風汗流沾衣裳疑此泄風乃內風也按本論前文先云漏風內風首風次言入中為腸風在外為泄風今有泄風而無內風孫思邈載內風乃此泄風之狀故疑此泄字內之誤也帝曰善

痺論篇第四十三（新校正云按全元起本在第八卷）

黃帝問曰痺之安生（安猶何也言何以生）岐伯對曰風寒濕三氣雜至合而為痺也（雖合而為痺發起亦殊矣）其風氣勝者為行痺寒氣勝者為痛痺濕氣勝者為著痺也（風則陽受之故為痺行寒則陰受之故為痺痛濕則皮肉筋脈受之故為痺著而不去也故乃痺從風寒濕之所生也）帝曰其有五者何也（言風寒濕氣各異則三痺生有五而何氣之勝也）岐伯曰以冬遇此者為骨痺以春遇此者為筋痺以夏遇此者為脈痺以至陰遇此者為肌痺以秋遇此者為皮痺（冬主骨春主筋夏主脈秋主皮至陰主肌肉故各為其痺也至陰謂戊己月及土寄王月也）帝曰內舍五藏六府何氣使然（言皮肉筋骨脈痺以五時之外遇內居藏府何以致之）岐伯曰五藏皆有合病久而不去者內舍於其合也（肝合筋心合脈脾合肉肺合皮腎合骨久病不去則入於是）故骨痺不已復感於邪內舍於腎筋痺不已復感於邪內舍於肝脈痺不已復感於邪內舍於心肌痺不已復感於邪內舍於脾皮痺不已復感於邪內舍於肺所

謂痹者，各以其時重感於風寒濕之氣也。時謂氣王之月也。肝王春，心王夏，脾王季夏，肺王秋，腎王冬。[illegible]凡痹之客五藏者，肺痹者，煩滿喘而嘔。以藏氣應息，又其脈還循胃口，故使煩滿喘而嘔。心痹者，脈不通，煩則心下鼓，暴上氣而喘，嗌乾善噫，厥氣上則恐。心合脈，受邪則脈不通利也。邪氣內擾，故煩也。手心主包之脈，起於胸中，出屬心包，下膈。手少陰心脈，起於心中，出屬心系，下膈絡小腸；其支別者，從心系上俠咽喉；其直者，復從心系卻上肺。故煩則心下鼓滿，暴上氣而喘，嗌乾也。心主為噫，以下鼓滿，故噫之以出氣也。若是逆氣上乘於心，則恐畏也，神懼凌弱故爾。肝痹者，夜臥則驚，多飲，數小便，上為引如懷。肝主驚駭，氣相應，故中夜臥則驚。肝之脈，循股陰入髦中，環陰器，抵小腹，俠胃屬肝絡膽，上貫膈，布脇肋，循喉嚨之後，上入頏顙。故多飲水，數小便，上為引，少腹痛，如懷任之狀。腎痹者，善脹，尻以代踵，脊以代頭。腎者胃之關，關不利則胃氣不轉，故善脹也。尻以代踵，謂足攣急也。脊以代頭，謂身踡屈也。踵，足跟也。腎之脈，起於小指之下，斜趣足心，出於然骨之下，循內踝之後，別入跟中，以上腨內，出膕內廉，上股內後廉，貫脊屬腎；其直行者，從腎上貫肝膈，入肺中。氣又不足而[illegible]故不伸展。新校正云：詳[illegible]然谷。脾痹者，四支解墮，發欬嘔汁，上為大塞。土王四季，外主四支，故四支解墮。又以其脈起於[illegible]上膝股內前廉，入腹屬脾胃上鬲，挾咽，故發咳嘔汁。脾氣養肺，胃復連咽，故上為大塞也。腸痹者，數飲而出不得，中氣喘爭，時發飧泄。大腸之脈入缺盆，絡肺，下鬲，屬大腸。小腸之脈入缺盆，絡心，循咽下鬲，抵胃，屬小腸。今小腸有邪，則脈不下鬲；脈不下鬲，則腸不行化，而胃氣蓄熱，故多飲水而不下出也。腸胃中陽氣與邪氣奔喘交爭，得時通利，以腸氣不化，故雖或得通，則為飧泄也。胞痹者，少腹膀胱按之內痛，若沃以湯，濇於小便，上為清涕。膀胱為津液之府，胞內居之。少腹處關元之中，內藏胞器。然膀胱之脈起於目內眥，上額交巔上，入絡腦，還出別下項，循肩髆內，俠脊抵腰中，入循膂，絡腎，屬膀胱；其支別者，從腰中下貫臀，入膕中。今胞受風寒濕氣，則膀胱太陽之脈不得下流於足，故少腹膀胱按之內痛，若沃以湯，濇於小便也。小便既濇，太陽之脈不得下行，故上爍其腦而為清涕出於鼻竅矣。○新校正云：按全元起本內痛二字作兩髀。陰氣者，靜則神藏，躁則消亡。陰，謂五神藏也。所以說神藏與消亡者，言人安靜不涉邪氣，則神氣寧以內藏；人躁動觸冒邪氣，則神被害而離散，藏無所守，故曰消亡。此言五藏受邪之為痹也。飲食自倍，腸胃乃傷。藏以躁動致傷，府以飲食見損，皆謂過用越性則受其邪。此言六府受邪之為痹也。淫氣喘息，痹聚在肺；淫氣憂思，痹聚在心；淫氣遺溺，痹聚在腎；淫氣乏竭，痹聚在肝；淫氣肌絕，痹聚在脾。淫氣，謂氣之妄行者，各隨藏之所主而入為痹也。○新校

俞即窬窬讀為竇竇音臾

[illegible]諸痺不已，亦益內也。[illegible]其風氣勝者其人易已也。[illegible]帝曰：痺其時有死者，或疼久者，或易已者，其故何也？岐伯曰：其入藏者死，其留連筋骨間者疼久，其留皮膚間者易已。入藏者死，以神去也；筋骨疼久，以其定也；皮膚易已，以浮淺也。由斯深淺，故有是不同。帝曰：其客於六府者何也？岐伯曰：此亦其食飲居處，為其病本也。四方雖土地溫涼高下不同，物性剛柔食居亦異，但動過其分，則六府致傷。陰陽應象大論曰：水穀之寒熱，感則害六府。[illegible]六府亦各有俞，風寒濕氣中其俞，而食飲應之，循俞而入，各舍其府也。府俞亦謂背俞也。膽俞在十椎之傍，胃俞在十二椎之傍，三焦俞在十三椎之傍，大腸俞在十六椎之傍，小腸俞在十八椎之傍，膀胱俞在十九椎之傍，各俠脊相去同身寸之一寸五分，並足太陽脈氣之所發也。新校正云：[illegible]帝曰：以鍼治之奈何？岐伯曰：五藏有俞，六府有合，循脈之分，各有所發，各隨其過，新校正云：[illegible]則病瘳也。肝之俞曰太衝，心之俞曰大陵，脾之俞曰太白，肺之俞曰太淵，腎之[illegible]

俞曰大衝。衝者肝脈之所注也。太衝在足大指間本節後二寸陷者中。動脈應手。新校正云按甲乙經一云太衝在足大指本節後內間二寸陷者中。動脈應手。刺可入同身寸之三分留十呼若灸者可灸三壯。心之俞曰大陵。大陵在手掌後骨兩筋間陷者中。刺可入同身寸之六分留七呼若灸者可灸三壯。脾之俞曰太白。太白在足內側核骨下陷者中。刺可入同身寸之三分留七呼若灸者可灸三壯。大淵在手魚後陷者中。刺可入同身寸之二分留二呼若灸者可灸三壯。大谿在足內踝後跟骨上動脈陷者中。刺可入同身寸之三分留七呼若灸者可灸三壯。胃合入于三里。膽合入于陽陵泉。大腸合入于曲池。小腸合入于小海。三焦合入于委陽。膀胱合入于委中。三里在膝下三寸䯒外廉兩筋肉分間。刺可入同身寸之一寸留七呼若灸者可灸三壯。陽陵泉在膝下一寸外廉陷者中。刺可入同身寸之六分留十呼若灸者可灸三壯。小海在肘內大骨外去肘端五分陷者中。屈肘乃得之。刺可入同身寸之二分留七呼若灸者可灸五壯。曲池在肘外輔屈肘曲骨之中。刺可入同身寸之五分留七呼若灸者可灸三壯。委陽在足膕中外廉兩筋間。刺可入同身寸之七分留五呼若灸者可灸三壯。屈伸而取之。委中在膕中央約文中動脈。刺可入同身寸之五分留七呼若灸者可灸三壯。新校正云按刺熱篇注委中在足膝後屈處。餘並同此。○鍼經言循脈之分各有所發各隨其過則病瘳也。過謂脈所經過處。○新校正云詳王氏以委陽為三焦之合按甲乙經云委陽三焦下輔俞也。足太陽之別絡。三焦之合自在手少陽經。手少陽之穴為少陽所之所入為合。詳此六府之而復引本經所入之穴。然三焦不引本經所入之穴者王氏以為此也。王氏但見甲乙經一云三焦合于委陽。彼說自異。彼又以大腸合于巨虛上廉。小腸合于下廉。此以曲池。小腸合小海也。故但當以[illegible]其合也。帝曰。榮衛之氣亦令人痹乎。岐伯曰。榮者水穀之精氣也。和調於五藏。灑陳於六府。乃能入於脈也。正理論曰。穀入於胃。脈道乃行。水入於經。其血乃成。又靈樞經曰。榮氣之道。內穀為寶。穀入於胃。氣傳與肺。精專者上行經隧。由此故水穀精氣合榮氣運行而入於脈也。故循脈上下。貫五藏。絡六府也。榮行脈內。故無所不至。衛者水穀之悍氣也。其氣慓疾滑利。不能入於脈也。悍氣謂浮盛之氣也。以其浮盛之氣。故慓疾滑利。不能入於脈中也。故循皮膚之中。分肉之間。熏於肓膜。散於胷腹。皮膚之中。分肉之間。謂脈外也。肓膜謂五藏之間鬲中膜也。以其浮盛。故能布散於胷腹之中。空虛之處。熏其肓膜。令氣宣通也。逆其氣則病。從其氣則愈。不與風寒濕氣合。故不為痹。帝曰。善。痹或痛。或不痛。或不仁。或寒。或熱。或燥。或濕。其故何也。岐伯曰。痛者寒氣多也。有寒故痛也。風寒濕氣客於肉分之間。迫切而為沫。得寒則聚。聚則排分肉。肉裂則痛。故有寒則痛也。其不痛不仁者。病久入深。榮衛之行濇。經絡時疏。故不通。[illegible]疏。[illegible]按甲乙經不通作不痛。[illegible]不仁[illegible]後言

蟲一作急

[illegible]痛是謂[illegible]也　皮膚不營故為不仁不仁者皮頑不知有無也其寒者陽氣少陰氣多與病相益故寒也病本生於風寒濕陰氣益之故寒其熱者陽氣多陰氣少病氣勝陽遭陰故為痺熱遭遇也言遇於陰氣陰氣不勝故為熱新校正云按甲乙經遭作乘　其多汗而濡者此其逢濕甚也陽氣少陰氣盛兩氣相感故汗出而濡也中表相應則相感也帝曰夫痺之為病不痛何也岐伯曰痺在於骨則重在於脈則血凝而不流在於筋則屈不伸在於肉則不仁在於皮則寒故具此五者則不痛也凡痺之類逢寒則蟲逢熱則縱帝曰善蟲謂皮中如蟲行縱謂縱緩不相就新校正云按甲乙經蟲作急

痿論篇第四十四新校正云按全元起本在第四卷

黄帝問曰五藏使人痿何也痿謂痿弱無力以運動岐伯對曰肺主身之皮毛心主身之血脈肝主身之筋膜新校正云按全元起本云膜者人皮下肉上筋膜也脾主身之肌肉腎主身之骨髓所主不同痿生各異故肺熱

葉焦，則皮毛虛弱急薄，著則生痿躄也。躄謂攣躄，足不得伸以行也。肺熱則腎受
熱氣故爾。心氣熱，則下脈厥而上，上則下脈虛，虛則生脈痿，
樞折挈，脛縱而不任地也。心熱盛則火獨光，火獨光則內炎上，腎之脈常下行，今火盛而上炎
用事，故腎脈亦隨火炎爍而逆上行也。陰氣厥逆，火復內燔，
陰上隔陽，下不守位，心氣通脈，故生脈痿。腎氣主足，故膝腕
樞紐如折去而不相提挈，脛筋縱緩而不能任用於地也。肝氣熱，則膽泄口苦，筋膜乾，筋
膽約肝葉而汁味至苦，故肝熱則膽液滲泄，膽病則口苦，今膽液滲泄，故口苦。
膜乾則筋急而攣，發為筋痿。
肝主筋膜，故熱則筋膜乾而攣急，發為筋痿也。
八十一難經曰：膽在肝短葉間下。脾氣熱，則
胃乾而渴，肌肉不仁，發為肉痿。
脾與胃以膜相連，脾氣熱則胃液滲泄，故乾而且渴也。脾主肌肉，今
熱薄於內，故發為肉痿。腎氣熱，則腰脊不舉，骨枯而髓減，發
為骨痿。腰為腎府，又腎脈上股內貫脊屬腎，故腎氣熱則腰脊不舉也。腎主骨髓，
故熱則骨枯而髓減，發則為骨痿。帝曰：何以得之？岐伯曰：肺者，藏之長也，為心之蓋也。位高
而布葉於胸中，是故為藏之長，心之蓋。有所失亡，所求不得，則發肺鳴，鳴則肺
熱葉焦。志苦不暢，氣鬱故也。肺藏氣，氣鬱不利，故喘息有聲而肺熱葉焦也。故曰：五藏因肺熱

肺熱葉焦。發為痿躄。此之謂也。肺者所以行榮衛治陰陽，故引曰五藏因肺熱葉焦發為痿躄也。悲哀太甚則胞絡絕。胞絡絕則陽氣內動。發則心下崩。數溲血也。悲則心系急，肺布葉舉，而上焦不通，榮衛不散，熱氣在中，故胞絡絕而陽氣內鼓動，發則心下崩，數溲血也。心下崩，謂心包內崩而下血也。溲，謂溺也。新校正云：按楊上善云：胞絡者，心上胞絡之脈也。詳經注中胞字俱當作包。全元起本胞又作肌也。故本病曰：大經空虛。發為肌痹。傳為脈痿。本病，古經論篇名也。大經，謂大經脈也。以心崩溲血，故大經空虛。脈空則熱內薄，衛氣盛，衛氣盛故發為肌痹。先見肌痹，後漸脈痿，故曰傳為脈痿也。思想無窮。所願不得。意淫於外。入房太甚。宗筋弛縱。發為筋痿。及為白淫。思想所願，為祈欲也。施寫勞損，故為筋痿。及為白淫。白淫，謂白物淫衍，如精之狀，男子因溲而下，女子陰器中綿綿而下也。故下經曰：筋痿者。生於肝使內也。下經，上古之經名也。使內，謂勞役陰力，費竭精氣也。有漸於濕。以水為事。若有所留。居處相濕。肌肉濡漬。痹而不仁。發為肉痿。業惟近濕，居處澤下，皆水為事也。平者久而猶怠，感之者尤甚矣。肉屬於脾，脾惡濕，濕著於肉，則衛氣不榮，故發為肉痿也。故下經曰：肉痿者。得之濕地也。陰陽應象大論曰：地之濕氣，感則害皮肉筋脈。此之謂也。有所遠行勞倦。逢大熱

古青皆曰蒼

而渴渴則陽氣內伐內伐則熱舍於腎腎者水藏也今水不勝火則骨枯而髓虛故足不任身發爲骨痿陽氣內伐謂伐腹中之陰氣也水不勝火以熱舍於腎中也故下經曰骨痿者生於大熱也腎性惡燥熱反居中熱薄骨乾故骨痿無力也帝曰何以別之岐伯曰肺熱者色白而毛敗心熱者色赤而絡脈溢肝熱者色蒼而爪枯脾熱者色黃而肉蠕動腎熱者色黑而齒槁各求藏色及所主養而命之則其應也帝曰如夫子言可矣論言治痿者獨取陽明何也岐伯曰陽明者五藏六府之海陽明胃脈也胃爲水穀之海也主閏宗筋宗筋主束骨而利機關也宗筋謂陰髦中橫骨上下之豎筋也上絡胸腹下貫髖尻又經於背腹上頭項故云宗筋主束骨而利機關也然腰者身之大關節所以司屈伸故曰機關衝脈者經脈之海也靈樞經曰衝脈者十二經之海主滲灌谿谷與陽明合於宗筋衝脈循腹俠齊傍各五分而上陽明脈亦俠齊傍各同身寸之一寸五分而上宗筋脈於中故云與陽明合於宗筋也以爲十二經海故主滲灌谿谷也肉之大會爲谷小會爲谿○新校正云詳宗筋聚於中一作宗筋縱於中陰陽總宗

揔之會。會於氣街。而陽明為之長。皆屬於帶脈。而絡於督脈。宗筋聚會會於橫骨之中從上而下故云陰陽揔宗筋之會也。宗筋俠臍下合於橫骨陽明輔其外衝脈居其中故云會於氣衝而陽明為之長也。氣衝則陰毛兩傍脈動處也。帶脈者起於季脅迴身一周而絡於督脈也。督脈者起於關元上下循腹。故云皆屬於帶脈而絡於督脈也。督脈任脈衝脈三脈者同起而異行。故經或參差而引之。故陽明虛則宗筋縱。帶脈不引。故足痿不用也。陽明之脈從缺盆下乳內廉下俠臍至氣衝中。其支別者起胃下口循腹裏下至氣衝中而合以下髀抵伏兔下入膝臏中下循胻外廉下足跗入中指內間。其支別者下膝三寸而別以下入中指外間。故陽明虛則宗脈縱緩帶脈不引而足痿弱不可用也。引謂牽引。[illegible]音[illegible]帝曰治之奈何。岐伯曰各補其滎而通其俞。調其虛實。和其逆順。筋脈骨肉。各以其時受月。則病已矣。帝曰善。時受月。謂受氣時月也。如肝王甲乙。心王丙丁。脾王戊己。肺王庚辛。腎王壬癸。皆王氣法也。時受月則正謂其受氣月也。

○厥論篇第四十五 新校正云按全元起本在第五卷

黃帝問曰厥之寒熱者何也。厥謂氣逆上也世謬傳為脚氣廣飾方論焉岐伯對曰陽氣衰於下。則為寒厥。陰氣衰於下。則為熱厥。陽謂足之三陽脈陰

厥陰誤

謂足之三陰脈下謂足也帝曰熱厥之為熱也必起於足下者何也陽主外而厥在內故問之岐伯曰陽氣起於足五指之表陰脈者集於足下而聚於足心故陽氣勝則足下熱也足太陽脈出於足小指之端外側足少陽脈出於足小指次指之端足陽明脈出於足中指及大指之端並循足陽而上肝脾腎脈集於足下聚於足心陰弱故足下熱也新校正云按甲乙經陽氣起於足作走於足帝曰寒厥之為寒也必從五指而上於膝者何也陰主內而厥在外故問之岐伯曰陰氣起於五指之裏集於膝下而聚於膝上故陰氣勝則從五指至膝上寒其寒也不從外皆從內也此亦言之足太陰脈起於足大指之端內側足厥陰脈起於足大指之端三毛中足少陰脈起於足小指之下斜趣足心並循足陰而上循股陰入腹故云集於膝下而聚於膝上帝曰寒厥何失而然也岐伯曰前陰者宗筋之所聚太陰陽明之所合也宗筋俠臍下合於陰器故云前陰者宗筋之所聚也太陰者脾脈陽明者胃脈脾胃之脈皆輔近宗筋故云太陰陽明之所合新校正云按甲乙經云前陰者厥陰之脈宗筋之所聚作厥陰者眾筋之所聚全元起云前陰者厥陰也與王注義異亦自一說春夏則陽氣多而陰氣少秋冬則陰氣盛

陽氣衰此乃天之常道此人者質壯以秋冬奪於所用下氣上爭不能復精氣溢下邪氣因從之而上也質謂形質也奪於所用謂多欲而奪其精氣也氣因於中新校正云按甲乙經氣因於中作所中陽氣衰不能滲營其經絡陽氣日損陰氣獨在故手足為之寒也帝曰熱厥何如而然也[illegible]岐伯曰酒入於胃則絡脈滿而經脈虛脾主為胃行其津液者也陰氣虛則陽氣入陽氣入則胃不和胃不和則精氣竭精氣竭則不營其四支也脾胃為太陰陽明之所合故胃不和則精氣竭此內精不足故四支無氣以營之此人以數醉若飽以入房氣聚於脾中不得散酒氣與穀氣相薄熱盛於中故熱遍於身內熱而溺赤也夫酒氣盛而慓悍腎氣日衰陽氣獨勝故手足為之熱也醉飽入房內亡精氣中虛熱入由是腎衰陽盛陰虛故熱生於手足也帝曰厥或令人腹滿或令人暴不知人或至半日遠至一日乃知人者何也暴猶卒也言卒然冒悶不醒覺也不知人謂悶甚不知識人也或謂尸厥岐伯曰陰氣盛於上則下虛下

眴音縣目搖也

虛則腹脹滿陽氣盛於上則下氣重上而邪氣逆逆則陽氣亂陽氣亂則不知人也陰謂足太陰氣陽謂足陽明氣也。新校正云按甲乙經陽氣盛於上五字作腹滿二字當從甲乙經之說何以言之別按甲乙經云陽脈下墜陰脈上爭發尸厥焉有陰氣在上而復言陽氣盛於上又按張仲景云少陰脈不至腎氣微少精血奔氣促迫上入胸膈宗氣反聚血結心下陽氣退下熱歸陰股與陰相動令身不仁此為尸厥仲景言陽氣退下則是陽氣不得盛於上故知當從甲乙經也又王[illegible]繆刺論云邪客於手足少陰太陰足陽明之絡此五絡皆會於耳中上絡左角五絡俱竭令人身脈皆動而形無知也其狀若尸或曰尸厥[illegible]為太陰也

帝曰善願聞六經脈之厥狀病能也[illegible]前問[illegible]故請備聞諸經厥狀也

岐伯曰巨陽之厥則腫首頭重足不能行發為眴仆太陽之脈起於目內眥上額交巔上其支別者從巔至耳上角其直行者從巔入絡腦還出別下項循肩髆內俠脊抵腰中入循膂絡腎屬膀胱其支別者從腰中下貫臀入膕中其支別者從髆內左右別下貫胛俠脊內過髀樞循髀外後廉下合膕中以下貫腨內出外踝之後循京骨至小指之端[illegible]故腫首頭重足不能行發為眴仆也

陽明之厥則癲疾欲走呼腹滿不得臥面赤而熱妄見而妄言足陽明脈起於鼻交頞中下循鼻外入上齒中還出俠口環脣下交承漿却循頤後下廉出大迎循頰車上耳前過客主人循髮際至額顱

□其支別者從大迎前下人迎循喉嚨入缺盆下鬲屬胃絡脾其直行者從缺盆下乳內廉下俠齊入氣街中其支別者起
胃下口循腹裏下至氣街中而合以下髀抵伏兔下入膝臏中下循䯒外廉下足跗入中指內間其支別者下膝三寸而別
以下入中指外間其支別者跗上入大指間出其端故厥如是也巔一作巔　少陽之厥則暴聾
頰腫而熱脇痛胻不可以運足少陽脈起於目銳眥上抵頭角下耳後循頸行手少陽之前
至肩上却交出手少陽之後入缺盆其支別者從耳後入耳中出走耳前至目銳眥後其支別者目銳眥下大迎合手少陽於頔
下加頰車下頸合缺盆以下胸中貫鬲絡肝屬膽循脇裏出氣街繞毛際橫入髀厭中其直行者從缺盆下腋循胸
過季脇下合髀厭中以下循髀陽出膝外廉下入外輔骨之前直下抵絕骨之端下出外踝之前循足跗上出小指次指之
端故厥如是也　太陰之厥則腹滿䐜脹後不利不欲食食則嘔不得
臥足太陰脈起於大指之端上膝股內前廉入腹屬脾絡胃上鬲俠咽連舌本散舌下其支別者復從胃別上鬲注心中
中故厥如是　少陰之厥則口乾溺赤腹滿心痛足少陰脈上股內後廉貫脊屬腎絡
膀胱其直行者從腎上貫肝鬲入肺中循喉嚨俠舌本其支別者從肺出絡心注胸中故厥如是　厥陰之厥
則少腹腫痛腹脹涇溲不利好臥屈膝陰縮腫胻內熱足厥陰脈
去內踝一寸上踝八寸交出太陰之後上膕內廉循股陰入髦中下環陰器抵少腹俠胃屬肝絡膽上貫鬲故厥如是矣

附[illegible]一本云[illegible]熱 傳[illegible]書[illegible] 盛則寫之虛則補之不盛不虛以經

取之不盛不虛謂邪氣未盛真氣未虛如是則以穴俞經法留呼多少而取之太陰厥逆䯒急攣

心痛引腹治主病者足太陰脈起於大指之端循指內側上內踝前廉上腨內

[illegible]入腹屬脾[illegible]其支別者復從胃別上膈注心中故[illegible]太陰之脈行有左右[illegible]當[illegible]取之

主病者[illegible]新校正云詳從太陰厥逆至此[illegible]全元起本在第九卷王氏移於此少陰厥逆虛滿嘔變

下泄清治主病者以其脈[illegible]上貫肝膈入肺中循喉嚨[illegible]厥陰厥逆攣腰痛

虛滿前閉譫言新校正云按全元起本[illegible]云[illegible]者[illegible]虛[illegible]言[illegible]治主病者以其[illegible]

入[illegible]中[illegible]

云[illegible]甲乙經[illegible]厥陰[illegible]之[illegible]經不絡舌本王氏[illegible]

并此三經[illegible]云[illegible]舌本又注[illegible]甲乙經[illegible]此三陰俱逆不得

[illegible]陰[illegible]舌本[illegible]自[illegible]氣[illegible]陰絕故太陽厥逆僵仆嘔血善

前後使人手足寒三日死三陰[illegible]三日[illegible]

衄治主病者以其脈起目內眥[illegible]又[illegible]絡[illegible]頭[illegible]腦[illegible]故[illegible]少陽厥逆機關不

利機關不利者腰不可以行項不可以顧[illegible]

發腸癰不可治驚者死[illegible]

[illegible]是[illegible]

不可治驚者死也。陽明厥逆，喘欬身熱，善驚衄嘔血。以其脈循喉嚨入缺盆下鬲屬胃絡脾。故如是。手太陰厥逆，虛滿而欬，善嘔沫，治主病者。手太陰脈起於中焦。下絡大腸還循胃口上鬲屬肺。故如是。手心主少陰厥逆，心痛引喉，身熱，死不可治。手心主脈起於胸中。出屬心包。手少陰脈其支別者從心系上俠咽喉。故如是。手太陽厥逆，耳聾泣出，項不可以顧，腰不可以俛仰，治主病者。手太陽脈支別者從缺盆循頸上頰至目銳眥卻入耳中。其支別者從頰上䪼抵鼻至目內眥。故耳聾泣出項不可以顧也。腰不可以俛仰脈不相應恐古錯簡文。手陽明少陽厥逆，發喉痺，嗌腫，痓，治主病者。手陽明脈支別者從缺盆上頸貫頰。手少陽脈支別者從膻中上出缺盆上項。故如是。新校正云按全元起本痓作痙。

補註釋文黄帝内經素問卷之六

補註釋文黃帝内經素問卷之七

○病能論篇第四十六 新校正云按全元起本在第五卷

黃帝問曰：人病胃脘癰者，診當何如？岐伯對曰：診此者當候胃脈，其脈當沉細，沉細者氣逆，胃者水穀之海，其血盛氣壯，今反脈沉細者，是逆常平也。○新校正云按甲乙經沉細作沉濇，太素作沉細。逆者人迎甚盛，甚盛則熱，沉細為寒，寒氣格陽，故人迎脈盛，人迎者陽明之脈，故盛則熱也。人迎謂結喉傍脈動應手者。人迎者胃脈也，胃脈循喉嚨而入缺盆，故云人迎者胃脈也。逆而盛，則熱聚於胃口而不行，故胃脘為癰也。血氣壯盛而熱內薄之，兩氣合熱，故結為癰也。帝曰：善。人有臥而有所不安者何也？岐伯曰：藏有所傷，及精有所之寄則安，故人不能懸其病也。五藏有所傷損及之，水穀精氣有所之寄，扶其下則臥安，以傷及於藏，故人不能懸其病處於空中也。○新校正云按甲乙經精有所之寄則安作情有所倚則臥不安，太素作精有所倚則不安。帝曰：人之不得偃臥者何也？謂不得仰臥也。岐伯曰：肺者藏之蓋也，居高布葉，四藏下之，故言肺者藏之蓋也。肺氣盛則脈大，脈大則不得偃臥。（肺氣盛滿，偃臥則氣促喘奔，故不得偃臥也。）論在奇恒陰陽中。（奇恒陰陽，上古經篇名，世本闕。）帝曰：有病厥者，診右脈沉而緊，左脈浮而遲，不然病主安在？（不然，言不沉也。新校正云：按甲乙經不然作不知。）岐伯曰：冬診之，右脈固當沉緊，此應四時；左脈浮而遲，此逆四時。在左當主病在腎，頗關在肺，當腰痛也。（以冬左脈浮而遲，浮為肺脈，故言頗關在肺也。腰者腎之府，故腎受病則腰中痛也。）帝曰：何以言之？岐伯曰：少陰脈貫腎絡肺，今得肺脈，腎為之病，故腎為腰痛之病也。（左脈浮遲，非肺來見，以左腎不足而脈不能沉，故得肺脈，腎為病也。）帝曰：善。有病頸癰者，或石治之，或鍼灸治之，而皆已，其真安在？（言所攻則異，所愈則同，欲聞真法何所在也。）岐伯曰：此同名異等者也。（言雖同曰頸癰，然其皮中別異不一等也，故下云。）夫癰氣之息者，宜以鍼開除去之；夫氣盛血聚者，宜石而寫之，此所謂同病異治也。（息，瘜也，死肉也。石，砭石也，可以破大癰出膿，今以鈹鍼代之。）帝曰：有病怒狂者，（新校正云：按太素怒狂作喜狂。）此病安生？岐伯曰：生於陽也。帝曰：陽何以使人狂？

怒不慮禍故謂之狂岐伯曰陽氣者因暴折而難決故善怒也病名曰陽厥言陽氣被折鬱不散也此人多怒亦曾因暴折而心不疏暢故爾如是者皆陽逆躁極所生故病名陽厥帝曰何以知之岐伯曰陽明者常動巨陽少陽不動不動而動大疾此其候也言頸項之脈皆動不止也陽明常動者動於結喉旁是謂人迎氣舍之分位也若少陽之動動於曲頰下是謂天窓天牖之分位也若巨陽之動動於項兩旁大筋前陷者中是謂天柱天容之分位也不應常動而反動甚者動當病也新校正云詳王注以天窓為少陽之分位天容為太陽之分位也按甲乙經天窓乃太陽脈氣所發天容乃少陽脈氣所發位交互當以甲乙經為正也帝曰治之奈何岐伯曰奪其食即已夫食入於陰長氣於陽故奪其食即已食少則氣衰故節去其食即病自已新校正云按甲乙經奪作衰太素同也使之服以生鐵洛為飲新校正云按甲乙經鐵洛作鐵落為飲作為後飯夫生鐵洛者下氣疾也之或為人傳寫之誤也洛味辛微溫平主治下氣方俗或呼為鐵漿非是生鐵液也帝曰善有病身熱解墮汗出如浴惡風少氣此為何病岐伯曰病名曰酒風飲酒中風者也風論曰飲酒中風則為漏風是亦名漏風也夫極飲者陽氣盛而腠理疏玄府開發陽盛則筋痿弱故身體解墮也腠理疏則風內攻玄府發則氣外泄故汗

麋銜音眉
合藥名

出如浴也。風氣外薄，膚腠復開，汗多內虛，瘴熱熏肺，故惡風少氣也。因酒而病，故曰酒風。解音介 墮徒卧反

帝曰：治之奈何？岐伯曰：以澤瀉、朮各十分，麋銜五分，合以三指撮，為後飯。朮味苦溫平，主治大風止汗。麋銜味苦平，主治風濕筋痿。澤瀉味甘寒平，主治風濕益氣。由此功用，方故先之。飯後藥先，謂之後飯。

所謂深之細者，其中手如鍼也，摩之切之，聚者堅也，博者大也。上經者，言氣之通天也；下經者，言病之變化也；金匱者，決死生也；揆度者，切度之也；奇恒者，言奇病也。所謂奇者，使奇病不得以四時死也；恒者，得以四時死也。新校正云：按楊上善云：得病傳之，至其所不勝時而死，此為恒；中生喜怒，令病次傳者，此為奇。所謂揆者，方切求之也，言切求其脈理也；度者，得其病處，以四時度之也。凡言所謂者，皆釋未了義。今此所謂，尋前後經文，悉不与此篇義相接，似今數句少成文義者，終是別釋經文，世本既闕第七二卷，應彼闕經錯簡文也。古文斷裂，繆續於此。

○奇病論篇第四十七 新校正云：按全元起本在第五卷。

黃帝問曰：人有重身，九月而瘖，此為何也？重身，謂身中有身，則懷妊者也。瘖謂

不得言語也任娠九月足少陰脈養胎約氣斷則瘖不能言也岐伯對曰胞之絡脈絕也絕謂脈斷絕而不通流而不能言非天真之氣斷絕也帝曰何以言之岐伯曰胞絡者繫於腎。少陰之脈。貫腎。繫舌本。故不能言。少陰腎脈也。氣不營養故舌不能言帝曰治之奈何岐伯曰無治也當十月復十月胎去胞絡復通腎脈上營故復舊而言也刺法曰無損不足益有餘以成其疹疹謂久病反法而治則胎死不去遂成久固之疹病然後調之新校正云按甲乙經及太素无此四字按全元起注云所謂不治者其身九月而瘖身重不得為治須十月滿生後復如常也然後調之則此四字本全元起注文誤書於此當刪去之所謂無損不足者身羸瘦無用鑱石也任娠九月筋骨瘦勞力少身重又拒於穀故身形羸瘦不可以鑱石傷也鑱鋤銜反無益其有餘者腹中有形而泄之泄之則精出而病獨擅中故曰疹成也胎約胞絡腎氣不通因而泄之腎精隨出精液內竭胎則不全胎死腹中著而不去由此獨擅故疹成焉帝曰病脇下滿氣逆二三歲不已是為何病岐伯曰病名曰息積。此不妨於食不可灸刺積為導引服藥藥不能獨治也腹中无形脇下逆滿頻歲不愈息且形之氣逆息難故名息積也氣不在胃故不妨於食也灸

之則火熱內爍氣化為風刺之則必宣其經轉成虛敗故不
可灸刺是可積為導引使氣流行久以藥攻內消瘀穑則可
矣若獨憑其藥而不積為導引則藥亦不能獨治之也帝曰人有身體髀股䯒皆腫環
齊而痛是為何病岐伯曰病名曰伏梁以衝脈病故名曰伏梁然衝脈者与足少
陰之絡起於腎下出於氣街循陰股內廉斜入膕中循胻骨內廉並足少陰經下入內踝之後入足下其上行者出齊下
同身寸之二寸關元之分俠齊直上循腹各行會於咽喉故身體髀皆腫繞齊而痛名曰伏梁環謂圓繞如環也此
風根也其氣溢於大腸而著於肓肓之原在齊下故環齊而
痛也大腸廣腸也經說大腸當言迴腸也何者靈樞經曰迴腸當齊右環迴周葉積而下廣腸附脊以受迴腸左環
葉積上下辟大八寸此則是迴腸非應言大腸也然大腸迴腸俱与肺合從合而命故通曰大腸也不可動之
動之為水溺濇之病也以衝脈起於腎下出於氣街其上行者起於胞中上出齊下關元之分故
動之則為水而溺濇也動謂齊其毒藥而擊動之使其大下也此一問答之義与腹中論同以為奇病故重出於此帝
曰人有尺脈數甚筋急而見此為何病筋急謂掌後尺中兩筋急也脈要精微論
曰尺外以候腎尺裏以候腹中今尺脈數急脈數為熱熱當筋緩反尺中筋急而見腹中筋當急故問為病乎靈樞經曰
熱即筋緩寒即筋急岐伯曰此所謂疹筋是人腹必急白色黑色見則

[illegible]腹急謂俠齊腎胷脇俱急也。以尺裏候腹中。故見尺中為腹急[illegible]則以腹中拘急矣。色見謂見於面部也。夫相五色者白

為寒黑為寒。故二色見病彌甚也。帝曰：人有病頭痛以數歲不已，此安得之？

名為何病？頭痛之疾不當踰月，數年不愈，故詰而問之。岐伯曰：當有所犯大寒，內

至骨髓，髓者以腦為主，腦逆故令頭痛，齒亦痛。夫腦為髓主，齒是骨餘，腦

逆反寒，骨亦寒入，故令頭痛齒亦痛。病名曰厥逆。帝曰：善。全云人先生於腦，緣有腦則有骨髓，齒者

骨之本也。帝曰：有病口甘者，病名為何？何以得之？岐伯曰：此五氣

之溢也，名曰脾癉。癉謂熱也。脾熱則四藏同稟，故五氣上溢也。生因脾熱，故曰脾癉。夫五味

入口，藏於胃，脾為之行其精氣，津液在脾，故令人口甘也。脾熱

內滲，津液在脾，胃穀化餘，精氣隨溢，口通脾氣，故口甘。津液在脾，是脾之濕。新校

正云：按太素發作致。此人必數食甘美而多肥也。肥者令人內熱，甘者

令人中滿，故其氣上溢，轉為消渴。食肥則腠理密，陽氣不得外泄，故肥令人內熱。甘者

性氣和緩而發散逆，故甘令人中滿。然內熱則陽氣炎上，炎上則欲飲而嗌乾；中滿則陳氣有餘，有餘則脾氣上溢，故曰

其氣上溢轉為消渴也。陰陽應象大論曰：辛甘發散為陽。靈樞經曰：甘多食之，令人悗。然從中滿以生之。新校正云：按

甲乙經消渴作消癉治之。以蘭除陳氣也。蘭謂蘭草也神農曰蘭草味辛熱平利水道辟不祥胸中痰澼也除謂去也陳謂久也言蘭除陳久甘肥不化之氣者以辛能發散故也藏氣法時論曰辛者散也○新校正云按本草蘭草味辛平○不言熱帝曰有病口苦取陽陵泉口苦者病名為何何以得之岐伯曰病名曰膽癉。亦謂熱也膽汁味苦故口苦○新校正云按全元起本及太素無口苦取陽陵泉六字詳前後文勢疑此為誤夫肝者中之將也取決於膽咽為之使。靈蘭秘典論曰肝者將軍之官謀慮出焉膽者中正之官決斷出焉肝与膽合氣性相通故諸謀慮取決於膽咽膽相應故咽為使焉○新校正云按甲乙經曰膽者中精之府五藏取決於膽咽為之使疑此文誤此人者數謀慮不決。故膽虛氣上溢而口為之苦治之以膽募俞胸腹曰募背脊曰俞膽募在乳下二肋外期門下同身寸之五分俞在脊第十椎下兩傍相去各同身寸之一寸半治在陰陽十二官相使中言治法具於彼篇今經已亡帝曰有癃者一日數十溲此不足也身熱如炭頸膺如格人迎躁盛喘息氣逆此有餘也是陽氣太盛於外陰氣不足故有餘也○新校正云詳此十五字舊作文寫按甲乙經太素並無此文再詳乃是全元起注後人誤書於此今作注書太陰脈細微如髮者此不足也其病安在名為何病癃小便不得也溲小便也頸膺如格言頸与胸膺如相格拒不順應也人迎躁盛謂結喉兩傍脈動盛滿急數非常躁速也胃脈也夫太陰脈微細如髮者謂手大指後同身寸之一寸骨高脈動處脈則動也此正手太陰脈氣之所流可以候五藏也岐伯曰病在太陰其盛在胃頗在肺病名曰厥。死不治。病癃數溲身熱如炭頸膺如格息氣逆者皆手太陰脈當洪大而數今太陰脈反微細如髮者是病与脈相反也何以致之肺氣逆陵於胃而為是上使人迎躁盛也故曰病在太陰其盛在胃也以喘息氣逆故云頗亦在肺也病因氣逆證不相應故病名曰厥死不治也。此所謂得五有餘二不足也。帝曰何謂五有餘二不足。岐伯曰所謂五有餘者五病之氣有餘也。二不足者亦病氣之不足也。今外得五有餘內得二不足此其身不表不裏亦正死明矣。外得五有餘者一身熱如炭二頸膺如格三人迎躁盛四喘息五氣逆也內得二不足者一病癃一日數十溲二太陰脈微細如髮也夫如是者謂其病在表則內有二不足謂其病在裏則外得五有餘。表裏既不可冯補寫固難為法。故曰此其身不表不裏亦正死明矣。帝曰人生而有病巔疾者病名曰何安所得之。夫百病者皆生於風雨寒暑陰陽喜怒也然始生有形未犯邪氣已有巔疾豈邪氣素傷邪巔謂上巔則頭首也岐伯曰病名為胎病。此得之在母

腹中時。其母有所大驚。氣上而不下。精氣并居。故令子發為
巔疾也。精氣謂陽之精氣也帝曰有病痝然如有水狀切其脈大緊身
無痛者形不瘦不能食食少名為何病痝然謂面目浮起而色雜也大緊謂如弓弦也
發也大即為氣緊即為寒寒氣內薄而反無痛與衆別異故問之也岐伯曰病生在腎名為
腎風勞氣內蓄寒復內爭勞氣薄寒故化為風風勝於腎故曰腎風腎風而不能
食善驚驚已心氣痿者死腎水受風心火痿弱火水俱困故必死帝曰善
○大奇論篇第四十八新校正云按全元起本在第九卷
肝滿腎滿肺滿皆實即為腫滿謂脈氣滿實也腫謂癰腫也藏氣滿乃如是肺之雍
喘而兩胠滿肺藏氣而外主息其脈支別者從肺系橫出腋下故喘而兩胠滿也新校正云詳肺雍肝雍
腎雍甲乙經俱作癰肝雍兩胠滿臥則驚不得小便肝之脈循股陰入髦中環陰器抵少
腹○上貫肝膈布脇肋○[illegible]小便也肝主驚[illegible]故臥則驚[illegible]腎雍脚下至少腹滿新校正云按甲
乙經脚下作胠下[illegible]脛有大小髀胻大跛易偏枯[illegible]
[illegible]不得[illegible]曲下至少腹也[illegible]
[illegible]之絡與少陰之絡起於腎下出於氣街循陰股內廉斜
入膕中循胻骨內廉並少陰之經下入內踝之後入足下[illegible]

上行者出臍下同身寸之三寸故衝脈是若血氣變易為偏枯也

心脈滿大，癇瘛筋攣。心脈滿大則肝氣下流，熱氣內薄，筋乾血涸，故癇瘛而筋攣。

肝脈小急，癇瘛筋攣。肝養筋，內藏血，肝氣受寒，故癇瘛而筋攣。脈小急者，寒也。

肝脈騖暴，有所驚駭。騖謂馳騖，言其迅急也。陽氣內薄，故為是。驚駭，肝主之也。

脈不至若瘖，不治自已。肝氣若厥，厥則脈不通，厥退則脈復通矣。又其脈布脇肋，循喉嚨之後，故脈不至若瘖，不治自已。

腎脈小急，肝脈小急，心脈小急，不鼓皆為瘕。小急為寒甚，不鼓則血不流，血不流而寒薄，故血內凝而為瘕也。

腎肝并沉為石水，肝脈入陰內貫小腹，腎脈貫脊中絡膀胱，兩藏并藏氣熏衝脈，自腎下絡於胞，令水不行化，故堅而結。然腎主水，水冬冰，水宗於腎，腎象水而沉，故氣并而沉，名為石水。新校正云：按全元起本……石水之證具陰陽別論中。

并浮為風水，脈浮為風，下焦主水，風薄於下，故名風水。

并虛為死，腎為五藏之根，肝為發生之主，二者不足，是生主俱微，故死。

并小弦欲驚。……俱不足故也。

腎脈大急沉，肝脈大急沉，皆為疝。疝者寒氣結聚之所為也。夫脈沉為實，脈急為痛，氣實寒薄聚，故為絞痛，為疝。

心脈搏滑急為心疝，肺脈沉搏為肺疝。皆寒薄於藏故也。

三陽急為瘕，三陰急為疝。太陽受寒，血凝為瘕；太陰受寒，氣聚為疝。

二陰急為癇厥，二陽急為驚。二陰少陰也，二陽陽明也。

[illegible]陽明也。[illegible]脾脈外鼓沈為腸澼久自已[illegible]肝脈小緩為腸澼易治[illegible]腎脈小搏沈為腸澼下血小為陰氣不足搏為陽氣乘之熱在下焦故下血血溫身熱者死血溫身熱是陰氣喪敗故死心肝澼亦下血肝藏血心養血故澼皆下血也二藏同病者可治心火肝木木火相生故可治之其脈小沈濇為腸澼[illegible]其身熱者死熱見七日死[illegible]是火氣內[illegible]故死火成數七故七日死胃脈沈鼓濇胃外鼓大心脈小堅急皆鬲偏枯[illegible]男子發左女子發右[illegible]陽主左陰主右[illegible]陰陽應象大論曰左右者陰陽之道路也不瘖舌轉可治三十日起[illegible]腎與胞脈內絕也[illegible]瘖不能言也其從者瘖三歲起[illegible]年不滿二十者三歲死以其五藏始定血氣方剛藏始定則易傷氣方剛則甚費易傷甚費故三歲死脈至而搏血衄身熱者死血衄為虛脈不應搏今反脈搏是氣極乃然故死脈來懸鉤浮為常脈[illegible]

交漆不若交棘，棘，古急字

厥也。脈至如喘，名曰暴厥。（喘謂卒來盛急，去而便衰，如人之喘狀也。）暴厥者，不知與人言。（所謂暴厥之候如此。）脈至如數，使人暴驚，（脈數為熱，熱則內動肝心，故驚。）三四日自已。（數為心脈，木被火干，病非肝生，不與邪合，故三四日自除，所以爾者，木生數三也。）脈至浮合，（如浮波之合，後至者凌前，速疾而動，無常候也。）浮合如數，一息十至以上，是經氣予不足也，微見九十日死；脈至如火薪然，是心精之予奪也，草乾而死。（薪然之火，[illegible]不定其形而便絕也。[illegible]）脈至如散葉，是肝氣予虛也，木葉落而死。（如散葉之隨風，不常其狀。[illegible]）脈至如省客，省客者，脈塞而鼓，是腎氣予不足也，懸去棗華而死。（[illegible]）脈至如丸泥，是胃精予不足也，榆莢落而死。（[illegible]）脈至如橫格，是膽氣予不足也，禾熟而死。（脈長而堅，如橫木之在指下也。[illegible]）脈至如弦縷，是胞精予不足也，病善言，下霜而死，不言可治。（胞之脈繫於腎，腎之脈俠舌本，[illegible]不能言，今反善言，是真氣內絕，去[illegible]舌也，故[illegible]。）脈至如交漆，交漆者，左右傍至也，微見三十日死。

脽音誰

左右傍至言口鼻[illegible]之文又左右頰[illegible]脈至如涌泉，浮鼓肌中。○新校正云按甲乙經[illegible]太陽氣予不足也，少氣味韭英而死。如水泉之動，但出而不入。脈至如頽土之狀，按之不得，是肌氣予不足也，五色先見黑白壘發死。頽土之狀謂[illegible]○新校正云按甲乙經[illegible]脈至如懸雍，懸雍者浮揣切之益大，是十二俞之予不足也，水凝而死。如懸雍[illegible]新校正云按全元起本[illegible]脈至如偃刀，偃刀者浮之小急，按之堅大急，五藏菀熟，寒熱獨并於腎也，如此其人不得坐，立春而死。[illegible]脈至如丸滑不直手，不直手者按之不可得也，是大腸氣予不足也，棗葉生而死。脈至如華者，令人善恐，不欲坐臥，行立常聽，是小腸氣予不足也，季秋而死。[illegible]

○脈解篇第四十九 新校正云按全元起本在第九卷

太陽所謂腫腰脽痛者，正月太陽寅，寅太陽也。[illegible]

耳鳴不獨少陽厥無主太陽躍

太陽浮為聾

陽。故曰寅一陽謂之太陽也正月陽氣出在上而陰氣盛陽未得自
次也。正月雖三陽生而天氣尚寒以其尚寒故曰陰氣盛陽未得自次也故腫腰脽痛
也。以其脈抵腰中入貫臀過髀樞故爾病偏虛為跛者正月陽氣凍解地氣而
出也所謂偏虛者冬寒頗有不足者故偏虛為跛也以其脈循股內
後廉合膕中下循腨過外踝之後循京骨至小指外側故也○新校正云詳王氏以其脈循股內按甲乙經太陽流注不
到股內股內乃少陰之脈當云股外後廉所謂強上引背者陽氣大上而爭故強
上也。強上謂頸項禁強也甚則引背矣所以爾者以其脈從腦出別下項背故也所謂耳鳴者陽
氣萬物盛上而躍故耳鳴也以其脈支別者從巔至耳上角故爾所謂甚則狂
巔疾者陽盡在上而陰氣從下下虛上實故狂巔疾也以其脈上
額交巔上入絡腦還出別下項其支別者從巔至耳上角故狂巔也頂上曰巔所謂浮為聾者皆在氣
也。亦以其脈支別者從巔至耳上角也所謂入中為瘖者陽盛已衰故為瘖也陽氣盛入中而
薄於胞腎則胞絡腎絡氣不通故瘖也胞之脈系於腎腎之脈俠舌本故瘖不能言內奪而厥則為瘖
俳此腎虛也。俳廢也腎之脈與衝脈並出於氣街循陰股內廉斜入膕中循䯒骨內廉及內踝之後入足下

故腎氣內奪而厥則舌瘖足廢故云此腎虛也○新校正云詳王注云腎之絡與衝脈並出於氣街甲乙經是腎之絡與衝脈並出於氣街按此論並云瘖之絡則非腎脈字當為絡腎氣內脫則少陰脈不至也少陰之脈不至則太陰之氣逆上而行也少陰不至者厥也少陰腎脈也○少陽所謂心脅痛者言少陽盛也盛者心之所表也心氣逆則少陽盛心氣宜木外鍵故盛者心之所表也九月陽氣盡而陰氣盛故心脅痛也足少陽脈循脅裏出氣街心主脈循胸出脅故心脅痛也九月陽少陰盛故九月陽氣盡而陰氣盛也所謂不可反側者陰氣藏物也物藏則不動故不可反側也所謂甚則躍者躍謂跳躍也九月萬物盡衰草木畢落而墮則氣去陽而之陰氣盛而陽之下長故謂躍亦以其脈循髀陽出膝外廉下入外輔之前直下抵絕骨之端下出外踝之前故氣盛則令人跳躍也陽明所謂洒洒振寒者陽明者午也陽盛以明故云午也五月盛陽之陰也五月夏至一陰氣上陽氣降下故云盛陽之陰也陽盛而陰氣加之故洒洒振寒也陽氣下陰氣升故云陽盛而陰氣加之也所謂脛腫而股不收者是五月盛陽之陰也陽者衰於五月而一陰氣上與陽始爭故脛腫而股不

收也。以其脉下髀抵伏兔下。入膝髕中。下循胻外廉下足跗。入中指內間。又其支別者。下膝三寸而別。以下入中指外間。故爾。所謂上喘而爲水者。陰氣下而復上。上則邪客於藏府間。故爲水也。藏謂脾也。府謂胃也。足太陰脉從足走腹。足陽明脉從頭走足。今陰氣微下而太陰上行。故云陰氣下而復上也。復上則下[illegible]陰氣不散。客於脾胃之間。化爲水也。所謂胷痛少氣者。水氣在藏府也。水者隂氣也。隂氣在中。故胷痛少氣也。水停於下則氣鬱於上。氣鬱於上則肺滿。故胷痛少氣也。所謂甚則厥。惡人與火。聞木音則惕然而驚者。陽氣與隂氣相薄。水火相惡。故惕然而驚也。所謂欲獨閉戶牖而處者。隂陽相薄也。陽盡而隂盛。故欲獨閉戶牖而居。陰靜故爾。所謂病至則欲乘高而歌。弃衣而走者。隂陽復爭而外并於陽。故使之弃衣而走也。新校正云：詳所謂甚則厥至此。與前陽明脉解論相通。所謂客孫脉則頭痛鼻鼽腹腫者。陽明并於上。上者則其孫絡太隂也。故頭痛鼻鼽腹腫也。太隂所謂病脹者。太隂子也。十一月萬物氣皆藏於中。故曰病脹。陰氣大盛。太陰始於子。故云子也。以其脉入腹屬脾

得後謂得大便也氣謂快氣

絡胃。故病脹也。所謂上走心為噫者。陰盛而上走於陽明。陽明絡屬心。故曰上走心為噫也。靈樞經說足陽明流注並无至心者。太陰之脈經說云其支別者復從胃別上膈注心中。詳此以太陰絡為陽明絡也。新校正云詳王氏以足陽明脈流注並无至心者。按甲乙經陽明之正上。上通於心。循咽出於口。宜其經言陽明絡屬心為噫。王氏安得謂之无。所謂食則嘔者。物盛滿而上溢。故嘔也。以其脈屬脾絡胃。上鬲俠咽故也。所謂得後與氣則快然如衰者。十一月陰氣下衰。而陽氣且出。故曰得後與氣則快然如衰也。少陰所謂腰痛者。少陰者腎也。十月萬物陽氣皆傷。故腰痛也。少陰者腎脈也。腰為腎府。故腰痛也。所謂嘔欬上氣喘者。陰氣在下。陽氣在上。諸陽氣浮。無所依從。故嘔欬上氣喘也。故病如是。所謂色色不能久立久坐。起則目䀮䀮無所見者。萬物陰陽不定未有主也。秋氣始至。微霜始下。而方殺萬物。陰陽內奪。故目䀮䀮無所見也。所謂少氣善怒者。陽氣不治。陽氣不治則陽氣不得出。肝氣當治而未得。故善怒善怒者，名曰煎厥。所謂恐如人將捕之者，秋氣萬物未有畢去，陰氣少，陽氣入，陰陽相薄，故恐也。所謂惡聞食臭者，胃無氣，故惡聞食臭也。所謂面黑如地色者，秋氣內奪，故變於色也。所謂欬則有血者，陽脉傷也。陽氣未盛於上而脉滿，滿則欬，故血見於鼻也。厥陰所謂癩疝，婦人少腹腫者，厥陰者辰也。三月陽中之陰，邪在中，故曰癩疝少腹腫也。以其脉循陰股，入髦中，環陰器。抵少腹，故尔。所謂腰脊痛不可以俛仰者，三月一振，榮華萬物，一俛而不仰也。所謂癩癃疝膚脹者，曰陰亦盛而脉脹不通，故曰癩癃疝也。所謂甚則嗌乾熱中者，陰陽相薄而熱，故嗌乾也。此一篇殊與前後經文不相連接，別釋經脉發病之源，與靈樞經流注略同，所指殊異。○新校正云：詳此篇所解多甲乙經是動所生之病，雖復少有異處，大槩則不殊矣。

○刺要論篇第五十　新校正云：按全元起本在第六卷刺齊篇中。

黄帝問曰：願聞刺要。岐伯對曰：病有浮沈，刺有淺深，各至其

理無過其道道謂氣所行之道也過之則內傷不及則生外壅壅則邪
從之過之內傷以大深也不及外壅以妄益他分之氣也外壅則邪氣隨虛而從之也淺深不得
反為大賊內動五藏後生大病賊謂私害動謂動亂然不及則外壅過之則內傷既且外
壅內傷是為大病之階漸故曰後生大病也故曰病有在毫毛腠理者有在皮膚
者有在肌肉者有在脈者有在筋者有在骨者有在髓者毛之
長者曰毫皮之文理曰腠理然二者皆皮之可見者是故刺毫毛腠理無傷皮皮傷則
內動肺肺動則秋病溫瘧泝泝然寒慄鍼經曰凡刺有五以應五藏一曰半刺半
刺者淺內而疾發鍼令鍼傷多如拔髮狀以取皮氣此肺之應也然此其淺以應於肺腠理毫毛由應更淺當取髮根淺深
之半尒肺之合皮王於秋氣故肺動則秋病溫瘧泝泝然寒慄也泝音素刺皮無傷肉肉傷則
內動脾脾動則七十二日四季之月病腹脹煩不嗜食脾之合肉
寄王四季又其脈從股內前廉入腹屬脾絡胃上鬲俠咽連舌本散舌下其支別者復從胃別上鬲注心中故傷肉則
動脾脾動則四季之月腹脹而不嗜食也七十二日四季之月者謂三月六月九月十二月各十二日後土寄王十八
日也刺肉無傷脈脈傷則內動心心動則夏病心痛心之合脈王於夏氣

手少陰之脈起於心中出屬心系心包心主之脈起於胸中出屬心包平人氣象論曰藏真通於心故脈傷則動心心動則夏病心痛刺脈無傷筋筋傷則內動肝肝動則春病熱而筋弛肝之合筋肝王於春氣象論曰藏真散於肝故筋傷則動肝肝動則春病熱而筋弛緩也弛施是反刺筋無傷骨骨傷則內動腎腎動則冬病脹腰痛腎之合骨王於冬氣要為腎府故骨傷則動腎腎動則冬病腰痛也腎之脈直行者從腎上貫肝鬲故脹也刺骨無傷髓髓傷則銷鑠胻酸體解㑊然不去矣髓者骨之充鍼經曰髓海不足則腦轉耳鳴胻酸眩冒故髓傷則腦髓銷鑠胻酸體解㑊然不去也解㑊謂強不強弱不弱熱不熱寒不寒解解㑊㑊然不可名之也鑠式灼切胻音行㑊音亦詩若反㑊音亦

刺齊論篇第五十一

新校正云按全元起本在第六卷

黄帝問曰願聞刺淺深之分。謂皮肉筋脈骨之分位也岐伯對曰刺骨者無傷筋刺筋者無傷肉刺肉者無傷脈刺脈者無傷皮刺皮者無傷肉刺肉者無傷筋刺筋者無傷骨。帝曰余未知其所謂願聞其解。岐伯曰刺骨無傷筋者鍼至筋而去不及骨也。

市當作布字之誤也

刺筋無傷肉者。至肉而去。不及筋也。刺肉無傷脈者。至脈而去。不及肉也。刺脈無傷皮者。至皮而去。不及脈也。是皆謂遣邪也。然筋有寒邪。肉有風邪。脈有濕邪。皮有熱邪。則如是遣之。所謂邪者。皆言其非[illegible]而干犯也。新校正云詳此謂刺淺不至所當刺之處也。下文則誡其太深也。所謂刺皮無傷肉者。病在皮中。鍼入皮中。無傷肉也。刺肉無傷筋者。過肉中筋也。刺筋無傷骨者。過筋中骨也。此之謂反也。此則誡過分太深也。新校正云按全元起云刺如此者是謂傷此皆過過必損其血氣是謂逆也邪必因而入也

○刺禁論篇第五十二新校正云按全元起本在第六卷

黃帝問曰。願聞禁數。岐伯對曰。藏有要害。不可不察。肝生於左。肝象木王於春。春陽發生。故生於左也。肺藏於右。肺象金王於秋。秋陰收殺。故藏於右也。新校正云按楊上善云肝為少陽陽長之始故曰生肺為少陰陰藏之初故曰藏。心部於表。陽氣主外。心象火也。腎治於裏。陰氣主內。腎象水也。新校正云按楊上善云心為五藏部主故得稱部腎間動氣內治五藏故曰治。脾謂之使。營動不已。糟粕由之。水穀故使[illegible]也。胃為之市。水穀所歸。五味皆入焉。如市雜。故為市也。

肓

小心當作志心。志心當作心志。方叶韻，古文皆有韻也。心誤為小，志誤為心。安得文人學士精於醫者注此書哉

鬲肓之上，中有父母。鬲肓之上，氣海居中。氣者生之原，生者命之主，故氣海為人之父母也。新校正云：按楊上善云：心下鬲上為肓。心為陽，父也；肺為陰，母也。肺主於氣，心主於血，共營衛於身，故為父母。七節之傍，中有小心。小心謂真心神靈之宮室。新校正云：按太素小心作志心。楊上善云：脊有二十一節，腎在下七節之傍。腎神曰志，五藏之靈皆名為神，神之所以任得名為志者，心之神也。從之有福，逆之有咎。從謂順也。八者人之所以生，形之所以成，故順之則福延，逆之則咎至。刺中心，一日死，其動為噫。心在氣為噫。刺中肝，五日死，其動為語。肝在氣為語。新校正云：按全元起本并甲乙經語作欠。元起云：腎傷則欠，子母相感也。王氏改欠作語。刺中腎，六日死，其動為嚏。腎在氣為嚏。新校正云：按全元起本及甲乙經六日作三日。刺中肺，三日死，其動為欬。肺在氣為欬。刺中脾，十日死，其動為吞。脾在氣為吞。新校正云：按全元起本及甲乙經十日作十五日。刺中五藏，與診要經終論并四時刺逆從論相重。此叙五藏相次之法，以相生為次。甲乙經以心肺肝脾腎為次，是以所剋為次。全元起本舊[illegible]又全異。[illegible]刺中膽下又云刺中[illegible]異者，[illegible]中其[illegible]愈，又不過一歲死。刺中膽，一日半死，其動為嘔。膽氣勇，故為嘔。新校正[illegible]刺跗上，中大脈，血出不止死。跗為足跗，大脈動而不止者，則胃之大經也。胃為水穀之海，然血出不止，則胃氣將傾，海竭氣亡，故死。

刺面中溜脈，不幸為盲。面中溜脈者，手太陽任脈之交會。手太陽脈自顴而斜行至目内眥，任脈自鼻鼽兩傍上行至瞳子下。故刺面中溜脈不幸為盲。

刺頭中腦戶，入腦立死。腦戶，穴名也。在枕骨上，通於腦中。然腦為髓之海，真氣之所聚，針入腦則真氣泄，故立死。

刺舌下中脈太過，血出不止為瘖。舌下脈，脾之脈也。脾脈者，俠咽連舌本，散舌下。血出不止，則脾氣不能營運於舌，故瘖不能言語。

刺足下布絡中脈，血不出為腫。布絡，謂當內踝前足下空處布散之絡，正當然谷穴分也。絡中脈，謂衝脈也。衝脈者，並少陰之經下入內踝之後，入足下。然刺之而血不出，則腎脈與衝脈氣並歸於然谷之中，故為腫。

刺郄中大脈，令人仆脫色。此郄中即委中，主治與中出血流經委中穴正同。郄中者以經穴為名，委中則所為名也，猶寸口、脈口、氣口皆同一處爾。然郄中大脈者，足太陽經脈也。足太陽之脈起於目內眥，合手太陽。手太陽脈自目內眥斜絡於顴，足太陽脈上頭下項，又循於足。故刺之過禁，則令人仆倒而面色如脫去也。

刺氣街中脈，血不出為腫鼠僕。氣街之中，膽胃脈也。膽之脈循脅裏出氣街，胃之脈俠臍入氣街中。其支別者，起胃下口，循腹裏至氣街中而合。今刺之而血不出，則血脈氣并聚於中，故內結為腫，如伏鼠之形也。氣街在腹下俠臍兩傍相去四寸，鼠僕上一寸，動脈應手也。新校正云：按別本僕一作鼷。《氣府論》注：氣街在臍下橫骨兩端鼠鼷上一寸也。

刺脊間中髓為傴。傴謂傴僂，身踡屈也。脊間，謂脊骨節間也。中髓則骨精

故傴僂也。刺乳上中乳房為腫根蝕。乳之上下皆足陽明之脈也。乳房之中乳液滲泄胸
中氣血皆外湊之。然刺中乳房則氣更交湊故為大腫。中有膿根內蝕肌膚化為膿水而久不愈。刺缺盆
中內陷氣泄令人喘欬逆。五藏者肺為之蓋缺盆為之道肺藏氣而主息又在氣為欬。刺缺盆
中內陷則肺氣外泄故令人喘欬逆也。刺手魚腹內陷為腫。手魚腹內肺脈所流故刺之內陷則
為腫也。○新校正云按甲乙經肺脈所流當作留字。無刺大醉令人氣亂。脈數過度故因刺而亂也。
○新校正云按甲乙經氣亂當作脈亂。無刺大怒令人氣逆。怒者氣逆故刺之益甚。無刺
大勞人。經氣越也。無刺新飽人。氣盛滿也。無刺大飢人。氣不足也。無刺大渴
人。血脈乾也。無刺大驚人。神蕩越而氣不治也。○新校正云詳无刺大醉至无渴七條與靈樞經相出入靈
樞經云新內无刺已刺无內大怒无刺已刺无怒大勞无刺已刺无勞大醉无刺已刺无醉大飽无刺已刺无飽大飢无刺
已刺无飢大渴无刺已刺无渴大驚大恐必定其氣乃刺之也。刺陰股中大脈血出不止
死。陰股之中脾之脈也。脾者中央土孤藏以灌四傍今血出不止脾氣將竭故死。○新校正云按刺陰股中大脈條皇
甫士安移後在前刺跗上中大脈下相續自後至篇末條條与前條相間也。刺客主人內陷中脈為
內漏為聾。客主人穴名也。今名上關在耳前上廉起骨開口有空手少陽足陽明脈之會交中陷脈言刺太深

也。刺大深則交脈破決，故為耳內之漏，脈內漏則氣不營，故聾。○新校正云：詳客主人穴与氣穴論注同，按甲乙經及氣府論注云手足少陽足陽明三脈之會，此說脫足少陽一脈也。刺膝髕出液為跛。膝為筋府，筋會於中，液出筋乾，故跛。跛音彼。刺臂太陰脈，出血多立死。臂太陰者，肺脈也。肺者主行榮衛陰陽，治節由之。血出多則榮衛絕，故立死。刺足少陰脈，重虛出血，為舌難以言。足少陰，腎脈也。足少陰脈貫腎絡肺繫舌本。故重虛出血則舌難言也。刺膺中陷中肺，為喘逆仰息。肺氣上泄，逆所致也。刺肘中內陷，氣歸之，為不屈伸。肘中謂肘屈折之中。尺澤穴中也。刺過陷脈，惡氣歸之，氣固關節，故不屈伸也。刺陰股下三寸內陷，令人遺溺。股下三寸，腎之絡也。衝脈與少陰之絡皆起於腎下，出於氣街，并循於陰股，其上行者出胞中，故刺陷脈，則令人遺溺也。刺掖下脅間內陷，令人欬。掖下，肺脈也。肺之脈從肺系橫出掖下。真心藏脈直行者從心系却上掖下。刺陷脈則心肺俱動，故欬也。刺少腹中膀胱溺出，令人少腹滿。胞氣外泄，穀氣歸之，故少腹滿也。少腹謂齊下也。刺腨腸內陷為腫。腨腸之中，足太陽脈也。太陽氣泄，故為腫。刺匡上陷骨中脈，為漏為盲。匡，目匡也。骨中，謂目匡骨中也。匡骨中脈，目之系，肝之脈也。內陷則眼系絕，故為目漏目盲。刺關節中液出，不得屈伸。諸筋者皆屬於節，津液滲潤之，液出則筋膜乾，故不得屈伸也。

○刺志論篇第五十三

新校正云按全元起本在第六卷

黃帝問曰：願聞虛實之要。岐伯對曰：氣實形實，氣虛形虛，此其常也，反此者病。陰陽應象大論曰形歸氣由是故虛實同焉反謂不相合應失常平之候也形氣相反故病生氣謂脈氣形謂身形也穀盛氣盛，穀虛氣虛，此其常也，反此者病。靈樞經曰穀氣之道內穀為寶穀入於胃氣傳與肺精專者上行經隧由是故穀氣虛實占必同焉候不相應則為病也○新校正云按甲乙經寶作實脈實血實，脈虛血虛，此其常也，反此者病。脈者血之府故虛實同焉反不相應則為病也帝曰：如何而反？岐伯曰：氣虛身熱，此謂反也。氣虛為陽氣不足陽氣不足當身寒反身熱者脈氣當盛脈不盛而身熱證不相符故謂反也○新校正云按甲乙經云氣盛身寒氣虛身熱此謂反也當補此四字穀入多而氣少，此謂反也。胃之所出者穀氣而布於經脈也穀入於胃脈道乃散今穀入多而氣少者是胃氣不散故謂反也穀不入而氣多，此謂反也。胃氣外散肺并之也脈盛血少，此謂反也。脈少血多，此謂反也。經脈行氣絡脈受血經氣入絡絡受經氣候不相合故皆反常也氣盛身寒，得之傷寒。氣虛身熱，得之傷暑。傷謂觸冒也寒傷形故氣盛身寒熱傷氣故氣虛身熱穀入多而氣

觀注開用右手閉用左手

少者。得之有所脫血濕居下也。脫血則血虛血虛則氣盛內鬱化成津液流入下焦故云濕居下也穀入少而氣多者。邪在胃及與肺也。胃氣不足肺氣下流於胃中故邪在胃然肺氣入胃則肺氣不自守氣不自守。則邪氣從之。故云邪在胃及與肺也脈小血多者。飲中熱也。飲謂留飲也飲留脾胃之中則脾氣溢脾氣溢則發熱中。脈大血少者。脈有風氣。水漿不入。此之謂也。風氣盛滿則水漿不入於脈夫實者氣入也。虛者氣出也。入為陽出為陰陰生於內故出陽生於外故入氣實者熱也。氣虛者寒也。陽盛而陰內拒故熱陰盛而陽外微故寒入實者左手開鍼空也。入虛者左手閉鍼空也。言用鍼之補寫也右手持鍼左手捻穴故實者右手開鍼空以寫之虛者左手閉鍼空以補之也捻音涅

鍼解篇第五十四新校正云按全元起本在第六卷

黃帝問曰。願聞九鍼之解虛實之道。岐伯對曰。刺虛則實之者。鍼下熱也。氣實乃熱也。滿而泄之者。鍼下寒也。氣虛乃寒也。菀陳則除之者。出惡血也。菀積也陳久也除去也言絡脈之中血積而久者鍼刺而除去之也邪盛則虛之者。出鍼勿按。邪者不正之目非本經氣是則謂邪非言鬼毒精邪之所勝也

出鍼勿按穴俞且開故得經虛邪氣發泄也

徐而疾則實者，徐出鍼而疾按之。徐出謂得經氣已久乃出之疾按謂鍼出穴已速疾按之則真氣不泄經脈氣全故徐而疾乃實也

疾而徐則虛者，疾出鍼而徐按之。疾出鍼謂鍼入穴已至於經脈即疾出之徐按謂鍼出穴已徐緩按之則邪氣得泄精氣復固故疾而徐乃虛也。

言實與虛者，寒溫氣多少也。寒溫謂經脈陰陽之氣也

若無若有者，疾不可知也。言其冥昧不可即而知也夫不可即知故若無慧然神悟故若有也

察後與先者，知病先後也。知病先後乃補寫之

為虛與實者，工勿失其法。鍼經曰經氣已至慎守勿失此之謂也。新校正云按甲乙經云若有若亡為虛與實

若得若失者，離其法也。言妄為補寫離乎大經說補謂實者轉令若得誤寫虛者轉令若失也大鍼曰若得若失也鍼經曰無實實無虛虛此其誡也。新校正云詳自篇首至此與太素九鍼解篇經同而解異二經互相發明也

虛實之要，九鍼最妙者，為其各有所宜也。熱在頭身。宜鑱鍼。肉分氣滿。宜員鍼。脈氣虛少。宜鍉鍼。寫熱出血。發泄固病。宜鋒鍼。破癰腫出膿血。宜鈹鍼。調陰陽去暴痹。宜員利鍼。治經絡中痛痹。宜毫鍼。痹深居骨解腰脊節腠之間者。宜長鍼。虛風舍於骨解皮膚之間。宜大鍼。此之謂各有所宜也。新校正云按別本鍉一作[illegible]鍉音低

補寫之時者，與氣開闔相合也。氣當時刻謂之開已過未至謂之闔時刻者然水下一刻人氣在太

陽。水下二刻人氣在少陽。水下三刻人氣在陽明。水下四刻人氣在陰分。水下不已氣行不已如是則當刻者謂之開過刻及未至者謂之闔也針經曰謹候其氣之所在而刺之是謂逢時此所謂補寫之時也。○新校正云詳自篇首至此文出靈樞經素問解之互相發明也甲乙經作補寫之時以鍼為之者此益并四字

九鍼之名各不同形者鍼窮其所當補寫也

各不同形謂長短鋒穎不等窮其補寫謂各隨其療而用之也。○新校正云按九鍼之形今具甲乙經

刺實須其虛者留鍼陰氣隆至乃去鍼也刺虛須其實者陽氣隆至鍼下熱乃去鍼也

言要以氣至而有效也

經氣已至慎守勿失者勿變更也

變謂變易更謂改更皆變法也言得氣至必宜謹守無變其法反招損也

淺深在志者知病之內外也

志一為意志意皆行針之用也

近遠如一者深淺其候等也

言氣雖近遠不同然其測候皆以氣至而有效也

如臨深淵者不敢墮也

言氣候補寫如臨深淵不敢墮慢失補寫之法也

手如握虎者欲其壯也

壯謂持針堅定也針經曰持針之道堅者為實則其義也。○新校正云按甲乙經實字作寶

神無營於衆物者靜志觀病人無左右視也

目絕妄視心專一務則用之必中無惑誤也。○新校正云詳刺實須其虛至此十八句與寶命全形論此又為之解互相發明也

義無邪下者欲端以正也

[illegible]

跗之王注亦作跗上膝分注作脉分

言刺鍼無左右必正其神者。欲瞻病人目制其神。令氣易行也。檢彼精神令無散越則氣為神使中外易調也。所謂三里者。下膝三寸也。所謂跗之者。新校正云按全元起本跗之作低胻太素作付之。按骨空論跗之疑作跗上。舉膝分易見也。三里穴名也。正在膝下三寸䯒外兩筋肉分間極重按之則足跗上動脉止矣。故曰舉膝分易見也。巨虛者。蹻足䯒獨陷者。巨虛穴名也。蹻謂舉也。取巨虛下廉當舉足取之。則䯒外兩筋之間陷下也。下廉者。陷下者也。欲知下廉穴者。於䯒外兩筋之間獨陷下者。則其處也。帝曰。余聞九鍼。上應天地四時陰陽。願聞其方。令可傳於後世以為常也。岐伯曰。夫一天。二地。三人。四時。五音。六律。七星。八風。九野。身形亦應之。鍼各有所宜。故曰九鍼。新校正云詳此文與靈樞經相出入。人皮應天。覆蓋於物天之象也。人肉應地。柔厚安靜地之象也。人脉應人。盛衰變易人之象也。人筋應時。堅固真定時之象也。人聲應音。備五音故。人陰陽合氣應律。交會氣通相生無替則律之象。新校正云按別本氣一作度。人齒面目應星。人面應七星所謂面有七孔應之也。新校正云詳此注乃全元起之辭也。人出入氣應風。動出往來風之象也。人九竅三百六十五絡應野。身形之外野之象也。

故一鍼皮二鍼肉三鍼脈四鍼筋五鍼骨六鍼調陰陽七鍼益精八鍼除風九鍼通九竅除三百六十五節氣此之謂各有所主也 一鑱針二員針三鍉針四鋒針五鈹針六員利針七毫針八長針九大針◎新校正云按鈹別本鈹作鈹 人心意應八風 動靜不形風之象也 人氣應天 天運行不息天之象也 人髮齒耳目五聲應五音六律 髮齒生長耳目清通五聲應同故應五音及六律也 人陰陽脈血氣應地 人陰陽有交會生成脈血氣有虛盈盛衰故應地也 人肝目應之九 肝氣通目木生數三三而三之則應之九也 九竅三百六十五 新校正云按全元起本無此七字 人一以觀動靜天二以候五色七星應之以候髮毋澤五音一以候宮商角徵羽六律有餘不足應之二地一以候高下有餘九野一節俞應之以候閉節三人變一分人候齒泄多血少十分角之變五分以候緩急六分不足三分寒關節第九分四時人寒溫燥濕四時一應之以候相反一四方各作解 此一百二十四字蠹簡爛文義理殘缺莫可尋究而上古書故且載之以佇後之具本也◎新校正云詳王氏云一百二十四字今有

經三十二字　注二十一字

○長刺節論篇第五十五新校正云按全元起本在第三卷

刺家不診，聽病者言，在頭，頭疾痛，為藏鍼之，藏猶深也，言深刺之，故下文曰○新校正云按全元起本云為鍼之無藏字刺至骨，病已，上無傷骨肉及皮，皮者道也。皮者鍼之道，故刺骨無傷骨肉及皮也陰刺，入一傍四處，治寒熱。頭有寒熱則用陰刺法治之○陰刺謂卒刺之如此數也○新校正云按別本卒刺一作平刺按甲乙經陽刺者正內一傍內四陰刺者左右卒刺之此陰刺疑是陽刺深專者，刺大藏，寒熱病氣深專攻中者當刺五藏以拒之迫藏刺背，背俞也。迫近也漸近於藏則刺背五藏之俞也刺之迫藏，藏會，言刺近於藏者何也以是藏氣之會發也腹中寒熱去而止。言刺背俞者無問其數要以寒熱去乃止針與刺之要，發鍼而淺出血。若與諸俞刺之則如此治腐腫者，刺腐上，視癰小大深淺刺，腐腫謂腫中肉腐敗為膿血者癰小者淺刺之癰大者深刺之○新校正云按全元起本及甲乙經腐作癰刺大者多血，小者深之，必端內鍼為故止。癰之大者多出血小者但直鍼之而已○新校正云按甲乙經云刺大者多而深之必端內鍼為故止也此文云小者深之疑此誤病在少腹有積，刺皮髓以下，至少腹而止；刺俠脊兩傍四椎間，刺兩髂髎季脇肋間，導腹中氣熱下已。少腹積，謂寒熱之氣結積也。皮髓，謂齊下同身寸之一五寸橫約文，審刺而勿過深之。刺禁論曰：刺少腹中膀胱溺出，令人少腹滿。由此故不可深之矣。俠脊四椎之間，據經无俞，恐當云五椎間。五椎之下，兩傍正心之俞，心應少腹，故當言之間也。髂為腰骨。髂一為髎，字形相近之誤也。髎謂居髎，腰側穴也。季脇肋間，當是刺季肋之間京門穴也。○新校正云：按釋音皮𩩲作皮髓，髓誤作𩩲也。及遍尋字書並无𩩲字，只有骺。骺，骨端也。皮骺者，蓋謂齊下橫骨之端也。全元起本作皮髓。元起注云：齊傍埵也。未為得。骺，口亞反，又骺光抹反。

病在少腹，腹痛不得大小便，病名曰疝，得之寒，刺少腹兩股間，刺腰髁骨間，刺而多之，盡炅病已。厥陰之脈環陰器抵少腹，衝脈與少陰之絡皆起於腎下，出於氣街，循陰股。其後行者，自少腹以下骨中央，女子入繫廷孔，其絡循陰器，合篡間，繞篡後，別繞臀，至少陰與巨陽中絡者合少陰，上股內後廉，貫脊屬腎。其男子循莖下至篡，與女子等。故刺少腹及兩股間，又刺腰髁骨間也。腰髁骨者，腰房俠脊平立陷者中，按之有骨處也。疝為寒生，故多刺之，少腹及兩股熱乃止鍼。炅，熱也。○新校正云：按別本篡一作基。又篡，初患反。

病在筋，筋攣節痛，不可以行，名曰筋痺，刺筋上為故，刺分肉間，不可中骨也。分，謂肉分間有筋維絡處也。刺筋无傷骨，故不可中骨也。病起筋炅病已止〔筋寒痺生故得筋熱病已乃止〕病在肌膚肌膚盡痛名曰肌痺傷於寒濕刺大分小分多發鍼而深之以熱為故〔大分謂大肉之分。小分謂小肉之分。〕無傷筋骨傷筋骨癰發若變〔鍼經曰病淺鍼深。內傷良肉。皮膚為癰。又曰鍼大深則邪氣反沉。病益甚。傷筋骨則鍼大深故癰發若變也〕諸分盡熱病已止〔熱可消寒故病已則止〕

病在骨骨重不可舉骨髓酸痛寒氣至名曰骨痺深者刺無傷脈肉為故其道大分小分骨熱病已止〔骨痺刺無傷脈肉者何以刺其氣通肉之大小分中也〕

病在諸陽脈且寒且熱諸分且寒且熱曰狂〔陽氣狂亂也〕刺之虛脈視分盡熱病已止

病初發歲一發不治月一發不治月四五發名曰癲病刺諸分諸脈其無寒者以鍼調之病已止〔癲發一止一云按甲乙經云刺諸分其脈尤寒以鍼補之〕

病風且寒且熱炅汗出一日數過先刺諸分理絡脈汗出且寒且熱三日一刺百日而已

病大風骨節重鬚眉墮名曰大風刺肌肉為故汗出百日〔泄衛氣之怫熱〕刺骨髓汗出百日〔泄榮氣之怫熱〕凡二百日鬚眉生而止鍼

泄衛怫熱

身很陰氣內復故
多汗出鬚眉早生也

補註釋文黃帝內經素問卷之一

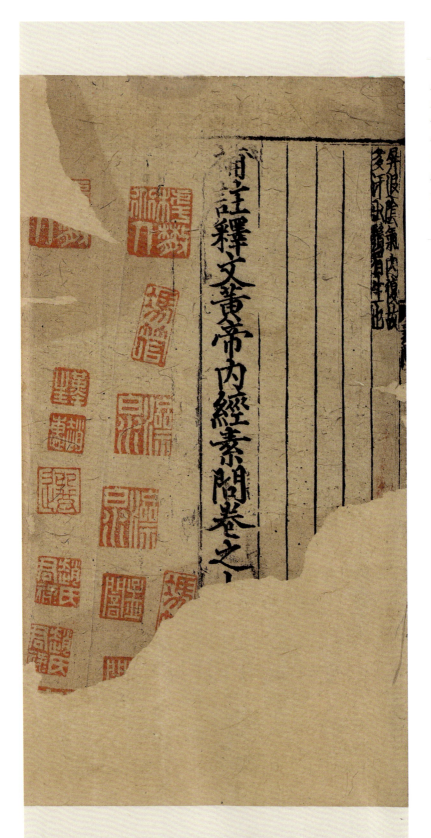

補註釋文黄帝内經素問卷之八

○皮部論篇第五十六　新校正云按全元起本在第二卷

黄帝問曰：余聞皮有分部，脉有經紀，筋有結絡，骨有度量，其所生病各異，別其分部，左右上下，陰陽所在，病之始終，願聞其道。岐伯對曰：欲知皮部以經脉為紀者，諸經皆然。循經脉行止所主則皮部可知諸經謂十二經脉也十二經脉皆同 陽明之陽，名曰害蜚。蜚生化也害殺氣也殺氣行則生化弭故曰害蜚 上下同法，視其部中有浮絡者，皆陽明之絡也。上謂手陽明下謂足陽明也 其色多青則痛，多黑則痹，黄赤則熱，多白則寒，五色皆見則寒熱也。絡盛則入客於經，陽主外，陰主内。陽謂陽絡陰謂陰絡此通言之也手足身分所見經絡皆然 少陽之陽，名曰樞持。樞謂樞要持謂執持 上下同法，視其部中有浮絡者，皆少陽之絡也。絡盛則入客於經，故在陽者主内，在陰者主出，以滲於内，諸經皆然。

太陽之陽，名曰關樞。關司也，動以靜鎮為事，如樞之運則氣和平也。上下同法，視其部中有浮絡者，皆太陽之絡也，絡盛則入客於經。少陰之陰，名曰樞儒。儒，順也，守要而順陰陽開闔之用也。○新校正云：按甲乙經儒作檽。上下同法，視其部中有浮絡者，皆少陰之絡也，絡盛則入客於經，其入經也，從陽部注於經，其出者，從陰內注於骨。心主之陰，名曰害肩。心主脈入腋下，氣不和則妨害肩腋之動運。上下同法，視其部中有浮絡者，皆心主之絡也，絡盛則入客於經。太陰之陰，名曰關蟄。關閉蟄類，使氣順行藏。○新校正云：按甲乙經蟄作執樞。上下同法，視其部中有浮絡者，皆太陰之絡也，絡盛則入客於經。部，皆謂本經絡之所部分，故[illegible]見也。凡十二經絡脈者，皮之部也。列陰陽位，部主於皮，故曰皮之部也。是故百病之始生也，必先於皮毛，邪中之則腠理開，開則入客於絡脈，留而不去，傳入於經，留而不去，傳入於府，廩於腸胃。廩，積也，聚也。邪之始入於皮也，泝然起毫毛，開腠理；泝然，惡寒也。起，謂毛起豎也。腠理，皆謂皮空及文理也。其入於絡也，

則

則絡脈盛色變。盛謂盛滿，變謂易其常也。其入客於經也，則感虛乃陷下。經虛邪入，故曰感虛；脈虛氣少，故陷下也。其留於筋骨之間，寒多則筋攣骨痛，熱多則筋弛骨消，肉爍䐃破，毛直而敗。攣，急也；弛，緩也；消，爍也。針經曰：寒則筋急，熱則筋緩。寒勝為痛，熱勝為氣消。䐃者，肉之標，故肉消則䐃破，毛直而敗也。䐃，渠殞反。帝曰：夫子言皮之十二部，其生病皆何如？岐伯曰：皮者脈之部也。脈氣流行，各有陰陽，氣隨經所過而部主之，故云脈之部。邪客於皮則腠理開，開則邪入客於絡脈，絡脈滿則注於經脈，經脈滿則入舍於府藏也。故皮者有分部，不與而生大病也。脈行皮中，各有部分，脈受邪氣，隨則病生，非由皮氣而能生也。新校正云：按甲乙經不与作不愈，全元起本作不与，元起云：言不与經絡和調，則邪氣傷於外，邪流入於內，必生大病也。帝曰：善。

◯經絡論篇第五十七新校正云：按全元起本在皮部論末，王氏分篇。

黃帝問曰：夫絡脈之見也，其五色各異，青黃赤白黑不同，其故何也？岐伯對曰：經有常色，而絡無常變也。經行氣，故色見常應於時；絡主血，故受邪則變而不一矣。帝曰：經之常色何如？岐伯曰：心赤，肺白，肝青，脾黃。腎黑。皆亦應其經脈之色也。帝曰絡之陰陽亦應其經乎。

岐伯曰陰絡之色應其經陽絡之色變無常隨四時而行也。

順四時氣化之行止寒多則凝泣凝泣則青黑熱多則淖澤淖澤則黃

赤此皆常色謂之無病五色具見者謂之寒熱

帝曰善

○氣穴論篇第五十八新校正云按全元起本在第二卷

黃帝問曰余聞氣穴三百六十五以應一歲未知其所願卒

聞之岐伯稽首再拜對曰窘乎哉問也其非聖帝孰能窮其

道焉因請溢意盡言其處帝捧手逡巡而却曰夫子之

開余道也目未見其處耳未聞其數而目以明耳以聰矣

岐伯曰此所謂聖人易語良馬易御也

帝曰余非聖人之易語也世言真數開人意今余所訪問者真

數發蒙解惑未足以論也

余

願聞夫子溢志盡言其處，令解其意，請藏之金匱，不敢復出。（言其處，謂穴俞處所。）岐伯再拜而起曰：臣請言之。背與心相控而痛，所治天突與十椎及上紀。（天突在頸結喉下同身寸之四寸中央宛宛中，陰維任脈之會，低鍼取之，刺可入同身寸之一寸，留七呼，若灸者可灸三壯。按今甲乙經、經脈流注孔穴圖經，當脊十椎下並無穴目，恐是七椎也，此則督脈氣所主之。○新校正云：按甲乙經云：天突在結喉下五寸。）上紀者，胃脘也。（謂中脘也。中脘者，胃募也，在上脘下同身寸之一寸，居心蔽骨與齊之中，手太陽少陽足陽明三脈所生，任脈氣所發也，刺可入同身寸之一寸二分，若灸者可灸七壯。○新校正云：按甲乙經云[illegible]脈之會也[illegible]反。）下紀者，關元也。（關元者，小腸募也，在齊下同身寸之三寸，足三陰任脈之會，刺可入同身寸之二寸，留七呼，若灸者可灸七壯。）背胸邪繫陰陽左右如此，其病前後痛濇，胸脇痛而不得息，不得臥，上氣短氣偏痛。（新校正云：按別本偏一作滿。）脈滿起斜出尻脈，絡胸脇，支心貫鬲，上肩加天突，斜下肩交十椎下。（尋此支絡脈流注病形證，悉是督脈支絡自尾骶出，各上行斜絡脇，支心貫鬲，上加天突，斜之肩而下交於背十椎下。○新校正云：詳自背與心相控而痛至此，疑是骨空論文，簡脫誤於此。）藏俞五十穴，（藏謂五藏肝心脾肺腎，非兼四形藏也。俞謂井滎俞經合。）

非背兪也。然井滎兪經合者。肝之井者大敦也。滎行間也。兪太衝也。經中封也。合曲泉也。大敦在足大指端。去爪甲角如韭葉及三毛之中。足厥陰脉之所出也。刺可入同身寸之三分。留十呼。若灸者可灸三壯。行間在足大指之間脉動應手陷者中。足厥陰脉之所流也。新校正云按甲乙經流作溜。下所流並作溜。刺可入同身寸之六分。留十呼。若灸者可灸三壯。太衝在足大指本節後同身寸之二寸陷者中。新校正云按刺腰痛注云本節後內間同身寸之二寸陷者中脉動應手。足厥陰脉之所注也。刺可入同身寸之三分。留十呼。若灸者可灸三壯。中封在足內踝前同身寸之一寸半。新校正云按甲乙經云一寸。陷者中。仰足而取之。伸足乃得之。足厥陰脉之所行也。刺可入同身寸之四分。留七呼。若灸者可灸三壯。曲泉在膝內輔骨下大筋上小筋下陷者中。屈膝而得之。足厥陰脉之所入也。刺可入同身寸之六分。留十呼。若灸者可灸三壯。心包之井者中衝也。滎勞宮也。兪大陵也。經間使也。合曲澤也。中衝在手中指之端。去爪甲角如韭葉陷者中。手心主脉之所出也。刺可入同身寸之一分。留三呼。若灸者可灸一壯。勞宮在掌中央動脉。手心主脉之所流也。刺可入同身寸之三分。留六呼。若灸者可灸三壯。大陵在掌後骨兩筋間陷者中。手心主脉之所注也。刺可入同身寸之六分。留七呼。若灸者可灸三壯。間使在掌後同身寸之三寸兩筋間陷者中。手心主脉之所行也。刺可入同身寸之六分。留七呼。若灸者可灸七壯。新校正云按甲乙經云灸三壯。曲澤在肘內廉下陷者中。屈肘而得之。手心主脉之所入也。刺可入同身寸之三分。留七呼。若灸者可灸三壯。脾之井者隱白也。滎大都也。兪太白也。經商丘也。合陰陵泉也。隱白在足大指之端內側去爪甲角如韭葉足太陰脈之所出也刺可入同身寸之一分留三呼若灸者可灸三壯大都在足大指本節後陷者中足太陰脈之所流也刺可入同身寸之三分留七呼若灸者可灸三壯太白在足內側核骨下陷者中足太陰脈之所注也刺可入同身寸之三分留七呼若灸者可灸三壯商丘在足內踝下微前陷者中足太陰脈之所行也刺可入同身寸之四分留七呼若灸者可灸三壯陰陵泉在膝下內側輔骨下陷者中伸足乃得之足太陰脈之所入也刺可入同身寸之五分留七呼若灸者可灸三壯肺之井者少商也滎魚際也俞太淵也經經渠也合尺澤也少商在手大指之端內側去爪甲角如韭葉手太陰脈之所出也刺可入同身寸之一分留一呼若灸者可灸三壯新校正云按甲乙經作一壯魚際在手大指本節後內側散脈手太陰脈之所流也刺可入同身寸之二分留三呼若灸者可灸三壯太淵在掌後陷者中手太陰脈之所注也刺可入同身寸之二分留二呼若灸者可灸三壯經渠在寸口陷者中手太陰脈之所行也刺可入同身寸之三分留三呼不可灸灸之傷人神明尺澤在肘中約上動脈手太陰脈之所入也刺可入同身寸之三分留三呼若灸者可灸三壯腎之井者涌泉也滎然谷也俞太谿也經復溜也新校正云按甲乙經溜作留餘溜字並同合陰谷也涌泉在足心陷者中屈足卷指宛宛中足少陰脈之所出也刺可入同身寸之三分留三呼若灸者可灸三壯然谷在足內踝前起大骨下陷者中足少陰脈之所流也刺可入同身寸之三分留三呼若灸者可灸三壯刺此多見血令人立饑欲食太谿在足內踝後跟骨上動脈陷者中足少陰脈之所注也刺可入同身寸之三

分留七呼。若灸者可灸三壯。復溜在足內踝上同身寸之二寸陷者中。新校正云按刺腰痛篇注云在內踝後上二寸動脉。足少陰脉之所行也。刺可入同身寸之三分。留三呼。若灸者可灸五壯。陰谷在膝下內輔骨之後。大筋之下。小筋之上。按之應手。屈膝而得之。足少陰脉之所入也。刺可入同身寸之四分。若灸者可灸三壯。如是五藏之俞。藏各五穴。則二十五俞。以左右脉具而言之。則五十穴。

府俞七十二穴

府謂六府。非兼九形府也。俞謂井滎俞原經合。非背俞也。肝之府膽。膽之井者竅陰也。滎俠谿也。俞臨泣也。原丘墟也。經陽輔也。合陽陵泉也。竅陰在足小指次指之端。去爪甲角如韭葉。足少陽脉之所出也。刺可入同身寸之一分。留一呼。新校正云按甲乙經作三呼。若灸者可灸三壯。俠谿在足小指次指岐骨間本節前陷者中。足少陽脉之所流也。刺可入同身寸之三分。留三呼。若灸者可灸三壯。臨泣在足小指次指本節後間陷者中。去俠谿同身寸之一寸半。足少陽脉之所注也。刺可入同身寸之二分。新校正云按甲乙經作三分。留五呼。若灸者可灸三壯。丘墟在足外踝下如前陷者中。去臨泣同身寸之三寸。足少陽脉之所過也。刺可入同身寸之五分。留七呼。若灸者可灸三壯。陽輔在足外踝上。新校正云按甲乙經云外踝上四寸。輔骨前絕骨之端。如前同身寸之三分所。去丘墟同身寸之七寸。足少陽脉之所行也。刺可入同身寸之五分。留七呼。若灸者可灸三壯。陽陵泉在膝下同身寸之一寸。䯒外廉陷者中。足少陽脉之所入也。刺可入同身寸之六分。留十呼。若灸者可灸三壯。脾之府胃。胃之井者厲兌也。滎內庭也。俞陷谷也。原衝陽也。經解谿也。合三里也。厲兌在足大指次指之端。去爪甲韭葉。足陽明脈之所出也。刺可入同身寸之一分。留一灸者可灸一壯。內庭在足大指次指外間陷者中。足陽明脈之所流也。刺可入同身寸之三分。留十呼。○新校正云按甲乙經云作二十呼。○若灸者可灸三壯。陷谷在足大指次指外間本節後陷者中。去內庭同身寸之二寸。足陽明脈之所注也。刺可入同身寸之五分。留七呼。若灸者可灸三壯。衝陽在足跗上同身寸之五寸。骨間動脈上去陷谷同身寸之三寸。足陽明脈之所過也。刺可入同身寸之三分。留十呼。若灸者可灸三壯。解谿在衝陽後同身寸之一寸半。○新校正云按甲乙經作一寸半。刺瘧注作三寸半。素問二注不同當從甲乙經之說。○腕上陷者中。足陽明脈之所行也。刺可入同身寸之五分。留五呼。若灸者可灸三壯。三里在膝下同身寸之三寸。䯒骨外廉兩筋肉分間。足陽明脈之所入也。刺可入同身寸之一寸。留七呼。若灸者可灸三壯。肺之府大腸大腸之井者商陽也。滎二間也。俞三間也。原合谷也。經陽谿也。合曲池也。商陽在手大指次指內側去爪甲角如韭葉。手陽明脈之所出也。刺可入同身寸之一分。留一呼。若灸者可灸三壯。二間在手大指次指本節前內側陷者中。手陽明脈之所流也。刺可入同身寸之三分。留六呼。若灸者可灸三壯。三間在手大指次指本節之後內側陷者中。手陽明脈之所注也。刺可入同身寸之三分。留三呼。若灸者可灸三壯。合谷在手大指次指岐骨之間。手陽明脈之所過也。刺可入同身寸之三分。留六呼。若灸者可灸三壯。陽谿在腕中上側兩筋間陷者中。手陽明脈之所行也。刺可入同身寸之三分。留七呼。若灸者可灸三壯。曲池在肘外輔骨屈肘曲骨之中。手陽明脈之所入也。以手拱胸取之。刺可入同身寸之五分。留七呼。若灸者可灸三壯。心之府小腸。下小腸之井者。少澤也。滎前谷也。俞後谿也。原腕骨也。經陽谷也。合少海也。少澤在手小指之端。去爪甲下同身寸之一分陷者中。手太陽脈之所出也。刺可入同身寸之一分。留二呼。若灸者可灸一壯。前谷在手小指外側本節前陷者中。手太陽脈之所流也。刺可入同身寸之一分。留三呼。若灸者可灸三壯。後谿在手小指外側本節後陷者中。手太陽脈之所注也。刺可入同身寸之一分。留二呼。若灸者可灸一壯。腕骨在手外側腕前起骨下陷者中。手太陽脈之所過也。刺可入同身寸之三分。留二呼。若灸者可灸三壯。陽谷在手外側腕中兌骨之下陷者中。手太陽脈之所行也。刺可入同身寸之二分。留三呼。○新校正云。按甲乙經作二呼。○若灸者可灸三壯。少海在肘內大骨外。去肘端同身寸之五分陷者中。屈肘乃得之。手太陽脈之所入也。刺可入同身寸之二分。留七呼。若灸者可灸五壯。心包之府三焦。三焦之井者。關衝也。滎液門也。俞中渚也。原陽池也。經支溝也。合天井也。關衝在手小指次指之端。去爪甲角如韭葉。手少陽脈之所出也。刺可入同身寸之一分。留三呼。若灸者可灸三壯。液門在手小指次指間陷者中。手少陽脈之所流也。刺可入同身寸之一分。留二呼。若灸者可灸三壯。中渚在手小指次指本節後間陷者中。手少陽脈之所注也。刺可入同身寸之二分。留三呼。若灸者可灸三壯。陽池在手表腕上陷者中。手少陽脈之所過也。刺可入同身寸之二分。留六呼。若灸者可灸三壯。支溝在腕後同身寸之三寸兩骨之間陷者中。手少陽脈之所行也。刺可入同身寸之二分。留七呼。若灸者可灸三壯。天井在肘外大骨之後同身寸之一寸兩筋間陷者中。屈肘得之。手少陽脈之所入也。刺可入同身寸之一寸。留七呼。若灸者可灸三壯。腎之府膀胱。膀胱之井者至陰也。滎，通谷也。俞，束骨也。原，京骨也。經，崑崙也。合，委中也。至陰在足小指外側，去爪甲角如韭葉，足太陽脈之所出也。刺可入同身寸之一分，留五呼。若灸者可灸三壯。通谷在小指外側本節前陷者中，足太陽脈之所流也。刺可入同身寸之二分，留五呼。若灸者可灸三壯。束骨在足小指外側本節後赤白肉際陷者中，足太陽脈之所注也。刺可入同身寸之三分，留三呼。若灸者可灸三壯。京骨在足外側大骨下赤白肉際陷者中，按而得之，足太陽脈之所過也。刺可入同身寸之三分，留七呼。若灸者可灸三壯。崑崙在足外踝後跟骨上陷者中，細脈動應手，足太陽脈之所行也。刺可入同身寸之五分，留十呼。若灸者可灸三壯。委中在膕中央約文中動脈。新校正云：詳委中穴與甲乙經及刺瘧篇注、痺論注同。又骨空論云：在膝解之後，曲腳之中，背面取之。又熱穴論注、刺熱篇注云：在足膝後屈處。足太陽脈之所入也。刺可入同身寸之五分，留七呼。若灸者可灸三壯。如是六府之俞，府各六穴，則三十六俞。以左右脉俱而言之，則七十二穴。

熱俞五十九穴，水俞五十七穴，並具水熱穴論中。新校正云：按熱俞又見刺熱篇注。

頭上五行行五，五五二十五穴，此亦熱俞之五十九穴也。

中脂兩傍各五，凡十穴，謂五藏之背俞也。肺俞在第三椎下兩傍，心俞在第五椎下兩傍，肝俞在第九椎下兩傍，脾俞在第十一椎下兩傍，腎俞在第十四椎下兩傍。此五藏俞者，各俠脊相去同身寸之一寸半，並足太陽脈之會。刺可入同身寸之三分。肝俞留六呼，餘並留七呼。若灸者可灸三壯。依脊數之，則十穴也。

大椎

上兩傍各一凡二穴今甲乙經二脉流注孔穴圖經並不載。未詳何俞也。○新校正云按大椎上傍無穴。大椎下傍穴名大杼後有故王氏云未詳

目瞳子浮白二穴瞳子髎在目外去眥同身寸之五分。手太陽手足少陽三脉之會。刺可入同身寸之三分。若灸者可灸三壯。浮白在耳後。入髮際同身寸之一寸。足太陽少陽二脉之會。刺可入同身寸之三分。若灸者可灸三壯。左右言之各二為四也。

兩髀厭分中二穴謂環跳穴也。在髀樞後。足少陽太陽二脉之會。刺可入同身寸之一寸。留二十呼。若灸者可灸三壯。○新校正云按王氏云在髀樞後。按甲乙經云在髀樞中。後當作中。灸三壯。甲乙經作五壯。

犢鼻二穴在膝髕下胻上俠解大筋中。足陽明脉氣所發。刺可入同身寸之六分。若灸者可灸三壯。

耳中多所聞二穴聽宮穴也。在耳中珠子。大如赤小豆。手足少陽手太陽三脉之會。刺可入同身寸之一分。若灸者可灸三壯。○新校正云按甲乙經云刺可入三分。

眉本二穴攢竹穴也。在眉頭陷者中。足太陽脉氣所發。刺可入同身寸之三分。留六呼。若灸者可灸三壯。

完骨二穴在耳後入髮際同身寸之四分。足太陽少陽之會。刺可入同身寸之三分。留七呼。若灸者可灸三壯。○新校正云刺可入三分。灸七壯。

項中央一穴風府穴也。在項上入髮際同身寸之一寸。大筋內宛宛中。督脉陽維二經之會。疾言。其肉立起。言休。其肉立下。刺可入同身寸之四分。留三呼。灸之不幸使人瘖。

枕骨二穴竅陰穴也。在完骨上。枕骨下。搖動應手。足太陽少陽之會。刺可入同身寸之三分。若灸者可灸三壯。○新校正云按甲乙經云

刺可入四分灸可五壯上關二穴鍼經所謂刺之則㰦不能欠者也在耳前上廉起骨開口有空手少陽足
陽明之會刺可入同身寸之三分留七呼若灸者可灸三壯刺深令人耳無所聞大迎二穴在曲頷前同身
寸之一寸三分骨陷者中動脈足陽明脈氣所發刺可入同身寸之三分留七呼若灸者可灸三壯下關二穴
鍼經所謂刺之則欠不能㰦者也在上關下耳前動脈下廉合口有空張口而閉足陽明少陽二脈之會刺可入同身寸
之三分留七呼若灸者可灸三壯耳中有乾擿之不得灸也新校正云按甲乙經擿之作擿抵適音擿抵丘底反天
柱二穴在俠項後髮際大筋外廉陷者中足太陽脈氣所發刺可入同身寸之二分留六呼若灸者可灸三壯
巨虛上下廉四穴上廉足陽明与大陽合也在膝犢鼻下䯒外廉同身寸之六寸足陽明脈氣所發刺
可入同身寸之八分若灸者可灸三壯下廉足陽明与少陽合也在上廉下同身寸之三寸足陽明脈氣所發刺可入同
身寸之三分若灸者可灸三壯新校正云按甲乙經并刺熱篇注水熱穴注上廉在三里下三寸此云犢鼻下六寸者
蓋三里在犢鼻下三寸上廉又在三里下三寸故云六寸也曲牙二穴頰車穴也在耳下曲頰端陷者中開
口有空足陽明脈氣所發刺可入同身寸之三分若灸者可灸三壯天突一穴已前釋也天府二穴
在腋下同身寸之三寸臂臑內廉動脈手大陰脈氣所發禁不可灸刺可入同身寸之四分留三呼臑奴到反天牖
二穴在頸筋間缺盆上天容後天柱前完骨下髮際上手少陽脈氣所發刺可入同身寸之一寸留七呼灸者可灸

三壯。扶突二穴在頸當曲頰下。同身寸之一寸。人迎後手陽明脈氣所發。仰而取之。刺可入同身寸之四分。若灸者可灸三壯。天窻二穴在曲頰下扶突後動脈應手陷者中。手太陽脈氣所發。刺可入同身寸之六分。若灸者可灸三壯。肩解二穴謂肩井也。在肩上陷解中缺盆上大骨前。手足少陽〻維之會。刺可入同身寸之五分。若灸者可灸三壯。新校正云按甲乙經灸五壯。關元一穴新校正云詳此已前釋旧當篇再注今去之。委陽二穴三焦下輔俞也。在膕中外廉兩筋間。此足太陽之別絡。刺可入同身寸之七分。留五呼。若灸者可灸三壯。屈伸而取之。肩貞二穴在肩曲甲下。兩骨解間肩髃後陷者中。手太陽脈氣所發。刺可入同身寸之八分。若灸者可灸三壯。瘖門一穴在項髮際宛〻中。入係舌本。督脈陽維之二經之會。仰頭取之。刺可入同身寸之四分。不可灸。灸之令人瘖。新校正云按氣府注云去髮際一寸。齊一穴齊中也。禁不可刺。刺之使人齊中惡瘍潰矢出者死不可治。若灸者可灸三壯。胷俞十二穴謂俞府或中神藏靈墟神封步廊也。左右則十二穴也。俞府在巨骨下。俠任脈兩傍横去任脈各同身寸之二寸陷者中。下五穴遞相去同身寸之一寸六分陷者中。並足少陰脈氣所發。仰而取之。刺可入同身寸之四分。若灸者可灸五壯。背俞二穴大杼穴也。在脊第一椎下兩傍相去各同身寸之一寸半陷者中。督脈別絡手足太陽三脈氣之會。刺可入同身寸之三分。留七呼。若灸者可灸七壯。膺俞十二穴謂雲門中府周榮胷鄉天谿食竇。左右則十二穴也。○新校正云按甲乙經作周榮胷鄉。○雲門在巨骨俠任脈傍。備去任脈各同身寸之六寸。○新校正云按水穴注作背中行兩傍与此文雖異處所无別陷者中動脈手。雲門中府相去同身寸之一寸。餘五穴遞相去同身寸之一寸六分陷者中。並手大陰脈氣所發。雲門食竇。舉臂取之。餘並仰而取之。雲門刺可入同身寸之七分。大深令人逆息。中府刺可入同身寸之三分。留五呼。餘並刺可入同身寸之四分。若灸者可灸五壯。○新校正云詳王氏以此十一穴并手大陰。按甲乙經雲門乃手大陰。中府乃手足大陰之會。周榮已下乃足大陰脈。十二穴並手大陰也。**分肉二穴**在足外踝上絕骨之端。同身寸之三分筋肉分間陽維脈氣所發。刺可入同身寸之三分。留七呼。若灸者可灸三壯。○新校正云按甲乙經无分肉穴。詳處所疑是陽輔。在足外踝上輔骨前絕骨端。如前三分所。又按刺腰痛注作絕骨之端。如後二分。刺入五分。留十呼。与此注小異。**踝上橫二穴**內踝上者。交信穴也。交信去內踝上同身寸之二寸。少陰前大陰後筋骨間。陰蹻之郄。刺可入同身寸之四分。留五呼。若灸者可灸三壯。外踝上者。附陽穴也。附陽去外踝上。同身寸之三寸。大陽前少陽後筋骨間。陽蹻之郄。刺可入同身寸之六分。留七呼。若灸者可灸三壯。○新校正云按甲乙經附陽作付陽。**陰陽蹻四穴**陰蹻穴在足內踝下。是謂照海。陰蹻所生。刺可入同身寸之四分。留六呼。若灸者可灸三壯。陽蹻穴是謂申脈。陽蹻所生。在外踝下陷者中。○新校正云按刺腰痛篇注作在外踝下五分。繆刺論注云外踝下半寸。○容爪甲。刺可入同身寸之三分。留七呼。若灸者可灸三壯。○新校正云按甲乙經留七呼作六呼。刺腰痛篇注作十呼。**水俞在諸分**分謂肉之分理間治水取之熱俞在氣穴寫熱則取之寒熱俞在兩骸厭中二穴骸厭謂膝外俠膝之骨厭中也大禁二十五在天府下五寸謂五里穴也所以謂之大禁者謂其禁不可刺也鍼經曰迎之五里中道而止五至而已五往而藏之氣盡矣故五五二十五而竭其俞矣盡謂此也又曰五里者尺澤之後五里与此文同凡三百六十五穴鍼之所由行也新校正云詳自藏俞五十至此并重復共得三百六十穴通前天突十椎上紀下紀共三百六十五穴除重復實有三百一十三穴帝曰余已知氣穴之處遊鍼之居願聞孫絡谿谷亦有所應乎孫絡小絡也謂絡之支別者岐伯曰孫絡三百六十五穴會亦以應一歲以溢奇邪以通榮衛榮衛稽留衛散榮溢氣竭血著外為發熱內為少氣疾寫無怠以通榮衛見而寫之無問所會榮積衛留內外相薄者見其血絡當即寫之亦無問其脉之俞會帝曰願聞谿谷之會也岐伯曰肉之大會為谷肉之小會為谿肉分之間谿谷之會以行榮衛以會大氣新校正云按甲乙經作以舍大氣邪溢氣壅脈熱肉敗榮衛不行必將為膿內銷骨髓外破大膕熱過故致是留於節湊必將為敗若[illegible]

溢骨節之間津液所湊之處則骨節之間髓液皆潰為膿故必敗爛筋骨而不得屈伸矣積寒留舍，榮衛不居，卷肉縮筋，新校正云按全元起本作寒肉縮筋肋肘不得伸，內為骨痹，外為不仁，命曰不足，大寒留於谿谷也。邪氣盛甚真氣不榮髓溢內消故為是也不足謂陽氣不足也寒邪外薄久積淹留陽不外護內消故曰不足大寒留於谿谷之中也谿谷三百六十五穴會，亦應一歲，其小痹淫溢，循脈往來，微鍼所及，與法相同。若小寒之氣流行淫溢隨脈往來為痹病用鍼調者與常法相同爾帝乃辟左右而起，再拜曰：今日發蒙解惑，藏之金匱，不敢復出，乃藏之金蘭之室，署曰氣穴所在。岐伯曰：孫絡之脈別經者，其血盛而當寫者，亦三百六十五脈，並注於絡，傳注十二絡脈，非獨十四絡脈也。十四絡者謂十二經絡兼任脈督脈之絡也脾之大絡起自於脾故不并言之也內解寫於中者十脈。解謂骨解之中經絡也雖則別行然所受邪亦還迴注寫於五藏之脈左右各五故十脈也

○氣府論篇第五十九

新校正云按全元起本在第二卷

足太陽脈氣所發者七十八穴兼氣浮薄相通者言之當言九十三穴非七十八穴也正

經脈會發者七十八穴。今除[illegible]相通者一十五穴則其數也。**兩眉頭各一**謂攢竹穴也所在刺灸分壯與氣穴同法。**入髮至項三寸半傍五相去二寸**謂大杼風門各二穴也所在刺灸分壯與氣穴同法。○新校正云按別本一云入髮至項二寸。又注云二寸同身寸也。詳此寸同法與此注全同。此注謂大杼風門各二穴所在灸刺分壯與此氣穴同法。今氣穴篇中无風門穴。所注言與在同法。此注之非可見。此非王氏之誤。誤在後人。詳此入髮云至項三寸半。傍五相去二寸。蓋是說下文督脈氣之所在皮中五行行五之穴。數王氏不解。遂直云寸為同身寸也。但以頭頂誤作項。剩半字耳。以言入髮至項者。自入髮際顖會穴至頂百會凡三寸。自百會後至後頂又二寸。故云入髮至頂三寸。傍五者有考兼中行旁數有五行也。相去二寸者。蓋謂自百會頂中數左右前後各二寸。有五行也。相去一寸。五者一十五穴也。以後下兩誤以頂為項。又大杼風門。大杼在第一椎下兩傍。風門又在第二椎下。上去髮際非止三寸半也。其誤甚明。顖音信。**其浮氣在皮中者凡五行行五五五二十五**浮氣謂氣浮而通之。可以去熱者也。五行謂頭上自髮際中同身寸之一寸後至頂之後者也。二十五者。頂中行顖會前頂百會後頂強間五。督脈氣也。次[illegible]兩傍[illegible]五處承光通天絡却玉枕各五。本經氣也。又次兩傍[illegible]臨泣目窗正營承靈腦空各五。足少陽氣也。兩傍四行各五則二十穴。中行五則二十五也。其灸分壯與氣穴同法。**項中大筋兩傍各一**謂天柱二穴也所在刺灸分壯與氣穴同法。**風府兩傍各一**謂風池二穴也所在刺灸分壯與氣

顖會穴

灸刺法。○新校正云：按甲乙經，風池足少陽陽維之會，非太陽之所發也。經言風府兩傍，乃天柱穴之分位。此亦覆明上項中大筋兩傍穴也。此則重出風池二穴，亦九十三數外，更刺頭大杼、風門，又刺風池六穴也。俠背以下至尻尾二十一節，十五間各一，十五間名一者，今中誥孔穴圖經所存者十三穴，左右共二十六。謂附分、魄戶、神堂、譩譆、鬲關、魂門、陽綱、意舍、胃倉、肓門、志室、胞肓、秩邊，十三也。附分在第二椎下，附項內廉兩傍，各去俠脊同身寸之三寸，足太陽之會，刺可入同身寸之八分，若灸者可灸五壯。魄戶在第三椎下兩傍，上直附分，足太陽脈氣所發，下十一穴並同，刺可入同身寸之五分，若灸者如附分法。神堂在第五椎下兩傍，上直魄戶，刺可入同身寸之三分，灸如附分法。譩譆在第六椎下兩傍，上直神堂。○新校正云：按骨空論注云：以手厭之，令病人呼譩譆之聲，則指下動矣。○刺可入同身寸之六分，留七呼，灸如附分法。鬲關在第七椎下兩傍，上直譩譆，正坐開肩取之，刺可入同身寸之五分，若灸者可灸三壯。○新校正云：按甲乙經云可灸五壯。○魂門在第九椎下兩傍，上直鬲關，正坐取之，刺灸分壯如鬲關法。陽綱在第十椎下兩傍，上直魂門，正坐取之，刺灸分壯如魂門法。意舍在第十一椎下兩傍，上直陽綱，正坐取之，刺灸分壯如陽綱法。胃倉在第十二椎下兩傍，上意舍，刺灸分壯如意舍法。肓門在第十三椎下兩傍，上直胃倉，刺同胃倉，可灸三十壯。○新校正云：按肓門灸三十壯，与甲乙經同，水穴注作灸三壯。○志室在第十四椎下兩傍，上直肓門，正坐取之，刺灸分壯如魄戶法。胞肓在第十九椎下兩傍，上直志室，伏而取之，刺灸分壯如魄戶法。○新校正云數志室胞肓灸鄉穴戶五壯甲乙經作三壯水穴注亦作三。胞肓穴注云志室亦作二壯。秩邊在第二十一椎下兩傍，上直胞肓，伏而取之。刺灸分壯如魄戶法。譩譆上衣下喜

五藏之俞各五，六府之俞各六，肺俞在第三椎下兩傍，俠脊相去各同身寸之一寸半，刺可入同身寸之三分，留七呼，若灸者可灸三壯。心俞在第五椎下兩傍，相去及刺如肺俞法，留七呼。肝俞在第九椎下兩傍，相去及刺如肺俞法，留六呼。脾俞在第十一椎下兩傍，相去及刺如肺俞法，留七呼。腎俞在第十四椎下兩傍，相去及刺如肺俞法，留七呼。膽俞在第十椎下兩傍，相去及刺如肺俞法，正坐而取之，刺可入同身寸之五分，留七呼。胃俞在第十二椎下兩傍，相去及刺如肺俞法，留七呼。三焦俞在第十三椎下兩傍，相去及刺如肺俞法，留七呼。大腸俞在第十六椎下兩傍，相去及刺如肺俞法，留六呼。小腸俞在第十八椎下兩傍，相去及刺如心俞法，留六呼。膀胱俞在第十九椎下兩傍，相去及刺如腎俞法，留六呼。五藏六府之俞並可灸三壯。新校正云：詳或者疑經中各五各六字為誤者，非也。所以言各者，蓋謂左右各五各六也。

委中以下至足小指傍各六俞，謂委中、崑崙、京骨、束骨、通谷、至陰六穴也。左右言之，則十二俞也。其所在刺灸如氣穴法。新校正云：詳王氏云兼亡者九十三穴，今此經言脈氣所發者七十八穴，今此九十九穴，以此王氏總數若之，明非此二穴。

足少陽脈氣所發者六十二穴：兩角上各二，謂天衝、曲鬢左右各二也。天衝

衝在耳上如前同身寸之三分。足太陽少陽二脉之會。刺可入同身寸之三分。若灸者可灸三壯。曲鬢在耳上入髮際曲隅陷者中。鼓頷有空。足太陽少陽二脉之會。刺灸分壯。如天衝法。**直目上髮際內各五**謂臨泣目窗正營承靈腦空左右是也。臨泣在直目上入髮際同身寸之五分。足太陽少陽陽維三脉之會。留七呼。目窗在臨泣後同身寸之一寸。正營在目窗後同身寸之一寸。承靈在正營後同身寸之一寸半。腦空在承靈後同身寸之一寸半。俠枕骨後枕骨上。並足少陽陽維二脉之會。刺可入同身寸之四分。餘並刺可入同身寸之三分。若灸者並可灸五壯。○新校正云按腦空在枕骨。注枕骨上。甲乙經作玉枕骨下。**耳前角上各一**謂頷厭二穴也。在曲角下顳顬之上上廉。手足少陽足陽明三脉之會。刺可入同身寸之七分。留七呼。若灸者可灸三壯。刺深令人耳無所聞。顳仁涉反。顬汝車反。**耳前角下各一**謂懸釐二穴也。在曲角上顳顬之下廉。手足少陽陽明四脉之交會。刺可入同身寸之三分。留七呼。若灸者可灸三壯。○新校正云按後手少陽中云角上。此云角下。必有一誤。**銳髮下各一**謂和髎二穴也。在耳前銳髮下橫動脉。手足少陽二脉之會。刺可入同身寸之三分。若灸者可灸三壯。○新校正云按甲乙經云手足少陽手太陽之會。**客主人各一**客主人穴名也。在耳前上廉起骨。開口有空。手足少陽足陽明三脉之會。刺可入同身寸之三分。留七呼。若灸者可灸三壯。○新校正云按甲乙經及氣穴注刺禁注並云手少陽足陽明之會。與此異。**耳後陷中各一**謂翳風二穴也。在耳後陷者中。按之引耳中。手足少陽二脉之會。刺可入同身

顳顬

寸之三分，若灸者可灸三壯。下關各一。下關穴名也，所在刺灸如氣穴法。耳下牙車之後各一。謂頰車二穴也，刺灸分壯氣穴同法。缺盆各一。鈌盆穴名也，在肩上橫骨陷者中，足陽明脈氣所發，刺可入同身寸之二分，留七呼，若灸者可灸三壯，太深令人逆息。新校正云：按甲乙經[illegible]。掖下三寸，脅下至胠，八間各一。掖下三寸，同身寸也。掖下謂淵掖、輒筋、天池，脅下至胠則日月、章門、帶脈、五樞、維道、居髎九穴也，左右共十八穴也。淵掖在腋下三寸，足少陽脈氣所發，舉臂得之，刺可入同身寸之三分，禁不可灸。輒筋在腋下同身寸之三寸，復前行一寸，著脅，足少陽脈氣所發，刺可入同身寸之六分，若灸者可灸三壯。新校正云：按甲乙經[illegible]。天池在乳後同身寸之二寸，腋下三寸，著脅直掖撅肋間，手心主足少陽脈之會，刺可入同身寸之七分，若灸者可灸三壯。新校正云：按甲乙經作三分。日月，膽募也，在第三肋端，橫直心蔽骨旁各同身寸之二寸五分，上直兩乳，足太陰少陽之會。新校正云：按甲乙經云日月在期門下五分。刺可入同身寸之七分，若灸者可灸五壯。章門，脾募也，在季肋端，足厥陰少陽之會，側臥屈上足伸下足舉臂取之，刺可入同身寸之八分，留六呼，若灸者可灸三壯。帶脈在季肋下同身寸之一寸八分，足少陽帶脈二經之會，刺可入同身寸之六分，若灸者可灸五壯。五樞在帶脈下同身寸之三寸，足少陽帶脈二經之會，刺可入同身寸之一寸，若灸者可灸五壯。維道在章門下同身寸之五寸三分，足少陽帶脈二經之會，刺灸分壯如章門法。居髎在章門下同身寸之四寸三分，髂骨上。新校正云：按甲乙經作監骨上陷者中，陽蹻足少陽二脈之會，刺灸分壯如維道法。所以謂之八間者，自腋下三寸至季脇，凡八肋骨。

髀樞中傍各一，謂環銚二穴也。刺灸分壯氣穴同法。新校正云：按氣穴論云：兩髀厭分中。王註為環銚穴，又甲乙經云環銚在髀樞中。今王云髀樞中傍各一者，蓋謂此穴在髀樞中也。傍各一者，謂左右各一穴也，非謂環銚在髀樞中傍也。

膝以下至足小指次指各六俞，謂陽陵泉、陽輔、丘墟、臨泣、俠谿、竅陰六穴也。左右言之，則十二俞也。其所在刺灸分壯氣穴同法。

足陽明脈氣所發者六十八穴。額顱髮際傍各三，謂懸顱、陽白、頭維，左右共六穴也。正面髮際橫行數之，懸顱在曲角上顳顬之中，足陽明脈氣所發，刺入同身寸之三分，留三呼，若灸者可灸三壯。陽白在眉上同身寸之一寸，直瞳子，足陽明陰維二脈之會，刺可入同身寸之三分，灸三壯。頭維在額角髮際俠本神兩傍各同身寸之一寸五分，足少陽陽明二脈之交會，刺可入同身寸之五分，禁不可灸。新校正云：按甲乙經陽白足少陽陽維之會。今王氏注云足陽明陰維之會，詳此在足陽明脈氣所發中，則足陽明近是。然陽明經不到此，又不與陰維會，疑王注非，甲乙經為得矣。

面鼽骨空各一，謂四白穴也，在目下同身寸之一寸，足陽明脈氣所發，刺可入同身寸之四分，不可灸。新校正云：按甲乙經刺入三分，灸七壯。

大迎之骨空各一，大迎穴名也，在曲頷前同身寸之一寸三分骨陷者中動脈，足陽明脈氣所發，刺可入同身寸之三分，留七呼，若灸者可灸三壯。

人迎

各一人迎穴名也在頸俠結喉傍大脈動應手足陽明脈氣所發刺可入同身寸之四分過深殺人禁不可灸缺盆外骨空各一謂天髎二穴也在肩缺盆中上伏骨之陬陷者中手足少陽陽維三脈之會刺可入同身寸之八分若灸者可灸三壯○新校正云按甲乙經伏骨作毖骨毖音秘膺中骨間各一謂膺窻等六穴也膺窻在胷兩傍俠中行各相去同身寸之四寸巨骨下同身寸之四寸八分陷者中足陽明脈氣所發仰而取之刺可入同身寸之四分若灸者可灸五壯此穴之上又有氣戶庫房屋翳下又有乳中乳根氣戶在巨骨下下直膺窻去膺窻上同身寸之四寸八分庫房在氣戶下同身寸之一寸六分屋翳在氣戶下同身寸之三寸二分下即膺窻也膺窻之下即乳中穴也乳中穴下同身寸之一寸六分陷者中則乳根穴也並足陽明脈氣所發仰而取之乳中禁不可灸刺灸刺之不幸生蝕瘡瘡中有清汁膿血者可治瘡中有瘜肉若蝕瘡者死餘五穴並刺可入同身寸之四分若灸者可灸三壯○新校正云按甲乙經灸五壯俠鳩尾之外當乳下三寸俠胃脘各五謂不容承滿梁門關門太一五穴也左右共十穴也俠腹中行兩傍相去各同身寸之四寸○新校正云按甲乙經云各三寸○疑此註剩各字○不容在第四肋端下至太一各上下相去同身寸之一寸並足陽明脈氣所發刺可入同身寸之八分若灸者可灸三壯○新校正云按甲乙經不容刺入五分此云並入八分疑此注誤俠齊廣三寸各三廣謂去齊橫廣也廣三寸者各如太一之遠近也各三者謂滑肉門天樞外陵也天樞在滑肉門下同身寸之一寸正當於齊外陵在

菟音冕免
骨肩前也

天樞下。同身寸之一寸。並足陽明脉氣所發。天樞刺可入同身寸之五分。留七呼。滑肉門外陵各刺可入同身寸之八分。若灸者並可五壯。○新校正云：按甲乙經天樞去肓俞傍各二寸。上曰滑肉門。下曰外陵。是二穴者。去脐各一寸也。今此經注云廣二寸。素問甲乙經不同。然甲乙經分寸与諸書同。當以此經為異也。

下齊二寸俠之各三

下齊二寸。則外陵下同身寸之一寸。大巨穴也。各三者。謂大巨水道歸來也。大巨在外陵下。同身寸之一寸。足陽明脉氣所發。刺可入同身寸之八分。若灸者可灸五壯。水道在大巨下。同身寸之三寸。足陽明脉氣所發。刺可入同身寸之二寸半。若灸者可灸五壯。歸來在水道下。同身寸之二寸。刺可入同身寸之八分。若灸者可灸五壯。

氣街動脉各一

氣街穴名也。在歸來下。鼠鼷上。同身寸之一寸。脉動應手。足陽明脉氣所發。刺可入同身寸之三分。留七呼。若灸者可灸三壯。○新校正云：詳此注与甲乙經同。刺禁注及氣穴注云氣街在腹臍下橫骨兩端鼠鼷上。刺禁論注在腹下俠齊兩傍相去四寸。鼠鼷上一寸。骨空注云在毛際兩傍鼠鼷上。諸注不同。今備録之。

伏菟上各一

謂髀關二穴也。在膝上伏菟後交分中。刺可入同身寸之六分。若灸者可灸三壯。

三里以下至足中指各八俞分之所在穴空

謂三里。上廉。下廉。解谿。衝陽。陷谷。內庭。厲兌。八穴也。左右言之。則十六俞也。上廉足陽明与大腸合。下廉足陽明与小腸合。其所在刺灸分寸与氣穴同法。然所謂分之所在穴空者。足陽明脉自三里穴分而下行。其直者循胻過跗入中指出其端。厉兌穴也。其支者与直俱行至跗上。入中指次指間。故云八分之所在穴空也。之徃也。言分兩各行金指閒穴空數也手太陽脈氣所發者三十六穴目內眥各一謂睛明二穴也。在目內眥。手足太陽足陽明陰蹻陽蹻五脈之會。刺可入同身寸之一分，留六呼。若灸者可灸三壯。諸穴有云數脈會發而不於所會刺數下言之者出所屬正者也目外各一謂瞳子髎二穴也。在目外去眥同身寸之五分。手太陽手足少陽三脈之會。刺可入同身寸之三分。若灸者可灸三壯。鼽骨下各一謂顴髎二穴也。鼽，頄也。頄，面顴也。在面頄骨下陷者中。手太陽少陽二脈之會。刺可入同身寸之三分。頄音仇耳郭上各一謂角孫二穴也。在耳上郭表之中間上髮際之下，開口有空。手太陽手足少陽三脈之會。刺可入同身寸之三分。若灸者可灸三壯。新校正云：按甲乙經手太陽作手陽明。耳中各一謂聽宮二穴也。所在刺灸分壯與氣穴同法。巨骨穴各一巨骨穴名也。在肩端上行兩叉骨間陷者中。手陽明蹻脈二經之會。刺可入同身寸之一寸半。若灸者可灸三壯。新校正云：按甲乙經作五壯。曲掖上骨穴各一謂臑俞二穴也。在肩臑後大骨下胛上廉陷者中。手太陽陽維蹻脈二經之會。舉臂取之。刺可入同身寸之八分。若灸者可灸三壯。新校正云：按甲乙經作手足太陽。柱骨上陷者各一謂肩井二穴也。在肩上陷解中缺盆上大骨前。手足少陽陽維三脈之會。刺可入同身寸之五分。若灸者可灸三壯。上天窗四寸各一謂天衝、竅陰四穴也。所在刺灸分壯與氣穴同法。肩解各一謂秉風二穴也。在肩上小髃骨後，舉臂有空。手太陽陽明手足少陽四脈之會。

顴
髎

宜取之。刺可入同身寸之五分，若灸者可灸三壯。○新校正云：按甲乙經灸五壯。肩解下三寸各一，謂天宗二穴也。在秉風後大骨下陷者中，手太陽脉氣所發，刺可入同身寸之五分，留六呼，若灸者可灸三壯。肘以下至手小指本各六俞，六俞所起於指端，經言至小指本，則以端為本，言上之本也。下文陽明之陽同也。○六俞，謂小海、陽谷、腕骨、後谿、前谷、少澤六穴也。左右言之，則十二俞也。其所在刺灸分壯，氣穴同法。○新校正云：按此手太陽、陽明、少陽三經各言至手某指本，王注以端為本者非也。詳手三陽之井穴，盡出手某指之端爪甲下際，此言本者，是逐指爪甲之本也，又安得以端為本哉。

手陽明脉氣所發者二十二穴：鼻空外廉、項上各二，謂迎香、扶突各二穴也。迎香在鼻下孔旁，手足陽明二脉之會，刺可入同身寸之三分。扶突在曲頰下同身寸之一寸，人迎後，手陽明脉氣所發，仰而取之，刺可入同身寸之四分，若灸者可灸三壯。大迎骨空各一，大迎，穴名也。在曲頷前同身寸之一寸三分，骨陷者中動脉，足陽明脉氣所發，刺可入同身寸之三分，留七呼，若灸者可灸三壯。○新校正云：詳大迎穴已見前足陽明經中，今又見於此，王氏不注所以，當如顴髎穴兩出之義。柱骨之會各一，謂天鼎二穴也。在頸缺盆上，直扶突、氣舍後同身寸之半寸，手陽明脉氣所發，刺可入同身寸之四分，若灸者可灸三壯。○新校正云：按甲乙經作一寸半。髃骨之會各一，謂肩髃二穴也。所在刺灸分壯，與氣穴同法。○新校正云：按髃骨，氣穴注中无，刺熱注、水熱穴注、骨空論注中有之。肘以下至手大指次指本各六俞謂三里○陽谿○合谷○三間○二間○商陽○六穴也○左右言之則十二俞也所在刺灸分壯与氣穴同法○新校正云按氣穴論注有曲池而无三里○曲池○手陽明之合也○此注誤出三里而遺曲池也○

手少陽脉氣所發者三十二穴鼽骨下各一謂顴髎二穴也○所在刺灸分壯与手少陽脉同法○此穴中手少陽太陽脉氣俱會於中等无優劣故重說於此下有者同眉後各一謂絲竹空二穴也○在眉後陷者中○手少陽脉氣所發刺可入同身寸之三分留六呼○不可灸灸之不幸使人目小及盲○新校正云按甲乙經手少陽作足少陽留六呼作三呼角上各一謂懸釐二穴也○此与足少陽脉中同○以是二脉之會也○新校正云按足少陽脉中言角下○此云角上疑此誤○下完骨後各一謂天牖二穴也○所在刺灸分壯与氣穴同法項中足太陽之前各一謂風池二穴也○在耳後陷者中按之引於耳中○手足少陽脉之會○刺可入同身寸之四分若灸者可灸三壯○新校正云按甲乙經云在顳顬後髮際足少陽陽維之會刺可入三分俠扶突各一謂天窗二穴也○在曲頰下扶突後動脉應手陷者中○手太陽脉氣所發刺可入同身寸之六分若灸者可灸三壯肩貞各一肩貞穴名也○在肩曲胛下兩骨解間肩髃後陷者中○手太陽脉氣所發刺可入同身寸之八分若灸者可灸三壯肩貞下三寸分間各一謂肩髎臑會消濼各二穴也○其穴各在肉分間也○肩髎在肩端臑上陷者中舉臂取之○手少陽脉氣所發刺可入同身寸之七分若灸者可灸三壯○臑會在臂前廉去肩

端同身寸之三寸手陽明少陽二絡氣之會刺可入同身寸之五分灸者可灸五壯消濼在肩下臂外開腋斜肘分下同間手少陽脉之會刺可入同身寸之五分若灸者可灸三壯

肘以下至手小指次指本各六俞

謂天井支溝陽池中渚液門關衝六穴也左右言之則十二俞也所在刺灸分壯與氣穴同法

督脉氣所發者二十八穴

今少一穴○新校正云按會陽二穴為二十九穴乃剩一穴非少也少當作剩字

項中央二

是謂風府瘖門二穴也悉在項中餘二穴今亡風府在項上入髮際同身寸之一寸大筋內宛宛中督脉陽維之會刺可入同身寸之四分留三呼不可妄灸灸之不幸令人瘖瘖門在項髮際宛宛中去風府同身寸之寸督脉陽維二經之會仰頭取之刺可入同身寸之四分不可灸灸之令人瘖○新校正云按王氏云風府瘖門悉在項中餘一穴今亡者非謂此二十八穴中亡一穴也王氏蓋見氣穴論大椎上兩傍各一穴亦在項之穴也今亡故云一穴今亡也

髮際後中八

謂神庭上星顖會前頂百會後頂強間腦户八穴也其正髮際之中也神庭在髮際直鼻督脉足太陽陽明脉二經之會禁不可刺若刺之令人巔疾目失睛若灸者可灸三壯上星在顱上直鼻中央入髮際同身寸之一寸陷者中容豆顖會在上星後同身寸之一寸陷者中前頂在顖會後同身寸之一寸五分骨間陷者中百會在前頂後同身寸之一寸五分頂中央旋毛中陷容指督脉足太陽之交會後頂在百會後同身寸之一寸五分強間在後頂後同身寸之一寸五分腦户在強間後同身寸之一寸五分督脉足太陽之會不可灸此八者並督脉氣

所發也。上星百會强間腦戶各刺可入同身寸之三分。上星留六呼。腦戶留三呼。餘並刺可入同身寸之四分。若灸者可灸五壯。○新校正云：按甲乙經腦戶不可灸，骨空論注云不可妄灸。**面中三**，謂素髎水溝齗交三穴也。素髎在鼻柱上端，督脉气所發，刺可入同身寸之三分。水溝在鼻柱下人中，直脣取之，督脉手陽明之會，刺可入同身寸之三分，留六呼，若灸者可灸三壯。齗交在脣內齒上齗縫，督脉任脉二經之會，可逆刺之，入同身寸之三分，若灸者可灸三壯。此三者正居一面左右之中也。**大椎以下至尻尾及傍十五穴**，脊椎之間有大椎陶道身柱神道靈臺至陽筋縮中樞脊中懸樞命門陽關腰俞長强會陽十五俞也。大椎在第一椎上陷者中，三陽督脉之會。陶道在項大椎節下間，督脉足太陽之會，俛而取之。身柱在第三椎節下間，俛而取之。神道在第五椎節下間，俛而取之。靈臺在第六椎節下間，俛而取之。至陽在第七椎節下間，俛而取之。筋縮在第九椎節下間，俛而取之。中樞在第十椎節下間，俛而取之。脊中在第十一椎節下間，俛而取之，禁不可灸，令人僂。懸樞在第十三椎節下間，伏而取之。命門在第十四椎節下間，伏而取之。陽關在第十六椎節下間，坐而取之。腰俞在第二十一椎節下間。長强在脊骶端，督脉別絡少陰二脉所結。會陽穴在陰尾骨兩傍。凡此十五者，並督脉气所發。腰俞長强各刺可入同身寸之二分。○新校正云：按甲乙經作二寸，寸水穴論注作二分，腰俞穴繆刺論注作二寸，熱穴注作二二，刺熱注作二分，諸注不同，餘甲乙經作二寸疑大深，占其失之深，不若失之淺，宜作二分之說。○留七呼。懸樞刺可入同身寸之三分。會陽刺可入同身寸之八分。餘並刺可入同身寸之五分陶道神道各留五呼陶道身柱神道筋縮可灸三五壯大椎可九壯餘並可三壯○新校正云按甲乙經无靈臺中樞陽關三陽至骶下凡二十一節脊椎法也通項骨三節即二十四節任脉之氣所發者二十八穴今少一穴喉中央二謂廉泉天突二穴也廉泉在頷下結喉上舌本下陰維任脉之會刺可入同身寸之三分留三呼若灸者可灸三壯天突在頸結喉下同身寸之四寸中央宛宛中陰維任脉之會低鍼取之刺可入同身寸之一寸留七呼若灸者可灸三壯膺中骨陷中各一謂璇璣華蓋紫宮玉堂膻中中庭六穴也璇璣在天突下同身寸之一寸華蓋在璇璣下同身寸之一寸紫宮玉堂膻中中庭各相去同身寸之一寸六分陷者中並任脉氣所發而取之各刺可入同身寸之三分若灸者可灸五壯鳩尾下三寸胃脘五寸胃脘以下至横者六寸半一新校正云詳一字疑誤腹脉法也鳩尾心前穴名也其正當心蔽骨之端言其骨垂下如鳩烏尾形故以為名也鳩尾下有鳩尾巨闕上脘中脘建里下脘水分齊中陰交脖胦丹田關元中極曲骨十四俞也鳩尾在臆前蔽骨下同身寸之五分任脉之別不可灸刺人无蔽骨者從歧骨際下行同身寸之一寸○新校正云按甲乙經云一寸半為鳩尾處也下次巨闕上脘中脘建里下脘水分遞相去同身寸之一寸上脘則足陽明手太陽之會中脘則手太陽少陽足陽明三脉所生也齊中禁不可刺若刺之使人齊中惡瘍潰矢出者死不治陰交在齊下同身寸之一寸任脉陰衝之會脖胦在齊下同身寸之一

寸半。丹田，三焦募也。在齊下同身寸之二寸。關元，小腸募也。在齊下同身寸之三寸。足三陰、任脈之會。中極，在關元下
一寸。足三陰之會也。曲骨在橫骨上，中極下，同身寸之一寸。足厥陰之會。凡此十四者，並任脈氣所發。建里、丹田並刺可
入同身寸之六分。留七呼。○新校正云：按甲乙經作五分十一寸上三陰之會也。曲骨在身寸之八分，下同寸分之一寸
入同身寸之一寸半，脐脖胦並刺可入同身寸之一寸二分。曲骨刺可入同身寸之一寸半，留七呼。餘並刺可入同身寸之一寸
之一寸二分。若灸者，關元、中脘各可灸七壯。齊中〻極、曲骨各三壯。餘並可五壯。自鳩尾下至陰間，並任脈主之。腹脈法也
也。○新校正云：據此注云：餘並刺入一寸二分。關元在中寸，甲乙經及氣穴、骨空注，刺入二寸，不同，當從甲乙經之寸數
下陰別一謂會陰一穴也。自曲骨下至陰，陰之下，兩陰之間，則此穴也。是任脈別絡，俠督脈者，衝脈之會，故曰
下陰別一也。刺可入同身寸之二寸，留七呼。若灸者可灸三壯。○新校正云：按甲乙經七呼作三呼。目下各一
謂承泣二穴也。在目下同身寸之七分，上直瞳子。陽蹻、任脈、足陽明三經之會。刺可入同身寸之三分，不可灸。下脣
一謂承漿穴也。在頤前下脣之下。足陽明脈、任脈之會。開口取之。刺可入同身寸之二分，留五呼。若灸者可灸三壯。○
新校正云：按甲乙經作六呼。齗交一齗交穴名也。所在刺灸分壯，与脈法同。衝脈氣所發者
二十二穴俠鳩尾外各半寸至齊寸一謂幽門、通谷、陰都、石關、商曲、肓俞六穴。左
右則十二穴也。幽門俠巨闕兩旁，相去各同身寸之半寸。脇者亡。下五穴各相去同身寸之一寸。並衝脈、足少陰二經之

會。各刺可入同身寸之一寸。若灸者可灸五壯。○新校正云：按此云各刺入一寸，甲乙經云幽門通谷刺入五分。

臍下傍各五分至橫骨寸一，腹脈法也。

謂中注、髓府、胞門、陰關、下極五穴，左右則十穴也。中注在肓俞下同身寸之五分，上直幽門，下四穴各相去同身寸之一寸，並衝脈足少陰二經之會，各刺可入同身寸之一寸，若灸者可灸五壯。

足少陰舌下，厥陰毛中急脈各一，

足少陰舌下二穴，在人迎前陷中動脈前，是曰月本，左右二也。足少陰脈氣所發，刺可入同身寸之四分。急脈在陰毛中，陰上兩傍，相去同身寸之二寸半。按之隱指堅然，甚按則痛引上下也。其左者中寒，則上引少腹，下引陰丸，善為痛，為小腹急中寒。此兩脈皆厥陰之大絡通行其中，故曰厥陰急脈，即睾之系也。可灸而不可刺，病疝少腹痛即可灸。○新校正云：詳舌下毛中之穴，甲乙經無。

手少陰各一，

謂手少陰郄穴也，在腕後同身寸之半寸，手少陰郄也。刺可入同身寸之三分，若灸者可灸三壯，左右二也。

陰陽蹻各一，

陰蹻一，謂交信穴也。交信在足內踝上同身寸之二寸，少陰前，太陰後，筋骨間，陰蹻之郄，刺可入同身寸之四分，留五呼，若灸者可灸三壯。陽蹻一，謂附陽穴也。附陽在足外踝上同身寸之三寸，太陽前，少陽後，筋骨間，陽蹻之郄，刺可入同身寸之六分，留七呼，若灸者可灸三壯，左右四也。

手足諸魚際脈氣所發者，凡三百六十五穴也。

經之所存者多，凡一十九穴，此所謂氣府也。然散穴俞，諸經脈部分皆有之，故經或不言，而甲乙經經脈流注多少不同者以此。

骨空論篇第六十　新校正云按全元起本在第二卷自灸寒熱之法已下在第六卷刺齊篇末

黃帝問曰余聞風者百病之始也以鍼治之奈何岐伯

對曰風從外入令人振寒汗出頭痛身重惡寒風中身形則腠理閉密陽

氣內拒寒復外勝陰陽相薄榮衛失所故如是治在風府風府穴也在項上入髮際同身寸之一寸宛宛中督

脈足太陽之會刺可入同身寸之四分若灸者可灸五壯。新校正云按風府注氣穴論氣府論中各已注與甲乙經同

此注云督脈足太陽之會可灸五壯者乃是風門熱府穴也當云督脈陽維之會留三呼不可灸乃是調其陰

陽不足則補有餘則寫用鍼之道以法天常盛瀉虛補此其常也大風頸項痛刺

風府風府在上椎上椎謂大椎上入髮際同身寸之一寸大風汗出灸譩譆

譩譆在背下俠脊傍三寸所厭之令病者呼譩譆譩譆應手譩譆

穴也在肩膊內廉俠第六椎下兩傍各同身寸之三寸以手厭之令病人呼譩譆之聲則指下動矣足太陽脈氣所發刺

可入同身寸之六分留七呼若灸者可灸五壯譩譆者因取為名爾從風憎風刺眉頭謂攢

竹穴也在眉頭陷者中脈動應手足太陽脈氣所發刺可入同身寸之三分若灸者可以灸三壯失枕在肩上

橫骨間謂缺盆穴也在肩上橫骨陷者中手陽明脈氣所發刺可入同身寸之二分留七呼若灸者可灸三壯刺

古文揄与搖通孔有揄狄

眇丁陵反少也

髎力條反

入深令人逆息。新校正云按氣府注作足陽明此云手陽明詳三經俱發於此故王注兩言之折。使揄臂

齊肘正灸脊中。揄讀為搖。搖謂搖動也。然失枕非獨取肩上橫骨間亦當正形灸脊中也。欲而驗之則使

搖動其臂屈折其肘自項之下橫齊肘端當其中間則其處也。是曰陽關在第十六椎節下間督脈氣所發刺可入同身

寸之五分若灸者可灸三壯。新校正云詳陽關穴甲乙經無。眇絡季脅引少腹而痛脹刺

譩譆。眇謂俠脊兩傍空軟處也。少腹齊下也。腰痛不可以轉搖急引陰卵刺八

髎與痛上。八髎在腰尻分間。八或為九。驗有其骨及中□孔穴經。正有八髎。無九髎也。分謂腰髁

下尻筋肉分間陷下處。鼠瘻寒熱還刺寒府。寒府在附膝外解營。膝外骨間也。屈

伸之處。寒氣喜中。故名寒府也。解謂骨解。營謂深刺而必中其營也。取膝上外者使之拜。取足

心者使之跪。拜而取者使膝外空開也。跪而取之者。令足心宛宛處深定也。任脈者起於中

極之下以上毛際循腹裏上關元至咽喉上頤循面入目。新校

正云按難經甲乙經無上頤循面入目六字。衝脈者起於氣街並少陰之經。新校正云

按難經甲乙經作陽明。俠齊上行至胸中而散。任脈衝脈者奇經也。任脈當齊中而上行衝脈

俠齊兩傍而上行。然中極者謂齊下同身寸之四寸也。言中極之下者言中極從少腹之內上行而外出於毛際而上非

督謂背莊子緣督以為經

謂不起於此也○關元者謂齊下同身寸之三寸也○氣街者穴名也○在毛際兩傍鼠鼷上同身寸之一寸也○言衝脈起於氣街者亦從少腹之內与任脈並行而至於是乃循腹也○何以言之○鍼經曰衝脈者十二經之海○与少陰之絡起於腎下出於氣街○又曰衝脈任脈者皆起於胞中○上循脊裏為經絡之海○其浮而外者循腹各行會於咽喉○別而絡脣口○血氣盛則皮膚熱○血獨盛則滲灌皮膚生毫毛○由此言之○則任脈衝脈從少腹之內上行至中極之下○氣街之內明矣○新校正云按氣街与氣府論刺熱論水熱穴論刺禁論等注文雖不同以所云別備注氣府論中

任脈為病男子內結七疝○女子帶下瘕聚○衝脈為病逆氣裏急○督脈為病脊強反折○

督脈亦奇經也○然任脈衝脈督脈者一源而三歧也○故經或謂衝脈為督脈也○何以明之○今甲乙及古經脈流注圖經以任脈循背者謂之督脈○自少腹直上者謂之任脈○亦謂之督脈○是則以背腹陰陽別為名目爾○以任脈自胞上過帶脈貫齊而上○故男子為病內結七疝○女子為病則帶下瘕聚也○以衝脈俠齊而上並少陰之經上至胸中○故衝脈為病則逆氣裏急也○以督脈上循脊裏○故督脈為病則脊強反折也○

督脈者起於少腹以下骨中央○女子入繫廷孔○

起○非初起亦猶任脈衝脈起於胞中也○其實乃起於腎下○至於少腹則下行於腰橫骨圍之中央也○繫廷孔者謂窈漏近所謂前陰穴也○以其陰廷繫屬於中○故名之○

其孔○溺孔之端也○

孔則窈漏也○窈漏之中其上有孔○則溺孔也○端謂陰廷在此溺孔之上端也○而督脈自骨圍中央則至於是○

絡

髆補合反

其絡循陰器合篡間繞篡後。督脈別絡自溺孔之端分而各行下循陰器乃合篡間也所謂間者謂在前陰後陰之兩間也自兩間之後已復分而行繞篡之後。別繞臀。至少陰與巨陽中絡者。合少陰上股內後廉。貫脊屬腎。別謂別絡分而各行之於焦也足少陰之絡者自股內後廉貫脊屬腎足太陽絡之外行者循髀樞絡股陽而下其中行者下貫臀至膕中與外行絡合故言至少陰與巨陽中絡合少陰上股內後廉貫脊屬腎也。新校正云詳各行於焦疑焦字誤與太陽起於目內眥。上額交巔上。入絡腦。還出別下項。循肩髆內。俠脊抵腰中。入循膂絡腎。[illegible]膂而上行也其男子循莖下至篡。與女子等。其少腹直上者。貫齊中央。上貫心。入喉。上頤。環脣。上繫兩目之下中央。自與太陽起於目內眥下至女子等並督脈之別絡也其直行者自尻上循脊裏而至於鼻人也自其少腹直上至兩目之下中央並任脈之行而云是督脈所繫由此言之則任脈衝脈督脈名異而同一體也此生病。從少腹上衝心而痛。不得前後。為衝疝。此生病正是任脈經云為衝疝者正明督脈以別主而異目也何者若一脈一氣而無陰陽之異主則此生病者當心背俱痛豈獨衝心而為疝乎。其女子不孕。癃痔遺溺嗌乾。亦以衝脈任脈並自少腹上至於咽喉。又以督脈絡循陰器合篡間繞篡後別繞臀故不孕，癃痔，遺溺，嗌乾也。所以謂之任脈者，女子得之以任養也。故經云此病其女子不孕也。所以謂之衝脈者，以其氣上衝也。故經云此生病從少腹上衝心而痛也。所以謂之督脈者，以其督領經脈之海也。由此三用，故一源三岐。經或通呼，似相謬引，故下文曰：**督脈生病治督脈，治在骨上，甚者在臍下營。**此亦正任脈之分也。督任二脈異名同體，亦明矣。骨上謂橫骨上毛際中曲骨穴也，任脈足厥陰之會，刺可入同身寸之一寸半，若灸者可灸三壯。臍下謂臍直下同身寸之一寸陰交穴，任脈陰衝之會，刺可入同身寸之八分，若灸者可灸五壯。

其上氣有音者，治其喉中央，在缺盆中者。中謂缺盆兩間之中天突穴，在頸結喉下同身寸之四寸中央宛宛中，陰維任脈之會，低鍼取之。刺可入同身寸之一寸，留七呼，若灸者可灸三壯。**其病上衝喉者，治其漸，漸者上俠頤也。**陽明之脈漸上頤而環脣，故以俠頤名為漸也。是謂大迎。大迎在曲頷前同身寸之一寸三分骨陷中動脈，足陽明脈氣所發，刺可入同身寸之三分，留七呼，若灸者可灸三壯。**蹇膝伸不屈，治其楗。**蹇膝，謂膝痛屈伸蹇難也。楗，謂髀輔骨上，橫骨下，股外之中，側立搖動取之，筋動應手。楗音健。**坐而膝痛，治其機。**機謂俠臀兩傍骨縫之動處也。**立而暑解，治其骸關。**暑，熱也。若膝痛，立而膝骨解中熱者，治其骸關。骸關謂膝解也。一經云起而引解，言膝痛起立，痛引膝骨解之中也。暑與起字，與立字，其義則異。起、立二字，其意頗同。**膝痛，痛及拇指，治其膕。**膕謂膝解之後，曲腳之中，委中穴，背

膕戈麥反 曲脚也

閱

濼力毒反
痠元丸反
痠疼也

髖髀上也

面取之。脈動應手。足太陽脈之所入。刺可入同身寸之五分。留七呼。若灸者可灸三壯。

坐而膝痛如物隱者。治其關。關在膕上。當楗之後。背立按之。以動搖筋應手。膝痛不可屈伸。治其背內。謂大杼穴也。所在灸刺分壯與氣穴同法。連骭若折。治陽明中俞髎。若膝痛不可屈伸。連骭痛如折者。則鍼陽明脈中俞髎也。是則正取三里穴也。若別。治巨陽少陰滎。若痛而膝如別離者。則治足太陽少陰之滎也。足太陽滎通谷也。在足小指外側本節前陷者中。刺可入同身寸之二分。留五呼。若灸者可灸三壯。足少陰滎然谷也。在足內踝前起大骨下陷者中。刺可入同身寸之三分。留三呼。若灸者可灸三壯。淫濼脛痠不能久立。治少陽之維。新校正云。按甲乙經外踝上五寸。乃足少陽之絡。此云維者。字之誤也。在外上五寸。淫濼謂似酸痛而无力也。五寸一云四寸。中諸圖經外踝上四寸无穴。五寸是光明穴也。足少陽之絡。刺可入同身寸之七分。留十呼。若灸者可灸五壯。新校正云。按甲乙經一云刺入六分。留七呼。輔骨上。橫骨下。為楗。俠髖為機。膝解為骸關。俠膝之骨為連骸。骸下。為輔。輔上為膕。膕上為關。頭橫骨為枕。由是則謂膝輔骨上。腰髖骨下為楗。楗上為機。膝外為骸關。關後為關。〻下為膕。〻下為輔骨。輔骨上為連骸。連骸者是骸骨相連接處也。頭上之橫骨為枕骨。

水俞五十七穴者。尻上五行。行五。伏菟上兩行。行五。左右

背

各一行行五。踝上各一行行六穴。所在刺灸分壯具水熱穴論中。此皆是骨空。故氣穴篇內与此重言爾。髓空在腦後五分。在顱際銳骨之下。是謂風府。通腦中也。一在齗基下。當頤下骨陷中有穴容豆。中誥圖經名下頤。齗音銀。一在項後中復骨下。謂瘖門穴也。在項髮際宛宛中。入系舌本。督脈陽維之會。仰頭取之。刺可入同身寸之四分。禁不可灸。一在脊骨上空在風府上。上謂腦戶穴也。在枕骨上大羽後。同身寸之一寸五分宛宛中。督脈足太陽之會。此別腦之戶。不可妄灸。灸之不幸令人瘖。刺可入同身寸之三分。留三呼。新校正云。按甲乙經大羽者強間之別名。氣府注云若灸者可灸五壯。脊骨下空在尻骨下空。不應主療。經闕其名。新校正云。按甲乙經長強在脊骶端。正在尻骨下。王氏云不應主療。經闕其名。得非誤乎。數髓空在面俠鼻。謂顴髎等穴。經不一一指陳其處。小小者尔。或骨空在口下當兩肩。謂大迎穴也。所在刺灸分壯与前俠頤同法。兩髆骨空在髆中之陽。近肩髃穴。經無名。臂骨空在臂陽去踝四寸兩骨空之間。在支溝上同身寸之一寸。是謂通間。新校正云。按甲乙經支溝上一寸名三陽絡。通間當其別名歟。股骨上空在股陽出上膝四寸。在陰市中伏兔穴下。在承楗也。䯒骨空在輔骨之上端。謂犢鼻穴也。在膝髕下䯒骨上俠解大筋中。足陽明脈氣所發。刺可入同身寸之六分。灸者可灸

易髓不可解

[illegible]股際骨空在毛中動下。經闕其名尻骨空在髀骨之後。相去四
寸。是謂尻骨上八髎穴也。扁骨有滲理湊。無髓孔易髓無空。扁骨謂尻間扁戾骨
也。其骨上有滲灌文理歸湊之。無別髓孔也。易亦也。骨有空則髓有孔。骨若无孔。髓亦無孔也。灸寒熱之法。
先灸項大椎。以年為壯數。如年之數次灸橛骨。以年為壯數。尾窮
謂之橛骨也。視背俞陷者灸之。背胛骨際有陷處也舉臂肩上陷者灸之。肩髃穴也
在肩端兩骨間手陽明蹻脈之會刺可入同身寸之六分留六呼若灸者可灸三壯也。兩季脇之間灸
之。京門穴腎募也在髂骨與腰中季脇本俠脊刺可入同身寸之三分留七呼若灸者可灸三壯外踝上絕
骨之端灸之。陽輔穴也在足外踝上輔骨前絕骨之端如前同身寸之三分所去丘墟七寸足少陽脈之所
行也。刺可入同身寸之五分留七呼若灸者可灸三壯。新校正云按甲乙經云在足外踝上四寸足小指次
指間灸之。俠谿穴也在足小指次指岐骨間本節前陷者中足少陽脈之所流也刺可入同身寸之三分留三
呼若灸者可灸三壯。新校正云按甲乙經流當作留字腨下陷脈灸之。承筋穴也在腨中央陷者中足
太陽脈氣所發禁不可刺可灸三壯。新校正云按甲乙經及氣穴論注云腨中央分陷者中外踝後灸之
崑崙穴也在足外踝後跟骨上陷者中細脈動應手。足太陽脈之所行也刺可入同身寸之五分留十呼若灸者可灸三

缺盆骨上切之堅動如筋者灸之經闕其名當隨其所有而灸之膺中陷
骨間灸之天突穴也所在灸刺分壯与前缺盆中者同法掌束骨下灸之陽池穴也在手表腕
上陷者中也手少陽脈之所過也刺可入同身寸之二分留六呼若灸者可灸三壯臍下關元三寸灸
之正在臍下同身寸之三寸足三陰任脈之會刺可入同身寸之二寸留七呼若灸者可灸七壯○新校正云按氣穴論注
云刺可入一寸二分者灸毛際動脈灸之以脈動應手為處即氣街穴也膝下三寸分間
灸之三里穴也在膝下同身寸之三寸䯒骨外廉兩筋肉分間足陽明脈之所入也刺可入同身寸之一寸留七呼
灸者可灸三壯足陽明跗上動脈灸之衝陽穴也在足跗上同身寸之五寸骨間動脈足陽明脈
之所過也刺可入同身寸之三分留十呼若灸者可灸三壯○新校正云按甲乙經及全元起本足陽明下有灸之二字
并跗上動脈是二穴今王氏去灸之二字則見二穴今於注中[illegible]巔上一灸之百會
穴也在頂中央旋毛中陷容指督脈足太陽脈之交會刺可入同身寸之三分若灸者可灸五壯犬所嚙之處
灸之三壯即以犬傷病法灸之以犬傷而發寒熱者即以犬傷法三壯灸之嚙古結反凡
當灸二十九處傷食灸之[illegible]故灸之○新校正云[illegible]則有二十
八處[illegible]王氏去上文[illegible]一字者非不已者必視其經之過於陽者數刺其俞

水熱穴論篇第六十一

新校正云按全元起本在第八卷

黃帝問曰：少陰何以主腎？腎何以主水？岐伯對曰：腎者至陰也，至陰者盛水也。肺者太陰也，少陰者冬脈也，故其本在腎，其末在肺，皆積水也。陰者謂寒也。冬月至寒，腎氣合應，故云腎者至陰也。水王於冬，故云至陰者盛水也。腎少陰脈，從腎上貫肝鬲，入肺中，故云其本在腎，其末在肺也。腎氣上逆，則水氣客於肺中，故云皆積水也。帝曰：腎何以能聚水而生病？岐伯曰：腎者胃之關也，關門不利，故聚水而從其類也。關者，所以司出入也。腎主下焦，膀胱為府，主其分注，關竅二陰，故腎氣化則二陰通，二陰閟則胃填滿，故云腎者胃之關也。關閉則水積，水積則氣停，氣停則水生，水生則氣溢，氣水同類，故云關閉不利，聚水而從其類也。《靈樞經》曰：下焦溢為水。此之謂也。閟音祕。上下溢於皮膚，故為胕腫。胕腫者，聚水而生病也。上謂肺，下謂腎，肺腎俱溢，故聚水於腹中而生病也。帝曰：諸水皆生於腎乎？岐伯曰：腎者牝藏也，牝，陰也。亦主陰位，故云牝藏。地氣上者屬於腎，而生水液也，故曰至陰。勇而勞甚則腎汗出，腎汗出逢於風，內不得入於藏府，外不得越於皮膚，客於玄府，行於皮裏，傳為胕腫，本之於腎，名曰風水。勇而勞甚，謂力房也。勞勇汗出則玄府開，汗出逢風則玄府復閉，玄府閉已，則餘汗未出，內伏皮膚，傳化為水，從風而水，故名風水。所謂玄府者，汗空也。汗液色玄，從空而出，以汗聚於裏，故謂之玄府。府，聚也。帝曰：水俞五十七處者，是何主也？岐伯曰：腎俞五十七穴，積陰之所聚也，水所從出入也。尻上五行行五者，此腎俞。背部之俞凡有五行，當其中者督脈氣所發，次兩傍四行皆足太陽脈氣也。故水病下為胕腫大腹，上為喘呼，水下居於腎則腹至足而胕腫，上入於肺則喘息賁急而大呼也。不得臥者，標本俱病。標本者，肺為標，腎為本。如此者，是肺腎俱水為病也。故肺為喘呼，腎為水腫，肺為逆不得臥。肺為喘呼，氣逆不得臥者，以其主呼吸故也。腎為水腫者，以其主水故也。分為相輸俱受者，水氣之所留也。分其居處以名之，則是氣相輸應，本其俱受病氣，則皆是水所留也。伏菟上各二行行五者，此腎之街也。街，謂道也。腹部正俞除中行有五行，俠齊兩傍則腎藏足少陰脈及衝脈脈氣所發，次兩傍則胃府足陽明脈氣所發，此四行穴則伏菟之上也。菟音兔。三陰之所交結於腳也。踝上各一行行六

者此腎脉之下行也名曰大衝

腎脉与衝脉并下行循足合而盛大故曰大衝

凡五十七穴者皆藏之陰絡水之所客也

所謂五十七者然凡上五行行五則背脊當中行督脉氣所發者脊中懸樞命門腰俞長強當其處也次俠督脉兩傍足太陽脉氣所發者有大腸俞小腸俞膀胱俞中膂内俞白環俞當其處也又次外俠兩傍足太陽脉氣所發者有胃倉肓門志室胞肓秩邊當其處也伏兎上各二行行五者腹部正俞俠中行任脉兩傍衝脉足少陰之會者有中注四滿氣穴大赫橫骨當其處也次俠衝脉足少陰兩傍足陽明脉氣所發者有外陵大巨水道歸來氣街當其處也踝上各一行行六者足内踝之上有足少陰陰蹻脉并循腨上行足少陰脉有大鍾復溜陰谷三穴陰蹻脉有照海交信築賓三穴陰蹻既足少陰脉之別亦可通而主之兼此數之故各六穴脊中在第十一椎節下間俛而取之刺可入同身寸之五分不可灸令人僂懸樞在第十三椎節下間伏而取之刺可入同身寸之三分若灸者可灸三壯命門在第十四椎節下間伏而取之刺可入同身寸之五分若灸者可灸三壯腰俞在第二十一椎節下間刺可入同身寸之二分新校正云按甲乙經及繆刺論注并熱穴注俱云刺入二寸刺熱論注氣府論注并作二分宜從二分之說留七呼若灸者可灸三壯長強在脊骶端督脉別絡少陰所結刺可入同身寸之二分留七呼若灸者可灸三壯此五穴者並督脉氣所發也新校正云詳王氏云少一穴按氣府論注十六椎節下有陽關穴若通數陽關則不少矣次俠督脉兩傍大腸俞在第十六椎下俠督脉兩傍去督脉各同身寸之

寸半。刺可入同身寸之三分，留六呼。若灸者可灸三壯。小腸俞在第十八椎下兩傍，相去及刺灸分壯法如大腸俞。膀胱俞在第十九椎下兩傍，相去及刺灸分壯法如大腸俞。中膂內俞在第二十椎下兩傍，相去及刺灸分壯法如大腸俞，俠脊胂起肉，留十呼。白環俞在第二十一椎下兩傍，相去如大腸俞，伏而取之。刺可入同身寸之五分。若灸者可灸三壯。○新校正云：按甲乙經云：刺可入八分，不可灸。此五穴者，並足太陽脈氣所發。八窌、腎俞者則此也。○又次外兩傍，胃倉在第十二椎下兩傍，相去各同身寸之三寸。刺可入同身寸之五分。若灸者可灸三壯。肓門在第十三椎下兩傍，相去及刺灸分壯法如胃倉。志室在第十四椎下兩傍，相去及刺灸分壯法如胃倉，正坐取之。胞肓在第十九椎下兩傍，相去及刺灸分壯法如胃倉，伏而取之。秩邊在第二十一椎下兩傍，相去及刺灸分壯法如胃倉，伏而取之。此五穴者，並足太陽脈氣所發也。伏兔上兩行。中注在齊下同身寸之五分，兩傍相去自腹各同身寸之五分。○新校正云：按甲乙經同。氣府注云俠中行方一寸之文異而義同。四滿在中注下同身寸之一寸。氣穴在四滿下同身寸之一寸。大赫在氣穴下同身寸之一寸。橫骨在大赫下同身寸之一寸。各橫相去同身寸之一寸。並衝脈足少陰二經之會。刺可入同身寸之一寸。若灸者可灸五壯。外陵在齊下同身寸之一寸。○新校正云：按氣府論注云外陵在天樞下一寸，與此正同。○兩傍去衝脈各同身寸之一寸半。大巨在外陵下同身寸之一寸。水道在大巨下同身寸之三寸。歸來在水道下同身寸之二寸。○新校正云：按氣府論注、刺熱論注、熱穴注云在腹齊下橫骨兩端鼠鼷上一寸。刺禁注云在腹下俠齊兩傍相去四寸鼠僕上一寸動脉應手骨空注云在毛際兩傍鼠鼷上諸注不同今備錄之○鼠鼷上同身寸之一寸各橫相去同身寸之一寸也此五穴者並足陽明脉氣所發水道刺可入同身寸之二寸半若灸者可灸五壯氣街刺可入同身寸之三分留七呼若灸者可灸三壯餘三穴並刺可入同身寸之八分若灸者並同五壯所謂腎之街者則此也踝上各一行行六者大鍾在足內踝後街中○新校正云按甲乙經云跟後衝中刺瘧注刺腰痛注作跟後街中動脉此云內踝後此注非○足少陰絡別走大陽者刺可入同身寸之二分留三呼若灸者可灸三壯復溜在內踝上同身寸之二寸陷者中足少陰脉之所行也刺可入同身寸之三分留三呼若灸者可灸五壯照海在內踝下刺可入同身寸之四分留六呼若灸者可灸三壯交信在內踝上同身寸之二寸少陰前大陰後筋骨間陰蹻之郄刺可入同身寸之四分留五呼若灸者可灸三壯築賓在內踝上腨分中陰維之郄刺可入同身寸之三分若灸者可灸五壯陰谷在膝下內輔骨之後大筋之下小筋之上按之應手屈膝而得之足少陰脉之所入也刺可入同身寸之四分若灸者可灸三壯所謂腎經之下行名曰大衝者則此也

帝曰春取絡脉分肉何也岐伯曰春者木始治肝氣始生肝氣急其風疾經脉常深其氣少不能深入故取絡脉分肉間帝曰夏取盛經分湊何也岐伯曰夏者火始治心氣始長脉瘦氣弱陽氣留溢新校正云按別本留一作流熱熏分腠

內至於經，故取盛經分腠，絕膚而病去者，邪居淺也。絕謂絕破，令病
得出也。所謂盛經者，陽脈也。帝曰：秋取經俞何也？岐伯曰：秋者
金始治，肺將收殺，三陰已戒，故肺將收殺。金將勝火，陽氣在合，金王火衰，故云
金將勝火。陰氣初勝，濕氣及體，以陰升於下，溼霧露，故云溼氣及體。陰氣未盛，未能
深入，故取俞以寫陰邪，取合以虛陽邪，陽氣始衰，故取於合。
新校正云：按皇甫士安云：是謂治秋之治變。帝曰：冬取井滎何也？岐伯曰：冬者水
始治，腎方閉，陽氣衰少，陰氣堅盛，巨陽伏沈，陽脈乃去，去謂下去。
故取井以下陰逆，取滎以實陽氣。新校正云：按全元起本實作遺，甲乙經、千金方作通。
故曰：冬取井滎，春不鼽衄。新校正云：按皇甫士安云：是謂末冬之治變。此之謂也。
新校正云：按此與四時刺逆從論及診要經絡論義頗不同，與九卷之義相通。帝曰：夫子言治熱病
五十九俞，余論其意，未能領別其處，願聞其處，因聞其意。岐
伯曰：頭上五行行五者，以越諸陽之熱逆也。頭上五行者，當中行謂上星、顖
會、前頂、百會、後頂，次兩傍謂五處、承光、通天、絡却、玉枕，又次
兩傍謂臨泣、目窗、正營、承靈、腦空也。上星在顱上直鼻中央

入髮際同身寸之一寸陷者中容豆刺可入同身寸之三分
顖會在上星後同身寸之一寸陷者中刺可入同身寸之四
分前頂在顖會後同身寸之一寸五分骨間陷者中刺如顖
會法百會在前頂後同身寸之一寸五分頂中央旋毛中陷
容指督脉足太陽脉之交會刺如上星法後頂在百會後同
身寸之一寸五分枕骨上刺如顖會法然是五者皆督脉氣
所發也上星留六呼若灸者並可灸五壯次兩傍穴五處在
上星兩傍同身寸之一寸五分承光在五處後同身寸之一
寸通天在承光後同身寸之一寸五分絡却在通天後同身
寸之一寸五分玉枕在絡却後同身寸之七分然是五者並
足太陽脉氣所發刺可入同身寸之三分五處通天各留七
呼絡却留五呼玉枕留三呼若灸者可灸三壯○新校正云
按甲乙經承光不灸玉枕刺入二分又刺兩傍臨泣在頭直
目上入髮際同身寸之五分足太陽少陽陽維三脉之會目
窗正營遞相去同身寸之一寸承灵腦空遞相去同身寸之
一寸五分然是五者並足少陽陽維二脉之會腦空一穴刺
可入同身寸之四分餘並可刺入同身寸
之三分臨泣留七呼若灸者可灸五壯

大杼膺俞缺盆背俞此八者以寫胸中之熱也

大杼在項第一椎下兩傍相去
各同身寸之一寸半陷者中督
脉別絡手足太陽三脉氣之會刺可入同身寸之三分留七
呼若灸者可灸五壯○新校正云按甲乙經并氣穴注作七
壯刺瘧注刺熱注作五壯○膺俞者膺中之俞也正名中府
在胸中行兩傍相去同身寸之六寸雲門下一寸乳上三筋
間動脉應手陷者中仰而取之手足太陰脉之會刺可入同
身寸之三分留五呼若灸者可灸五壯缺盆在肩上橫骨陷

入柱明今陰新以人寸足三三可足水七之蓋背云風留身者者
也委蹻中校寫之陽壯寸灸陽穴呼熱亦俞背府七寸可中
刺中脈詣牽正四三明巨足三明注若也足三俞熱呼之灸手
可在之孔臂云散分脈虛陽壯脈中灸脈氣之注末府若一三陽
入足會穴取按之若氣下明巨之三者應衝者不詳即灸寸壯明
同膝刺留之甲熱灸所廉脈虛所里可手在也同何治者五背脈
身後可經刺乙也者發足氣上入在灸足腹者處熱可分俞氣
寸留入无可經之雲可刺陽所廉也膝三陽骨氣注之灸腎即所
之處同髃入同六門灸可明發足刺下壯明下街此背五脈風發
五腧身骨同氣寸在三入与刺陽可同脈橫三指俞壯足門刺
分中寸穴身穴動巨壯同少可明入身新氣骨里名也今太熱可
留決之有寸注脈骨也身陽入与同寸校所兩巨風中陽府入
七紛六肩之作應下雲合同太身之正發端虛門新諸之俞同
呼文分髃七手手肓門在身陽寸三云刺鼠上熱校孔會也身
若中留穴分太足中髃上寸合之寸按可髎下府正穴刺在寸
灸動穴在若陰太行骨廉之在一肋氣入上廉注云圖可第之
者脈呼肩灸刺陰兩委下八三寸外街同同此氣按經入二二
可足若端者熱脈傍中同分里留廉諸身身八穴王鍵同椎分
灸太灸兩可注氣相髓身若下七兩注寸寸者論氏不身下留
三陽者骨灸亦所去空寸灸同呼筋不之之以以注名寸兩七
壯脈可間五作發同此之者身若肉同寫大刺之之傍呼
接之灸手柱手也身八三可寸灸分其分寸胃杼熱段五各若
令所三陽驗太寸者寸發之者間前留動中爲論曰穴同灸

下中。詳孔穴圖經並云。腰俞穴一名髓空。在脊中第二十一椎節下。主汗不出。足清不仁。督脈氣所發。刺可入同身寸之二寸。留七呼。若灸者可灸三壯。○新校正云。詳腰俞刺入二寸。當作二分。已具前水穴注中。五藏俞傍五。此十者。以寫五藏之熱也。俞傍五者。謂魄戶。神堂。魂門。意舍。志室。五穴俠脊兩傍。各相去同身寸之三寸。並足太陽脈氣所發也。魄戶在第三椎下兩傍。正坐取之。刺可入同身寸之五分。若灸者可灸五壯。神堂在第五椎下兩傍。刺可入同身寸之三分。若灸者可灸五壯。魂門在第九椎下兩傍。正坐取之。刺可入同身寸之五分。若灸者可灸三壯。意舍在第十一椎下兩傍。正坐取之。刺可入同身寸之五分。若灸者可灸三壯。志室在第十四椎下兩傍。正坐取之。刺可入同身寸之五分。若灸者可灸三壯。凡此五十九穴者。皆熱之左右也。帝曰。人傷於寒。而傳為熱。何也。岐伯曰。夫寒盛則生熱也。寒氣外凝。陽氣內鬱。腠理堅緻。玄府閉封。緻則氣不宣通。封則濕氣內結。中外相薄。寒盛熱生。故人傷於寒轉而為熱。汗之而愈。則外凝內鬱之理可知。斯乃新病數日者也。○緻馳二反

補註釋文黄帝内經素問卷之八

註釋文黃帝內經素問卷之九

調經論篇第六十二（新校正云按全元起本在第一卷）

黃帝問曰余聞刺法言有餘寫之不足補之何謂有餘何謂不足岐伯對曰有餘有五不足亦有五帝欲何問帝曰願盡聞之岐伯曰神有餘有不足氣有餘有不足血有餘有不足形有餘有不足志有餘有不足凡此十者其氣不等也（神屬心氣屬肺血屬肝形屬脾志屬腎以各有所宗故不等也）帝曰人有精氣津液四支九竅五藏十六部三百六十五節乃生百病百病之生皆有虛實今夫子乃言有餘有五不足亦有五何以生之乎（鍼經曰兩神相搏合而成形常先身生是謂精上焦開發宣五穀味熏膚充身澤毛若霧露之溉是謂氣腠理發泄汗出腠理是謂津二之滲於空竅留而不行者為液也十六部者謂手足二九竅九五藏五合為十六部也三百六十五節者非謂骨節是神氣出入之處也鍼經曰節之交三百六十五會皆神氣出入遊行之所非骨節也言人身所有則多所舉則少病生之數何以

五藏二字行

先秦文章皆有韻王氏改悲為憂悲失之矣然古休与悲同音猶裘与箕丘与旗也王注作悲似未為失

之。岐伯曰。皆生於五藏也。謂五神藏也。夫心藏神。肺藏氣。肝藏血。脾藏肉。腎藏志。而此成形。言所以病皆生於五藏者何哉。以內藏五神而成形也。志意通。內連骨髓。而成身形五藏。志意者。通言五神之大凡也。骨髓者。通言表裏之成化也。言五神通泰。骨髓化成。身形既立。乃五藏互相為有矣。新校正云。按甲乙經无五藏二字。五藏之道。皆出於經隧。以行血氣。血氣不和。百病乃變化而生。是故守經隧焉。隧。潛道也。經脈伏行而不見。故謂之經隧焉。血氣者。人之神。邪侵之則血氣不正。血氣不正。故變化而百病乃生矣。然經脈者。所以決死生。處百病。調虛實。故守經隧焉。新校正云。按甲乙經經隧作經渠。義各通。隧音遂。帝曰。神有餘不足何如。岐伯曰。神有餘則笑不休。神不足則悲。心之藏也。鍼經曰。心藏脈。脈舍神。心氣虛則悲。實則笑不休也。悲一為憂誤也。新校正云。詳王注云悲一為憂誤也。按甲乙經及太素并全元起注本並作憂。皇甫士安云。心虛則悲。悲則憂。心實則笑。笑則喜。夫心之與肺。脾之與心。互相成也。故喜發於心而成於肺。思發於脾而成於心。一過其節則二藏俱傷。楊上善云。心之憂在心變動也。肺之憂在肺之志。是則肺主秋憂為正病也。心主於夏變而生憂也。血氣未并。五藏安定。邪客於形。洒淅起於毫毛。未入於經絡也。故命曰神之微。并謂并合也。未與邪合。故曰未并也。洒淅寒皃也。

移其氣以補不足

甲乙經及太素誤去不字

起於毫毛，尚在於小絡，神之微病，故命曰神之微也。新校正云：按甲乙經洒淅作悽厥，太素作洫泝。楊上善云：洫，毛孔也。水逆流曰泝，謂邪氣入於腠理，如水逆流於洫。入。帝曰：補寫奈何？岐伯曰：神有餘，則寫其小絡之血，出血勿之深斥，無中其大經，神氣乃平。邪入小絡，故可寫其小絡之脈出其血，勿深推鍼，鍼深則傷肉也。以邪居小絡，故不欲令鍼中大經也。絡血既出，神氣自平。斥，推也。小絡，孫絡也。鍼經曰：經脈爲裏，支而橫者爲絡，絡之別者爲孫絡。平謂平調也。新校正云：詳此注引鍼經曰與三部九候論注兩引之，在彼云靈樞，而此曰鍼經，則王氏之意指靈樞爲鍼經也。按今素問注中引鍼經者多靈樞之文，但以靈樞今不全，故未得盡知也。神不足者，視其虛絡，按而致之，刺而利之，無出其血，無泄其氣，以通其經，神氣乃平。但通經脈令其和利，抑按虛絡令其氣致，以神不足，故不欲出血及泄氣也。新校正云：按甲乙經按作切，利作和。帝曰：刺微奈何？邪入於毫毛未起入於經絡者。岐伯曰：按摩勿釋，著鍼勿斥，移氣於不足，神氣乃得復。按摩其病處，手不釋散，著鍼於病處，亦不推之，使其人神氣內朝於鍼，移其人神氣令自充足，則微病自去，神氣乃得復常。新校正云：按甲乙經及太素云移氣於足，無不字。楊上善云：按摩使氣至於踵也。帝曰：善。氣有餘不足奈何？岐伯曰：氣有餘則喘欬上氣，不足則息利少氣。

洫泝

肺之藏也。肺藏氣，息不利則喘。針經曰：肺氣虛則鼻息利少氣，實則喘喝胸憑仰息也。血氣未并，五藏安定，皮膚微病，命曰白氣微泄。肺合皮，其色白，故皮膚微病，命曰白氣微泄。帝曰：補寫奈何？岐伯曰：氣有餘則寫其經隧，無傷其經，無出其血，無泄其氣；不足則補其經隧，無出其氣。氣謂榮氣也。針寫若傷其經，則血出而榮氣泄脫，故不欲出血泄氣，但寫其衛氣而已。針補則又宜謹閉穴俞，然其衛氣亦所不欲泄之。新校正云：按楊上善云：經隧者，手太陰之別，從手太陰走手陽明，乃是手太陰向手陽明之道。欲道藏府陰陽，故補寫皆從正經別走之路，不得傷其正經也。帝曰：刺微奈何？謂前白氣微泄者。岐伯曰：按摩勿釋，出鍼視之，曰我將深之，適人必革，精氣自伏，邪氣散亂，無所休息，氣泄腠理，真氣乃相得。亦謂按摩其病處也。革，皮也。我將深之，適人必革者，謂其深而適淺刺之也。如是脅從，則人懷懼色，故精氣潛伏也。以其調適於皮，精氣潛伏，邪無所據，故亂散而无休息，發泄於腠理也。邪氣既泄，真氣乃與皮腠相得矣。新校正云：按楊上善云：革，皮也。以[illegible]也。夫人聞深[illegible]，則身心皆懼，聞痛及[illegible]，情必畏懼，[illegible]，自休息[illegible]，則情志必[illegible]，則邪氣[illegible]相伏。帝曰：善。血有餘不足奈何？岐伯曰：血有餘則怒，不足則恐。肝之藏也。針經曰：肝藏血，肝氣虛則恐，實則怒。新校正云：按全元起本恐作悲。

脉太二字似誤

[illegible]。甲乙經、太素同。血氣未并，五藏安定，孫絡水溢，則經有留血。絡有邪盛，則入於經。故云孫絡外溢則經有留血。帝曰：補寫奈何？岐伯曰：血有餘，則寫其盛經出其血；不足，則視其虛經內鍼其脉中，久留而視。新校正云：按甲乙經云久留之血至。太素同。脉太疾出其鍼，無令血泄。脉盛滿則血有餘。故出之。經氣虛則血不足。故無令血泄也。久留疾出。是謂補之。鍼解論曰：徐而疾則實，義與此同。帝曰：刺留血奈何？岐伯曰：視其血絡，刺出其血，無令惡血得入於經，以成其疾。血絡滿者，刺按出之，則惡色之血不得入於經脉。帝曰：善。形有餘不足奈何？岐伯曰：形有餘則腹脹涇溲不利，不足則四支不用。脾之藏也。鍼經曰：脾氣虛則四支不用，五藏不安；實則腹脹，涇溲不利。涇，大便；溲，小便也。○新校正云：按甲乙經楊上善云涇作經，女人月經也。血氣未并，五藏安定，肌肉蠕動，命曰微風。邪薄肉分，衛氣不通，陽氣內鼓，故肉蠕動。○新校正云：按全元起本及甲乙經蠕作溢，太素作濡。帝曰：補寫奈何？岐伯曰：形有餘則寫其陽經，不足則補其陽絡。並胃之經絡。帝曰：刺微奈何？岐伯曰：取分肉間，無中其經，無傷其絡，衛氣得復，邪氣乃索。衛氣者，所以溫分肉。

楊說是王氏亦云繆刺論曰刺然骨之前出血如食頃而已然骨之前即然筋也

經云離非不和也注誤

而充皮膚肥腠理而司開闔故肉蠕動即取分肉間但開肉分以出其邪故無中其經無傷其絡衛氣復舊而邪氣乃索散盡也帝曰善志有餘不足奈何岐伯曰志有餘則腹脹飧泄不足則厥腎之藏也鍼經曰腎藏精精舍志腎氣虛則厥實則脹脹謂脹起厥謂逆行上衝也足少陰脈下行今氣不足故隨衝脈逆行而上衝也飧音孫血氣未并五藏安定骨節有動腎合骨故骨有邪薄則骨節鼓動或骨節之中如有物鼓動之也帝曰補寫奈何岐伯曰志有餘則寫然筋血者新校正云按甲乙經及太素云寫然筋血者出其血楊上善云然筋當是然谷下筋再詳詳諸處引然谷者多云然骨之前血者疑少骨之二字前字誤作筋字不足則補其復溜然謂然谷足少陰榮也在內踝之前大骨之下陷者中血絡盛則出之其刺可入同身寸之三分留三呼若灸者可灸三壯復溜足少陰經也在內踝上同身寸之二寸陷者中刺可入同身寸之三分留三呼若灸者可灸五壯帝曰刺未并奈何岐伯曰即取之無中其經邪所乃能立虛不求穴俞而直取居邪之處故一云即取之新校正云按甲乙經邪所作所以去其帝曰善余已聞虛實之形不知其何以生岐伯曰氣血以并陰陽相傾氣亂於衛血逆於經血氣離居一實一虛衛行脈外故氣亂於衛血行經內故血逆於經血氣不和故一虛一實血并

離則并并則虛

陰与中古韻同見詩邶風

血并於陰氣并於陽故為驚狂氣并於陽則陽氣外盛故為驚狂血并於陽氣并於陰乃為炅中氣并於陰則陽氣內盛故為熱中炅熱也血并於上氣并於下心煩惋善怒血并於下氣并於上亂而喜忘上謂鬲上下謂鬲下帝曰血并於陰氣并於陽如是血氣離居何者為實何者為虛岐伯曰血氣者喜溫而惡寒寒則泣不能流溫則消而去之泣謂如雪在水中凝住而不行去也是故氣之所并為血虛血之所并為氣虛氣并於血則血少故血虛血并於氣則氣少故氣虛帝曰人之所有者血與氣耳今夫子乃言血并為虛氣并為虛是無實乎岐伯曰有者為實無者為虛氣并於血則血无氣血并於氣則氣无血故氣并則無血血并則無氣今血與氣相失故為虛焉氣并於血則血失其氣血并於氣則氣失其血故曰血與氣相失絡之與孫脈俱輸於經血與氣并則為實焉血之與氣并走於上則為大厥厥則暴死氣復反則生不反則死帝曰實者何道從來虛者何道從去虛實之要願聞其故岐伯曰夫陰與陽皆有俞

會。陽注於陰。陰滿之外。陰陽勻平。以充其形。九候若一。命曰平人。平人謂平和之人夫邪之生也。或生於陰。或生於陽。其生於陽者。得之風雨寒暑。其生於陰者。得之飲食居處。陰陽喜怒。帝曰。風雨之傷人奈何。岐伯曰。風雨之傷人也。先客於皮膚。傳入於孫脉。孫脉滿則傳入於絡脉。絡脉滿則輸於大經脉。血氣與邪。并客於分腠之間。其脉堅大。故曰實。實者外堅充滿不可按之。按之則痛。帝曰。寒濕之傷人奈何。岐伯曰。寒濕之中人也。皮膚不收。新校正云按全元起本云不收不仁也甲乙經及太素云皮膚收。无不字肌肉堅緊。榮血泣。衛氣去。故曰虛。虛者聶辟。氣不足。按之則氣足以溫之。故快然而不痛。聶謂聶皺辟謂辟疊也。新校正云按甲乙經作懾辟。太素作攝辟帝曰。善。陰之生實奈何。實謂邪氣盛也岐伯曰。喜怒不節。則陰氣上逆。上逆則下虛。下虛則陽氣走之。故曰實矣。新校正云按經云喜怒不節則陰氣上逆疑剩喜字帝曰。陰之生虛奈何。虛謂精氣奪也岐伯曰。喜則氣下。悲則

氣消消則脈虛空因寒飲食寒氣熏滿新校正云按甲乙經作動氣則血
泣氣去故曰虛矣帝曰經言陽虛則外寒陰虛則內熱陽盛
則外熱陰盛則內寒余已聞之矣不知其所由然也上經言謂上古經
言也岐伯曰陽受氣於上焦以溫皮膚分肉之間今寒氣在外
則上焦不通上焦不通則寒氣獨留於外故寒慄慄謂振慄也帝
曰陰虛生內熱奈何岐伯曰有所勞倦形氣衰少穀氣不盛
上焦不行下脘不通新校正云按甲乙經作下焦不通胃氣熱熱氣熏胸中
故內熱甚用其力致勞倦也貪役不食故穀氣不盛也帝曰陽盛生外熱奈何岐伯
曰上焦不通利則皮膚緻密腠理閉塞玄府不通新校正云按甲乙經
及太素無玄府二字衛氣不得泄越故外熱外傷寒毒內薄諸陽寒外盛則皮膚收皮膚收則腠
理密玄府閉封致陽氣內爭積火內燔故生外熱也燔音煩帝曰陰盛生內寒
奈何岐伯曰厥氣上逆寒氣積於胸中而不寫不寫則溫氣
去寒獨留則血凝泣凝則脈不通新校正云按甲乙經作腠理不通其脈盛

大以溫，故中寒。溫氣謂陽氣也。陰逆內滿，則陽氣去於皮外也。帝曰：陰與陽并，血氣以并，病形以成，刺之奈何？岐伯曰：刺此者取之經隧，取血於營，取氣於衛，用形哉，因四時多少高下。營主血，陰氣也；衛主氣，陽氣也。夫行鍼之道，必先知形之長短，骨之廣狹，遵三備法，通計身形，以施分寸，故曰用形也。四時多少高下，具在下篇。帝曰：血氣以并，病形以成，陰陽相傾，補瀉奈何？岐伯曰：瀉實者氣盛乃內鍼，鍼與氣俱內，以開其門，如利其戶；鍼與氣俱出，精氣不傷，邪氣乃下，外門不閉，以出其疾；搖大其道，如利其路，是謂大瀉，必切而出，大氣乃屈。言欲開其穴而泄其氣也。切謂急也，言急出其鍼也。鍼經論曰：疾而徐則虛者，疾出鍼而徐按之也。大氣謂大邪氣也。屈謂退屈也。帝曰：補虛奈何？岐伯曰：持鍼勿置，以定其意，候呼內鍼，氣出內鍼入，鍼空四塞，精無從去，方實而疾出鍼，氣入鍼出，熱不得還，閉塞其門，邪氣布散，精氣乃得存，動氣候時，新校正云：按甲乙經作動無後時。近氣不失，遠氣乃來，是謂追之。言但密閉穴俞，勿令其氣散泄也。近氣謂已至之氣，遠氣謂未至之氣也。欲動經氣而為補者，皆必

（以候氣之所在而刺之是謂得時而調之追言補也針經曰追而濟之安得无實則此謂也）帝曰夫子言虛實者有十生於五藏五藏五脈耳夫十二經脈皆生其病（新校正云按甲乙經云皆生百病太素同）今夫子獨言五藏夫十二經脈者皆絡三百六十五節節有病必被經脈經脈之病皆有虛實何以合之岐伯曰五藏者故得六府與為表裏經絡支節各生虛實其病所居隨而調之（隨其虛實左右經氣支節而調之）病在脈調之血（脈者血之府脈實血實脈虛血虛由此脈病而調之血也○新校正云按全元起本及甲乙經云病在血調之也）病在血調之絡（血病則絡脈易故調之於絡也）病在氣調之衛（衛主氣故氣病而調之衛也）病在肉調之分肉（候寒熱而取之）病在筋調之筋（適緩急而調之）病在骨調之骨○（察輕重而調之）燔鍼劫刺其下及與急者○（調筋法也筋急則燒鍼而劫刺之）病在骨焠鍼藥熨○（調骨法也焠鍼火鍼也）病不知所痛兩蹻為上（兩蹻謂陰陽蹻脈○陰蹻之脈出於照海○陽蹻之脈出於申脈○申脈在足外踝下陷者中○容爪甲○新校正云按刺腰痛注云在踝下五分○刺可入同身寸之三分留六呼若灸者可灸三壯○照海在足內踝下○刺可入同身寸之四分留六呼若灸者可灸三壯）

四末者所謂風淫末疾

身形有痛九候莫病則繆刺之。莫病謂無病也。繆刺者刺絡脉左痛刺右右痛刺左。痛在於左而右脉病者巨刺之。巨刺者刺經脉左痛刺右右痛刺左。必謹察其九候鍼道備矣

○繆刺論篇第六十三 新校正云按全元起本在第二卷

黃帝問曰余聞繆刺未得其意何謂繆刺 繆刺言所刺之穴應用如紕繆綱紀 岐伯對曰夫邪之客於形也必先舍於皮毛留而不去入舍於孫脉留而不去入舍於絡脉留而不去入舍於經脉內連五藏散於腸胃。陰陽俱感五藏乃傷此邪之從皮毛而入。極於五藏之次也如此則治其經焉今邪客於皮毛入舍於孫絡留而不去閉塞不通不得入於經流溢於大絡而生奇病也。病在血絡是謂奇邪。新校正云按全元起本云大絡十五絡也 夫邪客大絡者左注右右注左。上下左右。與經相干。而布於四末。其氣無常處不入於經俞。命曰繆刺。四末謂四支也 帝曰願聞繆刺以左取右以右取

奈何。其與巨刺何以別之。岐伯曰。邪客於經。左盛則右病。右盛則左病。亦有移易者。新校正云按甲乙經作亦有易且移者左痛未已而右脈先病。如此者。必巨刺之。必中其經。非絡脈也。九候之病者謂明彼痛未止而刺此先病以承之故絡病者。其痛與經脈繆處。故命曰繆刺。絡謂正絡之旁支非正別也。亦謂公孫飛揚等之別絡也。○新校正云按王氏云非正別絡本論邪客足太陰之絡令人腰痛引少腹控䏚合陽明上絡之孫絡也乃太陰之正絡也亦是其脈之正寧得謂之非正別絡帝曰。願聞繆刺奈何取之何如。岐伯曰。邪客於足少陰之絡。令人卒心痛暴脹胸脇支滿。以其絡支別者並正經從腎上貫肝鬲走於心包故邪客之則病如是無積者。刺然骨之前出血如食頃而已。然骨之前然谷穴也在足內踝前起大骨下陷者中足少陰滎也刺可入同身寸之三分留三呼若灸者可灸三壯刺此多見血令人立飢欲食不已。左取右。右取左。言痛在左取之右痛在右取之左餘如此例病新發者取五日已。素有此病而新發者刺之五日乃已邪客於手少陽之絡。令人喉痹舌卷口乾心煩臂外廉痛手不及頭。以其脈循手表出臂外上肩入缺盆布膻中散絡心包其支者從膻中上出缺盆上項又心主其氣故病

[illegible]刺手中指次指爪甲上去端如韭葉各一痏。謂關衝穴少陽之井也刺
可入同身寸之一分留三呼若灸者可灸三壯。左[illegible]手指[illegible]之。[illegible]。言各一痏。痏瘡也。新校正云按甲乙經關衝穴出手
小指次指之端今言中指者誤也壯者立已老者有頃已左取右右取左此
新病數日已邪客於足厥陰之絡。令人卒疝暴痛。以其絡去內踝上同
身寸之五寸。別走少陽。其支別者循脛上睪。結於莖。故令人卒疝暴痛。睪陰丸也。刺足大指爪甲上
與肉交者各一痏謂大敦穴足大指之端。去爪甲角如韭葉。厥陰之井也。刺可入同身寸之三分留十
呼若灸者可灸三壯男子立已女子有頃已左取右右取左邪客於足
太陽之絡。令人頭項肩痛。以其經之正者從腦出別下項故其支別者從髆內左右別下。又貫其絡自
從上上行循背上頸頭項肩痛也。新校正云按甲乙經云其支者從巔入絡腦還出別下項。王氏云經之正者。正當作支。
刺足小指爪甲上與肉交者各一痏立已謂至陰穴太陽之井也刺可入同身
寸之一分留五呼若灸者可灸三壯。新校正云按甲乙經云在足小指外側去爪甲角如韭葉不已刺外
踝下三痏左取右右取左如食頃已謂金門穴足太陽郄也在外踝下刺可入同身
寸之三分若灸者可灸三壯邪客於手陽明之絡令人氣滿胸中喘息而支

支胠胸中熱。以其絡入缺盆絡肺其支別者從缺盆中直而上頸故病如是刺手大指次指爪甲上去端如韭葉各一痏。左取右，右取左，如食頃已。謂商陽穴手陽明之井也刺可入同身寸之一分留一呼若灸者可灸一壯。○新校正按甲乙經云商陽在手大指次指內側去爪甲角如韭葉邪客於臂掌之間，不可得屈，刺其踝後，○新校正云按全元起本云是人手之本節踝也先以指按之痛乃刺之。以月死生為數，月生一日一痏，二日二痏，十五日十五痏，十六日十四痏。隨日數也月半已前謂之生月半以後謂之死虧滿而異也邪客於足陽蹻之脈，令人目痛，從內眥始。以其脈起於足上行至頭而屬目內眥故病令人目痛從內眥始也。何以明之。八十一難經曰陽蹻脈者起於跟中。循外踝上行入風池。鍼經曰陰蹻脈入鼽屬目內眥合於太陽陽蹻而上行。由此則陽蹻至於目內眥也。刺外踝之下半寸所各二痏，謂申脈穴陽蹻之所生也在外踝下陷者中。容爪甲。刺可入同身寸之三分留六呼。若灸者可灸三壯。○新校正云云氣府刺入六分。一云外踝下五分。左刺右，右刺左，如行十里頃而已。人有所墮墜，惡血留內，腹中滿脹，不得前後，先飲利藥。此上傷厥陰之脈，下傷少陰之絡。刺足內踝之下，然骨之前血脈出血，此少陰之絡也。○新校正云：按經血脈出血，脈字疑是絡字。刺足跗上動脈，謂衝陽穴，胃之原也，刺可入同身寸之三分，留十呼，若灸者可灸三壯。主腹大不嗜食，以腹脹[illegible]。不已，刺三毛上各一痏，見血立已，左刺右，右刺左。謂大敦穴，足厥陰之井也。善悲驚不樂，刺如右方。謂善悲驚不樂，亦如上法刺之。

邪客於手陽明之絡，令人耳聾，時不聞音。以其支者從缺盆上頸貫頰，又其絡支別者入耳會於宗脈，故病令人耳聾，時不聞聲者。刺手大指次指爪甲上，去端如韭葉各一痏，立聞，商陽穴，亦同前。不已，刺中指爪甲上與肉交者，立聞，謂中衝穴，手心主之井也，在手中指端，去爪甲如韭葉。[illegible]者，中衝刺可入一分，留三呼，若灸者可灸三壯。○新校正云：[illegible][illegible]是[illegible]小指爪甲與肉交者，[illegible]間[illegible]言之，下文云手少陰[illegible]絡會於耳中也。若小指之端，是謂少衝，手少陰之井，則可入一分，留一呼，灸者可一壯。○新校正云：按王氏云悉是小指爪甲上少衝穴，[illegible]手心主之正，[illegible]出耳後，合少陽完骨之下。[illegible]時不[illegible]中衝，[illegible]為少衝也。其不時聞者，不可刺也。[illegible]耳中生風者，亦刺之，如此數。左刺右，右刺左。凡痹往來行無常處者，在分肉間痛而刺之，以月死生為數，用針者隨氣盛衰，以為痏數，針過其日數則脫氣不及日數則氣不寫左刺右右刺左病已止不已復刺之如法言所以約月死生為數者何以隨氣之盛衰也月生一日一痏二日二痏漸多之十五日十五痏十六日十四痏漸少之如是刺之則無過數無不及也

邪客於足陽明之經令人鼽衄上齒寒以其脈起於鼻交頞中下循鼻外入上齒中還出俠口環脣下交承漿却循頤後下廉出大迎循頰車上耳前故病令人鼽衄上齒寒也復以其脈左右交於面部故舉經脈之病以明繆刺之類也下文云新校正云按全元起本與甲乙經陽明之經作陽明之絡刺足中指次指爪甲上與肉交者各一痏左刺右右刺左中當為大亦傳寫中大之誤也據靈樞經孔穴圖經中指次指爪甲上無穴當言刺大指次指爪甲上乃厲兌穴陽明之井不當更有次指二字也厲兌者刺可入同身寸之一分留一呼若灸者可灸一壯新校正云按甲乙經云刺足中指爪甲上無次指二字蓋以大指次指為中指義與王注同下文云足陽明中指爪甲上亦謂此穴也厲兌穴在足大指次指之端去爪甲角如韭葉

邪客於足少陽之絡令人脇痛不得息欬而汗出以其脈支別者從目銳眥下大迎合手少陽於䪼下加頰車下頸合缺盆以下胷中貫鬲絡肝膽循脇故令人脇痛欬而汗出也之六反刺足小指次指爪甲上與肉交者各一痏竅陰穴少陽之井也刺

新注引難經賁門得之

可入同身寸之一分留一呼若灸者可灸三壯○新校正云按甲乙經竅陰在足小指次指之端去爪甲角如韭葉不得息立已汗出立止欬者溫衣飲食一日已左刺右右刺左病立已不已復刺如法邪客於足少陰之絡令人嗌痛不可內食無故善怒氣上走賁上以其經支別者從肺出絡心注胸中又其正經從腎上貫肝膈入肺中循喉嚨挾舌本故令人嗌痛不可內食無故善怒氣上走賁上也賁謂氣奔也○新校正云詳王注以賁上為奔上者非按難經胃為賁門楊玄操云賁鬲也是氣上走鬲上也經既云氣上走賁上安得更以賁為奔上之解○刺足下中央之脈各三痏凡六刺立已左刺右右刺左謂湧泉穴少陰之井也在足心陷者中屈足踡指宛宛中刺可入同身寸之三分留三呼若灸者可灸三壯嗌中腫不能內唾時不能出唾者刺然骨之前出血立已左刺右右刺左亦足少陰之絡也以其絡並大經循喉嚨故爾刺之此一十九字本錯簡在邪客手足少陰太陰足陽明之絡前今遷於此○新校正云詳王注以足少陰之絡並大經循喉嚨差互按甲乙經足少陰之絡並經上走心包○少陰之經循喉嚨今王氏之注經與絡之文互錯當以甲乙經為正也邪客於足太陰之絡令人腰痛引少腹控䏚不可以仰息足太陰之絡從髀合陽明上貫尻骨中與厥陰少陽結於下髎而循尻骨內入腹上絡嗌貫舌中

中，故腰痛引少腹控䏚中也。䏚謂季脇下之空軟處也。受邪氣則絡拘急，故不可以仰伸而喘息也。刺腰痛篇中无息字。○新校正云：詳王注云足太陰之絡，按甲乙經乃太陰之正，非絡也。王氏謂之絡者，未詳其旨。刺腰尻之解兩胂之上，是腰俞，以月死生為痏數，發鍼立已，左刺右，右刺左。腰尻骨間曰解，當中有腰俞。刺可入同身寸之二寸。○新校正云：按氣府論注作二分，刺熱論注作二分，水穴篇注作二分，熱穴篇注作二寸，甲乙經作二寸，留七呼注与經同。中誥孔穴經云：左取右，右取左，當中不應爾也。次腰下挾尻有骨空各四，皆主腰痛，下髎主与經同，是足太陰厥陰少陽所結，刺可入同身寸之二寸，留十呼，若灸者可灸三壯。胂謂兩髁胂也。腰俞髁胂皆當取之也。○新校正云：按此邪客足太陰之絡并刺法一項，已見刺腰痛篇中，彼注甚詳，而此特多是腰俞二字，且別設全元起本舊无此二十六字，王氏頗知腰俞无左右取之理，而注之，○而不知全元起本舊无。邪客於足太陽之絡，令人拘攣背急，引脇而痛，以其經從髆內左右別下貫胂，合膕中，故病令人拘攣背急，引脇而痛。○新校正云：按全元起本及甲乙經引脇而痛下更云內引心而痛。刺之從項始數脊椎俠脊，疾按之應手如痛，刺之傍三痏，立已。從項數脊椎者，謂從大椎數之至第二椎兩傍各同身寸之一寸五分，內循脊兩傍按之有痛應手，則邪客之處也。隨痛應手深淺即而刺之，邪客在脊骨兩傍，故言刺之傍也。邪客於足少陽之絡，令人留於樞中痛髀不可舉以其脈出氣街繞髦際橫入髀厭中故痛令人留於髀樞後痛解不可舉樞謂髀樞刺樞中以毫鍼寒則久留鍼以月死生為數立已環跳穴也正在髀髀樞之後則環樞後故按故言刺髀樞後也環跳者足少陽脈氣所發刺可入同身寸之一寸留二呼若灸者可灸三壯毫刺者第七鍼也新校正云按甲乙經環跳在髀樞中氣穴論云在兩髀厭分中此經云刺樞中而王氏以謂髀樞之後者誤也治諸經刺之所過者不病則繆刺之正言也經不病則邪在絡故繆刺之若經所過有病是則經病不當繆刺矣耳聾刺手陽明不已刺其通脈出耳前者手陽明謂前手大指次指去端如韭葉者也是謂商陽[illegible]按孔穴圖經手陽明脈中商陽合谷陽谿偏歷四穴並主耳聾今經所指謂前商陽不謂此合谷等穴也耳前通脈手陽明脈正當聽會之分可入同身寸之四分若灸者可灸三壯齒齲刺手陽明不已刺其脈入齒中者立已按甲乙經及圖經手陽明脈中商陽二間三間合谷陽谿偏歷溫溜七穴並主齒齲手陽明脈貫頰入下齒中足陽明脈循鼻外入上齒中也齲丘禹反邪客於五藏之間其病也脈引而痛時來時止視其病繆刺之於手足爪甲上各刺其井左取右右取左視其脈出其血間日一刺一刺不已五刺已有血脈者則刺之如此數繆傳引上齒齒唇寒痛視其手背脈血

者去之若病繆傳而引上齒齒脣寒痛者刺手背脈血者去之足陽明中指爪甲上一痏

手大指次指爪甲上各一痏立已左取右右取左謂第二指厲兌穴也

手大指次指謂商陽穴手陽明井也針經曰齒齲痛不惡清飲取足陽明惡清飲取手陽明。○新校正云詳前文邪客足陽明刺中指次指爪甲上與肉交者此脫次指二字當如此只言中指爪甲上乃是

邪客於手足少陰太陰足陽明之絡。此五絡皆會於耳中。上絡左角。手少陰真心脈足少陰腎脈手太陰肺脈足太陰脾脈足陽明胃脈此五絡皆會於耳中而出絡左額角也。五絡俱竭令人身脈皆動。而形無知也。其狀若尸。或曰尸厥。言其卒冒悶而如死尸身脈猶如常人而動也。然陰氣盛於上則下氣重上而邪氣逆邪氣逆則陽氣亂陽氣亂則五絡閉結而不通故其狀若尸也以是從厥而生故或曰尸厥刺其足大指內側爪甲上去端如韭葉謂隱白穴足太陰之井也刺可入同身寸之一分留三呼若灸者可灸三壯後刺足心謂涌泉穴足少陰之井也刺同前取涌泉穴法後刺足中指爪甲上各一痏謂第二指足陽明之井也刺同前取厲兌穴法後刺手大指內側去端如韭葉謂少商穴手太陰之井也刺可入同身寸之一分留一呼若灸者可灸三壯後刺手心主謂中衝穴手心主之井也刺可入同身寸之一分留三呼若灸者可灸一壯。○新校正云

按甲乙經不刺手心主刺手少陰五絡之數亦不及手心主此刺之是人有六絡未會王氏相隨注之不爲明辨之言也少
陰銳骨之端各一痏立已謂神門穴在掌後銳骨之端陷者○手少陰之俞也刺可入同身寸
之三分留七呼若灸者可灸三壯不已以竹管吹其兩耳言使氣入耳中內助五絡令氣復通
也當內管入耳以手密擫之勿令氣泄而極吹之氣蹙然從絡脈通也○新校正云按陶隱居云吹其左耳極三度復吹
其右耳三度也鬄其左角之髮方一寸燔治飲以美酒一杯不能飲
者灌之立已左角之髮五絡血之餘故鬄之燔治飲之以美酒也酒者所以行藥勢又炎上而內走於心
心主脈故以美酒服之鬄音易凡刺之數先視其經脈切而從之審其虛實
而調之不調者經刺之有痛而經不病者繆刺之因視其皮
部有血絡者盡取之此繆刺之數也

○四時刺逆從論第六十四新校正云按自厥陰有餘至筋急目痛全元起本在第六卷春氣
在經脈至篇末全元起本在第一卷

厥陰有餘病陰痺痺謂痛也陰謂寒也有餘謂厥陰氣盛滿故陰發於外而爲寒痺○新校正云詳王
氏以痺爲痛未當不足病生熱痺陰不足則陽有餘故爲熱痺滑則病狐疝風

狐夜不得尿。日出方得。人病似之。名為狐疝。破狐為孤。似非。

則病少腹積氣。（厥陰之脈循股陰入髦中，環陰器，抵少腹，又其絡支別者，循脛上睪結於莖，故為狐疝少腹積氣也。○新校正云：按全元起本云……）

少陰有餘病皮痺隱軫，不足病肺痺，（腎水逆連於肺母故也。足少陰之脈，從腎上貫肝鬲，入肺中，故有餘病皮痺隱軫，不足病肺痺也。）滑則病肺風疝，濇則病積溲血。（以其正經入肺，貫腎絡膀胱，故為肺疝及積溲血也。）

太陰有餘病肉痺寒中，不足病脾痺，（脾主肉……）滑則病脾風疝，濇則病積心腹時滿。（足太陰之脈入腹屬脾絡胃，其支別者，復從胃別上鬲注心中，故為脾疝心腹時滿也。）

陽明有餘病脈痺身時熱，不足病心痺，（胃有餘則上歸於心，不足則心下痺。）滑則病心風疝，濇則病積時善驚。（心主之脈起於胸中，出屬心包，下鬲，歷絡三焦，故為心疝及積時善驚也。）

太陽有餘病骨痺身重，不足病腎痺，（太陽與少陰為表裏，故有餘不足皆病歸於腎也。）滑則病腎風疝，濇則病積善時巔疾。（太陽之脈……上額交巔上，入絡腦……故善時巔疾也。）

少陽有餘病筋痺脇滿，不足病肝痺，（少陽與厥陰為表裏，故病歸於肝。）滑則病肝風疝，濇則病積時筋急目痛。（肝主筋……與督脈會於巔……其支別者，從目系下……）

[illegible]曰[illegible]痛。是故春氣在經脈，夏氣在孫絡，長夏氣在肌肉，秋氣在皮膚，冬氣在骨髓中。帝曰：余願聞其故。岐伯曰：春者天氣始開，地氣始泄，凍解冰釋，水行經通，故人氣在脈。夏者經滿氣溢，入孫絡受血，皮膚充實。長夏者經絡皆盛，內溢肌中。秋者天氣始收，腠理閉塞，皮膚引急。引謂牽引也。冬者蓋藏，血氣在中，內著骨髓，通於五藏。是故邪氣者，常隨四時之氣血而入客也。至其變化，不可為度，然必從其經氣，辟除其邪，除其邪則亂氣不生。[illegible]不亂。帝曰：逆四時而生亂氣奈何？岐伯曰：春刺絡脈，血氣外溢，令人少氣。血氣溢於外則中不足，故少氣。○新校正云：按自春刺絡脈至令人目不明，與診要經終論義同文異。彼分四時，此分五時，然此說有長夏刺肌肉之分，[illegible]彼秋刺皮膚之分也。[illegible]春刺肌肉，血氣環逆，令人上氣。血逆氣上，故令人上氣。○新校正云：按[illegible]經[illegible]春刺秋分[illegible]。春刺筋骨，血氣內著，令人腹脹。內著不散，[illegible]。夏刺經脈，血氣乃竭，令人解㑊。[illegible]

不熱壯不壯弱不弱故不可名之也夏刺肌肉血氣內却令人善恐却閉也血氣內閉則陽氣不通故善恐夏刺筋骨血氣上逆令人善怒血氣上逆則怒氣相應故善怒○新校正云按經闕夏刺秋分秋刺經脉血氣上逆令人善忘血氣上逆滿於肺中故善忘秋刺絡脉氣不外行新校正云按別本作血氣不行全元起本作氣不衛外太素同令人臥不欲動以虛甚故○新校正云按經闕秋刺長夏分秋刺筋骨血氣內散令人寒慄血氣內散則中氣虛故寒慄冬刺經脉血氣皆脫令人目不明以血氣無所營故也冬刺絡脉內氣外泄留為大痺冬刺肌肉陽氣竭絕令人善忘陽氣不壯至春而竭故善忘○新校正云按經闕冬刺秋分○凡此四時刺者大逆之病○新校正云按全元起本作六經之病不可不從也反之則生亂氣相淫病焉謂不次也不次而行刺也浸淫相染而生病也故刺不知四時之經○病之所生以從為逆正氣內亂與精相薄必審九候正氣不亂精氣不轉謂不亂不轉也帝曰善刺五藏中心一日死其動為噫診要經終論曰中心者環死刺禁論曰一日死其動為噫中肝五日死其動為語診要經終論闕而不論刺禁論曰中肝五

日死其動為語。新校正云按甲乙經語作欠中肺三日死其動為欬診要經終論曰中肺五日
死刺禁論曰中肺三日死其動為欬中腎六日死新校正云按甲乙經作三日其動為嚏欠
診要經終論曰中腎七日死刺禁論曰中腎六日死其動為嚏。新校正云按甲乙經无欠字中脾十日死
新校正云按甲乙經作十五日其動為吞診要經終論曰中脾五日死刺禁論曰中脾十日死其動為吞與此
三篇皆有此之言而死日動變不同傳之誤也刺傷人五藏必死其動則依其藏之
所變候知其死也變謂氣動變也中心不全此並為逆從重文也

○標本病傳論篇第六十五新校正云按全元起本在第二卷皮部論篇前

黃帝問曰病有標本刺有逆從奈何岐伯對曰凡刺之方必
別陰陽前後相應逆從得施標本相移故曰有其在標而求
之於標有其在本而求之於本有其在本而求之於標有其
在標而求之於本故治有取標而得者有取本而得者有逆
取而得者有從取而得者得病之情知治大体則逆從皆可施必中焉故知逆與
從正行無問知標本者萬舉萬當道不疑惑識斷深明則无問於人正行皆當不

知標本是謂妄行識猶褊淺道未高深舉且見違故行多妄夫陰陽逆從標本之
為道也小而大言一而知百病之害著之至也言別陰陽知逆順法明著見精微觀
其所舉則小尋其所利則大以斯明著故言一而知百病之害少而多淺而博可以言一而
知百也言少可以貫多舉淺可以料大者何法之明故非聖人之道孰能至於是耶故學之者猶可以言一而知
百病也博大也以淺而知深察近而知遠言標與本易而勿及雖事極深
玄人非咫尺略以淺近而悉貫之然標本之道雖易可為言而世人識見無能及者治反為逆治得為
從先病而後逆者治其本先逆而後病者治其本先寒而後
生病者治其本先病而後生寒者治其本先熱而後生病者
治其本先熱而後生中滿者治其標先病而後泄者治其本
先泄而後生他病者治其本必且調之乃治其他病先病而
後生中滿者治其標先中滿而後煩心者治其本人有客氣
有同氣新校正云按全元起本同作固小大不利治其標小大利治其本本先
病標後病必謹察之病發而有餘本而標之先治其本後治其標病發

而不足。標而本之，先治其標，後治其本。本而標之，謂有先病復有後病也，以其有餘，故先治其本，後治其標也。標而本之，謂先發輕微緩者，後發重大急者。以其不足，故先治其標，後治其本也。謹察間甚，以意調之。間謂多也，甚謂少也，多謂多形證而輕易，少謂少形證而重難也。以意調之，謂審量標本不足有餘，非謂捨法而以意妄爲調之也。間者并行，甚者獨行。并謂他脈共受邪氣而合病也。獨爲一經受病而無異氣相參也。并甚則相傳，傳急則亦死。先小大不利而後生病者，治其本。夫病傳者，心病先心痛，藏真通於心，故心先痛。一日而欬，心火勝金，傳於肺也。肺在變動爲欬，故爾。三日脅支痛，肺金勝木，傳於肝也，以其脈循脅肋，故如是。五日閉塞不通，身痛體重，肝木勝土，傳於脾也。脾性安鎮，木氣乘之，故閉塞不通，身痛體重。三日不已，死。以勝相伐，唯弱是從，五藏四傷，豈其能久，故爲即死。冬夜半，夏日中。謂正子午之時也。或言冬夏有異，非也。晝夜之半，事甚昭然。新校正云：按靈樞經：大氣入藏，病先發於心，一日而之肺，三日而之肝，五日而之脾，三日不已，死。冬夜半，夏日中。甲乙經曰：病先發於心，心痛，一日之肺而欬，三日之肝，脅支痛，五日之脾，閉塞不通，身痛體重，三日不已，死。冬夜半，夏日中。詳素問言其病，靈樞言其藏，甲乙經乃并素問、靈樞二經之文，而病與藏兼舉之。肺病喘欬，藏真高於肺而主息，故喘欬。三日而脅支滿痛，肺傳於肝。一日身重體痛，肝

[illegible]五日而脹。自傳於府十日不已死。冬日入。夏日出。孟冬之中日入於申之八
刻三分仲冬之中日入於申之七刻三分季冬之中入於申與孟月等孟夏之中日出於寅之八刻一分仲夏之中日出
於寅之七刻三分季夏之中日出於寅与孟月等也肝病頭目眩脅支滿。藏真散於肝脉內連目眥
故如是三日體重身痛。肝傳於脾五日而脹。自傳於府三日腰脊少腹痛
脛痠。謂胃傳於腎以其脉起於足循腨內出膕內廉上股內後廉貫脊屬腎絡膀胱故如是也腰為腎之府故腰痛
三日不已死。冬日入。新校正云按甲乙經作日中夏早食日入早晏如冬法也早食謂早
於食時則卯正之時也脾病身痛體重。藏真濡於脾而主肌肉故亦一日而脹。自傳於府
二日少腹腰脊痛脛痠。胃傳於腎三日背䏚筋痛小便閉。自傳於府及之
䏚也。䏚音呂十日不已死。冬人定。夏晏食。人定謂申後二十五刻晏食謂寅後二十五刻
腎病少腹腰脊痛䯒痠。藏真下於腎故如是三日背䏚筋痛小便閉。自傳
於府。新校正云按靈樞經云之䏚膀胱是自䏚傳於府及之䏚也三日腹脹。膀胱傳小腸。新校正云按甲
乙經云三日上之心心脹三日兩脅支痛。府傳於藏。新校正云按靈樞經云三日之小腸。三日上之心
今云兩脅支痛。是小腸府傳心藏而發痛也。三日不已死。冬大晨。夏晏晡。大晨謂寅後九

刻大明之時也晏晡謂申後九刻向昏之時也胃病脹滿以其脈循腹故如是五日少腹腰脊
痛䯒痠胃傳於腎三日背䏝筋痛小便閉自傳於府及之部也五日身體重。
膀胱水府傳於脾也。新校正云按灵樞經及甲乙經各云五日上之心是膀胱傳心爲相勝而身體重今王氏言傳脾
者誤六日不已死冬夜半後夏日昳夜半後謂子後八刻丑正時也日昳謂午後八
刻未正時也昳徒結反膀胱病小便閉。以其為津液之府故尔五日少腹脹腰脊
痛䯒痠。自歸於藏一日腹脹。腎復傳於小腸。一日身體痛。小腸傳於脾。新校正云按灵
樞經云一日上之心是府傳於藏也甲乙經作之脾与王注同二日不已死冬鷄鳴夏下晡
鷄鳴謂早鷄鳴丑正之分也下晡謂日下於晡時申之後五刻也諸病以次是相傳。如是者
皆有死期不可刺。五藏相移皆如此有緩傳者有急傳者緩者或一歲二歲三歲而死其次或三月若
六月而死急者一日二日三日四日或五六日而死則此類也尋此病傳之法皆五行之氣考其日數理不相應夫以五
行爲紀以不勝之數傳於所勝者謂火傳於金當云一日金傳於木當云二日木傳於土當云四日土傳於水當云三日
水傳於火當云五日也若以己勝之數傳於不勝者則木三日傳於土土五日傳於水水一日傳於火火二日傳於金金
四日傳於木經之傳日似法三陰三陽之氣玉機真藏論五藏相通移皆有次不治三月若六月若三日若六日傳

當死此与同也亦猶當用臨病詳視日數方悉是脉間一藏止。新校正云按甲乙經无止字及至三四藏者。乃可刺也。間一藏止者謂隔過前一藏而不更傳也則謂木傳土土傳水水傳火火傳金金傳木而止。皆間隔一藏也。及至三四藏者皆謂至前第三第四藏也諸至三藏者皆是其己不勝之氣也至四藏者皆至己所生之父母也不勝則不能為害於彼所生則父子无剋伐之期氣順以行故刺之可矣

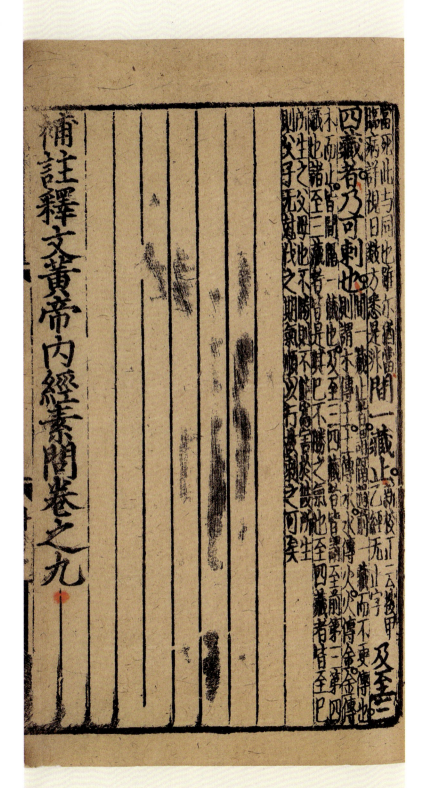

補註釋文黃帝內經素問卷之九

「十四五」國家重點出版物出版規劃項目

二〇二一—二〇三五年國家古籍工作規劃重點出版項目

中华古籍保护

中華古籍保護計劃

ZHONG HUA GU JI BAO HU JI HUA CHENG GUO

·成果·

國家珍貴古籍叢刊

元本黄帝内經素問 一

（唐）王冰注
（宋）林億等校正
（宋）孫兆改誤

國家圖書館出版社

圖書在版編目（CIP）數據

元本黃帝内經素問：全三册 /（唐）王冰注；（宋）林億等校正；（宋）孫兆改誤. -- 北京：國家圖書館出版社, 2025.6. --（國家珍貴古籍叢刊）. ISBN 978-7-5013-8579-9

Ⅰ. R211.1

中國國家版本館CIP數據核字第2025QC0248號

書　　名　元本黃帝内經素問（全三册）
著　　者　（唐）王　冰　注
　　　　　（宋）林　億等　校正　（宋）孫　兆　改誤
叢 書 名　國家珍貴古籍叢刊
責任編輯　張珂卿
封面設計　翁　涌

出版發行　國家圖書館出版社（北京市西城區文津街7號　100034）
　　　　　（原書目文獻出版社　北京圖書館出版社）
　　　　　010-66114536　63802249　nlcpress@nlc.cn（郵購）
網　　址　http://www.nlcpress.com
排　　版　愛圖工作室
印　　裝　北京雅圖新世紀印刷科技有限公司
版次印次　2025年6月第1版　2025年6月第1次印刷

開　　本　710×1000　1/16
印　　張　44
書　　號　ISBN 978-7-5013-8579-9
定　　價　360.00圓

《國家珍貴古籍叢刊》編纂委員會

#《國家珍貴古籍叢刊》前言

中國古代文獻典籍是中華民族創造的重要文明成果。這些典籍承載着中華五千年的悠久歷史，不僅是中華優秀傳統文化的重要載體之一，還是民族凝聚力和創造力的重要源泉，更是人類珍貴的文化遺産。

黨的十八大以來，以習近平總書記爲核心的黨中央站在實現中華民族偉大復興的戰略高度，對傳承和弘揚中華優秀傳統文化作出一系列重大决策部署。習近平總書記多次圍繞中華優秀傳統文化保護弘揚、挖掘闡發、傳播推廣、融合發展作出重要論述，强調『要加强對中華優秀傳統文化的挖掘和闡發』，讓『書寫在古籍裏的文字都活起來』。二〇二三年，習近平總書記在文化傳承發展座談會上强調，衹有全面深入瞭解中華文明的歷史，纔能更有效地推動中華優秀傳統文化創造性轉化、創新性發展，更有力地推進中國特色社會主義文化建設，建設中華民族現代文明。黨和國家的高度重視和大力支持，把中華珍貴典籍的保護和傳承工作推上了新的歷史高度。

保護好、傳承好、利用好這些文獻典籍，對於傳承和弘揚中華民族優秀傳統文化，維護國家統一和民族團結，推動社會主義文化大發展大繁榮，促進國際文化交流和構建人類命運共同體，都具有十分重要的意義。二〇〇七年，國家啓動了『中華古籍保護計劃』。該計劃在文化和旅游部領導下，由國家古籍保護中心負責實施，十餘年來，古籍保護成效顯著，在社會上産生了極大反響。迄今爲止，國務院先後公布了六批《國家珍貴古籍名録》，收録了全國各藏書機構及個人收藏的珍貴古籍一萬三千零二十六部。

爲深入挖掘這些寶貴的文化遺産，更好地傳承文明、服務社會，科學合理有效地解决古籍收藏與利用的矛盾，二〇二四年，國家古籍保護中心啓動《國家珍貴古籍叢刊》叢書項目。該項目入選《二〇二一—二〇三五年國家古籍工作規劃》重點出版項目，是貫徹落實新時代弘揚中華優秀傳統文化的重要舉措。

本《叢刊》作爲古籍數字化的有益補充，將深藏内閣大庫的善本古籍化身千百，普惠廣大讀者。根據『注重普及、體現價值、避免重複』的原則，從入選第一至六批《國家珍貴古籍名録》的典籍中遴選出『時代早、流傳少、價值高，經典性較强、流傳度較廣』的存世佳槧爲底本，尤其重視『尚未出版過的、版本極具特殊性的、内容膾炙人口的』善本。通過『平民化』的出版方式進行全文高精彩印，以合理的價格、上乘的印刷品質讓大衆看得到、買得起、用得上。旨在用大衆普及活化推廣方式出版國家珍貴古籍，讓這些沉睡在古籍中的文字重新煥發光彩，爲學術界、文化界乃至廣大讀者提供豐富的學術資料和閱讀享受，更爲廣大學者、古籍保護從業人員、古籍收藏愛好者從事學術研究、版本鑒定、保護收藏等提供一部極爲重要的工具書。

本《叢刊》由國家圖書館出版社出版，在編纂過程中，保持古籍的原貌，力求做到影印清晰、編排合理。本《叢刊》不僅全文再現古籍的内容，每部書還附一篇名家提要，爲研究古籍流傳、版本變遷、學術思想等内容，提供重要資料。通過本《叢刊》的出版，我們相信對於推動古籍整理與研究工作、傳承中華優秀傳統文化、增强民族文化自信具有重要意義，也將有助於更多的人瞭解和認識中華文化的博大精深，激發人們對傳統文化的熱愛與傳承意識，爲中華民族的偉大復興貢獻力量。

《國家珍貴古籍叢刊》項目啓動以來，得到專家學者的廣泛關注，以及全國各大圖書館的大力支持。同時，我們也期待更多的學者、專家及廣大讀者能够關注和支持古籍保護工作，共同爲傳承和弘揚中華優秀傳統文化而努力。

國家古籍保護中心

二〇二四年九月

《國家珍貴古籍叢刊》出版説明

爲更好地傳承文明，服務社會，科學合理有效地解决古籍收藏與利用的矛盾，國家古籍保護中心聯合全國古籍重點保護單位，開展《國家珍貴古籍叢刊》高精彩印出版項目，以促進古籍保護成果的揭示、整理與利用，加强古籍再生性保護和研究。

《叢刊》所選文獻按照『注重普及、體現價值、避免重複』的原則，遴選出『時代早、流傳少、價值高，經典性較强、流傳度較廣』的存世佳槧爲底本高精彩印。按經、史、子、集分類編排，所選每種書均單獨印行，分批陸續出版。各書延聘專家撰寫提要，介紹該文獻著者、基本内容及其學術價值、版本價值，同時説明入選《國家珍貴古籍名録》批次、名録號等；各書編有詳細目録、設置書眉，以便讀者檢索和閲讀；正文前列牌記展示該文獻館藏單位、版本情况和原書尺寸信息。

書後附《國家珍貴古籍叢刊》目録，爲讀者提供最新、最全的書目信息。

國家圖書館出版社

二〇二五年五月

（唐）王　冰注
（宋）林　億等校正
（宋）孫　兆改誤

新刊補注釋文黄帝内經素問

元後至元五年（一三三九）胡氏古林書堂刻本

據國家圖書館藏元後至元五年胡氏古林書堂刻本影印原書版框高二十點四厘米寬十二點四厘米

《黄帝内經素問》十二卷，唐王冰注，宋林億等校正，宋孫兆改誤。元後至元五年（一三三九）胡氏古林書堂刻本。此本入選第一批《國家珍貴古籍名録》（名録號〇〇六二七）。

中國的醫藥學是偉大的寶庫。大量的中醫古籍所記載的理論和行醫實踐至今發揮着重要作用。《黄帝内經》是現存最早的中醫理論著作，它全面系統地總結了先秦醫學理論和實踐經驗，在生理、病理、診斷、治療、疾病預防及養生等方面的論述，標志着以陰陽五行、整體觀念爲特點的中醫學理論的完善，其治未病的理論與現在提升免疫力的理論一脉相承。

《黄帝内經》撰成於戰國至秦漢間，爲時人總結舊説而成，編撰者難以稽考。成編後冠以黄帝之名，藉以取重於世。《黄帝内經》之名，最早見於劉向、劉歆父子的《七略》，班固《漢書·藝文志》著録『《黄帝内經》十八卷』。歷來醫家考訂及文獻記載此書所謂十八卷，即《素問》九卷，《靈樞》九卷。漢以後，《素問》單行傳世，獨立成書。《隋書·經籍志》記載有『《黄帝素問》九卷』。《素問》一書的各種早期傳本已亡佚，流傳至今多其注本。最早作注者爲南北朝人全元起，其時《素問》已經散佚一卷。《新唐書·藝文志》著録有『全元起注《黄帝素問》九卷』。該注本南宋以後失傳。唐代宗寶應元年（七六二），王冰在全氏注本基礎上，重新整理、注釋、補綴、編次，歷時十二年，撰注成書，析爲二十四卷計八十一篇，流行於世。

宋仁宗嘉祐年間（一〇五六—一〇六三），校正醫書局林億、高保衡等人奉敕對王冰注本《素問》加以校勘，正謬誤六千餘字，增注義兩千餘條，并由政府刊印頒行，其規模之大、品質之優，均係前所未有，爲歷代醫家所珍重，成爲後世《素問》各種傳本之祖本。是書在流傳過程中不斷演變，宋、金、元時主要形成兩個版本系統，即二十四卷本和十二卷本。明清之際，又出現多種不同卷數的校注本，其所宗均未出王注林校範圍。

王冰（約七一〇—八〇五），號啓玄子，里居籍貫不詳。唐寶應中爲太僕令。弱齡慕道，講求攝生，究心醫學，尤嗜《内經》，『於先生郭子齋堂受得先師張公秘本』（王冰《黄帝内經素問·序》），自天寶九年至寶應元年（七五〇—七六二），注成《素問》。

林億，生卒年、里貫未詳。嘗官朝散大夫、守光禄卿、直秘閣。精醫術，治學嚴謹，校正《素問》一書，廣采漢唐書録古醫經之存世者數十家，或端本尋支，或溯流討源，正誤六千餘字，增注義兩千餘條。

《宋會要》載，宋嘉祐二年（一〇五七）置校正醫書局於編修院，以直集賢院掌禹錫、林億校理，張洞校勘，蘇頌等并爲校正，後又命孫奇、高保衡、孫兆同校正。先後校定《素問》《靈樞》《難經》《傷寒論》《金匱要略》《脉經》《諸病源候論》《千金要方》《千金翼方》《外臺秘要》等古醫書。每一書畢即奏上，億等皆爲之序，下國子監板行。可知林億等校正本北宋時已經刊行。

《黄帝内經素問》一書傳世最早的版本是金刻二十四卷本，今殘存十三卷，首尾均缺。又有元讀書堂刻本，是保存完整的二十四卷本。此胡刻古林書堂本爲現存十二卷本最早的版本，亦爲全本，彌足珍貴。

此本目録前有木記：『是書乃醫家至切至要之文，惜乎舊本訛舛漏落，有誤學者。本堂今求到元豐孫校正家藏善本，重加訂正，分爲一十二卷，以便檢閲，衛生君子幸垂，藻鑑。』目録後鎸『□本二十四卷，今并爲一十二卷刊行』一行，『□』爲殘缺處，依國家圖書館藏另一部相同版本之殘存六卷本證之，當爲『元』字。卷端題名《新刊補注釋文黄帝内經素問》，下題：『啓玄子次注，林億、孫奇、高保衡等奉敕校正，孫兆重改誤。』卷末鎸有刻書牌記『至元己卯菖節，古林書堂新刊』二行。『至元己卯』即元後至元五年（一三三九）。胡氏其人雖不可考，但已知古林書堂在元後至元五年、六年期間曾集中刻印了一批醫書，如《新刊黄帝内經靈樞》《增廣太平惠民和劑局方》《素問入式運氣論奥》《五運六氣諸圖附論》《黄帝内經素問遺篇》等，具有一定規模并流傳至今。

二〇一〇年，國家圖書館藏元後至元五年胡氏古林書堂刻本《黄帝内經》與中醫科學院藏明萬曆金陵本《本草綱目》入選《世界記憶亞太地區名録》，引起了人們對中醫中藥的重新關注和重視。

《黄帝内經》對公元前二世紀以前的醫藥學知識進行了系統的總結，把先秦時期中國醫藥學發展積累的寶貴經驗及當時的自然科學知識、哲學思想相結合，對醫學理論和實踐做出全面系統的闡發和論述，構建出醫學理論體系框架和探究人與自然、疾病之間關係的認知方法，確立天人合一、形神一體的養生保健法則，是其後兩千二百多年中醫藥及周邊各國傳統醫學起源與發展的基礎，至今仍然被傳統醫藥學運用并被西方醫學借鑒，在造福百姓大衆以及維護人類健康方面貢獻巨大。

此本鈐有『葉樹廉印』『石君』『樸學齋』『南昜』『歸來草堂』『鐵琴銅劍樓』等藏印，知曾經葉樹廉、瞿氏鐵琴銅劍樓遞藏，現藏國家圖書館。（陳紅彦）

總目録

第一册

第二册

第三册

第一册目録

卷二

卷三

卷四

黄帝内經素問序

臣聞安不忘危存不忘亡者往聖之先務求民之瘼恤民之隱者上主之深仁在昔黄帝之御極也以理身緒餘治天下坐於明堂之上臨觀八極考建五常以謂人之生也負陰而抱陽食味而被色外有寒暑之相盪内有喜怒之交侵夭昏札瘥國家代有將欲斂時五福以敷錫厥庶民乃與岐伯上窮天紀下極地理遠取諸物近取諸身更相問難垂法以福後世於是雷公之倫受業傳之而内經作矣歷代寶之未有失墜蒼周之興秦和述六

氣之論具明於左史厥後越人得其一二演而述
難經西漢倉公傳其舊學東漢仲景撰其遺論晉
皇甫謐剌而爲甲乙及隋楊上善纂而爲大素時
則有全元起者始爲之訓解闕第七一通迄唐寶
應中太僕王冰篤好之得先師所藏之卷大爲次
註猶是三皇遺文爛然可觀惜乎唐令列之醫學
付之執技之流而薦紳先生罕言之去聖已遠其
術晻昧是以文注紛錯義理混淆殊不知三墳之
餘帝王之高致聖賢之能事唐堯之授四時虞舜
之齊七政神禹脩六府以興帝功文王推六子以

敘卦氣伊尹調五味以致君箕子陳五行以佐世其致一也柰何以至精至微之道傳之以至下至淺之人其不廢絕為已幸矣頃在嘉祐中仁宗念聖祖之遺事將墜于地迺詔通知其學者俾之是正臣等承乏典校伏念旬歲遂乃搜訪中外裒集衆本寖尋其義正其訛舛十得其三四餘不能具竊謂未足以稱明詔副聖意而又採漢唐書録古醫經之存於世者得數十家敘而考正焉貫穿錯綜磅礴會通或端本以尋支或泝流而討源定其可知次以舊目正繆誤者六千餘字增註義者二

千餘條一言去取必有稽考舛文疑義於是詳明以之治身可以消患於未兆施於有政可以廣生於無窮恭惟皇帝撫大同之運擁無疆之休述先志以奉成興徵學而求正則和氣可召災害不生陶一世之民同躋于壽域矣國子博士臣高保衡光祿卿直秘閣臣林億等謹上

朝奉郎守國子博士同校正醫書上騎都尉賜緋魚袋高保衡

朝奉郎守尚書屯田郎中同校正醫書騎都尉賜緋魚袋孫奇

朝散大夫守光祿卿直秘閣判登聞檢院上護軍林億

黄帝内經素問序

啓玄子王冰撰

新校正云按唐人物志冰仕唐爲太僕令年八十餘以壽終

夫釋縛脱艱全眞導氣拯黎元於仁壽濟羸劣以獲安者非三聖道則不能致之矣孔安國序尚書曰伏羲神農黄帝之書謂之三墳言大道也班固漢書藝文志曰黄帝内經十八卷素問即其經之九卷也兼靈樞九卷迺其數焉新校正云詳王氏此説蓋本皇甫士安甲乙經之序彼云七略藝文志黄帝内經十八卷今有鍼經九卷素問九卷共十八卷即内經也故王氏遵而用之又素問外九卷漢張仲景及西晉王叔和脉經只爲之九卷皇甫士安名爲鍼經

亦專名九卷楊玄操云黃帝內經二帙帙各九卷按隋書經籍志謂之九靈王冰名爲靈樞雖
復年移代革而授學猶存懼非其人而時有所隱
故第七一卷師氏藏之今之奉行惟八卷爾然而
其文簡其意博其理奧其趣深天地之象分陰陽
之候列變化之由表死生之兆彰不謀而遐邇自
同勿約而幽明斯契稽其言有徵驗之事不忒誠
可謂至道之宗奉生之始矣假若天機迅發妙識
玄通蔵謀雖屬乎生知標格亦資於詁訓未嘗有
行不由逕出不由戶者也然刻意研精探微索隱
或識契真要則目牛無全故動則有成猶鬼神幽

紕飾緣也

實而命世奇傑時時間出焉則周有秦公新校正云按別
本一作和緩漢有淳于公魏有張公華公皆得斯妙道
者也咸日新其用大濟蒸人華葉遞榮聲實相副
蓋教之著矣亦天之假也冰弱齡慕道夙好養生
幸遇真經式為龜鏡而世本紕繆篇目重疊前後
不倫文義懸隔施行不易披會亦難歲月既淹襲
以成弊或一篇重出而別立二名或兩論併吞而
都為一目或問答未已別樹篇題或脫簡不書而
云世闕重合經而冠鍼服併方宜而為欬篇隔虛
實而為逆從合經絡而為論要節皮部為經絡退

至道以先鍼諸如此流不可勝數且將升岱嶽非逕奚為欲詣扶桑無舟莫適乃精勤博訪而并有其人歷十二年方臻理要詢謀得失深遂夙心時於先生郭子齋堂受得先師張公秘本文字昭晰義理環周一以參詳羣疑冰釋恐散於末學絕彼師資因而撰註用傳不朽兼舊藏之卷合八十一篇二十四卷勒成一部新校正云詳素問第七卷亡已久矣按皇甫士安晉人也序甲乙經云亦有亡失隋書經籍志載梁七錄亦云止存八卷全元起隋人所注本乃無第七王冰唐寶應中人上至晉皇甫謐甘露中已六百餘年而冰自為得舊藏之卷今竊疑之仍觀天元紀大論五運行論六微旨論氣交變論五常政論六元正紀論至真要論七篇居今素問四卷篇卷

浩大不與素問前後篇卷等又且所載之事與素問餘篇略不相通竊疑此七篇乃陰陽大論之文王氏取以補所亡之卷猶周官無冬官以考工記補之之類也又按漢張仲景傷寒論序云撰用素問九卷八十一難經陰陽大論是素問與陰陽大論兩書甚明乃王氏并陰陽大論於素問中也要之陰陽大論亦古醫經終非素問第七矣冀乎究尾明首尋註會經開發童蒙宣揚至理而已其中簡脱文斷義不相接者搜求經論所有遷移以補其處篇目墜缺指事不明者量其意趣加字以昭其義篇論吞并義不相涉闕漏名目者區分事類別目以冠篇首君臣請問禮儀乖失者考校尊卑增益以光其意錯簡碎文前後重疊者詳其指趣削去繁雜以存其要

辭理秘密[illegible]難粗論述者別撰玄珠以陳其道新校正云詳王氏玄珠世無傳者今有玄珠十卷昭明隱旨三卷蓋後人附託之文也雖非王氏之書亦於素問第十九卷至二十二卷頗有發明其隱旨三卷與今世所謂天元玉冊者正相表裏而與王冰之義多不同凡所加字皆朱書其文使今古必分字不雜糅女救反雜也庶厥昭彰聖旨敷暢玄言有如列宿高懸奎張不亂深泉淨瀅音瑩鱗介咸分君臣無夭枉之期夷夏有延齡之望俾工徒勿誤學者惟明至道流行徽音累屬千載之後方知大聖之慈惠無窮時大唐寶應元年歲次壬寅序

將仕郎守殿中丞孫兆 重改誤

補註釋文黃帝內經素問總目

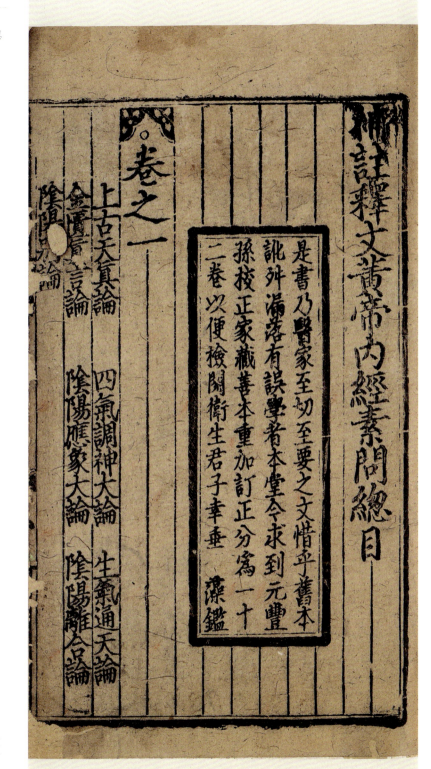

是書乃醫家至切至要之文惜乎舊本訛舛漏落有誤學者本堂今求到元豐孫校正家藏善本重加訂正分為一十二卷以便檢閱衛生君子幸垂
藻鑑

卷之一

卷之二

卷之三

卷之四

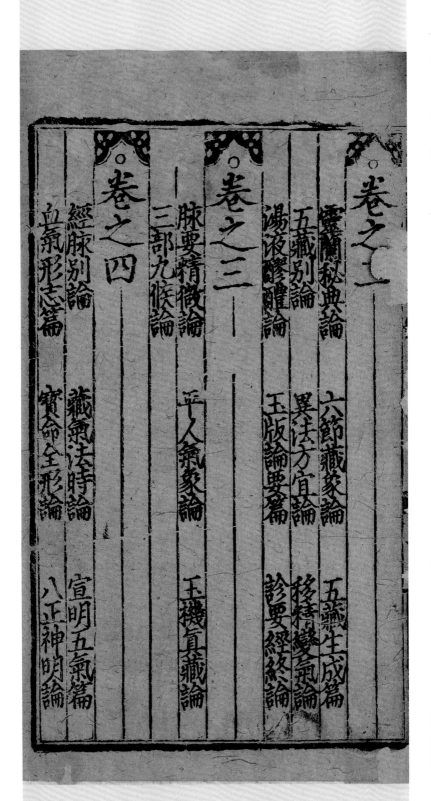

卷之五

卷之六

卷之七

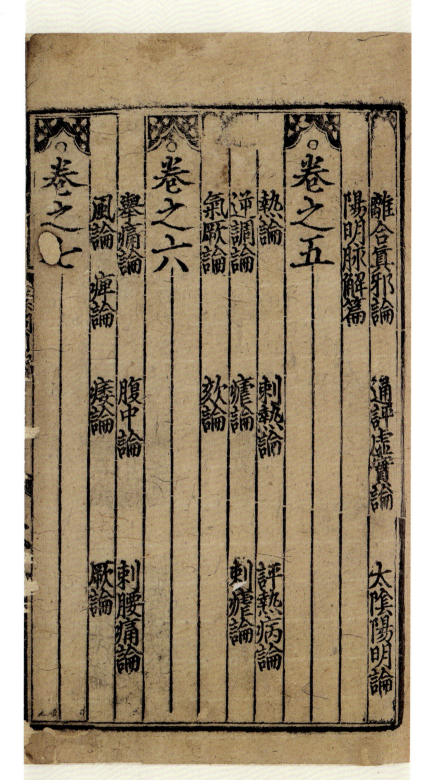

卷之八

卷之九

卷之十

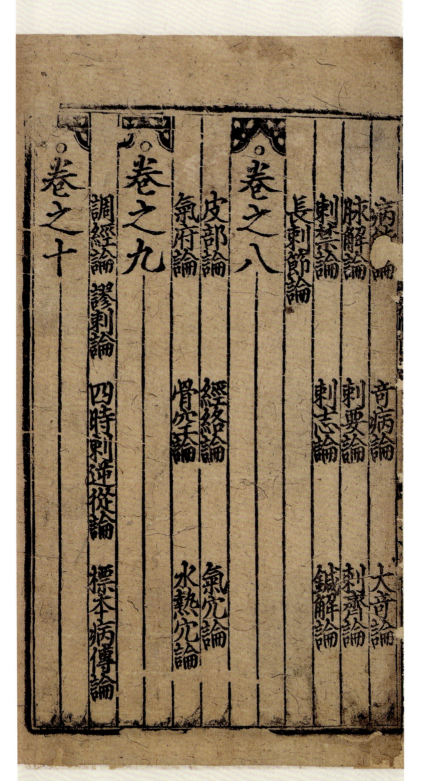

○十二十四卷今併爲一十二卷刊行○

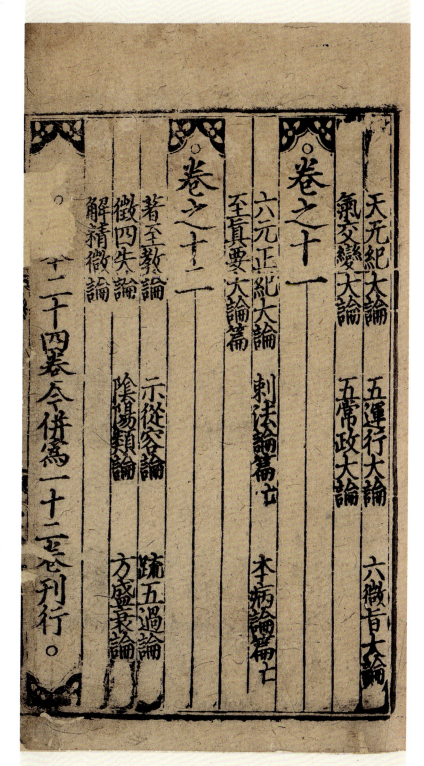

[illegible]註釋文黄帝内經素問總目　冊

新刊補註釋文黄帝内經素問卷之一

啓玄子次註林億孫奇高保衡等奉勑校正孫兆重改誤

新校正云按王氏不解所以名素問之義及素問之名起於何代按隋書經籍志始有素問之名甲乙經序晉皇甫謐之文已云素問論病精辨王叔和西晉人撰脉經云出素問鍼經漢張仲景撰傷寒卒病論集云撰用素問是則素問之名著於隋志上見於漢代也自仲景已前無文可見莫得而知據今世所存之書則素問之名起漢世也所以名素問之義全元起有說云素者本也問者黄帝問岐伯也方陳性情之源五行之本故曰素問元起雖有此解義未甚明按乾鑿度云夫有形者生於無形故有太易有太初有太始有太素太易者未見氣也太初者氣之始也太始者形之始也太素者質之始也氣形質具而疴瘵由是萌生故黄帝問此太素質之始也素問之名義或由此

○上古天真論篇第一

新校正云按全元起注本在第九卷王氏重次篇第移冠篇首今注逐篇必具全元起本之卷第者欲存素問舊第目見今之篇次皆王氏之所移也

昔在黄帝生而神靈弱而能言幼而徇齊長而敦敏成而登

天有熊國君少典之子姓公孫徇疾也敦信也敏達也習用干戈以征不享平定天下殄滅蚩尤以土德王都軒轅之丘故號之曰軒轅黃帝後鑄鼎於鼎湖山鼎成而白日昇天羣臣葬衣冠於橋山墓今猶在○徇辭閏反迺問於天師曰余聞上古之人春秋皆度百歲而動作不衰今時之人年半百而動作皆衰者時世異耶人將失之耶天師岐伯也岐伯對曰上古之人其知道者法於陰陽和於術數上古謂玄古也知道謂知修養之道也夫陰陽者天地之常道術數者保生之大倫故修養者必謹先之老子曰萬物負陰而抱陽沖氣以為和四氣調神大論曰陰陽四時者萬物之終始死生之本逆之則災害生從之則苛疾不起是謂得道此之謂也食飲有節起居有常不妄作勞食飲者充虛之滋味起居者動止之綱紀故修養者謹而行之痺論曰飲食自倍腸胃乃傷生氣通天論曰起居如驚神氣乃浮是惡妄動也廣成子曰必靜必清無勞汝形無搖汝精乃可以長生故聖人先之也○新校正云按全元起注本云飲食有常節起居有常度不妄不作太素同楊上善云以理而取聲色芳味不妄視聽也循理而動不為分外之事[illegible]至反故能形與神俱而盡終其天年度百歲乃去形與神俱同臻壽分謹於修養以奉天真故盡得終其天年去謂去離於形骸也靈樞經曰人百歲五藏皆虛神氣皆去形骸獨居而終矣以其知道故年長壽延年度百歲謂至一百二十歲也尚書洪範

可壽

五經無眞字起於道家書世稱黃老謂黃帝老子也

下皆為之。

（曰一曰壽百二十歲也。）今時之人不然也。（動之死地，離於道也。）以酒為漿。（溺於飲也。）以妄為常。（寡於信也。）醉以入房。（過於色也。）以欲竭其精，以耗散其真。（樂色曰欲，輕用曰耗。樂色不節則精竭，輕用不止則真散。是以聖人愛精重施，髓滿骨堅。老子曰：弱其志，強其骨。河上公曰：有欲者亡身。曲礼曰：欲不可縱。新校正云：按甲乙經耗作好。）不知持滿，不時御神。（言輕用而縱欲也。老子曰：持而盈之，不如其已。言愛精保神，如持盈滿之器，不慎而動，則傾竭天真。真誥曰：常不能慎事，自致百痾，豈可怨咎於神明乎。此之謂也。新校正云：按別本時作解。）務快其心，逆於生樂。（快於心欲之用，則逆養生之樂矣。老子曰：甚愛必大費。此之類歟。夫甚愛而不能救，議道而以為未然者，伐生之大患也。）起居無節，故半百而衰也。（亦耗散而致是也。夫道者不可斯須離，離於道則壽不能終盡於天年矣。老子曰：物壯則老，謂之不道，不道早亡。此之謂離道也。）夫上古聖人之教下也，皆謂之虛邪賊風，避之有時。（邪乘虛入，是謂虛邪。竊害中和，謂之賊風。避之有時，謂八節之日及太一入徙立於中宮朝八風之日也。靈樞經曰：邪氣不得其虛，不能獨傷人。明人虛乃邪勝之也。新校正云：按全元起注本云：上古聖人之教也，下皆為之。太素、千金同。楊上善云：上古聖人使人行者，身先行之，為不言之教。不言之教勝有言之教，故下百姓仿行者眾，故曰下皆為之。太一入徙於中宮，朝八風，義具天元玉冊中。）恬惔虛無，真氣從之，精神內守，病

解誤為時

日朴

安從來恬惔虛无靜也法道清靜精氣內持故其虛邪不能為害恬徒兼反惔音談是以志閑而少欲。心安而不懼。形勞而不倦。內機息故少欲外紛靜故心安然情欲兩亡是非一貫起居皆適故不倦也氣從以順。各從其欲。皆得所願。志不貪故所欲皆順心易足故所願必從以不異求故无難得也老子曰知足不辱知止不殆可以長久故美其食順精麤也。新校正云按別本美一作甘任其服隨美惡也樂其俗去傾慕也高下不相慕其民故曰朴至无求也是所謂心足也老子曰禍莫大於不知足咎莫大於欲得故知足之足常足矣蓋非謂物足者為知足心足者乃為知足矣不恣於欲是則朴同故聖人云我无欲而民自朴。新校正云按別本曰作日是以嗜欲不能勞其目。淫邪不能惑其心。目不妄視故嗜欲不能勞心與玄同故淫邪不能惑老子曰不見可欲使心不亂又曰聖人為腹不為目也愚智賢不肖不懼於物。故合於道。情計兩亡不為謀府冥心一觀勝負俱捐故心志保安合同於道庚桑楚曰全汝形抱汝生无使汝思慮營營。新校正云按全元起註本云合於道數所以能年皆度百歲而動作不衰者。以其德全不危也。不涉於危故德全也莊子曰執道者德全德全者形全形全者聖人之道也又曰无為而性命不全者未之有也

帝曰人年老而無子者材力盡邪將天數然也材謂材幹可以立身者

岐伯曰：女子七歲，腎氣盛，齒更髮長。老陽之數極於九，少陽之數次於七，女子為少陰之氣，故以少陽數偶之，明陰陽氣和，乃能生成其形体，故七歲腎氣盛，齒更髮長。更，古行反，下齒更同。二七而天癸至，任脈通，太衝脈盛，月事以時下，故有子。癸謂壬癸，北方水干名也。任脈、衝脈，皆奇經脈也。腎氣全盛，衝任流通，經血漸盈，應時而下。天真之氣降，與之從事，故云天癸也。然衝為血海，任主胞胎，二者相資，故能有子。所以謂之月事者，平和之氣，常以三旬而一見也，故愆期者謂之有病。新校正云：按全元起註本及太素、甲乙經俱作伏衝，下太衝同。三七腎氣平均，故真牙生而長極。真牙謂牙之最後生者。腎氣平而真牙生者，表牙齒為骨之餘也。四七筋骨堅，髮長極，身體盛壯。女子天癸之數，七七而終，年居四七，材力之半，故身體盛壯，長極於斯。五七陽明脈衰，面始焦，髮始墮。陽明之脈氣營於面，故其衰也，髮墮面焦。靈樞經曰：足陽明之脈，起於鼻，交頞中，下循鼻外，入上齒中，還出俠口環脣，下交承漿，卻循頤後下廉出大迎，循頰車，上耳前，過客主人，循髮際至額顱。手陽明之脈，上頸貫頰，入下齒縫中，還出俠口。故面焦髮墮也。頞，烏葛反。俠，胡頰反。不同。墮，徒果反。六七三陽脈衰於上，面皆焦，髮始白。三陽之脈盡上於頭，故三陽衰則面皆焦，髮始白。所以衰者，婦人之生，有餘於氣，不足於血，以其經月數泄脫之故。七七任脈虛，太衝脈衰少，天癸竭，地道不通，故形壞而無子也。經水絕止是謂地道不通衝任衰微故云形壞無子丈夫八歲腎氣實髮長齒更。老陰之數極於十少陰之數次於八男子為少陽之氣故以少陰數合之易繫辭曰天九地十則其數也二八腎氣盛天癸至精氣溢寫陰陽和故能有子。男女有陰陽之質不同天癸則精血之形亦異陰靜海滿而去血陽動應合而泄精二者通和故能有子易繫辭曰男女構精萬物化生此之謂也三八腎氣平均筋骨勁強故真牙生而長極以其好用故極四八筋骨隆盛肌肉滿壯丈夫天癸八八而終年居四八亦材之半也五八腎氣衰髮墮齒槁腎主於骨齒為骨餘腎氣既衰精無所養故令髮墮齒復乾枯六八陽氣衰竭於上面焦髮鬢頒白陽氣亦陽明之氣也靈樞經曰足陽明之脈起於鼻交頞中下循鼻外入上齒中還出俠口環脣下交承漿卻循頤後下廉出大迎循頰車上耳前過客主人循髮際至額顱故衰於上則面焦髮鬢白也七八肝氣衰筋不能動天癸竭精少腎藏衰形體皆極肝氣養筋肝衰故筋不能動腎氣養骨腎衰故形體疲極天癸已竭故精少也匪惟材力衰謝固當天數使然八八則齒髮去。陽氣竭精氣衰故齒髮不堅離形骸矣腎者主水受五藏六府之精而藏之故五藏盛乃能寫五藏六府精氣淫溢而滲灌於腎腎藏乃受而藏之何以明之

經曰五藏主藏精藏精者不可傷由是則五藏各有精隨用而灌注於腎此乃腎為都會關司之所非腎一藏而獨有精
故曰五藏盛乃能寫也今五藏皆衰筋骨解墮天癸盡矣故髮鬢白身
體重行步不正而無子耳所謂物壯則老謂之天道者也帝曰有其年已老
而有子者何也言似非天癸之數也岐伯曰此其天壽過度氣脉常通
而腎氣有餘也所稟天真之氣本自有餘也此雖有子男不過盡八八女
不過盡七七而天地之精氣皆竭矣雖老而生子子壽亦不能過天癸之數帝
曰夫道者年皆百數能有子乎岐伯曰夫道者能却老而全
形身年雖壽能生子也是所謂得道之人也道成之證如下章云黃帝曰余聞上
古有真人者提挈天地把握陰陽真人謂成道之人也夫真人之身隱見莫測其為小
也入於無間其為大也遍於空境其變化也出入天地內外莫見迹順至真以表道成之證凡如此者故能提挈天地把
握陰陽也呼吸精氣獨立守神肌肉若一真人心合於氣氣合於神神合於無故呼吸精
氣獨立守神肌膚若冰雪綽約如處子。新校正云按全元起注本云身肌宗一太素同楊上善云真人身之肌体与太
極同為一體故云宗一故能壽敝天地無有終時体同於道壽与道同故能無有終時而壽盡天

壽敝天地無有終時此其道生惟至道生乃能如是中古之時有至人者淳德全
道全其至道故曰至人然至人以此淳朴之德全彼妙用之道○新校正云詳楊上善云積精全神能至於德故稱至
人和於陰陽調於四時和謂同和調謂調適言至人動靜必適中於四時生長收藏之令參同於
陰陽寒暑升降之宜去世離俗積精全神心遠世紛身離俗染故能積精而復全神游行天
地之間視聽八遠之外神全故也庚桑楚曰神全之人不慮而通不謀而當精照無外志凝宇宙
若天地然又曰體合於心心合於氣氣合於神神合於無其有介然之有唯然之音雖遠際八荒之外近在眉睫之內來
于我者吾必盡知之夫如是者神全故所以能矣睫音接此蓋益其壽命而強者也亦歸
於真人同歸於道也其次有聖人者處天地之和從八風之理与天
地合德与日月合明与四時合其序与鬼神合其吉凶故曰聖人所以處天地之和順八風之正理者欲其養正避彼
虛邪適嗜欲於世俗之間無恚嗔之心聖人志深於道故適於嗜欲心全廣愛故不有
恚嗔是以[illegible]沒身不殆【釋音】恚於避反行不欲離於世被服章新校正云詳被服章三字疑衍
此三字上下文不屬舉不欲觀於俗聖人舉事行止雖常在時俗之間然其見為則与時俗有異爾何者
貴法道之清靜也老子曰我獨異於人而貴求食於母母亦諭道也外不勞形於事內無思想

之患聖人爲无爲事无事是以內无思想外不勞形以恬愉爲務以自得爲功恬靜愉悅也法道清靜適性而動故悅而自得也形體不敝精神不散亦可以百數外不勞形則身不敝內无思想則精神全不散故年登百數此皆全性之所致爾庚桑楚曰聖人之於聲色滋味也利於性則取之害於性則捐之此全性之道也敝疲敝也其次有賢人者法則天地象似日月次聖人者謂之賢人然自強不息精了百端不慮而通發謀必當志同於天地心燭於洞幽故云法則天地象似日月也辯列星辰逆從陰陽分別四時星衆星也辰北辰也辯列者謂定內外星官座位之所於天三百六十五度遠近之分次也逆從陰陽者謂以六甲等法逆順數而推步吉凶之徵兆也陰陽書曰人中甲子從甲子起以乙丑爲次順數之地下甲子從甲戌起以癸酉爲次逆數之此之謂逆從也分別四時者謂分其氣序也春溫夏暑熱秋清涼冬冰冽此四時之氣序也將從上古合同於道亦可使益壽而有極時將從上古合同於道謂如上古知道之人法於陰陽和於術數食飲有節起居有常不妄作勞也上古知道之人年度百歲而去故可使益壽而有極時也

○四氣調神大論篇第二新校正云按全元起本在第九卷

春三月此謂發陳春陽上升氣潛發散生育庶物陳其姿容故曰發陳也所謂春三月者皆因節候而命之

之夏秋冬亦然。天地俱生，萬物以榮。天氣温，地氣發，温涼相合，故萬物滋榮。夜臥早起，廣步於庭，温氣生，寒氣散，故夜臥早起，廣步於庭。被髮緩形，以使志生。法象也。春氣發生於萬物之首，故被髮緩形，以使志意發生也。生而勿殺，予而勿奪，賞而勿罰，春氣發生，施無求報，故養生者必順於時也。予音與。此春氣之應，養生之道也。所謂因時之序也。然立春之節，初五日東風解凍，次五日蟄蟲始振，後五日魚上冰；次雨水氣，初五日獺祭魚，次五日鴻鴈來，後五日草木萌動；次仲春驚蟄之節，初五日小桃華。新校正云：按月令作桃始華。次五日倉庚鳴，後五日鷹化為鳩；次春分氣，初五日玄鳥至，次五日雷乃發聲，芍藥榮，後五日始電；次季春清明之節，初五日桐始華，次五日田鼠化為鴽，牡丹華，後五日虹始見；次穀雨氣，初五日萍始生，次五日鳴鳩拂其羽，後五日戴勝降于桑。凡此六氣一十八候，皆春陽布發生之令，故養生者必謹奉天時也。新校正云：詳芍藥榮、牡丹華，今月令無。逆之則傷肝，夏為寒變，奉長者少。逆，謂反行秋令也。肝象木，王於春，故行秋令則肝氣傷。夏火王而木廢，故病生於夏。然四時之氣，春生夏長，逆春傷肝，故少氣以奉於夏長之令也。夏三月，此謂蕃秀。陽自春生，至夏洪盛，物生以長，故蕃秀也。蕃，茂也，盛也。秀，華也，美也。天地氣交，萬物華實。舉夏至也。夏至四十五日，陰氣微上，陽氣微下，由是則天地氣交也。然陽氣施化，陰氣結成，成化相合，故萬物華實也。

古容与頌通
秋為容平治
成於頌

論曰陽化氣陰成形夜臥早起。無厭於日。使志無怒。使華英成秀。使氣
得泄。若所愛在外。緩陽氣則物化寬志意則氣泄物化則華英成秀氣泄則膚腠宣通時令發陽故所
愛亦順陽而在外也此夏氣之應。養長之道也。立夏之節初五日螻蟈鳴次五日蚯蚓出次五
日赤箭生。新校正云按月令作王瓜生。次小滿氣初五日吳葵華。新校正云按月令作苦菜秀。次五日靡草死次五日小
暑至。次仲夏芒種之節初五日螳螂生次五日鵙始鳴次五日反舌無聲。次夏至氣初五日鹿角解次五日蜩始鳴次五
日半夏生木堇榮。次季夏小暑之節初五日溫風至次五日蟋蟀居壁。次五日鷹乃學習。次大暑氣初五日腐草化為螢
次五日土潤溽暑次五日大雨時行。凡此六氣一十八候皆夏氣揚蕃秀之令。故養生者必敬順天時也。新校正云按月令[illegible]
堇榮今月令無[illegible]古諧反瘧[illegible]逆之則傷心。秋為痎瘧。奉收者少。冬至重
病。逆謂反行冬令也痎痎瘧也心象火王於夏故行冬令則心氣傷秋金王而火廢故病發於秋而為痎瘧
四時之氣秋收冬藏逆夏傷心故少氣以奉於秋收之令也冬水勝火故重病於冬至之時也痎音皆秋三月。
此謂容平。萬物夏長華實已成容狀至秋平而定也天氣以急。地氣以明。天氣以急風聲切地氣以
明物色變也早臥早起。與雞俱興。懼中寒露故早臥欲使安寧故早起使志安
寧。以緩秋刑。志氣躁則不慎其動不慎其動則助秋刑急順殺伐生故使志安寧緩秋刑也收斂神

匪當依註作匿

氣。使秋氣平。神蕩則欲熾，欲熾則傷和氣，和氣既傷則秋氣不平調也，故收斂神氣使秋氣平也。無外其志。使肺氣清。亦順秋氣之收斂也。此秋氣之應，養收之道也。立秋之節，初五日涼風至，次五日白露降，後五日寒蟬鳴；次處暑氣，初五日鷹乃祭鳥，次五日天地始肅，後五日禾乃登；次白露之節，初五日盲風至，鴻鴈來，次五日玄鳥歸，後五日群鳥養羞；次秋分氣，初五日雷乃收聲，次五日蟄蟲坏戶，景天華，後五日水始涸；次季秋寒露之節，初五日鴻鴈來賓，次五日雀入大水為蛤，後五日菊有黃華；次霜降氣，初五日豺乃祭獸，次五日草木黃落，後五日蟄蟲咸俯。凡此六氣一十八候，皆秋氣正收斂之令，故養生者必謹奉天時也。新校正云：詳景天華三字，今月令無。【坏】步回反

逆之則傷肺，冬為飧泄，奉藏者少。逆，謂反行夏令也。肺象金，王於秋，故行夏令則氣傷。冬水王而金廢，故病發於冬。飧泄者，食不化而出也。逆秋傷肺，故少氣以奉於冬藏之令也。【飧】音孫

冬三月，此謂閉藏。草木凋，蟄蟲去，地戶閉塞，陽氣伏藏。水冰地坼，無擾乎陽。陽氣下沉，水冰地坼，故宜周密，不欲煩勞。擾，謂煩也，勞也。早臥晚起，必待日光。避於寒也。使志若伏若匪，今詳匪字當作匿。若有私意，若已有得。皆謂不欲妄出於外，觸冒寒氣也。故下文云：去寒就溫，無泄皮膚，使氣亟奪。去寒就溫，言居深室也。靈樞經曰：冬日在骨，蟄蟲周密，君子居室。無泄皮膚，謂勿汗也。汗則陽氣發泄，陽氣發泄則數為寒氣所迫奪之。亟，數也。亟，去吏反。

此冬氣之應，養藏之道也。立冬之節，初五日水始冰，次五日地始凍，後五日雉入大水爲蜃。小雪之節，初五日虹藏不見，次五日天氣上騰地氣下降，後五日閉塞而成冬。大雪之節，初五日冰益壯，次五日地始坼，後五日鶡鴠不鳴。冬至之節，初五日虎始交，次五日荔挺出，後五日蚯蚓結。小寒之節，初五日麋角解，次五日水泉動，後五日鴈北鄉。大寒之節，初五日鵲始巢，次五日雉雊，後五日雞乳。凡此六氣一十八候，皆冬氣正養藏之令，逆之則少陰不藏，順之則奉天時。此也。鶡音曷，鴠音旦。逆之則傷腎，春爲痿厥，奉生者少。逆，謂反行夏令也。腎象水，王於冬，故行夏令則腎傷，春木之令，痿厥作也。逆冬藏之氣，則奉春生之令者少。天氣，清淨光明者也，言天明不竭，以清淨故致人之壽延長，亦由順動而得，故言天氣以示於人也。藏德不止，故不下也。四時成序，七曜周行，天不形言，是藏德也。德隱則應用不屈，故不下也。老子曰：上德不德，是以有德。言天至尊高，德猶見隱也，況全生之道而不顯天乎。新校正云：按別本止一作上。天明則日月不明，邪害空竅。天所以藏德者，爲其欲隱大明，故大明見則小明滅，故大明之德不可不藏。天若自明，則日月之明隱矣。所喻者何？言人之真氣亦不可泄露，當清淨法道，以保天真。苟離於道，則虛邪入於空竅。陽氣者閉塞，地氣者冒明，陽謂天氣，亦風熱也。地氣謂濕，亦雲霧也。風熱之害人，則九竅閉塞；霧濕之爲病，則掩翳精明。取類者，在天則日月不光，在人則兩目藏曜也。

失養正之道邪雲霧不精，則上應白露不下。霧者雲之類，露者雨之類。夫陽盛則地不上應，陰虛則天不下交，故雲霧不化精微之氣，上應於天而為白露不下之咎矣。陰陽應象大論曰：地氣上為雲，天氣下為雨。雨出地氣，雲出天氣。明二氣交合，乃成雨露。方盛衰論曰：至陰虛，天氣絕；至陽盛，地氣不足。明氣不相召，亦不能交合也。

交通不表，萬物命故不施，不施則名木多死。夫雲霧不化其精微，雨露不霑於原澤，是為天氣不降，地氣不騰，變化之道既虧，生育之源斯泯，故萬物之命無稟而生，然其死者，則名木先應，故云名木多死也。名謂名果珍木。表謂表陳其狀也。易繫辭曰：天地絪縕，萬物化醇。然不表交通，則為否也。易曰：天地不交，否。否，部[illegible]反。

惡氣不發，風雨不節，白露不下，則菀槁不榮。惡謂害氣也。發謂散發也。節謂節度也。菀謂蘊積也。槁謂枯槁也。言害氣伏藏而不散發，風雨無度，折傷復多，槁木蘊積，春不榮也。豈惟其物獨遇是而有之哉，人離於道亦有之矣，故下文曰。菀，[illegible]遠反。[illegible]音[illegible]。

賊風數至，暴雨數起，天地四時不相保，與道相失，則未央絕滅。不順四時之和，數犯八風之害，與道相失，則天真之氣未期久遠而致滅亡。央，久也，遠也。

唯聖人從之，故身無奇病，萬物不失，生氣不竭。道非遠於人，人心遠於道，惟聖人心合於道，故壽命無窮。從，猶順也，謂順四時之令也。然四時之令不可逆之，逆之則五藏內傷而他疾起。

逆春氣，則少陽不生，肝氣內變。生謂動出

氣不出內鬱於肝則肝氣混揉變而傷矣逆夏氣則太陽不長。心氣內洞。長謂外茂也洞謂中空也陽不外茂內薄於心燠熱內消故心中空也逆秋氣則太陰不收。肺氣焦滿。收謂收斂焦謂上焦也太陰行氣主化上焦故肺氣不收上焦滿也○新校正云按焦滿全元起本作進滿甲乙太素作焦滿逆冬氣則少陰不藏。腎氣獨沉。沉謂沉伏也少陰之氣內通於腎故少陰不伏腎氣獨沉○新校正云詳獨沉太素作沉濁夫四時陰陽者。萬物之根本也。時序運行陰陽變化天地合氣生育萬物故萬物之根悉歸於此所以聖人春夏養陽。秋冬養陰。以從其根。陽氣根於陰陰氣根於陽無陰則陽無以生無陽則陰無以化全陰則陽氣不極全陽則陰氣不窮春食涼夏食寒以養於陽秋食溫冬食熱以養於陰滋苗者必固其根伐下者必枯其上故以斯調節從順其根二氣常存蓋由根固百刺不漏枝葉故長何者本固而條茂也故與萬物沉浮於生長之門。聖人所以身無奇病生氣不竭者以順其根也逆其根。則伐其本。壞其真矣。是則失四時陰陽之道也故陰陽四時者。萬物之終始也。死生之本也。逆之則災害生。從之則苛疾不起。是謂得道。謂得養生之道苛者重也道者聖人行之。愚者佩之。聖人心合於道故勤而行之愚者性守於迷故佩服而已老子曰道者同於道德者同於德失者同於失同於道者道亦得之同於德者德亦得之同於失者失亦得之得之（同於德者德亦樂得之同於失者失亦樂得之○愚者未同於道德則可謂失道者也）從陰陽則生，逆之則死；從之則治，逆之則亂。反順為逆，是謂內格。（格，拒也。謂內性格拒於天道也。）是故聖人不治已病治未病，不治已亂治未亂，此之謂也。[illegible]夫病已成而後藥之，亂已成而後治之，譬猶渴而穿井，鬬而鑄兵，不亦晚乎。（知不及時也。[illegible]）

○生氣通天論篇第三（新校正云：按全元起本在第四卷。）

黃帝曰：夫自古通天者，生之本，本於陰陽。天地之間，六合之內，其氣九州、九竅、五藏、十二節，皆通乎天氣。（六合謂四方上下也。九州謂冀兗青徐揚荊豫梁雍也。[illegible]）其生五，其氣三。[illegible]數犯此者，則邪氣傷人，此壽命之本也。（言人生之所運為，則內依五氣以立，然其鎮塞天地之內，則氣應三元以成。三謂天氣、地氣、運氣也。[illegible]）

觸犯於生氣也邪氣殘賊則生氣傾危故寶養天真以為壽命之本也庚桑楚曰聖人之制萬物也以全其天天全則神全矣靈樞經曰血氣者人之神不可不謹養此之謂也蒼天之氣清淨則志意治順之則陽氣固春為蒼天發生之主也陽氣者天氣也陰陽應象大論曰清陽為天則其義也夫天全神全之理全則形亦全矣雖有賊邪弗能害也此因時之序以因天四時之氣序故賊邪之氣不能害也故聖人傳精神服天氣而通神明夫精神可傳惟聖人得道者乃能尔久服天真之氣則妙用自通於神明也失之則內閉九竅外壅肌肉衛氣散解失謂逆蒼天清淨之理也然衛氣者合天之陽氣也上篇曰陽氣者閉塞謂陽氣之病人則[illegible]也靈樞經曰衛氣者所以溫分肉而充皮膚肥腠理而司開闔故失其度則內閉九竅外壅肌肉以衛不營運故言散解也[illegible]上言此謂自傷氣之削也夫逆蒼天之氣違清淨之理使正真之氣如削去之者非天降之人自為之尔陽氣者若天與日失其所則折壽而不彰此明前陽氣之用也論人之有陽若天之有日天失其所則日不明人失其所則陽不固日不明則天境暝昧陽不固則人壽夭折故天運當以日光明言人之生固宜藉其陽氣也是故陽因而上衛外者也此所以明陽氣運行之部分輔衛人身之正用也因於寒欲如運樞起居如驚神氣乃浮欲如運樞謂內動也

起居如驚謂暴卒也言因天之寒當深居周密如樞紐之內動不當煩擾筋骨使陽氣發泄於皮膚而傷於寒毒也若起居暴卒馳騁荒佚則神氣浮越無所綏寧矣脈要精微論曰冬日在骨蟄蟲周密君子居室四氣調神大論曰冬三月此謂閉藏水冰地坼無擾乎陽又曰使志若伏若匿若有私意若已有得去寒就溫無泄皮膚使氣亟奪此之謂也○新校正云按全元起本作連樞元起云陽氣定如連樞者動繫也○卒倉沒反佚音逸

因於暑汗煩則喘喝靜則多言○此則不能靜慎傷於寒毒至夏而變暑病也煩謂煩躁靜謂安靜喝謂大呵出聲也言病因於暑則當汗泄不為發表邪熱內攻中外俱熱故煩躁喘數大呵而出聲也若不煩躁內熱外涼瘀熱攻中故多言而不次也喝一為鳴躁則到反喝呼葛反瘀依倨反

體若燔炭汗出而散○此重明可汗之理為體若燔炭之熱者何以救之必以汗出乃熱氣施散燔一為[illegible]非也

因於濕首如裹濕熱不攘大筋緛而兗反短小筋弛長緛短為拘弛長為痿○表熱為病當汗泄之反濕其首若濕物裹之望除其熱熱氣不釋兼濕內攻大筋受熱則縮而短小筋得濕則引而長縮短故拘攣而不伸引長故痿弱而無力也攘如陽反除也緛[illegible]縮也弛[illegible]反[illegible]也

因於氣為腫四維相代陽氣乃竭○素常氣疾濕熱加之氣化熱爭故為腫也邪氣漸盛正氣浸微筋骨血肉互相代負故云四維相代也致邪代正氣不宣通衛無所從便至衰竭故言陽氣乃竭也衛者陽氣也

陽氣者煩勞則張精絕辟積於

音宴

使人煎厥。此又誡起居暴卒煩擾陽和也。然煩擾陽和，勞疲筋骨，動傷神氣，耗竭天真，則筋脈䐜脹，精氣竭絕，既傷腎氣，又損膀胱，故當於夏時，使人煎厥。以煎迫而氣逆，因以煎厥為名。厥，謂氣逆也。煎厥之狀，當如下說。○新校正云：按《脈解》云：所謂少氣善怒者，陽氣不治，陽氣不治則陽氣不得出，肝氣當治而未得，故善怒，善怒者名曰煎厥。

目盲不可以視，耳閉不可以聽，潰潰乎若壞都，汩汩乎不可止。既且傷腎，又竭膀胱，腎經內屬於耳中，膀胱脈生於目眥，故目盲所視，耳閉厥聽，大矣哉，斷乃房之患也。既盲目視，又閉耳聰，則志意心神，筋骨腸胃，潰潰乎若壞都，汩汩乎煩悶而不可止也。汩，古沒反。潰，在對反，又胡對反。

陽氣者，大怒則形氣絕，而血菀於上，使人薄厥。此又誡喜怒不節，過用病生也。然怒則傷，甚則氣絕，大怒則氣逆而陽不下行，陽逆故血積於心胸之內矣。上，謂心胸也。然陰陽相薄，氣血奔并，因薄厥生，故名薄厥。《舉痛論》曰：怒則氣逆，甚則嘔血。《靈樞經》曰：盛怒而不止則傷志。《陰陽應象大論》曰：喜怒傷氣。由此則怒甚氣逆，血積於心胷之內矣。菀，積也。菀，於[illegible]反。

有傷於筋，縱，其若不容。怒而過用，氣或迫筋，筋絡內傷，機關縱緩，形容痿廢，若不維持。

汗出偏沮，使人偏枯。夫人之身，常偏汗出而濕潤者，久久偏枯，半身不隨。○新校正云：按沮，千金作袒，全元起本作恒。沮，子魚反。

汗出見濕，乃生痤疿。陽氣發泄，寒水制之，熱怫內餘，鬱於皮裏，甚為痤癤，微作疿瘡。疿，風癮也。痤，才禾反。疿，方味反。

高粱之變，足生大丁。

受如持虛。高，膏也。梁，粱也。不忍之人，汗出淋洗，則結為痤痱；膏粱之人，內多滯熱，皮厚肉密，故內變為丁矣。外濕既侵，中熱相感，如持虛器，受此邪毒，故曰受如持虛。所以丁生於足者，四支為諸陽之本也，以其甚費於下，邪毒襲虛故爾。新校正云：按丁生之處，不常於足，蓋謂膏粱之變，饒生大丁，非偏著足也。勞汗當風，寒薄為皶。鬱乃痤。時月寒涼，形勞汗發，凄風外薄，膚腠居寒，脂液遂凝，稸於玄府，依空滲涸，皶刺長於皮中，形如米，或如鍼。久者上黑，長分餘，色白黃而瘦，於玄府中。俗曰粉刺，解表已。玄府謂汗空也。痤謂色赤䐜憤，內蘊血膿，形小而大，如酸棗，或如按豆，此皆陽氣內鬱所為，待耎而攻之，大甚焫出之。[illegible]陽氣者，精則養神，柔則養筋。此又明陽氣之運養也。然陽氣者，內化精微，養於神氣；外為柔耎，以固於筋。動靜失宜，則生諸疾。開闔不得，寒氣從之，乃生大僂。開，謂皮腠發泄；闔，謂玄府閉封。然開闔失宜，為寒所襲，內深筋絡，結固虛寒，則筋絡拘緛，形容僂俯矣。靈樞經曰：寒則筋急。此其類也。僂，力主反。陷脈為瘻，留連肉腠。陷脈，謂寒氣陷缺其脈也。積寒留舍，經血稽凝，久瘀內攻，結於肉理，故發為瘍瘻，肉腠相連。瘻，力[illegible]反。俞氣化薄，傳為善畏，及為驚駭。言若寒中於背俞之氣，變化入深而薄於藏府者，則善為恐畏，及發為驚駭也。營氣不從，逆於肉理，乃生癰腫。營逆則血鬱，血鬱則熱聚為膿，故為癰腫也。正理論云：熱之所過，則為癰腫。魄汗未盡，形弱而氣爍，穴俞以閉。發為風瘧。汗出未止形弱氣爍風寒薄之穴俞隨閉熱藏不出以至於秋秋陽復收兩熱相合故令振慄寒熱相移以所起為風故名風瘧也金匱真言論曰夏暑汗不出者秋成風瘧瘧論曰風□而為是也故下文曰故風者百病之始也。清靜則肉腠閉拒。雖有大風苛毒。弗之能害。此因時之序也。夫嗜欲不能勞其目淫邪不能惑其心不妄作勞是為清靜以其清靜故能肉腠閉皮膚密真氣內拒虛邪不侵然大風苛毒不必常求於人蓋由人之冒犯故清靜則肉腠閉陽氣拒大風苛毒弗能害之清靜者但因循四時氣序養生調節之宜不妄作勞起居有度則生氣不竭永保康寧故病久則傳化。上下不并。良醫弗為。并謂氣交通也然病之深久變化相傳上下不通陰陽否隔雖醫良法妙亦何以為之陰陽應象大論曰善用鍼者從陰引陽從陽引陰以右治左以左治右若是氣相格拒故良醫弗可為也[illegible]也[illegible]故陽畜積病死。而陽氣當隔。隔者當寫。不亟正治。粗乃敗之。言三陽畜積怫結不通不急寫之亦病而死何者畜積不已亦上下不并矣何以驗之隔塞不便則其證也若不急寫粗工輕侮必見敗亡陰陽別論曰三陽結謂之隔又曰剛與剛陽氣破散陰氣乃消亡淖則剛柔不和經氣乃絕[illegible]□□反下並同故陽氣者一日而主外。晝則陽氣在外周身行二十五度鍼經曰目張則氣上行於頭□氣行於陽二十五度也平旦人氣生。日中而陽氣隆。日西而

陽氣已虛氣門乃閉[illegible]高也盛衰也夫氣之有者皆自少而之壯積暖以成炎炎極又涼物之理也
故陽氣平曉生日中盛日西而已減虛也氣門謂玄府也所以發泄經脈營衛之氣故謂之氣門也是故暮而
收拒無擾筋骨無見霧露反此三時形乃困薄皆所以順陽氣也陽出則
出陽藏則藏暮陽氣衰內行陰分故宜收斂以拒虛邪擾筋骨則逆陽精耗見霧露則寒濕俱侵故順此三時乃天真久
遠也岐伯曰新校正云詳篇首云黃帝曰此岐伯曰未相對問也陰者藏精而起亟也陽
者衛外而為固也言在人之用也亟數也陰不勝其陽則脈流薄疾并
乃狂薄疾謂極虛而急數也并謂盛實也狂謂狂走或妄攀登也陽并於四支則狂陽明脈解曰四支者諸陽之本
也陽盛則四支實實則能登高而歌也熱盛於身故弃衣欲走也夫如是者皆為陰不勝其陽也陽不勝其陰
則五藏氣爭九竅不通九竅者內屬於藏外設為官故五藏氣爭則九竅不通也言九竅謂前陰
後陰不通兼言上七竅也則目為肝之官鼻為肺之官口為脾之官耳為腎之官舌為心之官耳又心之竅也金匱真
言論曰南方赤色入通於心開竅於耳北方黑色入通於腎開竅於二陰也是以聖人陳陰陽筋
脈和同骨髓堅固氣血皆從從謂順也言循陰陽法近養生道則筋脈骨髓各得其宜故氣血
皆能順時和氣也如是則內外調和邪不能害耳目聰明氣立如故

邪氣不能害，故真氣獨立而如常。若失聖人之道，則致疾於身，故下文引曰：

風客淫氣，精乃亡，邪傷肝也。

自此已下四科，並謂失聖人之道也。風氣應肝，故風淫精亡則傷肝也。陰陽應象大論曰：風氣通於肝也。風薄則熱起，熱盛則水乾，水乾則腎氣不營，故精乃無也。亡，無也。○新校正云：按全元起云：淫氣者，陰陽之亂氣，因其相亂而風客之，則傷精，傷精則邪入於肝也。

因而飽食，筋脈橫解，腸澼為痔。

甚飽則腸胃橫滿，腸胃滿則筋脈解而不屬，故腸澼而為痔也。痹論曰：飲食自倍，腸胃乃傷。此之謂也。○新校正云[illegible]

因而大飲，則氣逆。

飲多則肺布葉舉，故氣逆而上奔也。

因而強力，腎氣乃傷，高骨乃壞。

強力，謂強力入房也。高骨，謂腰高之骨也。然強力入房則精耗，精耗則腎傷，腎傷則髓氣內枯，故高骨壞而不用也。聖人交會則不如此，當如下句云：

凡陰陽之要，陽密乃固。

陰陽交會之要者，正在於陽氣閉密而不妄泄爾。密不妄泄，乃生氣強固而能久長，此聖人之道也。

兩者不和，若春無秋，若冬無夏。

兩，謂陰陽。和，謂和合，則交會也。若如此，言絕陰陽和合之道者，如天四時有春無秋，有冬無夏也。所以然者，絕廢於生成也。故聖人不絕和合之道，但貴於閉密以守固天真法也。

因而和之，是謂聖度。

因陽氣盛發，中外相應，賈勇有餘，乃相交合，則聖人交會之制度也。

故陽強不能密，陰氣乃絕。

陽自強而不能閉密，則陰泄寫而精氣竭絕矣。

陰平陽秘，精神乃治。

陰氣和平，陽氣閉密，則精神之用日益治也。

陰陽離

決，精氣乃絕。若陰不和平，陽不閉密，強用施瀉，損耗天真，二氣分離，經絡決憊，則精氣不化，乃絕流通也。因於露風。乃生寒熱。因於露體，觸冒風邪，風氣外侵，陽氣內拒，風陽相薄，故寒熱由生。是以春傷於風。邪氣留連。乃為洞泄。風氣通肝，春肝木王，木勝脾土，故洞泄生也。新校正云：按陰陽應象大論曰：春傷於風，夏生飧泄。夏傷於暑。秋為痎瘧。夏暑已甚，秋熱復收，兩熱相攻，則為痎瘧。痎，老也，亦曰瘦也。秋傷於濕。上逆而咳。濕，謂地濕氣也。秋濕既勝，冬水復王，水來乘肺，故咳逆病生。新校正云：按陰陽應象大論云：秋傷於濕，冬生咳嗽。發為痿厥。濕氣內攻於藏府則咳逆，外散於筋脈則痿弱也。故陰陽應象大論曰：地之濕氣，感則害皮肉筋脈。濕氣之資，發為痿厥。厥，謂逆氣也。冬傷於寒。春必溫病。冬寒且凝，春陽氣發，寒不為釋，陽怫於中，寒怫相持，故為溫病。新校正云：按此與陰陽應象大論重被[illegible]。四時之氣。更傷五藏。寒暑溫涼，遞相勝負，故四時之氣，更傷五藏之和也。陰之所生。本在五味。陰之五宮。傷在五味。所謂陰者，五神藏也。宮者，五神之舍也。言五神所生，本資於五味，五味宣化，各湊於本宮，雖因五味以生，亦因五味以損，正為好而過節，乃見傷也。此下文曰：是故味過於酸。肝氣以津。脾氣乃絕。酸多食之令人癃，小便不利，則肝多津液，津液內溢，則肝葉舉，肝葉舉則脾經之氣絕而不行，何者？木制土也。味過於鹹。大骨氣勞。短肌。心氣抑鹹之令人肌膚縮短又令心氣抑滯而不行何者鹹走血也大骨氣勞鹹歸腎也味過於甘心氣喘滿色黑腎氣不衡甘多食之令人心悶甘性滯緩故令氣喘滿而腎不平何者土抑水也衡平也味過於苦脾氣不濡胃氣乃厚苦性堅燥又養脾胃故脾氣不濡胃氣強厚味過於辛筋脈沮弛精神乃央沮潤也弛緩也央久也辛性潤澤散養於筋故令筋緩脈潤精神長久何者辛補肝也藏氣法時論曰肝欲散急食辛以散之用辛補之○新校正云按此論味過所傷而注作精神長久之解○央乃殃也○古文通用如膏粱之作高梁○草滋之作草茲之類○蓋古文簡略字多假借用者也是故謹和五味○骨正筋柔○氣血以流○腠理以密○如是則氣骨以精謹道如法長有天命是所謂修養天眞之至道也

○金匱真言論篇第四新校正云按全元起注本在第四卷

黃帝問曰天有八風○經有五風○何謂經謂經脉所以流通營衛血氣者也○岐伯對曰八風發邪○以爲經風○觸五藏○邪氣發病○八風[illegible]邪經藏[illegible]以勝相干正發病也所謂得四時之勝者春勝長夏長夏勝冬冬勝夏夏勝秋秋勝春所謂四時之勝也○春木夏火長夏土秋金冬

周官春時有痟首疾，春氣在頭故也

鼽渠牛反，鼻塞

水皆以所剋殺而為勝也。言五時之相勝者，不謂八風中人則病，各謂隨其不勝則病也。[illegible]東風生於春，病在肝，俞在頸項。春氣發榮於萬物之上，故俞在頸項。歷忌曰：甲乙不治頸，此之謂也。南風生於夏，病在心，俞在胸脅。心少陰脈循胸出脅，故俞在焉。西風生於秋，病在肺，俞在肩背。肺處上焦，背為胸府，肩背相次，故俞在焉。北風生於冬，病在腎，俞在腰股。腰為腎府，股接次之，以氣相連，故兼言之。中央為土，病在脾，俞在脊。以脊應土，言居中爾。故春氣者病在頭。[illegible]夏氣者病在藏。心之應也。秋氣者病在肩背。肺之應也。冬氣者病在四支。四支氣少，寒毒善傷，隨所受邪，則為病處。故春善病鼽衄。以氣在頭也。[illegible]仲夏善病胸脅。心之脈循胸脅故也。長夏善病洞泄寒中。土主於中，是為倉廩，糟粕水穀，故為洞泄寒中也。[illegible]秋善病風瘧。以凉折暑，乃為是病。生氣通天論曰：夏傷於暑，秋為痎瘧。[illegible]冬善病痺厥。血象於水，寒則水凝，以氣薄流，故為痺厥。故冬不按蹻，春不鼽衄。[illegible]氣上升，重熱熏肺，肺通於鼻，病則形之，故冬之不按蹻者，[illegible]

衄。（鼽謂鼻中水出，衄謂鼻中血出。鼽音求，衄音女六切。）春不病頸項，仲夏不病胸脅，長夏不病洞泄寒中，秋不病風瘧，冬不病痹厥，飧泄而汗出也。（此上五句並為冬不按蹻之所致也。○新校正云：詳飧泄而汗出也六字，據上文疑剩。）夫精者身之本也。故藏於精者春不病溫。（此正謂冬不按蹻，則精氣伏藏，陽不妄升，故春無溫病。）夏暑汗不出者，秋成風瘧。（此正謂以風凉之氣伏暑所成也。○新校正云：詳此下義與上文不相接。）此平人脈法也。（言此平人脈法也。）故曰：陰中有陰，陽中有陽。（言其初起與其王也。）平旦至日中，天之陽，陽中之陽也；日中至黃昏，天之陽，陽中之陰也。（日中陽盛，故曰陽中之陽；黃昏陰盛，故曰陽中之陰。陽氣主晝，故平旦至黃昏皆為天之陽，而中復有陰陽之殊也。）合夜至雞鳴，天之陰，陰中之陰也；雞鳴至平旦，天之陰，陰中之陽也。（雞鳴陽氣未出，故曰天之陰；平旦陽氣已升，故曰陰中之陽。）故人亦應之。夫言人之陰陽，則外為陽，內為陰。言人身之陰陽，則背為陽，腹為陰。言人身之藏府中陰陽，則藏者為陰，府者為陽。（藏謂五神藏，府謂六化府。）肝心脾肺腎五藏皆為陰，膽胃大腸小腸膀胱三焦六府皆為陽。

靈樞經曰：三焦者上合於手心主。又曰：足三焦者，太陽之別也。并正理論曰：三焦者有名無形，上合於手心主，下合右腎，主謁道諸氣，名為使者。所以欲知陰中之陰、陽中之陽者何也？為冬病在陰，夏病在陽，春病在陰，秋病在陽，皆視其所在，為施鍼石也。故背為陽，陽中之陽，心也；心為陽藏，位處上焦，以陽居陽，故為陽中之陽也。靈樞經曰：心為牡藏。背為陽，陽中之陰，肺也；肺為陰藏，位處上焦，以陰居陽，故謂陽中之陰也。靈樞經曰：肺為牝藏。腹為陰，陰中之陰，腎也；腎為陰藏，位處下焦，以陰居陰，故謂陰中之陰也。靈樞經曰：腎為牝藏。腹為陰，陰中之陽，肝也；肝為陽藏，位處中焦，以陽居陰，故謂陰中之陽也。靈樞經曰：肝為牡藏。腹為陰，陰中之至陰，脾也。脾為陰藏，位處中焦，以太陰居陰，故謂陰中之至陰也。靈樞經曰：脾為牝藏。此皆陰陽表裏內外雌雄相輸應也，故以應天之陰陽也。以其氣象參合，故能上應於天。帝曰：五藏應四時，各有收受乎？岐伯曰：有。東方青色，入通於肝，開竅於目，藏精於肝。[illegible]陽升之方，以目為用，故開竅於目。其病發驚駭，[illegible]象木屈伸[illegible]。新校正云：詳東方云病發驚駭，餘方各闕者，按五常政大論委和之紀，其發驚駭，疑此文為衍。其味酸，其[illegible]

周官膳膏臊

草木性柔脆而曲直其畜雞以雞為畜取巽言之易曰巽為雞其穀麥五穀之長者麥故東方用之本草曰麥為五穀之長。新校正按五常政大論云其畜犬其穀麻。其應四時上為歲星木之精氣上為歲星十二年一周天是以春氣在頭也萬物發榮於上故春氣在頭。新校正云詳東方言春氣在頭不言病在頭餘方言病在某不言某氣在某者互文也其音角角木声也孟春之月律中太蔟林鍾所生三分益一管率長八寸仲春之月律中夾鍾夷則所生三分益一管率長七寸五分。新校正云詳夾鍾鄭康成云長七寸二千一百八十七分寸之千七十五。季春之月律中姑洗南呂所生三分益一管率長七寸又十八分寸之一。新校正云詳鄭康成云九分寸之一。凡是三管皆木氣應之其數八木生數三成數八尚書洪範曰三曰木是以知病之在筋也木之堅柔類筋氣故其臭臊凡氣因木變則為臊。新校正云詳臊月令作羶南方赤色入通於心開竅於耳藏精於心舌為心之官當言於舌舌用非竅故云耳也繆刺論曰手少陰之絡會於耳中義取此也故病在五藏以夏氣在藏也其味苦其類火炎上[illegible]其畜羊以羊為畜言其未也以主[illegible]通而言之。新校正云按五常政大論云其畜馬其穀黍[illegible]其應四時上為熒惑星火之精氣上為熒惑星七百四十日一周天是以知病之在脈也火之躁動類於脈氣其音徵徵火声也

孟夏之月律中仲呂仲呂所生三分益一管率長六寸七分○新校正云按鄭康成云六寸萬九千六百八十三分寸之萬
二千九百七十四○按仲夏之月律中蕤賓蕤賓所生三分益一管率長六寸三分○新校正云按鄭康成云六寸八十
一分寸之二十六○季夏之月律中林鍾林鍾黃鍾之所生三分減一管率長六寸是三管之宮氣應之其數七火生
數二成數七尚書洪範曰二曰火○其臭焦凡氣因火變則為焦中央黃色○入通於脾開
竅於口藏精於脾土精之氣其神意脾為化口主脾故開竅於口故病在舌本○脾脈
上連於舌本故病氣居之○其味甘其類土其畜牛○土王四季故畜取丑牛又以牛
色黃也○其穀稷色黃而味甘也○其應四時上為鎮星○土之精氣上為鎮星二十八年一周
天○是以知病之在肉也○土之柔厚脾主肉故其音宮宮土聲也律書以黃鍾為濁宮林鍾
為清宮蓋以林鍾當六月管也五音以宮為主宮音也故黃鍾為陽宮林鍾為陰宮也○其數五○土數五尚書洪
範曰五曰土○其臭香○凡氣因土變則為香西方白色入通於肺開竅於鼻藏
精於肺○金精之氣其神魄肺主鼻通息故開竅於鼻故病在背○以肺在胸中背為胸中之府也其
味辛其類金性剛而堅也其畜馬○取其健也易曰乾為馬○新校正云按五常政大論云其畜
雞其穀稻○稻堅白其應四時上為太白星○金之精氣上為太白星三百六十五日一

陰。是以知病之在皮毛也。金之堅密類皮毛也。其音商，商金聲也。孟秋之月律中夷則，大呂所生，三分減一，管率長五寸七分；仲秋之月律中南呂，大簇所生，三分減一，管率長五寸三分；季秋之月律中無射，夾鍾所生，三分減一，管率長四寸九分。是三管之率，皆金氣應之。其數九，金生數四，成數九。尚書洪範曰：四曰金。其臭腥。凡氣因金變則為腥羶之氣也。北方黑色，入通於腎，開竅於二陰，藏精於腎，陰謂前陰後陰也。腎藏精，水之精氣，其藏於腎，故開竅於二陰也。故病在谿，谿謂肉之小會也。氣穴論曰：肉之大會為谷，肉之小會為谿。其味鹹，其類水，性潤下。其畜彘，彘豕也。其穀豆，黑豆。其應四時，上為辰星，水之精氣上為辰星，三百六十五日一周天。是以知病之在骨也。骨主幽暗，骨體內藏，以類相同，故病居骨也。其音羽，羽水聲也。孟冬之月律中應鍾，姑洗所生，三分減一，管率長四寸七分半；仲冬之月律中黃鍾，仲呂所生，三分益一，管率長九寸；季冬之月律中大呂，蕤賓所生，三分益一，管率長八寸四分。凡是三管，皆水氣應之。其數六，水生數一，成數六。尚書洪範曰：一曰水。其臭腐。凡氣因水變則為腐朽之氣也。故善為脈者，謹察五藏六府，一逆一從，陰陽表裏，雌雄之紀，藏之心意，合心於精，心合精微則深知通變。非其人勿教，非其真勿授，是謂得道。隨其所能而與之，是謂得道。教授之道也。靈樞經曰：明目者

[illegible]可使聽音捷疾辭語者可使傳論語徐而安靜手巧而心審諦者可使行鍼艾理血氣而調諸逆順察陰陽而兼諸方緩節柔筋而心和調者可使導引行氣疾毒言語輕人者可使唾癰呪病爪苦手毒為事善傷者可使按積抑痺[illegible]由是明各得其能方乃可行其名乃彰[illegible]故曰非其人勿教非其真勿授此之謂也

○陰陽應象大論篇第五 新校正云按全元起本在第九卷

黄帝曰陰陽者天地之道也 謂變化生成之道也老子曰萬物負陰而抱陽沖氣以為和易繫辭曰一陰一陽之謂道此之謂也 萬物之綱紀 滋生之用也陽與之正氣以生陰為之主持以立故為萬物之綱紀也 變化之父母 異類之用也何者然鷹化為鳩田鼠化為鴽腐草化為螢雀入大水為蛤雉入大水為蜃如此皆異類因變化而成有也 生殺之本始 寒暑之用也萬物假陽氣溫而生因陰氣寒而死故知生殺本始是陰陽之所運為也 神明之府也 府宮府也言所以生殺變化之多端者何哉以神明居其中也下文曰天地之動靜神明為之紀易繫辭曰陰陽不測之謂神亦謂居其中也 [illegible] 治病必求於本 陰陽與萬類生殺變化猶然在於人身同相參合故治病之道必先求之 故積陽為天積陰為地 言陰陽為天地之道者何以此 陰靜陽躁 言應物類運用之標格也 陽生陰長陽殺陰藏 明前天地殺生之殊用也

周官天產作陰德所謂天以陽生陰長地產作陽德所謂地以陽殺陰藏

之殊用也神農曰天以陽生陰長地以陽殺陰藏新校正云詳陰長陽殺之義或者疑之按周易八卦布四方之義則可見矣坤者陰也位西南隅時在六月七月之交萬物之所盛長也安謂陰無長之理乾者陽也位戌亥之分時在九月十月之交萬物之所收殺也孰謂陽無殺之理以是明之陰長陽殺之理可見矣此說又見天元紀大論其說自異矣

陽化氣陰成形明前萬物滋生之綱紀也寒極生熱熱極生寒明前之大體也寒氣生濁熱氣生清言正氣也清氣在下則生飧泄濁氣在上則生䐜脹熱氣在下則穀不化故飧泄寒氣在上則氣不散故䐜脹何者以陰靜而陽躁也此陰陽反作病之逆從也反謂反覆作謂作務反覆作務則病如是故清陽為天濁陰為地地氣上為雲天氣下為雨雨出地氣雲出天氣陰凝上結則合以成雲陽散下流則注而為雨雨從雲以施化故言雨出地雲憑氣以交合故言雲出天天地之理且然人身清濁亦如是也故清陽出上竅濁陰出下竅氣本乎天者親上氣本乎地者親下各從其類也上竅謂耳目鼻口下竅謂前陰後陰清陽發腠理濁陰走五藏腠理謂滲泄之門故清陽可以發散五藏為包藏之所故濁陰可以走之清陽實四支濁陰歸六府四支外動故清陽實之六府傳化故濁陰歸之水為陰火為陽水寒而靜故為陰火熱而躁故為陽陽為氣陰

為味。
氣惟散布，故陽為之；味曰從形，故陰為之。
味歸形。形歸氣。氣歸精。精歸化。
形食味，故味歸形；氣養形，故形歸氣；精食氣，故氣歸精；化生精，故精歸化。故下文曰：
精食氣。形食味。
氣化則精生，味和則形長，故云食之也。
化生精。氣生形。
精微之液，惟血化而成；形質之有，資氣行營立，故斯二者各奉生乎。
味傷形。氣傷精。
過其節也。
精化為氣。氣傷於味。
精承化養則食氣，精若化生則不食氣。精血內結，鬱為瘡瘍，攻胃則五味倨然不得入也。女人重身，精化百日，皆傷於味也。
陰味出下竅。陽氣出上竅。
味有質，故下流於便瀉之竅；氣無形，故上出於呼吸之門。
味厚者為陰，薄為陰之陽。氣厚者為陽，薄為陽之陰。
陽為氣，氣厚者為純陽；陰為味，味厚者為純陰。故味薄者為陰中之陽，氣薄者為陽中之陰。
味厚則泄，薄則通。氣薄則發泄，厚則發熱。
陰氣潤下，故味厚則泄利；陽氣炎上，故氣厚則發熱。味薄為陰少，故通泄；氣薄為陽少，故汗出。發泄，謂汗出也。
壯火之氣衰，少火之氣壯。
火之壯者，壯已必衰；火之少者，少已則壯。
壯火食氣，氣食少火。壯火散氣，少火生氣。
氣生壯火，故云壯火食氣；少火滋氣，故云氣食少火。以壯火食氣，故氣得壯火則耗散；以少火益氣，故氣得少火則生長。人之陽氣，壯少亦然。
氣味辛甘發散為陽，酸苦涌泄為陰。
非惟氣味分正陰陽，然辛甘酸苦之中，復有陰陽之殊氣爾。何者？辛散甘緩，故發散為陽；酸收苦泄，故涌泄為陰。

者由此故[illegible]出為陰之也

陰勝則陽病。陽勝則陰病。勝則不病，不勝則病。陽勝則熱，陰勝則寒。是為太過而致也。新校正云：按甲乙經作陰病則熱，陽病則寒，文異意同。重寒則熱，重熱則寒。物極則反，亦猶壯火之氣衰，少火之氣壯也。寒傷形，熱傷氣。寒則衛氣不利，故傷形；熱則榮氣內消，故傷氣。雖陰成形，陽化氣，一過其節，則形氣被傷。氣傷痛，形傷腫。氣傷則熱結於肉分，故痛；形傷則寒薄於皮腠，故腫。故先痛而後腫者，氣傷形也；先腫而後痛者，形傷氣也。先氣證而病形，故曰氣傷形；先形證而病氣，故曰形傷氣。風勝則動，風勝則庶物皆搖，故為動。新校正云：按左傳曰風淫末疾，即此義也。熱勝則腫，熱勝則陽氣內鬱，故洪腫暴作，甚則榮氣逆於肉理，聚為癰膿之腫。燥勝則乾，燥勝則津液竭涸，故皮膚乾燥。寒勝則浮，寒勝則陰氣結於玄府，玄府閉密，陽氣內攻，故為浮。濕勝則濡寫。濕勝則內攻於脾胃，脾胃受濕則水穀不分，水穀相和，故大腸傳道而注寫也。以濕內盛而寫，故謂之濡寫。新校正云：按左傳曰雨淫腹疾，則其義也。風勝則動至此五句，與六元正紀大論文重，彼注頗詳。天有四時五行，以長生收藏，以生寒暑燥濕風。春生夏長，秋收冬藏，謂四時之生長收藏。冬水寒，夏火暑，秋金燥，春木風，長夏土濕，謂五行之寒暑燥濕風也。然四時之氣，土雖寄王，原其所主，則濕屬中央，故云五行以生寒暑燥濕風五氣也。人有五藏化五氣，以生喜怒

悲憂恐。[illegible]

故喜怒傷氣，寒暑傷形。[illegible]

暴怒傷陰，暴喜傷陽。[illegible]

厥氣上行，滿脈去形。[illegible]

喜怒不節，寒暑過度，生乃不固。[illegible]

故重陰必陽，重陽必陰。[illegible]

故曰：冬傷於寒，春必溫病。[illegible]

春傷於風，夏生飧泄。[illegible]

夏傷於暑，秋必痎瘧。[illegible]

秋傷於濕，冬生欬嗽。[illegible]

周官冬有嗽[illegible]

上氣疾

又衰故冬寒甚則為嗽。新校正云按生氣通天論云秋傷於濕上逆而欬發為痿厥

帝曰：余聞上古聖人，論理人形，列別藏府，端絡經脈，會通六合，各從其經；氣穴所發，各有處名；谿谷屬骨，皆有所起；分部逆從，各有條理；四時陰陽，盡有經紀；外內之應，皆有表裏，其信然乎？六合謂十二經脈之合也。靈樞經曰：太陰陽明為一合。少陰太陽為一合。厥陰少陽為一合。手足之脈各三，則為六合也。手厥陰則心包絡脈也。氣穴論曰：肉之大會為谷。肉之小會為谿。肉分之間，谿谷之會，以行榮衛，以會大氣。屬骨者，為骨相連屬處。表裏者，諸陽經脈皆為表。諸陰經脈皆為裏。○新校正云：詳帝曰至言信其然乎，全元起本及太素在上古聖人之教也上。

岐伯對曰：東方生風，陽氣上騰散為風也。風者天之號令，風為教始，故生自東方。風生木，風鼓木本發生風氣性之本也。木生酸，凡物之味酸者，皆木氣之所生也。尚書洪範曰：曲直作酸。酸生肝，生謂生長也。凡味之酸者，皆先生長於肝。肝生筋，肝之精氣生養筋也。筋生心，陰陽書曰：木生火。然肝之木氣內養於心也。肝主目，目見日明，類齊同也。其在天為玄，玄謂玄冥，言天色高遠，尚未盛明也。在人為道，道謂道化以道，而化人則徧從。在地為化，化謂造化也。庶類時育，皆造化者也。化生五味，萬物生五味具以變化五[illegible]而[illegible]成也。道生智，智從正化而有，故曰道生智。玄生神，玄冥之內

[illegible]中故生神。神在天為風。飛揚散動，風之用也。然發而周遠，無所不通，信乎神化而能爾。在地為木。柔軟曲直，木之性也。○新校正云：詳其在天為玄至此為木，與天元紀大論同，註頗異。在體為筋。束絡連屬，筋之力也。在藏為肝。其神魂也。道經義曰：魂居肝，魂靜則至道不亂。在色為蒼。蒼謂薄青色，象木色也。在音為角。角謂木音，調而直也。樂記曰：角亂則憂，其民怨。在聲為呼。呼謂叫呼，亦謂之嘯。在變動為握。握所以牽就也。○新校正云：按楊上善云：握憂噦欬慄五者，改志而有名曰變動也。在竅為目。目所以司見形色。在味為酸。酸可用收斂也。在志為怒。怒所以禁非也。怒傷肝。[illegible]肝也。悲勝怒。悲則肺金并於肝木，故勝怒也。宣明五氣篇曰：精氣并於肺則悲。○新校正云：詳[illegible]志云[illegible]喜思憂恐，悲當云憂，今變憂為悲者，蓋以[illegible]故不云憂也。風傷筋。[illegible]中則傷[illegible]○新校正云：[illegible]五運行大論曰：風傷肝。燥勝風。燥為金氣，故勝木風。酸傷筋。過節也。辛勝酸。辛，金味，故勝木酸。南方生熱。陽氣炎燥，故生熱。熱生火。鑽燧改火，惟熱是生。火生苦。凡物之味焦苦者，皆火氣之所生也。苦生心。凡味之苦者，皆先生長於心。心生血。心之精氣，生養血也。血生脾。陰陽書曰：火生土。然心火之氣，內養血，血足乃生脾土。○新校正云：按太素血作脈。心主舌。心別是非，舌以言事，故主舌。其在天為熱。暄暑熾燠，熱之用也。在地

為火。炎上翕赩火之性也。赩許極反在體為脈通行榮衛而養血也在藏為心其□所神也□□□□曰神處心神守則血氣流通在色為赤象火也在音為徵徵謂火音和而美也樂記曰徵亂則哀其事勤在聲為笑。笑喜聲也在變動為憂。憂可以成務。新校正云按楊上善云心之憂在心變動肺之憂在肺之志是則肺主於秋憂為正也而心主於夏變而生憂也在竅為舌舌所以司辨五味也金匱真言論曰南方赤色入通於心開竅於耳尋其為竅則舌義便乖以其主味故云舌也在味為苦苦可用燥泄也在志為喜喜所以和樂也喜傷心心志為喜喜甚則自傷恐勝喜恐則腎水并於心火故勝喜也宣明五氣篇曰精氣并於腎則恐熱傷氣熱勝則喘息促急寒勝熱寒為水氣故勝火熱苦傷氣以火生也。新校正云詳此篇論所傷之旨其例有三東方云風傷筋酸傷筋中央云濕傷肉甘傷肉是自傷者也南方云熱傷氣苦傷氣北方云寒傷血鹹傷血是傷己所勝西方云熱傷皮毛是被勝傷己辛傷皮毛是自傷者也凡此五方所傷有此三例不同大素陰陽二云自傷鹹勝苦鹹水味故勝火苦中央生濕陽氣盛薄陰氣固升升薄相合故生濕也易義曰陽上薄陰陰能固之然後蒸而為雨明濕生於固陰之氣也。新校正云按楊上善云六月四陽二陰合蒸以生濕氣也濕生土土濕則固明濕生也。新校正云按楊上善云四陽二陰合而為濕蒸腐萬物成土也土生甘凡物之味甘者皆土氣之所生也尚書洪範曰稼穡作甘甘生脾凡味之甘者，皆土氣之所生也。脾生肉，脾之精氣，生養肉也。肉生肺，陰陽書曰：土生金。然脾土之氣，內養肺金。脾主口，脾受水穀，口納五味，故主口。其在天為濕，霧露雲雨，濕之用也。在地為土，安靜稟化，土之德也。在體為肉，覆裹筋骨，充其形也。在藏為脾，其神意也。靈樞經曰：脾藏意。在色為黃，象土色也。在音為宮，宮謂土音，大而和也。樂記曰：宮亂則荒，其君驕。在聲為歌，歌，嘆聲也。在變動為噦，噦，謂噦噫，胃寒所生。新校正云：詳王氏以噦為噦噫。按楊上善云：噦，氣忤也。在竅為口，口所以司納水穀。在味為甘，甘可以寬緩也。在志為思，思所以知遠也。思傷脾，思過則脾氣結。怒勝思，怒則不思，勝可知矣。濕傷肉，脾主肉而惡濕，濕勝則肉傷。風勝濕，風為木氣，故勝土濕。甘傷肉，亦過節也。新校正云：按五運行大論云：甘傷脾。酸勝甘，酸，木味，故勝土甘。西方生燥，天氣急切，故生燥。燥生金，金燥有聲，則生金也。金生辛，凡物之味辛者，皆金氣之所生也。尚書洪範曰：從革作辛。辛生肺，辛物入胃，先入於肺，故諸乃辛生肺也。肺生皮毛，肺之精氣，生養皮毛。皮毛生腎，陰陽書曰：金生水。然腎水之氣，皮毛之所養。肺主鼻，肺藏氣，鼻通息，故主鼻。其在天為燥，輕急勁強，燥之用也。在地為金，堅勁從革，金之性也。在體為皮毛，包藏膚腠，扞其邪也。在藏為肺，其神魄也。靈樞經曰：肺藏魄。

肺魄安則德修壽延。在色為白象金色在音為商商謂金聲輕而勁也樂記曰商亂則陂其官壞
在聲為哭哭哀聲也在變動為欬欬謂欬嗽所以利咽喉也在竅為鼻鼻所以司嗅呼
吸在味為辛辛可用散潤也在志為憂憂深慮也憂傷肺雖志為憂過則損也喜勝
憂喜則心火并於肺金故勝憂也宣明五氣篇曰精氣并於心則喜熱傷皮毛熱從火生耗津液故寒
勝熱陰制陽也○新校正云按太素作燥傷皮毛熱勝燥又按王注五運行大論云火有二別故此再舉熱傷之形
[illegible]辛傷皮毛過而招損苦勝辛苦火味故勝金辛北方生寒陰氣凝冽故生寒也寒
生水寒氣盛凝變為水水生鹹凡物之味鹹者皆水氣之所生也尚書洪範曰潤下作鹹鹹生腎
凡味之鹹者皆先生長於腎腎生骨髓腎之精氣生養骨髓髓生肝陰陽書曰水生木然腎水之氣生
養骨髓已乃生肝木腎主耳腎屬北方位居幽暗聲入故主耳○其在天○為寒○寒凝清慘冽寒之用也
○在地為水○清潔潤下水之用也在體為骨端直貞幹以立身也在藏為腎其神志也道經
義曰志藏腎志營則骨髓滿實在色為黑象水色在音為羽羽謂水音沉而深也樂記曰羽亂則
危其財匱在聲為呻呻吟聲也在變動為慄○慄謂戰慄甚寒大恐而悉有之在竅為耳
耳所以司聽五音○新校正云按金匱真言論云開竅於二陰蓋以心寄竅於耳故與此不同在味為鹹鹹可

陰陽句重似誤

鹹可柔耎也在志為恐恐所以懼惡也恐傷腎恐而不已則內感於腎故傷也靈樞經曰恐懼而不解則傷精明感腎也思勝恐思深慮遠則見事源故勝恐也寒傷血寒則血凝傷可知也新校正云按太素血作骨燥勝寒燥從熱生故勝寒也新校正云按太素燥作濕鹹傷血食鹹而渴傷血可知新校正云按太素血作骨甘勝鹹甘土味故勝水鹹新校正云詳自前至此與五運行大論同兩注頗異當兩觀之故曰天地者萬物之上下也觀其覆載而萬物之上下可知矣陰陽者血氣之男女也陰主血陽主氣陰生女陽生男左右者陰陽之道路也陰陽間氣左右循環故左右為陰陽之道路也新校正云詳[illegible]陰氣右行陽氣左行謂[illegible]水火者陰陽之徵兆也觀水火之氣則陰陽徵兆可明矣陰陽者萬物之能始也謂能為變化生成之元始新校正云詳天地者至萬物之能始與天元紀大論同[illegible]故曰陰在內陽之守也陽在外陰之使也陰靜故為陽之鎮守陽動故為陰之役使帝曰法陰陽奈何岐伯曰陽勝則身熱腠理閉喘麤為之俛仰汗不出而熱齒乾以煩冤腹滿死能冬不能夏陽勝故能冬熱甚故不能夏[illegible]上[illegible]陰

陰勝則身寒汗出身常清數慄而寒寒則厥厥則腹滿死厥謂氣逆
能夏不能冬。[illegible]此陰陽更勝之變病之形能也。
帝曰調此二者奈何謂身之血氣精氣也[illegible]岐伯曰能知七損
八益。則二者可調。不知用此則早衰之節也。用謂房色也女子以七七為天
癸之終丈夫以八八為天癸之極然知八可益知七可損則各隨氣分修養天真終其天年以度百歲上古天真論曰女
子二七天癸至月事以時下丈夫二八天癸至精氣溢寫然陰七可損則海滿而血自下陽八宜益交會而泄精由此則
七損八益理可知矣年四十而陰氣自半也起居衰矣內耗故陰減中乾故氣力始衰
[illegible]曰人年四十腠理始疏榮華頹落髮頗斑白由此之節言之起居衰之次也年五十體重耳目
不聰明矣。[illegible]年六十陰痿氣大衰九竅不利下虛上實涕
泣俱出矣。[illegible]故曰知之則強不知則老知謂知七損八益全形保性之道也
故同出而名異耳同謂同於好欲異謂異其老壯之名智者察同愚者察異智者
察同欲之間而能性道愚者見形容別異方乃効之自性則道益有餘放効則治生不足故下文曰[illegible]如兩[illegible]愚者
不足智者有餘[illegible]有餘則耳目聰明身體輕強老

者復壯壯者益治夫保性全真蓋由知道之所致也故曰道者不可斯須離可離非道此之謂也是
以聖人為無為之事樂恬憺之能從欲快志於虛無之守故
壽命無窮與天地終此聖人之治身也聖人不為無益以害有益不為害性而順欲故壽命長遠與天地終庚桑楚曰聖人之於聲色滋味也利於性則取之害於性則損之此全性之道也書曰不作無
益害有益也天不足西北故西北方陰也而人右耳目不如左明
也在上故法天地不滿東南故東南方陽也而人左手足不如右
強也在下故法地帝曰何以然岐伯曰東方陽也陽者其精并於
上并於上則上明而下虛故使耳目聰明而手足不便也西
方陰也陰者其精并於下并於下則下盛而上虛故其耳目
不聰明而手足便也故俱感於邪其在上則右甚在下則左
甚此天地陰陽所不能全也故邪居之夫陰陽之應天地猶水之在器也器圓則水圓器曲則水曲人之血氣亦如是故隨不足則邪氣留居之去声故天有精地有形天有
八紀地有五里陽為天降精氣以施化陰為地布和氣以成形五行為生育之井里八節為變化之綱紀

八紀為八歲之紀。五里謂五行化育之里。故能為萬物之父母。陽天化氣。陰地成形。五里運行。八風鼓坼。收藏生長。无替時宜。夫如是故能為乃物變化之父母也。清陽上天。濁陰歸地。所以能為万物之父母者何以有是之升降也。是故天地之動靜。神明為之綱紀。清陽上升。濁陰歸地。然其動靜誰所主司。蓋由神明之綱紀。亦上文曰神明之府。此之謂也。故能以生長收藏。終而復始。神明之綱紀乃能如是。惟賢人上配天以養頭。下象地以養足。中傍人事以養五藏。頭圓故配天。足方故象地。人事更易五藏遞遷故從而養也。天氣通於肺。居高故。地氣通於嗌。以下故。伊昔反。風氣通於肝。木風生故。雷氣通於心。雷象火之有声故。谷氣通於脾。谷空虛脾受納故。雨氣通於腎。腎主水[illegible]故。云鼓千金方二云。風氣應於肝。雷氣動於心。穀氣感於脾。雨氣潤於腎。六經為川。流注不息故。腸胃為海。[illegible]曰腸胃為水穀之海。九竅為水注之氣。清明者象水之內明。流注者象水之流。以天地為之陰陽。以人事配象。則近指天地以為陰陽。陽之汗。以天地之雨名之。夫人汗泄於皮腠者。是陽氣之發泄爾。然其取類於天地之間。則雲騰雨降而相似也。故曰陽之汗以天地之雨名之。陽之氣。以天地之疾風名之。陽氣散發。疾風飛揚。故以應之。舊經無名之二字。[illegible]一字等

[illegible]暴風象雷，[illegible]逆氣象陽。逆氣陵上，陽氣亦然。故治不法天之紀，不用地之理，則災害至矣。背天之紀，違地之理，則六經反作，五氣更傷，真氣既傷，則災害之至可知矣。○新校正云：按上文天有八紀，地有五里，此文理字當作里。故邪風之至，疾如風雨。[illegible]故善治者治皮毛，止於萌也。其次治肌膚，救其已生。其次治筋脈，攻其已病。其次治六府，治其已甚。其次治五藏。治五藏者，半死半生也。治其已成。神農曰：病勢已成，可得半愈。然初成者獲愈，固久者伐形，故治五藏者，半生半死也。故天之邪氣，感則害人五藏；[illegible]四時之氣，八正之風，皆天邪也。金匱真言論曰：八風發邪，[illegible]水穀之寒熱，感則害於六府；熱傷胃及膀胱，[illegible]地之濕氣，感則害皮肉筋脈。[illegible]不行，故感則害於皮肉筋脈。故善用鍼者，從陰引陽，從陽引陰，以右治左，以左治右，以我知彼，以表知裏，以觀過與不及之理，見微則過，用之不殆。深明故也。善診者，察色按脈，先別陰陽；[illegible]審清濁而知部分；[illegible]視喘息，聽音聲，

而知所苦。（謂聲之宮商角徵羽也。視喘息，謂候呼吸之長短也。）觀權衡規矩，而知病所主。（[illegible]）按尺寸，觀浮沉滑濇，而知病所生以治。（[illegible]浮脈者浮於手下也，沉脈者按之乃得也[illegible]）無過以診，則不失矣。（[illegible]有過無過皆以[illegible]則所[illegible]）故曰：病之始起也，可刺而已；（[illegible]）其盛，可待衰而已。（[illegible]病盛[illegible]）故因其輕而揚之，（[illegible]）因其重而減之，（[illegible]）因其衰而彰之。（[illegible]）形不足者，溫之以氣；精不足者，補之以味。（[illegible]）其高者，因而越之；（[illegible]）其下者，引而

掣字 古掣字

竭之。（引謂泄引也。）中滿者寫之於內。（內謂腹內。）其有邪者漬形以為汗。（邪謂風邪之氣。風中於表，則汗而發之。）其在皮者汗而發之。（在外故汗發泄也。）其慓悍者按而收之。（慓，疾也。悍，利也。氣候疾利，則按之以收斂也。）其實者散而寫之。（陽實則發散，陰實則宣寫，故下文云：）審其陰陽以別柔剛。（陰曰柔，陽曰剛。）陽病治陰，陰病治陽。（所謂從陰引陽，從陽引陰，以右治左，以左治右也。）定其血氣，各守其鄉。（鄉謂本經之部位。）血實宜決之。（決謂決破其血。）氣虛宜掣引之。（掣讀為導，導引則氣行條暢。新校正云：按甲乙經掣作導。）

陰陽離合論篇第六

（新校正云：按全元起本在第三卷。）

黃帝問曰：余聞天為陽，地為陰，日為陽，月為陰，大小月三百六十日成一歲，人亦應之。（以四時五行[illegible]內[illegible]人亦應之。新校正云：詳天為陽至成一歲，與六節藏象論重。）今三陰三陽不應陰陽，其故何也？岐伯對曰：陰陽者，數之可十，推之可百，數之可千，推之可萬，萬之大不可勝數，然其要一也。（一謂離合也。雖不可勝數，然其要妙，以離合推步，悉可知之。）天覆地載，萬物方生，未出地者，命曰陰處，名曰陰中之陰。處陰之中，故曰陰處。形未動出，亦是為陰，以陰居陰，故曰陰中之陰。則出地者，命曰陰中之陽。形動出者，是則為陽，以陽居陰，故曰陰中之陽。陽予之正，陰為之主。陽施正氣，萬物方生；陰為主持，群形乃立。予音与。故生因春，長因夏，收因秋，藏因冬，失常則天地四塞。春夏為陽，故生長也；秋冬為陰，故收藏也。若失其常道，則春不生，夏不長，秋不收，冬不藏。夫如是，則四時之氣閉塞，陰陽之氣無所運行矣。陰陽之變，其在人者，亦數之可數。天地陰陽，雖不可勝數，在於人形之用者，則數可知之。

帝曰：願聞三陰三陽之離合也。岐伯曰：聖人南面而立，前曰廣明，後曰太衝。廣，大也。南方丙丁，火位主之，陽氣盛明，故曰大明也。向明治物，故聖人南面而立。易曰：相見乎離，蓋謂此也。然在人身中，則心藏在南，故謂前曰廣明；衝脈在北，故謂後曰太衝。然太衝者，腎脈與衝脈合而盛大，故曰太衝。是以下文云。太衝之地，名曰少陰，此正明兩脈相合而為表裏也。少陰之上，名曰太陽。腎藏為陰，膀胱府為陽，陰氣在下，陽氣在上，此為一合之經氣也。靈樞經曰：足少陰之脈者，腎脈也，起於小指之下，斜趣足心。又曰：足太陽之脈者，膀胱脈也，循京骨至小指外側。由此故少陰之上名太陽也。是以下文曰。太陽根起於至陰，結於命門，名曰陰中之陽。至陰，穴名，在足小指外側。命門

[illegible]太陽之脉起於目[illegible]下至於足[illegible]此與靈樞義[illegible]

中身而上名曰廣明廣明之下名曰太陰[illegible]以上為天[illegible]以下為地[illegible]太陰之前名曰陽明[illegible]

陽明根起於厲兌名曰陰中之陽[illegible]厥陰之表名曰少陽[illegible]

少陽根起於竅陰名曰陰中之少陽[illegible]是故三陽之離合也太陽為開陽明為闔少陽為樞[illegible]

也。夫開者所以司動靜之基，闔者所以執禁固之權，樞者所以主動轉之微。由斯殊氣之用，故此三變之也。新校正云：按九墟太陽為關，陽明為闔，少陽為樞。故關折則肉節瀆而暴病起矣，故暴病者取之太陽；闔折則氣無所止息而痿疾起矣，故痿疾者取之陽明；樞折則骨繇而不能安於地，故骨繇者取之少陽。甲乙經同。三經者，不得相失也，搏而勿浮，命曰一陽。三經之至，搏擊於手，而無輕重之異，則正可謂一陽之氣，無復有一二三陽差降之異用也。帝曰：願聞三陰。岐伯曰：外者為陽，內者為陰，言三陽為外運之離合，三陰為內用之離合也。然則中為陰，其衝在下，名曰太陰，衝脈在脾之下，故言其衝在下也。靈樞經曰：衝脈者與足少陰之絡，皆起於腎下，上行者過於胞中。由此則其衝之上，太陰位也。太陰根起於隱白，名曰陰中之陰。隱白，穴名，在足大指端。太陰居陰，故曰陰中之陰。靈樞經曰：足太陰之脈，起於大指之端，循指內側白肉際，過核骨後，上內踝前廉，上踹內，循脛骨後，交出厥陰之前。太陰之後，名曰少陰，藏位及經脈之次也。脾藏之下近後，則腎之位也。然腎之下，此則太陰之下，名少陰也。少陰根起於湧泉，名曰陰中之少陰。湧泉，穴名，在足心下，踡指宛宛中。少陰之前，名曰厥陰，亦藏位及經脈之次也。少陰腎也，腎之前，則肝之位也。靈樞經曰：足厥陰之脈，循內踝之後，上足厥陰……

上廉，去內踝一寸，上踝八寸，交出太陰之後，上膕內廉，故云少陰之前也。厥陰根起於大敦，大敦，穴名，在足大指之端三毛之中也。[illegible]陰之絕陽，名曰陰之絕陰。兩陰相合，故曰陰之絕陽。[illegible]陰氣至此而盡，故名曰陰之絕陰。是故三陰之離合也，太陰為開，厥陰為闔，少陰為樞。亦氣之不等也。○新校正云：按九墟云：[illegible]關折則倉廩無所輸，[illegible]善悲，悲者取之厥陰；[illegible]而不通，不通者取之少陰。[illegible]三經者，不得相失也，搏而勿沈，名曰一陰。[illegible]三陰[illegible]之脈[illegible]陰陽𩅳𩅳，積傳為一周，氣裏形表而為相成也。[illegible]言氣之往來也。[illegible]水下二刻而一周於身。[illegible]○新校正云：[illegible]本𩅳𩅳作[illegible]

○陰陽別論篇第七新校正云：按全元起本在第四卷。渾 音闢

黃帝問曰：人有四經十二從，何謂？[illegible]岐伯對曰：四經[illegible]四時，十二從應十二月，十二月應十二脈。[illegible]

三陽受寒冬則頭痛者此

時之經脈也。從，謂天氣順行十二辰之分，故應十二月也。十二月，謂春建寅卯辰，夏建巳午未，秋建申酉戌，冬建亥子丑之月也。十二脈，謂手三陰三陽、足三陰三陽之脈也。以氣數相應，故參合之。脈有陰陽，知陽者知陰，知陰者知陽。深知則備識其變易。凡陽有五，五五二十五陽。五陽，謂五藏之陽氣也。五藏應時，各形一脈，一脈之內，包總五藏之陽，五五相乘，故二十五陽也。○新校正云：按玉機真藏論云：故病有五變，五五二十五變，義與此通。所謂陰者，真藏也，見則為敗，敗必死也。五藏為陰，故曰陰者真藏也。然見者，謂肝脈至，中外急如循刀刃責責然，如按琴瑟絃；心脈至，堅而搏，如循薏苡子累累然；肺脈至，大而虛，如以毛羽中人膚；腎脈至，搏而絕，如以指彈石辟辟然；脾脈至，弱而乍數乍疏。夫如是脈見者，皆為藏敗神去，故必死也。○力逆反。所謂陽者，胃脘之陽也。胃脘之陽，謂人迎之氣也。察其氣脈動靜小大與脈口應否也。胃為水穀之海，故候其氣而知病處。人迎在結喉兩傍，脈動應手，其脈之動，常左小而右大，左小常以候藏，右大常以候府。一云胃胞之陽，非也。○脘音管。別於陽者，知病處也；別於陰者，知死生之期。陽者衛外而為固，然外邪所中，別於陽則知病處；陰者藏神而內守，若考真正成敗，別於陰則知病者死生之期。○新校正云：按玉機真藏論云：別於陽者，知病從來；別於陰者，知死生之期。三陽在頭，三陰在手，所謂一也。頭，謂人迎；手，謂氣口。兩者相應，俱往俱來，若引繩小大齊等者，名曰平人，故言所謂一也。氣口在手

古謀讀為媒先秦文皆然

魚際之後一寸。人迎在結喉兩傍一寸五分。皆可以候藏府之氣。別於陽者知病忌時。別於陰者知死生之期。識氣定期故知病忌明成敗故知死生之期謹熟陰陽。無與眾謀。謹量氣候精熟陰陽病忌之準可知生死之疑自決正行無惑何用眾謀議也所謂陰陽者。去者為陰。至者為陽。靜者為陰。動者為陽。遲者為陰。數者為陽。言脈動之中也凡持真脈之藏脈者。肝至懸絕急。十八日死。心至懸絕。九日死。肺至懸絕。十二日死。腎至懸絕。七日死。脾至懸絕。四日死。真脈之藏脈者謂真藏之脈也。十八日者金木成數之餘也。九日者水火生成數之餘也。十二日者金火生成數之餘也。七日者水土生數之餘也。四日者木生數之餘也。故平人氣象論曰肝見庚辛死心見壬癸死肺見丙丁死腎見戊己死脾見甲乙死者以此如是者皆至所期不勝而死也何者以不勝剋賊之氣也曰。二陽之病發心脾。有不得隱曲。女子不月。二陽謂陽明大腸及胃之脈也。隱曲謂隱蔽委曲之事也。夫陽明發病。心脾受之。心受之則血不流。脾受之則味不化。血不流故女子不月。味不化則男子少精。是以隱蔽委曲之事不能為也。陰陽應象大論曰精不足者補之以味。由是則味不化而精氣少也。奇病論曰胞絡者繫於腎。又評熱病論曰月事不來者胞脈閉也。胞脈者屬於心而絡於胞中。今氣上迫肺心氣不得下通。故月事不來。則其義也。又上古天真論曰女

賁古奔字詩鶉之賁賁

[illegible]二七天癸至任脈通太衝脈盛月事以時下丈夫二八天癸至精氣溢瀉由此則在女子為不月在男子為少精其
傳為風消其傳為息賁者死不治言其深久者也胃病深久傳入於脾故為風熱以消
[illegible]大腸病甚傳入於肺為喘息而上賁然腸胃脾肺及於心三藏二府互相剋薄故死不治賁音奔曰三陽
為病發寒熱下為癰腫及為痿厥腨痛三陽謂太陽小腸及膀胱之脈也小腸之
脈起於手循臂繞肩[illegible]上頭膀胱之脈從頭別下背貫臀入膕中循腨故在上為病則發寒熱在下為病則為癰腫腨痛
[illegible]為痿[illegible]痟痠疼也痿無力也厥足冷即[illegible]逆也腨時兖反[illegible]烏[illegible]反[illegible]古或反其傳為索澤其傳
為頹疝熱甚則精血枯涸故皮膚潤澤之氣皆散盡也然陽氣下墜陰脈上爭上爭則寒多下墜則筋緩故睪垂
縱緩內作頹疝頹音[illegible]曰一陽發病少氣善欬善泄一陽謂少陽膽及三焦之脈也膽氣乘胃
故善泄三焦內病故少氣陽上熏[illegible]故善欬何故心火內應而然其傳為心掣其傳為隔
[illegible]心熱故陽氣內掣三焦內結中熱故隔塞不便掣尺制反[illegible]也二陽一陰發病主驚駭背
痛善噫善欠名曰風厥二陽一陰謂厥陰心主及肝之脈也心主
[illegible]脈起於胸中出屬心包[illegible]云心病膺背[illegible]故背痛[illegible]善噫心氣不足腎氣乘
[illegible]肝[illegible]驚駭[illegible]善欠夫肝氣為風腎氣陵逆既風又厥故名風厥
二陰一陽發病善脹心滿善氣二陰謂少陰心腎之脈也[illegible]腎膽同逆三焦不行

氣畜於上故心滿下虛上盛故氣泄出也三陽三陰發病為偏枯痿易四支不舉
三陰不足則發偏枯三陽有餘則為痿易易謂變易常用而痿弱无力也鼓一陽曰鉤鼓一陰曰
毛鼓陽勝急曰弦鼓陽至而絕曰石陰陽相過曰溜言何以知陰陽
之病脉耶一陽鼓動脉見鉤也何以然一陽謂三焦心脉之府然一陽鼓動者則鉤脉當之鉤則心脉也此言正見者
也一陰謂厥陰肝木之氣也毛謂肺金之脉也金來鼓木其脉則毛金氣內乘木陽尚勝急而內見脉則為弦也若陽氣至而急脉
名曰弦屬肝陽氣至而或如斷絕脉名曰石屬腎陰陽之氣相過无能勝負則脉如水之溜也陰爭於內陽
擾於外魄汗未藏四逆而起起則熏肺使人喘鳴若金鼓不已陽氣大
勝兩氣相持內爭外擾則流汗不止手足反寒甚則陽氣內燔流汗不藏則熱攻於肺故起則熏肺使人喘鳴也陰
之所生和本曰和陰謂五神藏也言五藏之所以能生而全天真和氣者以各得自從其和性而安靜
爾苟乖所適則為他氣所乘百端之病由斯而起奉生之道可不慎乎是故剛與剛陽氣破散
陰氣乃消亡剛謂陽也言陽氣內蒸外為流汗灼而不已則陽勝又陽故盛不久存而陰氣自散陽已破敗
陰不獨存故陽氣破散陰氣亦消亡此乃爭勝招敗也淖則剛柔不和經氣乃絕血淖者陽
常勝視人之血淖者宜謹和其氣常使流通若不能深思寡欲使氣序衝和則精血滲灼內燔藏府則死且可待其能久

四日而已二 誤為死

其死陰之屬不過三日而死 [illegible] 生陽之屬不過四日而死

木乘火也 四日為已 俱 [illegible] 太一作 [illegible] 所謂生陽

死陰者。肝之心。謂之生陽。母 [illegible] 子 [illegible] 心之

肺謂之死陰。金生 [illegible] 火 [illegible] 金 肺之腎。謂之重陰。亦母子 [illegible] 以俱

[illegible] 腎之脾。謂之辟陰。死不治。[illegible] 土 [illegible] 水 [illegible] 辟陰 結

陽者腫四支。以四支為諸陽之本 [illegible] 結陰者便血一升。[illegible] 再結二升。

三結三升。[illegible] 陰陽結斜多陰少陽曰石水少腹

腫。[illegible] 二陽結謂之消。[illegible]

[illegible] 三陽結謂之隔。[illegible]

[illegible] 三陰結謂之水。[illegible] 水 一陰一

陽結謂之喉痺。[illegible] 主 [illegible] 絡 [illegible] 音 [illegible] 焦

陰搏陽別謂之有子。[illegible] 寸口 [illegible] 中 [illegible] 有任之

[illegible] 陰陽虛腸辟死。[illegible] 中 [illegible] 是真 [illegible]

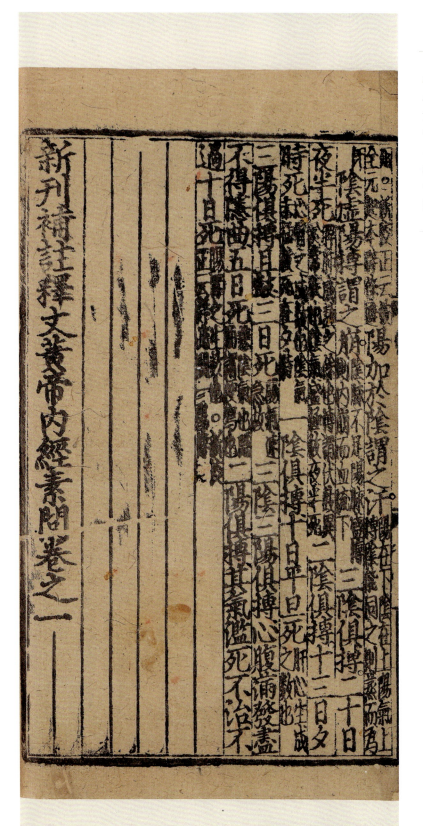

[illegible]陽加於陰謂之汗。（陽在下陰在上陽氣上搏陰能固之則蒸而為[illegible]）

陰虛陽搏謂之崩。（陰脈不足陽脈盛搏則內崩而血流下）三陰俱搏二十日夜半死。（[illegible]）二陰俱搏十三日夕時死。（[illegible]）一陰俱搏十日平旦死。（肝心生成之數也）

三陽俱搏且鼓三日死。（[illegible]）三陰三陽俱搏心腹滿發盡不得隱曲五日死。（[illegible]）二陽俱搏其氣溫死不治不過十日死。（[illegible]）

新刊補註釋文黃帝內經素問卷之一

新刊補註釋文黄帝内經素問卷之三

○靈蘭秘典論篇第八（新校正云：按全元起本名十二藏相使，在第三卷。）

黄帝問曰：願聞十二藏之相使，貴賤何如？（藏，藏也。言腹中之所藏者，非復有十二形神之藏也。）

岐伯對曰：悉乎哉問也！請遂言之。心者，君主之官也，神明出焉。（任治於物，故為君主之官。清靜栖靈，故曰神明出焉。）

肺者，相傅之官，治節出焉。（位高非君，故官為相傅。主行營衛，故治節由之。）

肝者，將軍之官，謀慮出焉。（勇而能斷，故曰將軍。潛發未萌，故謀慮出焉。）

膽者，中正之官，決斷出焉。（剛正果決，故官為中正。直而不疑，故決斷出焉。）

膻中者，臣使之官，喜樂出焉。（膻中者，在胸中兩乳間，為氣之海。然心主為君，以敷宣教令，膻中主氣，以氣布陰陽，氣和志適，則喜樂由生。分布陰陽，故官為臣使也。[illegible]）

脾胃者，倉廩之官，五味出焉。（包容五穀，是為倉廩之官。營養四傍，故云五味出焉。[illegible]）

大腸者，傳道之官，變化出焉。（傳道，謂傳不潔之道。變化，謂變化物之形。故云傳道之官，變化出焉。）

小腸者，受盛之官，化物出焉。（承奉胃司，受盛糟粕，受已復化，傳入大腸，故云受盛之官，化物出焉。）

腎者，作

強之官。伎巧出焉。強於作用，故曰作強。造化形容，故云伎巧。在女則當其伎巧，在男則正曰作強。三焦者。決瀆之官。水道出焉。引導陰陽，開通閉塞，故官司決瀆，水道出焉。膀胱者。州都之官。津液藏焉。氣化則能出矣。位當孤府，故謂都官。居下內空，故藏津液。若得氣海之氣施化，則溲便注泄；氣海之氣不及，則閟隱不通，故曰氣化則能出矣。靈樞經曰：腎上連肺，故將兩藏，膀胱是孤之府，則此之謂也。新校正云：詳此乃十一官，脾胃二藏共一官故也。凡此十二官者。不得相失也。失則災害至，故不得相失。故主明則下安。以此養生則壽。歿世不殆。以為天下則大昌。主，謂君主，心之官也。夫主賢明則刑賞一，刑賞一則吏奉法，吏奉法則民不獲罪於枉濫矣，故主明則天下安也。夫心內明則銓善惡，銓善惡則察安危，察安危則身不夭傷於非道矣，故以此養生則壽，沒世不至於危殆矣。以其為天下主，則國祚昌盛矣。主不明則十二官危。使道閉塞而不通。形乃大傷。以此養生則殃。以為天下者。其宗大危。戒之戒之。使道，謂神氣行使之道也。夫心不明則邪正一，邪正一則損益不分，損益不分則動之凶咎，陷身於羸瘠矣，故形乃大傷，以此養生則殃也。夫主不明則委於左右，委於左右則權勢妄行，權勢妄行則吏不得奉法，吏不得奉法則人民失所而皆受枉曲矣。且人惟邦本，本固邦寧，本不獲安，國將

何有宗廟之立安宗廟不安則禍敗日至國之滅亡之者言宗廟將傾也至道在微。變化無窮。孰
知其原。孰誰也言至道之用也小之則微妙而細無不入大之則廣遠而變化無窮然其淵原誰所知察窘
乎哉消者瞿瞿。新校正云按太素作肖者濯濯孰知其要。閔閔之當。孰
者為良。窘要也瞿瞿勤勤也人身之要者道也然以消息異同求諸物理而欲以此知變化之原本者雖瞿瞿勤
勤以求明悟然其要妙誰得知乎既未得其要則[illegible]閔閔之玄妙復不知
不可得而述[illegible]閔深遠也良善也新校正云按
重[illegible]問彼消恍惚之數。生於毫氂。恍惚者謂似有似無也忽亦數也似無似有而毫氂
之數生其中老子曰恍恍惚惚其中有象此之謂也筭書曰似有似無為忽毫氂之數。起於度量。
千之萬之。可以益大。推之大之。其形乃制。毫氂雖小積而不已命數乘之則
起至於尺度斗量之繩準千之萬之亦可益大推引其大則應通人形之制度也黃帝曰善哉。
余聞精光之道。大聖之業。而宣明大道。非齋戒擇吉日。不敢
受也。深敬故也韓康伯曰洗心曰齋防患曰戒黃帝乃擇吉日良兆。而藏靈蘭之
室。以傳保焉。秘之至也

○六節藏象論篇第九 新校正云按全元起本在第三卷

黃帝問曰：余聞天以六六之節，以成一歲，人以九九制會。[illegible] 計人亦有三百六十五節，以爲天地，久矣。不知其所謂也？六六之節，謂六竟於六甲之日，以成一歲之節限。九九制會，謂九周於九野之數，以制人形之會通也。[illegible]

岐伯對曰：昭乎哉問也，請遂言之。夫六六之節，九九制會者，所以正天之度，氣之數也。[illegible] 周天三百六十五度四分度之一 [illegible]

天度者，所以制日月之行也；氣數者，所以紀化生之用也。[illegible]

之寄用者所以彰氣至而斯應也氣應無差則生成之理不替遲速以度大小之月生焉故日異長短月移寒暑收藏生長無失時宜也

天為陽，地為陰；日為陽，月為陰；行有分紀，周有道理。

日行一度，月行十三度而有奇焉。故大小月三百六十五日

而成歲，積氣餘而盈閏矣。日行遲故晝夜行天之一度而三百六十五日一周天而猶有度之

奇分矣月行速故晝夜行天之十三度餘而二十九日一周天也言有奇者謂十三度外復行十九分度之七故云月行

十三度而有奇也禮義及漢律曆志云二十八宿及諸星皆從東而循天西行日月及五星皆從西而循天東行今太史

說云並循天而東行從東而西轉也諸曆家說月一日至四日月行最疾日夜行十四度餘自五日至八日行次疾日夜

行十三度餘自九日至十九日其行遲日夜行十二度餘二十日至二十三日行又小疾日夜行十三度餘二十四日至

晦日行又大疾日夜行十四度餘今太史說月行之率不如此矣月行有十五日前疾有十五日後遲者有十五日前遲

有十五日後疾者大率一月四分之而皆有遲疾遲速之度固無常準矣雖爾終以二十七日月行一周天凡行三百六

十一度二十九日日行二十九度月行三百八十七度少七度而不及日也至三十日日復遲計率至十三分日之八月

晝夜日夫盡也大盡也月也大率其計率至二十三分日之半者跡狀終盡也其日計率至十二分日之五之六而及日者小盡

之月也故云大小月三百六十五日而成歲也正言之者三百六十五日四分日之一乃一歲法以奇不成日故舉六以

說与左傳同程子謂素問出於戰國之末者益也

言之，若通以六小月計之，則歲止有三百五十四日，歲少十一日餘矣。取月所少之辰，加歲外餘之日，故從閏後三十二日而盈閏焉。尚書曰：朞三百有六旬有六日，以閏月定四時成歲。則其義也。積餘盈閏者，盖以月之大小，不盡天度故也。

立端於始，表正於中，推餘於終，而天度畢矣。

端，首也。始，初也。表，彰示也。正，斗建也。中，月半也。推，退位也。言立首氣於初節之日，示斗建於月半之辰，退餘閏於相望之後。是以閏之前，則氣不及月；閏之後，則月不及氣。故常月之制，建初立中；閏月之紀，無初無中。縱歷有之，皆他節氣也。故歷無云其候，閏無定期，因月之大小節中而閏其月也。推終之義，斷可知乎。故曰立端於始，表正於中，推餘於終也。由斯推日成閏，故能令天度畢焉。

帝曰：余已聞天度矣，願聞氣數何以合之？岐伯曰：天以六六為節，地以九九制會。

新校正云：詳篇首云人以九九制會。

天有十日，日六竟而周甲，甲六復而終歲，三百六十日法也。

十日，謂甲乙丙丁戊己庚辛壬癸之日也。十者，天地之至數也。易繫辭曰：天九地十。則其義也。六十日而周甲子之數，甲子六周而復始，則終一歲之日，是三百六十日之歲法，非天度之數也。此盖十二月各三十日者，若除小月，其日又差於此也。

夫自古通天者，生之本，本於陰陽。

通天，謂元氣，即天真也。然形假地生，命惟天賦，故奉生之氣，通繫於天，稟於陰陽，而為根本也。寶命全形論曰：人生於地，懸命於天，天地合氣，命之曰人。四氣調神大論曰：陰陽

其氣九州九竅，皆通乎天氣。

時者萬物之終始也，所生之本也。又曰：逆其根則伐其本，壞其真矣。此其義也。九州，謂冀、兗、青、徐、揚、荊、豫、梁、雍也。然地列九州，人施九竅，精神往復，氣與參同，故曰九州九竅也。靈樞經曰：地有九州，人有九竅。則其義也。先言其氣者，謂天真之氣常繫屬於中也。天氣不絕，真靈內屬，行藏動靜，悉與天通，故曰皆通乎天氣也。

故其生五，其氣三。形之所存，假五行而運用；徵其本始，從三氣以生成，故云其生五，其氣三也。氣之三者，亦副三元，故下文曰。新校正云：詳夫自古通天者至此，與生氣通天論同，注頗異，當兩觀之。

三而成天，三而成地，三而成人。非惟人獨由三氣以生，天地之道亦如是矣，故易乾坤諸卦，皆必三矣。三而三之，合則為九，九分為九野，九野為九藏。九野者，應九藏而為義也。爾雅曰：邑外為郊，郊外為甸，甸外為牧，牧外為林，林外為坰，坰外為野。則此之謂也。新校正云：按今爾雅云：邑外謂之郊，郊外謂之牧，牧外謂之野，野外謂之林，林外謂之坰，與王氏所引有異。

故形藏四，神藏五，合為九藏以應之也。形藏四者，一頭角，二耳目，三口齒，四胸中也。形分於外，故以名焉。神藏五者，一肝，二心，三脾，四肺，五腎也。神藏於內，故以名焉。所謂神藏者，肝藏魂，心藏神，脾藏意，肺藏魄，腎藏志也。故此二別亦。新校正云：詳此乃宣明五氣篇文，與生氣通天論注重，又與三部九候論注重。所以名神藏、形藏之說，具三部九候論注。

帝曰：余已聞六六九九之會也，夫子言積氣盈閏，願聞何謂氣？請夫子發蒙解惑焉。請宣揚之曰

所謂中數曰藏也獨此說為最精

要啓所未聞解疑惑者之心開蒙昧者之耳令其曉達咸使深明岐伯曰此上帝所祕先師
傳之也上帝謂上古帝君也先師岐伯祖之師僦貸季上古理色脈者也移精變氣論曰上古使僦貸季理色
脈而通神明八素經序云天師對黃帝曰我於僦貸季理色脈已三世矣言可知乎○新校正云詳一作素以八為
太素今太素無此文即此說反帝曰請遂聞之遂盡也岐伯曰五日謂之候三
候謂之氣六氣謂之時四時謂之歲而各從其主治焉日行天之
五度則五日也三候正十五日也六氣凡九十日正三月也設其多之矣故十八候為六氣六氣謂之時也四時凡三百
六十日故曰四時謂之歲也各從主治謂一歲之日各歸從五行之一氣而為之主以王也故下文曰五運相
襲而皆治之終朞之日周而復始時立氣布如環無端候亦
同法故曰不知年之所加氣之盛衰虛實之所起不可以為
工矣五運謂五行之氣應天之運而主化者也襲謂承襲如子承父業也言五行之氣父子相承主統一周之日常
如是無已周而復始也時謂立春之前當至時也氣謂當王之脈氣也春前氣至脈氣亦至故曰時立氣布也候謂日行
五度之候也言一候之日亦五氣相生而直之差則病矣移
精變氣論曰上古使僦貸季理色脈而通神明合之金木水
火土四時八風六合不離其常此之謂也工謂工於脩養者也言必明於此乃可橫行天下矣○新校正云詳王注[illegible]

氣和謂六六之節當至之時[illegible]立四時時布六氣如環之無端故又曰候亦同法帝曰五
運之始如環無端其大過不及何如岐伯曰五氣更立各有
所勝盛虛之變此其常也言盛衰虛實之變見此天之常道尔帝曰平氣何如
岐伯曰無過者也不愆常候則無過也帝曰大過不及奈何岐伯曰在
經有也言玉機真藏論篇已具言五氣平和大過不及之旨也新校正云詳王注言玉機真藏論已具按本篇言脈之大過不及即不論運氣之大過不及與平氣當云氣交變大論五常政大論篇已具言也帝曰何謂所
勝岐伯曰春勝長夏長夏勝冬冬勝夏夏勝秋秋勝春所謂
得五行時之勝各以氣命其藏春應木木勝土長夏應土土勝水冬應水水勝火夏應火
火勝金秋應金金勝木常如是矣四時之中加之長夏故謂得五行時之勝也所謂長夏者六月也土生於火長在夏中
既長而王故云長夏也以氣命藏者春之木內合肝長夏土內合脾冬之水內合腎夏之火內合心秋之金內合肺故曰
各以氣命其藏也命名也帝曰何以知其勝岐伯曰求其至也皆歸始春
始春謂立春之日也春為四時之長故候氣皆歸於立春前之日也未至而至此謂太過則薄
所不勝而乘所勝也命曰氣淫不分邪僻內生工不能禁此上

字。文義不倫，應古文錯簡，次後五治下，乃其義也，今朱書之。

至而不至，此謂不及，則所勝妄行，而所生受病，所不勝薄之也，命曰氣迫。所謂求其至者，氣至之時也。

凡氣之至，皆謂立春前十五日，乃候之初也。未至而至，謂所直之氣未應至而先期至也。先期而至，是氣有餘，故曰太過。至而不至，謂所直之氣應至不至而後期至，後期而至，是氣不足，故曰不及。太過則薄所不勝而乘所勝，不及則所勝妄行而所生受病，所不勝薄之也。凡五行之氣，我剋者為所勝，剋我者為所不勝，生我者為所生。假令肝木有餘，是肺金不足，金不制木，故木太過。木氣既餘，則反薄肺金而乘於脾土矣。故曰太過則薄所不勝而乘所勝也。此皆五藏之氣內相淫并為疾，故命曰氣淫也。餘太過例同之。又如肝木氣少，不能制土，土氣無畏而遂妄行，水被土凌，故云所勝妄行而所生受病也。肝木之氣不平，肺金之氣自薄，故曰所不勝薄之。然木氣不平，土金交薄，相迫為疾，故曰氣迫也。餘不及例皆同。

謹候其時，氣可與期，

時謂氣至時也。候其年則始於立春之日，候其氣則始於四氣定期，候其日則隨於候日，故曰謹候其時，氣可與期也。

失時反候，五治不分，邪僻內生，工不能禁也。

反謂反背也。五治謂五行所治，主統一歲之氣也。然不分五治，謬引入邪，天真氣運尚未該通，人病之由，安能精達？故曰工不能禁也。

帝曰：有不襲乎？

言五行之氣，有不相承襲者乎？

岐伯曰：蒼天之氣，不得無常也。氣之不襲，是謂非常，非常則變矣變謂變易天常也帝曰非常而變奈何岐伯曰變至則病所勝則微所不勝則甚因而重感於邪則死矣故非其時則微當其時則甚也言蒼天布氣尚不越於五行人在氣中豈不應於天道夫人之氣亂不順天常故有病死之徵矣左傳曰違天不祥此其類也假令木直之年有火氣至後二歲病矣土氣至後三歲病矣金氣至後四歲病矣水氣至後五歲病矣真氣不足復重感邪真氣內微故重感於邪則死也假令非主直年而氣相干者且為微病不必內傷於神藏故非其時則微而且持也若當所直之歲則易中邪氣故當其直時則病疾甚也諸當其王者皆必受邪故云非其時則微當其時則甚也許靈要史論曰非其時則生當其時則死當謂正直之年也帝曰善余聞氣合而有形因變以正名天地之運陰陽之化其於萬物孰少孰多可得聞乎新校正云詳從前岐伯曰昭乎哉問也至此全元起注本及太素並無疑王氏之所補也岐伯曰悉乎哉問也天至廣不可度地至大不可量大神靈問請陳其方言天地廣大不可度量而得之造化玄微豈可以人心而遍悉大神靈問讚聖深明舉大說凡粗言綱紀故曰請陳其方草生五色五色之變不可勝視草生五味五味之美不可勝極言物生之眾稟化各殊目視口味尚無能盡之況於人心乃能包括耶嗜欲不同各

有所通。言色味之衆雖不可遍盡所由，然人所嗜所欲，則自隨己心之所愛耳。故曰嗜欲不同，各有所通。天
食人以五氣，地食人以五味。天以五氣食人者，臊氣湊肝，焦氣湊心，香氣湊脾，腥氣湊肺，腐
氣湊腎也。地以五味食人者，酸味入肝，苦味入心，甘味入脾，辛味入肺，鹹味入腎也。清陽化氣而上為天，濁陰成味而下
為地。故天食人以氣，地食人以味也。陰陽應象大論曰：清陽為天，濁陰為地。又曰：陽為氣，陰為味。五氣入鼻，
藏於心肺，上使五色脩明，音聲能彰。五味入口，藏於腸胃。味
有所藏，以養五氣，氣和而生，津液相成，神乃自生。心榮面色，肺主音聲，
故氣藏於心肺，上使五色脩潔分明，音聲彰著。氣為水母，故味藏於腸胃，內養五氣，五氣和化，津液方生，津液與氣相副，
化成神氣，乃能生而宣化也。帝曰：藏象何如？象謂所見於外，可閱者也。岐伯曰：心者，生
之本，神之變也；其華在面，其充在血脈，為陽中之太陽，通於
夏氣。心者，君主之官，神明出焉。然君主者，萬物繫之以興亡，故曰心者生之本，神之變也。火氣炎上，故華在面也。心
養血，其主脈，故充在血脈也。心王於夏，氣合太陽，以太陽居夏火之中，故曰陽中之太陽，通於夏氣也。金匱真言論曰：平
旦至日中，天之陽，陽中之陽也。○新校正云：詳神之變，全元起本并太素作神之處。肺者，氣之本，魄之
處也；其華在毛，其充在皮，為陽中之太陰，通於秋氣。[illegible]

其養皮毛故曰肺者氣之本魄之處華在毛充在皮也肺藏為太陰之氣主王於秋晝日為陽氣所行位非陰處以太陰居於陽分故曰陽中之太陰通於秋氣也金匱真言論曰日中至黃昏天之陽陽中之陰也◎新校正云按太陰甲乙經并太素作少陰當作少陰肺在十二經雖為太陰然在陽分之中當為少陰也

腎者主蟄封藏之本精之處也其華在髮其充在骨為陰中之少陰通於冬氣

地户封閉蟄虫深藏腎又主水受五藏六府之精而藏之故曰腎者主蟄封藏之本精之處也腦者髓之海腎主骨髓髮者腦之所養故華在髮充在骨也以盛陰居冬陰之分故曰陰中之少陰通於冬氣也金匱真言論曰合夜至雞鳴天之陰陰中之陰也◎新校正云按全元起本并甲乙經太素少陰作太陰當作太陰腎在十二經雖為少陰然在陰分之中當為太陰

肝者罷極之本魂之居也其華在爪其充在筋以生血氣其味酸其色蒼

新校正云詳此六字當去按太素心其味苦其色赤肺其味辛其色白腎其味鹹其色黑今惟肝脾二藏載其味其色據陰陽應象大論已著色味詳矣此不當出之今更不添心肺腎三藏之色味只去肝脾二藏之色味可矣其注中所引陰陽應象大論文四十一字亦當去之【罷】音皮

此為陽中之少陽通於春氣

夫人之運動者皆筋力之所為也肝主筋其神魂故曰肝者罷極之本魂之居也爪者筋之餘筋者肝之養故華在爪充在筋也東方為發生之始故以生血氣也陰陽應象大論曰東方生風風生木木生酸酸生肝肝合木故其味酸也又

[illegible]在寅[illegible]故其色蒼也以少陽居於陽位而王於春故曰陽中之少陽通於春之氣也金匱真言論曰平旦至日中天之陽陽中之陽也○新校正云按全元起本并甲乙經太素作陰中之少陽當作陰中之少陽詳王氏引金匱真言論云平旦至日中天之陽陽中之陽也以為證則王意以為陽中之少陽也再詳上文心藏為陽中之太陽王氏以引平旦至日中之說為證今肝藏又引為證反不引雞鳴至平旦天之陰陰中之陽為證則王注之失可見當從全元起本及甲乙經太素作陰中之少陽為得

脾胃大腸小腸三焦膀胱者倉廩之本營之居也名曰器能化糟粕轉味而入出者也皆可受盛轉運不息故為倉廩之本名曰器也營起於中焦中焦為脾胃之位故云營之居也然水穀滋味入於脾胃脾胃糟粕轉化其味出於三焦膀胱故曰轉味而入出者也其華在脣四白[illegible]其充在肌[illegible]其味甘其色黃[illegible]此至陰之類通於土氣[illegible]金匱真言論曰陰中之至陰脾也凡十一藏取決於膽也[illegible]故人迎一盛病在少陽二盛病在太

陽。三盛病在陽明，四盛已上為格陽。陽脈法也。少陽，膽脈也。太陽，膀胱脈也。陽明，胃脈也。靈樞經曰：一盛而躁在手少陽，二盛而躁在手太陽，三盛而躁在手陽明。手少陽，三焦脈。手太陽，小腸脈。手陽明，大腸脈。一盛者，謂人迎之脈大於寸口一倍也。餘盛同法。四倍已上，陽盛之極，故格拒而食不得入也。正理論曰：格則吐逆。

寸口一盛病在厥陰，二盛病在少陰，三盛病在太陰，四盛已上為關陰。陰脈法也。厥陰，肝脈也。少陰，腎脈也。太陰，脾脈也。靈樞經曰：一盛而躁在手厥陰，二盛而躁在手少陰，三盛而躁在手太陰。手厥陰，心包脈也。手少陰，心脈也。手太陰，肺脈也。一盛者，謂寸口之脈大於人迎一倍也。餘盛同法。四倍已上，陰盛之極，故關閉而溲不得通也。正理論曰：閉則不得溺。溺，小便也。

人迎與寸口俱盛四倍已上為關格。關格之脈羸，不能極於天地之精氣，則死矣。俱盛，謂俱大於平常之脈四倍也。物不可以久盛，極則衰敗，不能相營。故曰關格。關格者，不得盡期而死矣。新校正云：詳羸當作贏。脈盛四倍已上，非羸也，乃盛極也。古文贏與盈通用。

〇五藏生成篇第十

新校正云：詳全元起本在第九卷。按此篇云五藏生成篇而不云論者，蓋此篇直記五藏生成之事，而無問答論議之辭，故不云論。後不言論者，義皆倣此。

心之合脈也，火氣動躁，脈類齊同，心藏應火，故合脈也。其榮色也，火炎上而色赤，故榮美於面而赤色。

赤色。○新校正云：詳王以赤色為面榮美未通，大抵發見於面之色皆心之榮也，豈專為赤哉。其主腎也。主謂主與腎相畏也。火畏於水，水与為官，故畏於腎。肺之合皮也，金氣堅定，皮象亦然，肺藏應金，故合皮也。其榮毛也，毛附皮革，故外榮。其主心也。金畏於火，火与為官，故主畏於心也。肝之合筋也，木性曲直，筋體亦然，肝藏應木，故合筋也。其榮爪也，爪者筋之餘，故外榮也。其主肺也。木畏於金，金与為官，故主畏於肺也。脾之合肉也，土性柔厚，肉體亦然，脾藏應土，故合肉也。其榮脣也，口為脾之官，故榮於脣。其主肝也。土畏於木，木与為官，故主畏於肝也。腎之合骨也，水性流濕，精氣亦然，骨通精髓，故合骨也。其榮髮也，腦為髓海，腎氣主之，故外榮髮也。其主脾也。水畏於土，土与為官，故主畏於脾也。是故多食鹹，則脈凝泣而變色；心合脈，其榮色，鹹益腎，勝於心，心不勝，故脈凝泣而顏色變易也。多食苦，則皮槁而毛拔；肺合皮，其榮毛，苦益心，勝於肺，肺不勝，故皮枯槁而毛拔去也。多食辛，則筋急而爪枯；肝合筋，其榮爪，辛益肺，勝於肝，肝不勝，故筋急而爪乾枯也。多食酸，則肉胝䐢而脣揭；脾合肉，其榮脣，酸益肝，勝於脾，脾不勝，故肉胝䐢而脣皮揭舉也。䐢，側救切。多食甘，則骨痛而髮落。腎合骨，其榮髮，甘益脾，勝於腎，腎不勝，故骨痛而髮墮落。此五味之所傷也。

[illegible]有所養有所欲[illegible]則下文曰故心欲苦合火肺欲辛合金肝欲酸合木脾欲甘合土腎欲鹹合水此五味之所合也[illegible]五藏之氣[illegible]故色見青如草茲者死[illegible]黃如枳實者死[illegible]黑如炲者死[illegible]赤如衃血者死[illegible]白如枯骨者死[illegible]此五色之見死也[illegible]青如翠羽者生赤如雞冠者生黃如蟹腹者生白如豕膏者生黑如烏羽者生此五色之見生也[illegible]生於心如以縞裹朱生於肺如以縞裹紅生於肝如以縞裹紺生於脾如以縞裹栝樓實生於腎如以縞裹紫[illegible]此五藏所生之外榮也[illegible]色味當五藏白當肺辛赤當心苦青當肝酸黃當脾甘黑當腎鹹[illegible]故白當皮赤當脈青當筋黃當肉黑當骨[illegible]

也。諸脈者皆屬於目，脈者血之府。宣明五氣篇曰：久視傷血。由此明諸脈皆屬於目也。○新校正云：按皇甫士安云：九卷曰：心藏脈，脈舍神，神明通體，故云屬目。諸髓者皆屬於腦，[illegible]諸筋者皆屬於節，筋氣之堅結者，皆絡於骨節之間也。[illegible]諸血者皆屬於心，血居脈內，屬於心也。[illegible]諸氣者皆屬於肺，[illegible]此四支八谿之朝夕也。[illegible]故人臥血歸於肝，[illegible]肝受血而能視，[illegible]足受血而能步，[illegible]掌受血而能握，[illegible]指受血而能攝。[illegible]臥出而風吹之，血凝於膚者為痹，[illegible]凝於脈者為泣，[illegible]凝於足者為厥，[illegible]此三者血行而不得反其空，故為痹厥也。[illegible]人有大谷十二分，[illegible]小谿三百五十四名，少十二俞，[illegible]

徇當作眴

也。然以三百六十五小絡言之者，除十二俞外，則當三百五十三名，經言三百五十四者，傳寫行書誤以三為四也。新
校正云：按別本及全元起本、大素俞作閑。此皆衛氣之所留止。邪氣之所客也。衛氣
滿填以行，邪氣不得居止，衛氣虧缺，留止則為邪氣所客，故言邪氣所客。鍼石緣而去之。緣，謂夤緣
行去之貌。言邪氣所客，衛氣留止，鍼其谿谷，則邪氣夤緣隨脉而行去也。診病之始，五決為紀。五決，謂以
五藏之脉為決生死之綱紀也。欲知其始，先建其母。建，立也。母，謂應時之王氣也。先立應時王氣而
後乃求邪正之氣也。所謂五決者，五脉也。謂五藏脉也。是以頭痛巔疾。下虛
上實。過在足少陰巨陽。甚則入腎。足少陰，腎脉。巨陽，膀胱脉。膀胱之脉者，起於目內眥，
上額交巔上。其支別者，從巔至耳上角。其直行者，從巔入絡腦，還出別下項，循肩髆內，俠脊抵腰中，入循膂，絡腎屬膀胱。
然腎虛而不能引巨陽之氣，故頭痛而為上巔之疾也。經病甚已，則入於藏矣。徇蒙招尤。目冥耳聾。
下實上虛。過在足少陽厥陰。甚則入肝。徇，疾也。蒙，不明也。言目暴疾而不明。招，謂
掉也，搖掉不定也。尤，甚也。目疾不明，首掉尤甚，謂暴病也。目冥耳聾，謂漸病也。足少陽，膽脉。厥陰，肝脉也。足厥陰之脉，從少
腹上，俠胃屬肝絡膽，貫鬲，布脅肋，循喉嚨之後，入頏顙，上出額，與督脉會於巔。其支別者，從目系下頰裏。足少陽之脉，起
於目銳眥，上抵頭角，下耳後，循頸入缺盆。其支別者，從耳後入耳中。又其支別者，別目銳眥，下顴，加頰車，下頸，合缺盆以下

周官所謂
嗽上氣疾

肓中，貫鬲，絡肝，屬膽。今氣不足，故為是病。新校正云：按王註徇蒙，言目暴疾而不明，義未甚顯。徇蒙者，蓋謂目瞼瞤動疾數而蒙暗。又少陽之脉下顴，甲乙經作下頰。眴胡眼一反。顙蘇朗反。谿奚啼反。顴音權。

腹滿䐜脹，支鬲胠脇，下厥上冒。過在足太陰陽明。胠，謂脅上也。下厥上冒者，謂氣從下逆上而冒於目也。足太陰脾脉，陽明胃脉也。足太陰脉自股內前廉入腹，屬脾絡胃，上鬲。足陽明脉起於鼻，交於頞下，循鼻外，下絡頤頷，從頰後下廉入缺盆，屬胃絡脾。其直行者，從缺盆下乳內廉，下俠臍入氣街中。其支別者，起胃下口，循腹裏，至氣街中而合，以下髀關。故為是病。胠去魚反。䐜音嗔。

欬嗽上氣，厥在胸中，過在手陽明太陰。手陽明，大腸脉；太陰，肺脉也。手陽明脉自肩髃前廉上出於柱骨之會上，下入缺盆，絡肺，下鬲，屬大腸。手太陰脉起於中焦，下絡大腸，還循胃口，上鬲屬肺，從肺系橫出腋下，故為欬嗽上氣，厥在胸中也。新校正云：按甲乙經厥在病。

心煩頭痛，病在鬲中，過在手巨陽少陰。手巨陽，小腸脉；少陰，心脉也。手巨陽之脉，從肩上入缺盆，絡心，循咽下鬲，抵胃屬小腸。其支別者，從缺盆循頸上頰，至目銳眥。手少陰之脉起於心中，出屬心系，下鬲絡小腸。故心煩頭痛，病在胸中也。新校正云：按甲乙經云：胸中痛，支滿，腰背相引而痛，過在手少陰太陽也。

夫脉之小大滑濇浮沉，可以指別。夫脉小者細小，大者滿大，滑者往來流利，濇者往來蹇難，浮者浮於手下，沉者按之乃得也。如是雖眾狀不同，然手巧心諦，而指可分別也。五藏之象，可以類推。[illegible]象謂[illegible]氣象也言五藏雖隱而不見然其氣象性用猶可以物類推之何者肝象木而曲直心象火而炎上脾象土而安靜肺象金而剛決腎象水而潤下夫如是皆大舉宗兆其中隨事變化象法傍通者可以同類而推之爾

五藏相音可以意識。

音謂五音也夫肝音角心音徵脾音宮肺音商腎音羽此其常應也然其互有勝負聲見否臧則耳聰心敏者猶可以意識而知之

五色微診可以目察。

色謂顏色也夫肝色青心色赤脾色黃肺色白腎色黑此其常色也然其氣象交互虧盈見吉凶則目明智遠者可以占視而知之

能合脉色可以萬全。

色青者其脉弦色赤者其脉鉤色黃者其脉代色白者其脉毛色黑者其脉堅此其常色脉也然其參校異同斷言成敗則審而不惑万舉万全色脉之病例如下說

赤脉之至也喘而堅。診曰有積氣在中。時害於食。名曰心痺。

喘謂脉至如卒喘狀也藏居高病則脉為喘狀故心肺二藏而獨言之爾喘為心氣不足堅則病氣有餘心脉起於心胸之中故積氣在中時害於食也積謂病氣積聚痺謂藏氣不宣行也

得之外疾。思慮而心虛。故邪從之。

思慮心虛故外邪因之而居止矣

白脉之至也。喘而浮。上虛下實驚。有積氣在胷中。喘而虛。名曰肺痺寒熱。

喘為不足浮者肺虛肺下不足是謂上虛上虛則下當滿實矣以其不足故善驚而氣積胷中矣然脉喘而浮是肺自不足喘而虛者是心氣上乘肺受熱而氣不得營故名肺痺而外為寒熱也

得之醉而使內也。

酒味

言痹內畜於心心肺□□是故心氣上勝於肺矣青脈之至也。長而左右彈。有積氣在心下支胠。名曰肝痹。脈長而彈是為弦緊緊為寒氣中濕乃弦肝主胠近於心故氣積心下又支胠也正理論脈名例曰緊脈者如切繩狀言左右彈人手也得之寒濕。與疝同法。腰痛足清頭脈緊。為寒脈長為濕疝之為病亦寒濕所生故言與疝同法也寒濕在下故腰痛也肝脈者起於足上行至頭故頭與督脈會於巔故病則足冷而頭痛也清亦冷也□所□反

黃脈之至也。大而虛。有積氣在腹中。有厥氣。名曰厥疝。脈大為氣脈虛為虛既氣又虛故脾氣積於腹中也若腎氣逆上則是厥疝腎氣不上則但虛而脾氣積也女子同法。得之疾使四支汗出當風。女子同法言同其候也風氣通於肝故汗出當風則脾氣積滿於腹中

黑脈之至也。上堅而大。有積氣在小腹與陰。名曰腎痹。上謂寸口也腎主下焦故氣積聚於小腹與陰也得之沐浴清水而臥。濕氣傷下自歸於腎況浴而臥得无□病□靈樞經曰身半以下濕之中也

凡相五色之奇脈。面黃目青。面黃目赤。面黃目白。面黃目黑者。皆不死也。奇脈謂與色不相偶合也凡色見黃皆為有胃氣故不死也。新校正云按甲乙經無之奇脈

面青目青。面赤目白。面青目黑。面黑目白。面赤目青。皆死

此意者乃岐伯之意也

者无黃色而皆青赤白黑色，以无胃氣也。五藏以胃氣為本，故无黃色皆曰死焉。

○五藏別論篇第十一　新校正云：按全元起本在第五卷。

黃帝問曰：余聞方士或以腦髓為藏，或以腸胃為藏，或以為府，敢問更相反，皆自謂是，不知其道，願聞其說。方士，謂明悟方術之士也。言互為藏府之差異者，經中猶有之矣。靈蘭秘典論以腸胃為十二藏相使之次，六節藏象論云十一藏取決於膽，五藏生成篇云五藏之象可以類推，五藏相音可以意識，此則互相矛盾爾。腦髓為藏，應在別經。[illegible]堅久反。岐伯對曰：腦、髓、骨、脉、膽、女子胞，此六者，地氣之所生也，皆藏於陰而象於地，故藏而不寫，名曰奇恒之府。腦髓骨脉雖名為府，不正與神藏為表裏，膽與肝合，而不同六府之傳寫，胞雖出納，納則受納精氣，出則化出形容，形容之出謂化極而生，然出納之用有殊於六府，故言藏而不寫，名曰奇恒之府也。夫胃、大腸、小腸、三焦、膀胱，此五者，天氣之所生也，其氣象天，故寫而不藏，此受五藏濁氣，名曰傳化之府，此不能久留，輸寫者也。言水穀入已，糟粕變化而泄出，不能久久留住於中，但當化已輸寫令去而已，傳寫諸化，故曰傳化之府也。魄門亦為五藏使，水穀不得久藏。謂肛之門也，內

太陰肺脉
胃傳於肺
見於氣口

通於肺，故曰魄門。受已化物，則為五藏行使，然水穀亦不得久藏於中。所謂五藏者，藏精氣而不寫也，故滿而不能實。精氣為滿，水穀為實，但藏精氣，故滿而不能實。新校正云：按全元起本及甲乙經、太素，精氣作精神。六府者，傳化物而不藏，故實而不能滿也。以不藏精氣，但受水穀故也。所以然者，水穀入口，則胃實而腸虛，以未下也。食下，則腸實而胃虛。水穀下也。故曰實而不滿，滿而不實也。帝曰：氣口何以獨為五藏主？氣口則寸口也，亦謂脈口。以寸口可候氣之盛衰，故云氣口；可以切脈之動靜，故云脈口。皆同取於手魚際之後同身寸之一寸，是則寸口也。岐伯曰：胃者水穀之海，六府之大源也。人有四海，水穀之海則其一也。受水穀已，榮養四傍，以其當運化之源，故為六府之大源也。五味入口，藏於胃，以養五藏氣，氣口亦太陰也。氣口在手魚際之後同身寸之一寸，氣口之所候脈動者，是手太陰脈氣所行，故言氣口亦太陰也。是以五藏六府之氣味，皆出於胃，變見於氣口。營氣之道，內穀為寶，穀入於胃，氣傳與肺，精專者循肺氣行於氣口，故云變見於氣口也。新校正云：按全元起本出作入。故五氣入鼻，藏於心肺，心肺有病，而鼻為之不利也。凡治病必察其下，適其脈，觀

能誤為也

觀其志意與其病也下謂目下所見可否也調適其脉之盈虛觀量志意之邪正及病深淺成敗之宜乃守法以治之也○新校正云按太素作必察其上下適其脉候觀其志意與其病能拘於鬼神者不可與言至德志意邪則好祈禱言至德則事必違背故不可與言至德也惡於鍼石者不可與言至巧惡於鍼石則巧不得施故不可與言至巧巧音朽病不許治者病必不治治之無功矣心不許人治之是其必死強為治者功亦不成故曰治之無功矣

○異法方宜論篇第十二新校正云按全元起本在第九卷

黃帝問曰醫之治病也一病而治各不同皆愈何也不同謂鍼石灸焫毒藥導引按蹻也岐伯對曰地勢使然也謂法天地生長收藏及高下燥濕之勢故東方之域天地之所始生也法春氣也魚鹽之地海濱傍水魚鹽之地海之利也濱水際也隨業近之其民食魚而嗜鹹皆安其處美其食豐其利故居安恣其味故食美魚者使人熱中鹽者勝血魚發瘡則熱中之信鹽發渴則勝血之徵故其民皆黑色踈理其病皆為癰瘍血弱而熱故喜為癰瘍其治宜砭石砭石謂以石為鍼也山海經曰高氏之山有石如玉可以為鍼則砭石也○新校正云按全元起一作伐故砭石者亦從

東方來。東人今用之

西方者，金玉之域，沙石之處，天地之所收引也。法秋氣也。引謂牽引使收斂也。其民陵居而多風，水土剛強，居室如陵，故曰陵居。金氣肅殺，故水土剛強也。○新校正云：詳大抵西方地高，民居高陵，故多風也，不必室如陵矣。其民不衣而褐薦，不衣絲綿，故曰不衣。褐謂毛布也。薦謂細草也。其民華食而脂肥，華謂鮮美，酥酪骨肉之類也。以食鮮美，故人體脂肥。故邪不能傷其形體，其病生於內，水土剛強，飲食脂肥，膚腠閉封，血氣充實，故邪不能傷也。內謂喜怒悲憂恐及飲食男女之過甚也。○新校正云：按[illegible]具陰陽應象大論說。其治宜毒藥，能攻其病則謂之毒藥。以其血氣盛，肌肉堅，飲食華，水土強，故病宜毒藥，方制御之。藥謂草木蟲魚鳥獸之類，皆能除病者也。故毒藥者，亦從西方來。西人方[illegible]善之

北方者，天地所閉藏之域也。其地高陵居，風寒冰冽，法冬氣也。其民樂野處而乳食，藏寒生滿病，水寒冰冽，故生病於藏寒也。○新校正云：按[illegible]無滿字。其治宜灸焫，火艾燒灼，謂之灸焫。故灸焫者，亦從北方來。北人正行其法。

南方者，天地所長養，陽之所盛處也。其地下，水土弱，霧露之所聚也。法夏氣也。地下則水流歸之，水多故土弱而霧露聚。其民嗜酸而食胕，言其所食不芳香。○新校正云

蹻舉足也　丘羊幺渠嬌　丘夭舉夭四切又極虐居切　詩小子蹻蹻

[illegible]全元起云食魚也故其民皆緻理而赤色其病攣痺酸味收斂故人皆肉理密緻陽盛之處故色赤濕氣內滿熱氣外薄故筋攣脉痺也其治宜微鍼微細小也細小之鍼調脉衰盛也故九鍼者亦從南方來南人盛[illegible]之中央者其地平以濕天地所以生萬物也衆法土德之用故生物衆然東方海南方下西方北方高中央之地平以濕則地形斯異生病殊焉其民食雜而不勞四方輻輳而萬物交歸故人食紛雜而不勞也故其病多痿厥寒熱濕氣在下故多病痿弱氣逆及寒熱也陰陽應象大論曰地之濕氣感則害皮肉筋脉居近於濕故爾其治宜導引按蹻導謂搖筋骨動支節按謂抑按皮肉蹻謂捷舉手足故導引按蹻者亦從中央出也中央四方爲養神調氣之正道也故聖人雜合以治各得其所宜隨方而用各得其宜唯聖人法乃能然矣故治所以異而病皆愈者得病之情知治之大體也達性懷故然

○移精變氣論篇第十三新校正云按全元起本在第二卷

黃帝問曰余聞古之治病惟其移精變氣可祝由而已今世治病毒藥治其內鍼石治其外或愈或不愈何也移謂移易變謂變改

理謂治

皆使邪不傷正精神復強而內守也生氣通天論曰聖人傳精神服天氣上古天真論曰精神內守病安從來岐伯
對曰往古人居禽獸之間動作以避寒陰居以避暑內無眷
慕之累外無伸宦之形新校正云按全元起本伸作臾此恬憺之世邪不能
深入也故毒藥不能治其內鍼石不能治其外故可移精祝
由而已古者巢居穴處夕隱朝遊禽獸之間斷可知矣然動躁陽勝故身熱足以禦寒凉氣生寒故陰居可以避
暑矣夫志捐思想則內无眷慕之累心亡願欲故外无伸宦之形靜保天真自无邪勝是以移精變氣无假毒藥祝說病
由不勞鍼石而已。新校正云按全元起云祝由。南方神。今之世不然情慕云為遠於道也憂患緣
其內苦形傷其外又失四時之從逆寒暑之宜賊風數至虛
邪朝夕內至五藏骨髓外傷空竅肌膚所以小病必甚大病
必死故祝由不能已也帝曰善余欲臨病人觀死生決嫌疑
欲知其要如日月光可得聞乎岐伯曰色脉者上帝之所貴
也先師之所傳也上帝謂上古之帝先師謂岐伯祖世之師僦貸季也上古使僦貸季
理色脉而通神明合之金木水火土四時八風六合不離其

常先師以色白脈毛而合金應秋以色青脈弦而合木應春以色黑脈石而合水應冬以色赤脈洪而合火應夏以色
黃脈代而合土應長夏及四季以是色脈下合五行之休王上副四時之往來故六合之間八風鼓坼不離常候盡可
與期何者以見其變化而知之也故下文曰變化相移以觀其妙以知其要欲知
其要則色脈是矣言所以知四時五行之氣變化相移之要妙者何以色脈故也色以應日
脈以應月常求其要則其要也言脈應月色應日者占候之期準也常求色脈之差忒是
則平人之診要也夫色之變化以應四時之脈此上帝之所貴以合
於神明也所以遠死近生觀色脈之臧否曉死生之徵兆故能常遠於死而近於生也生
道以長命曰聖王上帝聞道勤而行之生道以長惟聖王乃爾而常用也中古之治病
至而治之湯液十日以去八風五痺之病八風謂八方之風五痺謂皮肉筋骨
脈之痺也靈樞經曰風從東方來名曰嬰兒風其傷人也外在於筋紐內舍於肝風從東南方來名曰弱風其傷人也外在
於肌內舍於胃風從南方來名曰大弱風其傷人也外在於脈內舍於心風從西南方來名曰謀風其傷人也外在於肉內
舍於脾風從西方來名曰剛風其傷人也外在於皮內舍於肺風從西北方來名曰折風其傷人也外在於手太陽之脈內
舍於小腸風從北方來名曰大剛風其傷人也外在於骨內舍於腎風從東北方來名曰凶風其傷人也外在於掖脅內舍

契以大陽。又痺論曰以春甲乙傷於風者為筋痺以夏丙丁傷於風者為脈痺以秋庚辛傷於風者為皮痺以冬壬癸傷於腎者為骨痺以至陰遇此者為肉痺是所謂八風五痺之病也。新校正云詳此注引痺論今經中痺論不如此當云風論曰以春甲乙傷於風者為肝風以夏丙丁傷於風者為心風以季夏戊己傷於邪者為脾風以秋庚辛中於邪者為肺風以冬壬癸中於邪者為腎風痺論曰風寒濕三氣雜至合而為痺以冬遇此者為骨痺以春遇此者為筋痺以夏遇此者為脈痺以至陰遇此者為肌痺以秋遇此者為皮痺

十日不已。治以草蘇草荄之枝。本末為助。標本已得。邪氣乃服。

草蘇謂藥煎也。草荄謂草根也。枝謂莖也。言以諸藥根苗合成其煎俾相佐助而以服之。凡藥有用根者有用莖者有用枝者有用華實者有用根莖枝華實者湯液不去則盡用之故云本末為助也。標本已得邪氣乃服言工人与病主療相應則邪氣率服而隨時頓遣也。湯液醪醴論曰病為本工為標標本不得邪氣不服此之謂主療不相應也或謂取標本論末云鐵也。新校正云詳全元起本及一云得其標本邪氣乃散矣

暮世之治病也則不然。治不本四時。不知日月。不審逆從。

四時之氣各有所在不本其處而即妄攻是反古也。四時刺逆從論曰春氣在經脈夏氣在孫絡。長夏氣在肌肉。秋氣在皮膚冬氣在骨髓。工當各隨所在而辟伏其邪尔不知日月者謂日有寒温明暗月有空滿虧盈也。八正神明論曰凡刺之法必候日月星辰四時八正之氣氣定乃刺之是故天温日明則人血淖液而衛氣浮故血易寫氣易行天寒日陰

人血凝泣而衛氣沉。月始生則血氣始精，衛氣始行。月郭滿
則血氣盛，肌肉堅。月郭空則肌肉減，經絡虛，衛氣去，形獨居。
是以因天時而調血氣也。是以天寒无刺，天溫无疑。月生无
瀉，月滿无補，月郭空无治，是謂得時而調之。因天之序，盛虛
之時，移光定位，正立而待之。故曰月生而瀉，是謂藏虛。月滿
而補，血氣揚溢，絡有留血，命曰重實。月郭空而治，是謂亂經。
陰陽相錯，真邪不別，沉以留止，外虛內亂，淫邪乃起。此之謂
也。不審逆從者，謂不審量其病可治与不可治也。故下文曰
病形已成，乃欲微鍼治其外，湯液治其內，言心意粗略，不精審也。粗工
兇兇，以為可攻，故病未已，新病復起。粗，謂粗略也。兇兇，謂不料事宜之可否也。何以
言之？假令饑人形氣羸劣，食令極飽，能不霍乎？豈其与食而
為惡邪？蓋為失時復過節也。非病逆鍼石湯液，失時過節則
其害反增矣。新校正云：按別本霍一作害。帝曰：願聞要道。岐伯曰：治之要極，無
失色脈，用之不惑，治之大則。惑，謂惑亂。則，謂法則也。言色脈之應，昭然不欺，但順用而不亂
紀綱，則治病審當之大法也。逆從到行，標本不得，亡神失國。逆從到行，謂反順為逆。標
本不得，謂工病失宜。夫以反理到行，所為非順，豈唯治人而神氣受害？若使之輔佐君主，亦令國祚不保康寧矣。去
故就新，乃得真人。標本不得，工病失宜，則當去故逆理之人，就新明悟之士，乃得至真精曉之人以全
己也。帝曰：余聞其要於夫子矣，夫子言不離色脈，此余之所知

也。岐伯曰：治之極於一。帝曰：何謂一？岐伯曰：一者因得之。因問而得之也。帝曰：奈何？岐伯曰：閉戶塞牖，繫之病者，數問其情，以從其意。問其所欲而察是非也。得神者昌，失神者亡。帝曰：善。

湯液醪醴論篇第十四

新校正云：按全元起本在第五卷。

黃帝問曰：為五穀湯液及醪醴奈何？液謂清液，醪醴謂酒之屬也。岐伯對曰：必以稻米，炊以稻薪，稻米者完，稻薪者堅。堅謂資其堅勁，完謂取其完全。完全則酒清冷，堅勁則氣迅疾而效速也。帝曰：何以然？言何以能完堅邪。岐伯曰：此得天地之和，高下之宜，故能至完；伐取得時，故能至堅也。夫稻者生於陰水之精，首戴天陽之氣，二者和合，然乃化成，故云得天地之和而能至完。秋氣勁切，霜露凝結，稻以冬采，故云伐取得時而能至堅。帝曰：上古聖人作湯液醪醴，為而不用，何也？岐伯曰：自古聖人之作湯液醪醴者，以為備耳。言聖人愍念生靈，先防萌漸，陳其法制，以備不虞耳。夫上古作湯液，故為而弗服也。聖人不治已病治未病，故但為備用而不服也。中古之世，道德稍衰，邪氣時至，服之萬全。雖道德稍衰，邪氣時至，以心猶近道，故服

鑱士衫切小針也

聞也帝曰今之世不必已何也言不必如中古之世何也岐伯曰當今之世必齊毒藥攻其中鑱石鍼艾治其外也言法殊於往古也帝曰形弊血盡而功不立者何岐伯曰神不使也帝曰何謂神不使岐伯曰鍼石道也言神不能使鍼石之妙用也何者志意違背於師示故也精神不進志意不治故病不可愈動離於道耗散天真故爾新校正云按全元起本云精神進志意定故病可愈太素云精神越志意散故病不可愈今精壞神去榮衛不可復收何者嗜欲無窮而憂患不止精氣弛壞榮泣衛除故神去之而病不愈也精神者生之源榮衛者氣之主氣主不輔生源復消神不内居病何能愈哉帝曰夫病之始生也極微極精必先入結於皮膚今良工皆稱曰病成名曰逆則鍼石不能治良藥不能及也今良工皆得其法守其數親戚兄弟遠近音聲日聞於耳五色日見於目而病不愈者亦何暇不早乎新校正云按別本暇一作謂岐伯曰病為本工為標標本不得邪氣不服此之謂也言醫與病不相得也然工人或親戚兄弟該明情疑勿用工先備識不謂

知方鍼艾之妙靡容藥石之攻匪預如是則道雖昭著万舉
万全病不許治欲奚為療五藏别論曰拘於鬼神者不可与
言至德惡於鍼石者不可与言至巧病不許治者病不必治
治之无功此皆謂工病不相得邪氣不賓服也豈惟鍼艾之
有惡哉藥石亦有之矣。新校正云按移精變氣論曰標本已得邪氣乃服帝曰其有不從毫毛
而生五藏陽以竭也新校正云按全元起本及太素陽作傷義亦通津液充郭其魄
獨居孤精於内氣耗於外形不可與衣相保此四極急而動
中是氣拒於内而形施於外治之奈何不從毫毛言生於内也陰氣内盛陽氣竭
絕不得入於腹中故言五藏陽以竭也津液者水也充滿也
郭皮也陰稸於中水氣脹滿上攻於肺肺氣孤危魄者肺神
腎為水害子不救母故云其魄獨居也夫陰精損削於内陽
氣耗減於外則三焦閉溢水道不通水滿皮膚身體否腫故
云形不可与衣相保也凡此之類皆四支脈數急而内鼓動
於肺中也肺動者謂氣急而欬也言如是者皆水氣格拒於
腹膜之内浮腫施張於身形之外欲窮標本其可得乎四極
言四末則四支也靈樞經曰陽受氣於四
末。新校正云詳施於外施字疑誤。岐伯曰平治於權衡去宛陳莝新校正云按太
素莝作莖是以微動四極温衣繆刺其處以復其形開鬼門潔淨
府精以時服五陽已布踈滌五藏故精自生形自盛骨肉相

莝一作莖

保。巨氣乃平。平治權衡，謂察脈浮沉也。脈浮為在表，脈沉為在裏。在裏者泄之，在外者汗之，故下文云開鬼門潔淨府也。去宛陳莝，謂去積久之水物，猶如草莖之不可久留於身中也。全本作草莖。微動四極，謂微動四支，令陽氣漸以宣行，故又曰溫衣也。經脈滿則絡脈溢，絡脈溢則繆刺之，以調其絡脈，使形容如舊而不腫，故云繆刺其處，以復其形也。開鬼門，是啓玄府遣氣也。五陽，是五藏之陽氣也。潔淨府，謂瀉膀胱水去也。脈和則五精之氣以時賓服於腎藏也。然五藏之陽漸而宣布，五藏之外氣穢復除也。如是故精髓自生，形肉自盛，藏府既和，則骨肉之氣更相保抱，大經脈氣然乃平復矣。帝曰：善。

○玉版論要篇第十五

新校正云：按全元起本在第二卷。

黃帝問曰：余聞揆度奇恒，所指不同，用之奈何？岐伯對曰：揆度者，度病之淺深也。奇恒者，言奇病也。請言道之至數，五色脈變，揆度奇恒，道在於一。一謂色脈之應也。知色脈之應，則可以揆度奇恒矣。新校正云：按全元起本請作謂。神轉不回，回則不轉，乃失其機。血氣者，神氣也。八正神明論曰：血氣者，人之神，不可不謹養也。夫血氣應順四時，遞遷囚王，循環五氣，無相奪倫，是則神轉不回也。回，謂却行也。然血氣隨王，不合却行，却行則反常，反常則回而不轉也。回而不轉，乃失生氣之機矣。何以明之？夫木衰則火王，火衰則土王，土衰則

觀註容色
作客色

金王金衰則水王水衰則木王終而復始循環此之謂神轉不回也若木衰水王水衰金王金衰土王土衰火王火衰木王此之謂回而不轉也。然反天常軌生之何有耶。至數之要，迫近以微。言五色五脈變化之要道迫近於天常而又微妙。著之玉版，命曰合玉機。玉機篇名也。言以此回轉之要旨著之玉版合同於玉機論文也。○新校正云詳道之至數吾說与玉機真藏論文相重注頗不同。容色見上下左右，各在其要。容色者他氣也。如肝木部內見赤黃白黑色皆謂他氣也。餘藏率如此例。所見皆在明堂上下左右要察候處故云各在其要。○新校正云按全元起本容作客。客色之說具在甲乙經中。其色見淺者，湯液主治，十日已。色淺則病輕故十日乃已。其見深者，必齊主治，二十一日已。色深則病甚故必終齊乃已。其見大深者，醪酒主治，百日已。病深甚故日多。色夭面脫，不治。色見大深兼之夭惡面肉又脫不可治也。百日盡已。色不夭面不脫治之百日盡可已。○新校正云詳色夭面脫雖不治然期當百日乃已。脈短氣絕死。脈短已虛加之漸絕真氣將竭故必死。病溫虛甚死。甚虛而病溫溫氣內涸其精血故死。色見上下左右，各在其要。上為逆，下為從。色見於下者病生之氣也故從色見於上者傷神之兆也故逆。女子右為逆，左為從；男子左為逆，右為從。左為陽故男子右為從而左為逆右為陰故女子右為

而左為從　易重陽死重陰死　女子色見於左男子色見於右是變易也男子色見於左是曰重陽女子色見於右是曰重陰氣極則反故皆死也　陰陽反他　新校正云按陰陽應象大論云陰陽反作　治在權衡相奪奇恒事也揆度事也　權衡相奪謂陰陽二氣不得高下之宜是奇於恒常之事當揆度其氣隨宜而處療之　搏脈痺躄寒熱之交　脈擊搏於手而病瘰痺及攣躄者皆寒熱之氣交合所為非邪氣虛實之所生也　脈孤為消氣虛泄為奪血　夫脈有表無裏有裏無表皆曰孤亡之氣也若有表有裏而氣不足者皆曰虛衰之氣也　孤為逆虛為從　孤無所依故曰逆虛衰可復故曰從　行奇恒之法以太陰始　凡揆度奇恒之法先以氣口太陰之脈定四時之正氣然後度量奇恒之氣也　行所不勝曰逆逆則死　木見金脈金見火脈火見水脈水見土脈土見木脈如是皆行所不勝也故曰逆逆則死　行所勝曰從從則活　木見水火土脈火見金土木脈土見金水火木脈金見土木水脈水見金火木脈如是者皆可勝之脈故曰從從則活也　八風四時之勝終而復始　以不越於五行故雖相勝猶循環終而復始也　逆行一過不復可數　過謂遍也然逆行一過遍於五氣者不復可數為平和矣　論要畢矣

○診要經終論篇第十六　新校正云按全元起本在第二卷

春素四夏始服黃靜処管子与此合

古字窌貝作窌即穴也俞讀為窌貝又音臾

黃帝問曰：診要何如？岐伯對曰：正月二月，天氣始方，地氣始發，人氣在肝。方，正也。言天地氣正，發生其萬物也。木治東方，王七十二日，猶當三月節後一十二日，是木之用事。以月而取，則正月二月人氣在肝。三月四月，天氣正方，地氣定發，人氣在脾。天氣正方，以陽氣明盛；地氣定發，為萬物華而欲實也。然季終土寄而王，土又生於丙，故人氣在脾。五月六月，天氣盛，地氣高，人氣在頭。天陽赫盛，地焰高升，故言天氣盛，地氣高。火性炎上，故人氣在頭。七月八月，陰氣始殺，人氣在肺。七月三陰爻生，八月陰始肅殺，故云陰氣始殺也。然陰氣肅殺，類合於金，肺氣象金，故人氣在肺。九月十月，陰氣始冰，地氣始閉，人氣在心。陰氣始凝，地氣始閉，隨陽而入，故人氣在心。十一月十二月，冰復，地氣合，人氣在腎。陽氣伏藏，故人氣在腎。夫氣之變也，故發生於木，長茂於土，盛高而上，肅殺於金，避寒於火，伏藏於水，斯皆隨順陰陽氣之升沉也。《五藏生成篇》曰：五藏之象，可以類推。此之謂也。故春刺散俞，及與分理，血出而止。[illegible]新校正云：按《四時刺逆從論》云：春氣在經脈。之俞也又水[illegible]甚者傳氣，間者環也。辨疾氣之間甚也。傳謂相傳，環謂循環。相傳則傳所不勝，循環則周迴於五氣之中也。新校正云：按《太素》環作還。夏刺絡俞，見血而

盡氣閉環痛病必下盡氣謂出血而盡鍼下取所病脈盛邪之氣也邪氣盡已穴俞閉密則經
脈循環而痛病之氣必下去矣以陽氣大盛故為是法刺之○新校正云按四時刺逆從論云夏氣在孫絡此絡俞即孫
絡之俞也又水熱穴論云夏取盛經分腠○秋刺皮膚循理上下同法神變而止循理
謂循肌肉之分理也上謂手脈下謂足脈神變謂脈氣變易與未刺時異也脈者神之用故亦言之○新校正云按四時
刺逆從論云秋氣在皮膚[illegible]之合又水熱穴論云取俞以寫陰邪取合以虛陽邪皇甫士安云是始秋之治變冬
刺俞竅於分理甚者直下間者散下直下謂直尔下之散下謂散布下之○新校正
云按四時刺逆從論云冬氣在骨髓此俞竅即骨髓之俞竅也又水熱穴論云冬取井滎○皇甫士安云是冬之治變也
春夏秋冬各有所刺法其所在春刺夏分脈亂氣微入淫骨
髓病不能愈令人不嗜食又且少氣心主脈故脈亂氣微水受氣於夏腎主骨故入
淫入於骨髓也心火微則胃土不足故不嗜食而少氣也○新校正云按四時刺逆從論云春刺絡脈血氣外溢令人少氣
春刺秋分筋攣逆氣環為欬嗽病不愈令人時驚又且哭木受
氣於秋肝主筋故刺秋分則筋攣也若氣逆環周則為欬嗽肝主驚故時驚肺主氣故氣逆又且哭也○新校正云按四
時刺逆從論云春刺肌肉血氣環逆令人上氣也春刺冬分邪氣著藏令人脹病不

解惰上卽

解㑊

愈。又且欲言語。冬主陽氣伏藏，故邪氣著藏。腎實則脹，故刺冬分則令人脹也。火受氣於冬，心主言，故欲言語也。○新校正云：按四時刺逆從論云：春刺筋骨，血氣內著，令人腹脹。夏刺春分，病不愈，令人解墮。肝養筋，肝氣不足，故筋力解墮。○新校正云：按四時刺逆從論云：夏刺經脈，血氣乃竭，令人解㑊。夏刺秋分，病不愈，令人心中欲無言，惕惕如人將捕之。肝木為語，傷秋分則肝木虛，故恐如人將捕之。肝不足，故欲無言而復恐也。○新校正云：按四時刺逆從論云：夏刺肌肉，血氣內卻，令人善恐。甲乙經作悶。夏刺冬分，病不愈，令人少氣，時欲怒。夏傷於腎，肝肺勃之，志內不足，故令人少氣時欲怒也。○新校正云：按四時刺逆從論云：夏刺筋骨，血氣上逆，令人善怒。秋刺春分，病不已，令人惕然，欲有所為，起而忘之。肝虛故也。刺不當也。○新校正云：按四時刺逆從論云：秋刺經脈，血氣上逆，令人善忘。秋刺夏分，病不已，令人益嗜臥，又且善夢。心氣少則脾氣孤，故令嗜臥。心主夢，神為之，故令善夢。○新校正云：按四時刺逆從論云：秋刺絡脈，氣不外行，令人臥不欲動。秋刺冬分，病不已，令人洒洒時寒。陰氣上干，故時寒也。洒洒，寒貌。○新校正云：按四時刺逆從論云：秋刺筋骨，血氣內散，令人寒慄。冬刺春分，病不已，令人欲臥不能眠，眠而有見。肝氣少，故令欲臥不能眠。肝主目，故眠而如見有物之形狀也。○新校正云：按四時刺逆從論

環猶旋也環死猶立死

至冬刺經脉血氣皆脫令人目不明冬刺夏分病不愈氣上發爲諸痺泄脉氣故也。新校正云按四時刺逆從論云冬刺絡脉血氣外泄留爲大痺冬刺秋分病不已令人善渴。脉氣不足故發渴也。新校正云按四時刺逆從論云冬刺肌肉陽氣竭絕令人善忘凡刺胸腹者必避五藏。心肺在鬲上腎肝在鬲下脾象土而居中故刺胸腹必避之五藏者所以藏精神魂魄意志損之則五神去神去則死至故不可不慎也中心者環死。氣行如環之一周則死也正謂周十二辰也。新校正云按刺禁論云一日死其動爲噫四時刺逆從論同此經闕刺中肝死日刺禁論云中肝五日死其動爲語四時刺逆從論同中脾者五日死。土數五也。新校正云按刺禁論云中脾十日死其動爲吞四時刺逆從論同中腎者七日死。水成數六水數畢當至十七日而死一云十日死字之誤也。新校正云按刺禁論云中腎六日死其動爲嚏四時刺逆從論云中腎六日死其動爲嚏欠中肺者五日死。金生數四金數畢當至五日而死一云三日死亦字誤也。新校正云按刺禁論云中肺三日死其動爲欬四時刺逆從論同王注四時刺逆從論云此三論皆岐伯之言而不同者傳之誤也中鬲者皆爲傷中其病雖愈不過一歲必死。五藏之氣同主一年鬲傷則五藏之氣互相剋伐故不過一歲必死刺避五藏者知逆從也所謂從者。鬲與脾腎之處不知者反之。腎著於脊脾藏居中鬲連於脅際知者爲順不

[illegible]

刺胸腹者。必以布憿著之。乃從單布上刺。[illegible]刺之不愈。復刺。[illegible]刺針必肅。[illegible]刺腫搖針。[illegible]經刺勿搖。[illegible]此刺之道也。帝曰。願聞十二經脈之終奈何。[illegible]岐伯曰。太陽之脈。其終也。戴眼。反折。瘛瘲。其色白。絕汗乃出。出則死矣。[illegible]少陽終者。耳聾。百節皆縱。目睘絕系。絕系一日半死。其死也。色先青。白乃死矣。[illegible]

驚妄言，色黃，其上下經盛，不仁，則終矣。足陽明脈起於鼻，交頞中，下循鼻外，入上齒中，還出俠口環脣，下交承漿，卻循頤後下廉，出大迎，循頰車，上耳前，過客主人，循髮際，至額顱；其支別者，從大迎前下人迎，循喉嚨，入缺盆，下膈。手陽明脈，起於手大指次指之端，上肩，上出於柱骨之會上，下入缺盆；其支別者，從缺盆上頸貫頰，下入齒中，還出俠口，交人中，左之右，右之左，上俠鼻孔。故終則口目動作也。口目動作，謂目睒睒而鼓頷也。○新校正云：按甲乙經手陽明……字。○胃病則惡人與火，聞木音則惕然而驚，又罵詈而不避親疏，故善驚妄言也。黃者，土色。上，謂手脈；下，謂足脈也。經盛，謂面目頸頷足跗腕脛皆躁盛而動也。不仁，謂不知善惡。如是者，皆氣竭之證也。

少陰終者，面黑齒長而垢，腹脹閉，上下不通而終矣。手少陰氣絕則血不流，足少陰氣絕則骨不耎，骨硬則齗上宣，故齒長而積垢污；血壞則皮色死，故面色如漆而黑也。足少陰脈，從腎上貫肝膈，入肺中；手少陰脈，下膈絡小腸。故腹脹閉，上下不通而終矣。○新校正云：按甲乙經……

太陰終者，腹脹閉，不得息，善噫善嘔，嘔則逆，逆則面赤。足太陰脈，入腹屬脾絡胃，上膈；手太陰脈，起於中焦，下絡大腸，還循胃口，上膈屬肺。故終則腹脹閉不得息也。……則面赤也。○新校正云……

不逆則上下不通，不通則面黑皮毛焦而終矣。[illegible]不嘔則下已閉，上復不通，心氣外燔，故皮毛焦而終矣。何者？足太陰脈支別者，復從胃別上膈注心中，是則[illegible]乃心氣[illegible]也。厥陰終者，中熱嗌乾，善溺心煩，甚則舌卷卵上縮而終矣。足厥陰絡循脛上睾，結於莖。其正經入毛中，下過陰器，上抵小腹，挾胃，上循喉嚨之後，入頏顙。手厥陰脈起於胸中，出屬心包。故終則中熱嗌乾，善溺心煩矣。靈樞經曰：肝者筋之合也，筋者聚於陰器，而脈絡於舌本。故甚則舌卷卵上縮也。又以厥陰之脈過陰器故爾。○新校正云：按甲乙經[illegible]。此十二經之所敗也。手三陰三陽，足三陰三陽，則十二經也。[illegible]終而敗[illegible]也。○新校正云：詳十二經終又出靈樞經，與素問重。

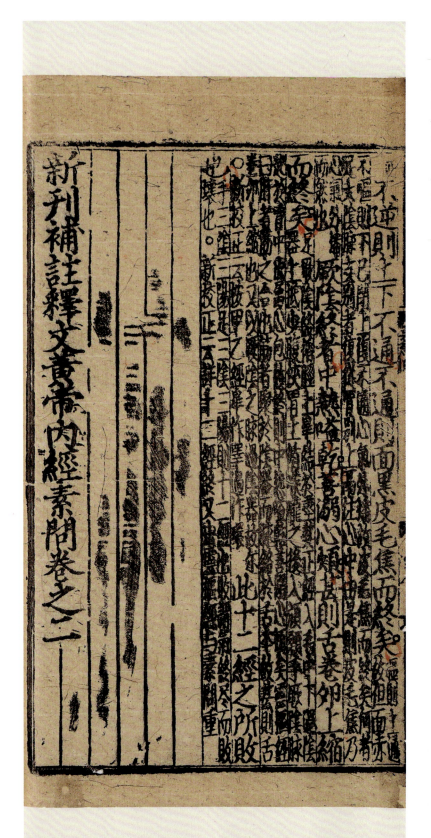

新刊補註釋文黃帝內經素問卷之二

新刊補註釋文黃帝內經素問卷之三

○脉要精微論篇第十七　新校正云按全元起本在第六卷

黃帝問曰診法何如岐伯對曰診法常以平旦陰氣未動陽氣未散飲食未進經脉未盛絡脉調勻氣血未亂故乃可診有過之脉動謂動而降卑散謂散布而出也過謂異於常候也新校正云按脉經及千金方有過之脉作過此非也王注陰氣未動謂動而降卑按金匱真言論云平旦至日中天之陽陽中之陽也則平旦為一日之中純陽之時陰氣未動耳何有降卑之義切脉動靜而視精明察五色觀五藏有餘不足六府強弱形之盛衰以此參伍決死生之分切謂以指切近於脉也精明穴名也在明堂左右兩目內眥也以近於目故曰精明言以形氣盛衰脉之多少視精明之間氣色觀藏府不足有餘參其類伍以決死生之分夫脉者血之府也府聚也言血之多少皆聚見於經脉之中也故刺志論曰脉實血實脉虛血虛此其常也反此者病由是故也長則氣治短則氣病數則煩心大則病進夫脉長為氣和故治短為不足故病數急為熱故煩心大為邪盛故病進也長脉者往來長短脉者往來

高鬲
细滑

革至不若
革革危
弊不若色
弊綽綽不
若綿綿
一作病進而
危弊綽綽

復。數脈者往來急速，大脈者往來滿大也。上盛則氣高，新校正云按甲乙經高作鬲。下盛則氣脹。代則氣衰，細則氣少，新校正云按太素細作滑。濇則心痛。上謂寸口，下謂尺中。盛謂盛滿。代脈者動而中止，不能自還。細脈者動如莠蓬。濇脈者往來時不利而蹇濇也。渾渾革至如涌泉，病進而色弊，綿綿其去如弦絕，死。渾渾言脈氣濁亂也。革至者，謂脈來弦而大，實而長也。如涌泉者，言脈汩汩但出而不返也。綿綿，言微微似有，而不甚應手也。如弦絕者，言脈卒斷，如弦之絕去也。若病候日進而色弊惡，如此之脈，皆必死也。新校正云按甲乙經及脈經作渾渾革革至如涌泉，病進而危弊；綽綽其去如弦絕者死。夫精明五色者，氣之華也。五氣之精華者，上見為五色，變化於精明之間也。六節藏象論曰：天食人以五氣。五氣入鼻，藏於心肺，上使五色修明。此則明察五色也。赤欲如白裹朱，不欲如赭；白欲如鵝羽，不欲如鹽；新校正云按甲乙經作白欲如白璧之澤，不欲如堊。太素兩出之。青欲如蒼璧之澤，不欲如藍；黃欲如羅裹雄黃，不欲如黃土；黑欲如重漆色，不欲如地蒼。新校正云按甲乙經作炭色。五色精微象見矣，其壽不久也。精微之象，竭見於外，其壽不久。夫精明者，所以視萬物，別白黑，審短長。以長為短，以白為黑，如是則

渾渾
革革
至如涌
泉。病
進而
危。弊弊
綿綿

僂力主反 傴疾也

精衰矣誠其誤也夫如是者皆精明衰乃誤也五藏者中之守也身形之中五神安守之所
也此皆明觀五藏也新校正云按甲乙經及太素守作府中盛藏滿氣勝傷恐者聲如
從室中言是中氣之濕也中謂腹中盛謂氣盛藏謂肺藏氣勝謂勝於呼吸而喘息變易也夫
腹中氣盛肺藏充滿氣勝息變善傷於恐言聲不發如在室中者皆腹中有濕氣乃爾也言而微終日乃
復言者此奪氣也若言音微細聲斷不續甚奪其氣乃如是也衣被不斂言語善
惡不避親踈者此神明之亂也倉廩不藏者是門戶不要也
倉廩謂脾胃門戶謂魄門靈蘭秘典論曰脾胃者倉廩之官也五藏別論曰魄門亦為五藏使水穀不得久藏也魄門則
肛門也要謂禁要水泉不止者是膀胱不藏也水泉謂前陰之流注也得守者
生失守者死夫如是倉廩不藏氣勝傷恐衣被不斂水泉不止者皆神氣得其所守則生失其所守則死也
夫何以知神氣之不守耶衣被不斂言語善惡不避親踈則亂之證也亂甚則不守於藏也夫五藏者身
之強也藏安則神守神守則身強故曰身之強也頭者精明之府頭傾視深精神
將奪矣背者胸中之府背曲肩隨府將壞矣腰者腎之府轉
搖不能腎將憊矣膝者筋之府屈伸不能行則僂附新校正云按別

全本附一作俯。太素作跗。筋將憊矣。骨者髓之府，不能久立，行則振掉，骨將憊矣。皆以所居所由而為之稱也。得強則生，失強則死。強謂中氣強固以鎮守也。岐伯曰：新校正云：詳此岐伯曰前无問。反四時者，有餘為精，不足為消，應太過，不足為精，應不足，有餘為消，陰陽不相應，病名曰關格。廣陳其脈應也。夫反四時者，諸不足皆為血氣消損，諸有餘皆為邪氣勝精也。陰陽之氣不相應合，不得相營，故曰關格。帝曰：脈其四時動奈何？知病之所在奈何？知病之所變奈何？知病乍在內奈何？知病乍在外奈何？請問此五者，可得聞乎？言欲順四時及陰陽相應之狀候也。岐伯曰：新校正云：詳此對與問不甚相應。脈四時動，病之所在，病之所變，按文頗對，病乍在內、乍在外之說，岐文闕不相當。請言其與天運轉大也。指可見陰陽之運轉，以明陰陽之不可見也。萬物之外，六合之內，天地之變，陰陽之應，彼春之暖，為夏之暑。彼秋之忿，為冬之怒。四變之動，脈與之上下。六合謂四方上下也。春暖為夏暑，言陽生而至盛。秋忿為冬怒，言陰少而之壯也。忿一為急，言秋氣勁急也。新校正云：按全元起本忿作[illegible]。以春應中規。春脈耎弱輕虛而滑，如規之象，中外皆然，故以春應中規。夏應中矩。夏脈洪大

宜當依太素作數素六方叶韻

[illegible]矩之象可正平之故以夏應中矩秋應中衡。秋脈浮毛輕濇而散如秤衡之象高下必平故以秋應中衡

冬應中權。冬脈如石兼沉而滑如秤權之象下遠於衡故以冬應中權也以秋中衡冬中權者言脈之高下異處如此爾此則隨陰陽之氣故有斯四應不同也

是故冬至四十五日，陽氣微上，陰氣微下；夏至四十五日，陰氣微上，陽氣微下。陰陽有時，與脈為期。期而相失，如脈所分。分之有期，故知死時。察陰陽升降之準則知經脈遞遷之象審氣候遞遷之失則知氣血分合之期分期不差故知人死之時節

微妙在脈，不可不察。察之有紀，從陰陽始。推陰陽升降精微妙用皆在經脈之氣候是以不可不察故始以陰陽為察候之綱紀

始之有經，從五行生。生之有度，四時為宜。新校正云[illegible]以應四時者為生氣所宜也[illegible]宜作數[illegible]

補寫勿失，與天地如一。有餘者寫之不足者補之是則應天地之常道也然天地之道損有餘而補不足是[illegible]補寫之宜工切審之其[illegible]氣亦然

得一之精，以知死生。得一天地之道補寫不差既得一情亦可知生死之準的

是故聲合五音，色合五行，脈合陰陽。聲表宮商角徵羽故合五音色見青黃赤白黑故合五行脈彰寒暑之休王故合陰陽之氣也

是

此見列子後人掇入内經耶抑列子取之此肝氣盛以下与列子不同

浮与波協古音也

陰盛則夢涉大水恐懼。（陰爲水，故夢涉水而恐懼也。陰陽應象大論曰：水爲陰。）陽盛則夢大火燔灼。（陽爲火，故夢大火而燔灼也。陰陽應象大論曰：火爲陽。）陰陽俱盛則夢相殺毀傷。（亦類交爭之氣象也。）上盛則夢飛，下盛則夢墮。（氣上則夢上，故飛；氣下則夢下，故墮。）甚飽則夢予，（内有餘故。）甚飢則夢取。（内不足故。新校正云：[illegible]）肝氣盛則夢怒，肺氣盛則夢哭。（肝在志爲怒，肺在声爲哭，故夢[illegible]。新校正云：[illegible]）短蟲多則夢聚衆，長蟲多則夢相擊毀傷。（[illegible]新校正云：詳此二句亦不當出此[illegible]）是故持脈有道，虛靜爲保。（[illegible]）春日浮，如魚之遊在波。（[illegible]）夏日在膚，泛泛乎萬物有餘。（[illegible]）秋日下膚，蟄蟲將去。（[illegible]）冬日在骨，蟄蟲周密，君子居室。（[illegible]）故曰知內者按而紀之，（知内者，謂知脈氣也，故按而爲之綱紀。）知外者終

診法

消環當作消渴

易當作溢

而始之。（知外者謂知色象，故以五色終而復始。）此六者，持脈之大法。（見是六者，然後可以知脈之逆順也。新校正云[illegible]）心脈搏堅而長，當病舌卷不能言。（搏謂搏擊於手也。諸脈搏堅而長者[illegible]心手少陰[illegible]故令舌卷[illegible]不能言也。）其耎而散者，當消環自已。（諸脈耎散[illegible]消謂消散，環謂環周[illegible]新校正云：按甲乙經環作渴。）肺脈搏堅而長，當病唾血。（[illegible]則絡逆[illegible]故唾血也。）其耎而散者，當病灌汗，至令不復散發也。（[illegible]）肝脈搏堅而長，色不青，當病墜若搏，因血在脅下，令人喘逆。（[illegible]）其耎而散色澤者，當病溢飲。溢飲者渴暴多飲，而易入肌皮腸胃之外也。（[illegible]水液不消[illegible]以水飲滿溢，故滲溢易而入肌皮腸胃之外也。新校正云[illegible]）

按甲乙經……作……胃脉搏堅而長，其色赤，當病折髀。胃虛色赤，火氣救之，心象於火，故色赤也。胃陽明脉，從氣衝下髀抵伏兔，故病則髀如折也。其耎而散者，當病食痺。痺，痛也。胃陽明脉，其支別者，從大迎前下人迎，循喉嚨入缺盆，下膈屬胃絡脾，故食則痛悶而氣不散也。新校正云：按甲乙經痺作痛……則義……脾脉搏堅而長，其色黃，當病少氣。脾虛則肺無所養，肺主氣，故少氣也。其耎而散色不澤者，當病足䯒腫若水狀也。色氣浮澤，為水之候，色不潤澤，故言若水狀也。脾太陰脉，自上內踝前廉，上腨內，循䯒骨後，交出厥陰之前，上循膝股內前廉入腹，故病足䯒腫也。腎脉搏堅而長，其色黃而赤者，當病折腰。色氣黃赤，是心脾干腎，腎受客傷，故腰如折也。腰為腎府，故病發於中。其耎而散者，當病少血，至令不復也。腎主水，以生化津液，今腎氣不化，故當病少血，至令不復也。帝曰：診得心脉而急，此為何病？病形何如？新校正云：詳帝曰至以其勝治之愈，全元起本在湯液篇。岐伯曰：病名心疝，少腹當有形也。心為牡藏，其氣應陽，今脉反寒，故為疝。諸脉勁急者，皆為寒。形謂病形也。帝曰：何以言之？岐伯曰：心為牡藏，小腸為之使，故曰少腹當有形也。少腹，小腸也。……小腸……形居……內也。帝曰：診得胃脉，病形何如？岐伯曰胃脉實則脹。虛則泄。脉實者氣有餘故脹滿脉虛者氣不足故泄利。新校正云詳此前[illegible]帝曰病成而變何謂。岐伯曰風成為寒熱。生氣通天論曰因於露風乃生寒熱[illegible]癉成為消中。癉謂濕熱也熱積於內故變為消中[illegible]善食而瘦[illegible]厥成為巔疾。厥謂氣逆也氣逆上而不下則變為上巔之疾也。久風為飧泄。久風不變但在胃中則食不化而泄利也以肝氣內合而乘胃故為[illegible]脉風成為癘。[illegible]風寒客於脉而不去名曰癘風又曰癘者有榮氣熱胕其氣不清故使其鼻柱壞而色敗[illegible]病之變化不可勝數。[illegible]帝曰諸癰腫筋攣骨痛此皆安生。[illegible]何以生之[illegible]岐伯曰此寒氣之腫八風之變也。八風八方之風[illegible]東南來名曰弱風[illegible]帝曰治之奈何。岐伯曰此四時之病以其勝治

中附上為句

外內謂府藏

之急也。[illegible] 帝曰：有故病五藏發動，因傷脈色，各何以知其久暴至之病乎？[illegible]以色氣明前[illegible]長之脉 岐伯曰：悉乎哉問也！徵其脈小色不奪者，新病也。[illegible] 徵其脈不奪其色奪者，此久病也。[illegible] 徵其脈與五色俱奪者，此久病也。[illegible] 徵其脈與五色俱不奪者，新病也。[illegible] 肝與腎脈並至，其色蒼赤，當病毀傷，不見血，已見血，濕若中水也。肝色蒼，心色赤，[illegible]當見黑[illegible]今[illegible]反見心色[illegible]當[illegible]腎[illegible] [illegible]若已見血則是[illegible]水[illegible] [illegible]以心腎脈色中外之候[illegible] 尺內兩傍，則季脅也。尺內[illegible]兩傍各[illegible] 尺外以候腎，尺裏以候腹中。尺外[illegible]尺裏[illegible]季脅之內則腹之分也 附上，左外以候肝，內以候鬲；肝主賁，賁鬲也 右外以候胃，內以候脾。脾居中，故以內候之；胃為市，故以外候之 上附上，右外以候肺，內以候胸中；[illegible]以外候之，[illegible]以內候之 左外以候心，內以候

眴仆

膈中。[illegible]前以候前。後以候後。上前謂左寸口，下前謂胸之前膺及氣海也。上後謂右寸口，下後謂胸之後背及氣管也。上竟上者，胸喉中事也。上竟上至魚際也。下竟下者，少腹腰股膝脛足中事也。下竟下謂盡尺之脈動處也。少腹胞氣海在膀胱[illegible]腰股膝脛足中之氣動靜皆分其近遠及連接處所名目以候之知其善惡也。麤大者，陰不足，陽有餘，為熱中也。麤大謂洪大脈也[illegible]熱中。來疾去徐，上實下虛，為厥巔疾。來徐去疾，上虛下實，為惡風也。故中惡風者，陽氣受也。以上虛故陽氣受也。有脈俱沉細數者，少陰厥也。尺中之脈[illegible]當[illegible]也。沉細數散者，寒熱也。[illegible]浮而散者為眴仆。脈浮為虛，散為不足，氣虛而血不足，故為頭眩而仆倒也。眴音順。諸浮不躁者，皆在陽，則為熱。其有躁者在手。言大法也。但浮不躁則病在足陽脈之中，躁者病在手陽脈之中也。諸細而沉者，皆在陰，則為骨痛。其有靜者在足。細沉而躁則病生於手陰脈之中，靜者病生於足陰脈之中也。故又曰其有靜者在足也。陰主骨故骨痛[illegible]

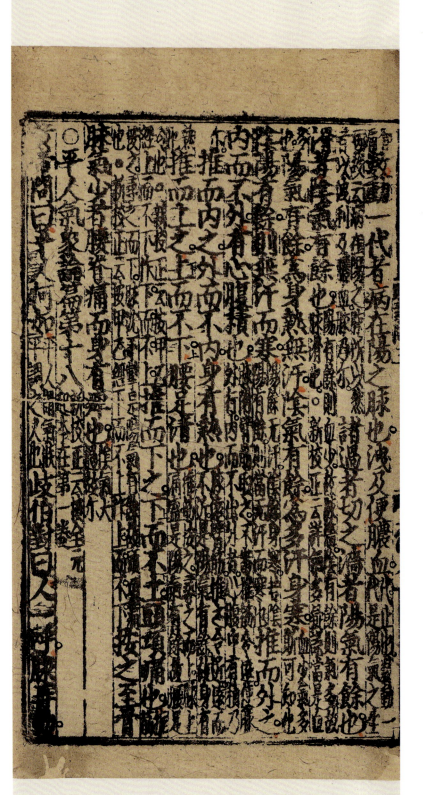

[illegible]數動一代者，病在陽之脈也，泄及便膿血。[illegible]

諸過者切之，濇者陽氣有餘也，[illegible]滑者陰氣有餘也。[illegible]

陽氣有餘，為身熱無汗；陰氣有餘，為多汗身寒；[illegible]陰陽有餘，則無汗而寒。[illegible]

推而外之，內而不外，有心腹積也。[illegible]推而內之，外而不內，身有熱也。[illegible]推而上之，上而不下，腰足清也。[illegible]推而下之，下而不上，頭項痛也。[illegible]按之至骨，脈氣少者，腰脊痛而身有痺也。[illegible]

○平人氣象論篇第十八

（新校正云：按全元起本在第一卷。）

黃帝問曰：平人何如？[illegible]岐伯對曰：人一呼脈再動。

澌即澌詩曰王赫斯怒箋云斯盡也

一吸脈亦再動。呼吸定息脈五動。閏以太息。命曰平人。平人者不病也。經脈一周於身凡長十六丈二尺呼吸脈各再動定息脈又一動則五動也計二百七十定息氣可環周。然盡五十營以一万三千五百定息則氣都行八百一十丈如是則應天常度脈氣無不及太過氣象平調故曰平人常以不病調病人。醫不病。故為病人平息以調之為法。人一呼脈一動。一吸脈一動。曰少氣。呼吸脈各一動準候減平人之半計二百七十定息氣行八丈一尺以一万三千五百定息氣都行四百五丈少氣之理從此可知。人一呼脈三動。一吸脈三動而躁。尺熱曰病溫。尺不熱脈滑曰病風。脈濇曰痺。呼吸脈各三動準過平人之半計二百七十息氣凡行二十四丈三尺病生之說由斯著矣夫尺者陰分位也寸者陽分位也然陰陽俱熱是則為溫陽獨躁盛則風中陽也脈要精微論曰中惡風者陽氣受也滑為陽盛故病為風濇為無血故為痺也躁謂煩躁。新校正云按甲乙經無脈濇曰痺一句下文亦重人一呼脈四動以上曰死。脈絕不至曰死。乍疏乍數曰死。呼吸脈各四動準候過平人之倍計二百七十息氣凡行三十二丈四尺況其以上耶脈法曰脈四至曰脫精五至曰死。然四至以上亦近五至也故死矣然脈絕不至天真之氣已無乍數乍疏胃穀之精亦敗故皆死之候是以下文曰。新校正云按別本乍數一作敗平人之常氣稟於胃。胃者。平人之常氣也。常平之氣胃海致之灵樞經曰胃為水穀之海也正理論曰穀入於胃脉道乃行 人無胃氣曰逆。逆者死。逆謂反平人之候也新校正云按甲乙經云人常稟氣於胃脉以胃氣為本无胃氣曰逆逆者死 春胃微弦曰平。言微似弦不謂微而弦也鉤及耎弱毛石義並同 弦多胃少曰肝病。但弦無胃曰死。謂急而益勁如新張弓弦也 胃而有毛曰秋病。毛秋脉金氣也 毛甚曰今病。木受金邪故今病 藏真散於肝。肝藏筋膜之氣也。象陽氣之散發故藏真散也藏氣法時論曰肝欲散急食辛以散之取其順氣 夏胃微鉤曰平。鉤多胃少曰心病。但鉤無胃曰死。謂前曲後居如操帶鉤也 胃而有石曰冬病。石冬脉水氣也 石甚曰今病。火被水侵故今病 藏真通於心。心藏血脉之氣也。象陽氣之炎盛也藏氣法時論曰心欲耎急食鹹以耎之取其順氣 長夏胃微耎弱曰平。弱多胃少曰脾病。但代無胃曰死。謂動而中止不能自還也 耎弱有石曰冬病。石冬脉水氣也次其勝剋石當為弦長夏土絕故云石也 弱甚曰今病。弱甚為土氣不足故今病新校正云按甲乙經弱作石 藏真濡於脾。脾藏肌肉之氣也。以含藏水穀故藏真濡也 秋胃微毛曰平。毛多胃少曰肺病。但毛無胃曰死。謂如物之浮，如風吹毛也。毛而有弦曰春病。弦春脈，木氣也，次其乘剋，弦當為鉤，金氣逼肝，則脈弦來見，故不鉤而反弦也。弦甚曰今病。木氣逆來乘金，則今病。藏真高於肺，以行榮衛陰陽也。肺處上焦，故藏真高也。靈樞經曰：榮氣之道，內穀為寶。穀入於胃，氣傳與肺，流溢於中，布散於外，精專者行於經隧。以其自肺宣布，故云以行榮衛陰陽也。新校正云：按別本實一作寶。冬胃微石曰平。石多胃少曰腎病，但石無胃曰死。謂如奪索，辟辟如彈石也。石而有鉤曰夏病。鉤，夏脈，火兼土氣也，次其乘剋，鉤當云弱，土王長夏，不見正形，故石而有鉤，兼其土也。鉤甚曰今病。水受火土之邪，故今病。藏真下於腎，腎藏骨髓之氣也。腎居下焦，故云藏真下也。腎化骨髓，故藏骨髓之氣也。胃之大絡，名曰虛里，貫鬲絡肺，出於左乳下，其動應衣，脈宗氣也。宗，尊也，主也，謂十二經脈之尊主也。貫鬲絡肺出於左乳下者，自鬲而出於乳下，乃絡肺也。盛喘數絕者，則病在中；絕，謂暫斷絕也。結而橫，有積矣；絕不至曰死。皆左乳下脈動狀也。中，謂腹中也。乳之下，其動應衣，宗氣泄也。泄，謂發泄。新校正云：按全元起本无此十一字，甲乙經亦无，詳上下文義，多此十一字，當去。欲知寸口太過與不及。寸口之脈中手短者，曰頭痛。寸口脈中手長者，曰足脛

痛。短為陽氣不及故病於頭長為陰氣太過故病於足寸口脈中手促上擊者曰肩背
痛。陽盛於上故肩背痛寸口脈沉而堅者曰病在中。寸口脈浮而盛者
曰病在外。沉堅為陰故病在中浮盛為陽故病在外也寸口脈沉而弱曰寒熱及
疝瘕少腹痛。沉為寒弱為熱故曰寒熱也又沉為陰盛弱為陽餘餘盛相薄正當寒熱不當為疝瘕而少腹
痛應古之錯簡爾。新校正云按甲乙經無此十五字況下文已有寸口脈沉而喘曰寒熱脈急者曰疝瘕少腹痛此文
衍當去寸口脈沉而橫曰脇下有積腹中有橫積痛。亦陰氣內結也寸
口脈沉而喘曰寒熱。喘為陽吸沉為陰爭爭吸相薄故寒熱也脈盛滑堅者曰病
在外。脈小實而堅者病在內。盛滑為陽小實為陰陰病病在內陽病病在外也脈小弱
以濇謂之久病。小為氣虛濇為無血血氣虛弱故云久遠之病也脈滑浮而疾者謂
之新病。滑浮為陽足脈疾為氣全陽足氣全故云新淺之病也脈急者曰疝瘕少腹痛。
此覆前文疝瘕少腹痛之脈也言不必以沉為疝瘕沉急乃與診相應脈滑曰風。脈濇曰痺。滑為陽濇為
陽受病則為風無血故為痺也緩而滑曰熱中。盛而緊曰脹。緩謂縱緩之狀非動之
陽盛於中故脈滑緩寒氣否滿故脈盛緊也盛緊盛滿也脈從陰陽病易已。脈逆陰

脉緩濇謂之解㑊

病難已。脉病相應謂之從，脉病相反謂之逆。脉得四時之順，曰病無他；脉反四時及不間藏，曰難已。春得秋脉，夏得冬脉，秋得夏脉，冬得四季脉，皆謂反四時，氣不相應，故難愈也。臂多青脉，曰脫血。血少脉空，客寒因入，寒凝血汁，故脉色青也。尺脉緩濇，謂之解㑊。尺為陰部，腹腎主之。緩為熱中，濇為無血，熱而無血，故解㑊，并不可名之。然寒不寒，熱不熱，弱不弱，壯不壯，儜不可名，謂之解㑊也。脉要精微論曰：尺外以候腎，尺裏以候腹中。則腹腎主尺之義也。安臥脉盛，謂之脫血。臥久傷氣，氣傷則脉診應微，今脉盛而不微，則血去而氣無所主，乃尔。[illegible]急而大鼓也。尺濇脉滑，謂之多汗。謂尺膚濇而尺脉滑也。膚濇者，榮血內涸；脉滑為陽氣內餘。血涸而陽氣尚餘，多汗[illegible]。尺寒脉細，謂之後泄。尺主下焦，診應腸腹，故膚寒脉細，泄利乃然。脉法曰：陰微即下。脉尺麤常熱者，謂之熱中。謂下焦中也。肝見庚辛死，庚辛為金，伐肝木也。心見壬癸死，壬癸為水，滅心火也。脾見甲乙死，甲乙為木，剋脾土也。肺見丙丁死，丙丁為火，鑠肺金也。腎見戊己死，戊己為土，刑腎水也。是謂真藏見皆死。此亦通明三部九候論中真藏脉見者勝死也。頸脉動喘疾欬，曰水。水氣上溢，則肺被熱熏，陽氣上逆，故頸脉盛鼓而欬喘也。頸脉，謂耳下及結喉傍人迎脉者也。目裹微腫如臥蠶起

經以沈濇爲瘦

之狀曰水。評熱病論曰水者陰也目下亦陰也腹者至陰之所居也故水在腹中者必使目下腫也溺黄
赤安臥者黄疸。疸勞也腎勞胞熱故溺黄赤也正理論曰謂之勞癉以女勞得之也。新校正云詳王注
以疸爲勞義非若謂女勞得疸則可若以疸爲勞則非也。已食如飢者胃疸。是則胃熱也熱則消穀故
食已如飢也面腫曰風。加之面腫則胃風之診也何者胃陽明之脈起於鼻交頞中下循鼻外故爾足脛
腫曰水。是謂下焦有水也腎少陰脈出於足心上循腨過陰股從腎上貫肝鬲故下焦有水足脛腫也。目黄
者曰黄疸。陽怫於上熱積胸中陽氣上燔故目黄也靈樞經曰目黄者病在胸。婦人手少陰新校
正云按全元起本作足少陰。脈動甚者任子也。手少陰脈謂掌後陷者中當小指動而應手者也靈
樞經曰少陰无輸心不病乎其外經病而藏不病故獨取其經於掌後銳骨之端此之謂也動謂動脈也動脈者
大如豆厥厥動搖也。正理傷寒論曰陰陽相搏名曰動也又經脈別論曰陰搏陽別謂之有子。新校正云按經脈別論中
无此文。脈有逆從四時未有藏形春夏而脈瘦。新校正云按玉機真藏論瘦作
沈濇秋冬而脈浮大。命曰逆四時也。春夏脈瘦謂沈細也秋冬浮大不應時也大法春夏
當浮大而反沈細秋冬當沈細而反浮大故曰不應時也風新校正云按玉機真藏論風作病。熱而脈靜
泄而脫血脈實新校正云按玉機真藏論云泄而脈大脫血而脈實病在中脈虛病

在外新校正云按玉機真藏論云病在中脈實堅病在外脈不實堅者脈濇堅者新校正云按玉機真藏論作脈不實堅者皆難治風熱當脈躁而反靜泄而脫血脈當虛而反實邪氣在內當脈實而反虛病在外當脈浮滑而反濇堅故皆難治也命曰反四時也皆反四時之氣乃如是矣。○新校正云詳命曰反四時也此六字應古錯簡當去自脈有逆從至未有藏形春夏十二字與後玉機真藏論文相重人以水穀為本。故人絕水穀則死。脈無胃氣亦死。所謂無胃氣者。但得真藏脈。不得胃氣也。所謂脈不得胃氣者。肝不弦。腎不石也。不弦不石謂不微似也太陽脈至。洪大以長。氣盛故能爾。○新校正云按扁鵲陰陽脈法云太陽之脈洪大以長其來浮於筋上動搖九分三月四月甲子王。呂廣云太陽王五月六月其氣大盛故其脈洪大而長也。少陽脈至。乍數乍疎。乍短乍長。以氣有暢未暢者也。○新校正云按扁鵲陰陽脈法云少陽之脈乍小乍大乍長乍短動搖六分王十一月甲子夜半正月二月甲子王。呂廣云少陽王正月二月其氣尚微故其脈來進退無常。陽明脈至。浮大而短。穀氣滿盛故也。○新校正云詳無三陰脈應古文闕也難經云太陰之至緊大而長少陰之至緊細而微厥陰之至沈短以敦。呂廣云陽明王三月四月其氣始萌未盛故其脈來浮大而短。扁鵲陰陽脈法云陽明之脈浮大以短動搖六分王五月甲子日中七月八月甲子王太陰之脈緊細以長乘於筋上動搖九分九月十月甲子王

居讀作倨，古字假借

不止當作不上

之脈診但以緊數為三分。夫平心脈來，累累如連珠，如循琅玕，曰心平。言脈滿而盛，微似珠形之中手，琅玕珠之類也。夏以胃氣為本。脈有胃氣，則累累而微曲以連珠也。病心脈來，喘喘連屬，其中微曲，曰心病。曲謂中手而偃曲也。○新校正云：詳越人云：啄啄連屬，其中微曲，曰腎病，與素問異。死心脈來，前曲後居，如操帶鉤，曰心死。居，不動也。操，執持也。鉤，謂革帶之鉤。平肺脈來，厭厭聶聶，如落榆莢，曰肺平。浮薄而虛者也。○新校正云：詳越人云：厭厭聶聶，如循榆葉，曰春平；藹藹如車蓋，按之益大，曰秋平。與素問之二說不同。張仲景云：秋脈藹藹如車蓋者，名曰陽結；春脈聶聶如吹榆莢者，名曰數。恐越人之說誤也。秋以胃氣為本。脈有胃氣則微[illegible]。病肺脈來，不上不下，如循雞羽，曰肺病。謂中央堅而兩傍虛。死肺脈來，如物之浮，如風吹毛，曰肺死。如物之浮，瞥瞥然；如風吹毛，紛紛然也。○新校正云：詳越人云：按之消索，如風吹毛，曰肺死。平肝脈來，耎弱招招，如揭長竿末梢，曰肝平。如竿末梢，言長耎也。春以胃氣為本。脈有胃氣乃長耎，而如竿之末梢矣。病肝脈來，盈實而滑，如循長竿，曰肝病。長而不耎，故若循竿。死肝脈來，急益勁，如新張弓弦，曰肝死。勁謂勁強，急之甚也。平脾脈來，和柔相離。如雞踐地。曰脾平。言脈來動數相離緩急和而調長夏以胃氣爲本。胃少則脈實數病脾脈來。實而盈數。如雞舉足。曰脾病。胃少故脈實而盈數如雞舉足謂如雞走之舉足也。新校正云詳越人以爲心病死脾脈來。銳堅如烏之喙。新校正云按千金方作如雞之啄也如鳥之距。如屋之漏。如水之流。曰脾死。烏喙鳥距言銳而堅也水流屋漏言其至也水流謂平至不鼓屋漏謂時動復住平腎脈來。喘喘累累如鉤。按之而堅。曰腎平。謂如心脈而鉤按之小堅爾。新校正云按越人云其來上大下兌濡滑如雀之啄曰平吕廣云上大者足太陽下兌者足少陰陰陽得所爲胃氣強故謂之平雀啄者本大而末兌也冬以胃氣爲本。胃少則不安亦堅也病腎脈來。如引葛。按之益堅。曰腎病。形如引葛言不按且堅明按之則尤甚也死腎脈來。發如奪索。辟辟如彈石。曰腎死。發如奪索猶蛇之走辟辟如彈石言促又堅也

○玉機真藏論篇第十九新校正云按全元起本在第六卷

黃帝問曰。春脈如弦。何如而弦。岐伯對曰。春脈者肝也。東方木也。萬物之所以始生也。故其氣來。耎弱輕虛而滑。端直以

少陽膽厥陰肝

胠腋下脇也

長故曰弦。言端直而長狀如弦也。○新校正云按越人云春脈弦者東方木也萬物始生未有枝葉故其脈來濡弱而長也甲乙經濡作寬反此者病。反謂反常平之候。帝曰何如而反岐伯曰其氣來實而強。強一作弦此謂太過病在外。其氣來不實而微此謂不及病在中。氣餘則病形於外氣少則病在於中也。○新校正云按呂廣云實強者陽氣盛也少陽當微弱今更實強謂之太過陽處表故令病在外厥陰之氣養於筋其脈弦今更虛微故曰不及陰處中故令病在內帝曰春脈太過與不及其病皆何如岐伯曰太過則令人善忘忽忽眩冒而巔疾其不及則令人胷痛引背下則兩脇胠滿。忽忽不爽也眩謂目眩視如轉也冒謂冒悶也胠謂腋下脇也忘當為怒字之誤也靈樞經曰肝氣實則怒肝厥陰脈自足而上入毛中又上貫膈布脇肋循喉嚨之後上入頏顙上出額與督脈會于巔故病如是。○新校正云按氣交變大論云木太過甚則忽忽善怒眩冒巔疾則忘當作怒。帝曰善夏脈如鉤何如而鉤岐伯曰夏脈者心也南方火也萬物之所以盛長也故其氣來盛去衰故曰鉤。言其脈來盛去衰如鉤之曲也。○新校正云按越人云夏脈鉤者南方火也萬物之所盛垂枝布葉皆下曲如鉤故其脈來疾去遲。呂廣云陽盛故來疾陰虛故去遲脈從下上至寸口疾還尺中遲也。反此者病帝曰

少陰心

太陰肺

何如而反岐伯曰其氣來盛去亦盛此謂太過病在外其脉來盛去盛是陽之盛也心氣有餘是為太過其氣來不盛去反盛此謂不及病在中新校正云詳越人云肝心肺腎四藏脉俱以強實為太過虛微為不及與素問不同帝曰夏脉太過與不及其病皆何如岐伯曰太過則令人身熱而膚痛為浸淫其不及則令人煩心上見欬唾下為氣泄心少陰脉起於心中出屬心系下鬲絡小腸又從心系却上肺故心太過則身熱膚痛而浸淫流布於形分不及則心煩上見欬唾下為氣泄帝曰善

秋脉如浮何如而浮岐伯曰秋脉者肺也西方金也萬物之所以收成也故其氣來輕虛以浮來急去散故曰浮脉來輕虛故名浮也來急以陽未沈下去散以陰氣上升也新校正云按越人云秋脉毛毛者西方金也萬物之所終草木華葉皆秋而落其枝獨在若毫毛也故其脉來輕虛以浮故曰毛反此者病帝曰何如而反岐伯曰其氣來毛而中央堅兩傍虛此謂太過病在外其氣來毛而微此謂不及病在中帝曰秋脉太過與不及其病皆何如岐伯曰太過則令人逆氣而背痛慍慍然其不及則令人喘呼

陽明大腸

少陰腎

太陽膀胱

吸少氣而欬。上氣見血。下聞病音。肺太陰脉起於中焦。下絡大腸。還循胃口。上鬲屬肺。從肺系橫出腋下。復藏氣為欬主喘息。故氣盛則肩背痛。氣逆。不及則喘息變易。呼吸少氣而欬。上氣見血也。下聞病音。謂喘息則肺中有聲也。帝曰。善。冬脉如營。何如而營。脉沉而深如營動也。新校正云詳深一作濡。又作搏。按本經下文云其氣來沉以搏。則深當為搏。又按甲乙經搏字為濡。當從甲乙經為得。何以言之。脉沉而濡。濡古軟字。乃冬脉之平調。脉若沉而搏擊於手。則冬脉之太過脉也。故言當從甲乙之經濡字也。岐伯曰。冬脉者腎也。北方水也。萬物之所以合藏也。故其氣來沉以搏。故曰營。言沉而搏擊於手也。新校正云按甲乙經搏當作濡。義如前說。又越人云冬脉石者。北方之水也。萬物之所藏。蓋冬之時水凝如石。故其脉來沉濡而滑。故曰石也。反此者病。帝曰。何如而反。岐伯曰。其氣來如彈石者。此謂大過。病在外。其去如數者。此謂不及。病在中。帝曰。冬脉大過與不及。其病皆何如。岐伯曰。大過則令人解㑊。新校正云按解㑊之義具第五卷注。脊脉痛而少氣。不欲言。其不及則令人心懸如病飢。䏚中清。脊中痛。少腹滿。小便變。腎少陰脉。自股內後廉貫脊屬腎絡膀胱。其直行者從腎上貫肝鬲入肺中。循喉嚨。俠舌本。其支別者從肺出絡心注胸中。故

太陰脾
陽明胃

是也。䏚者，季脇之下，俠脊兩傍空軟處也。腎外當䏚，故䏚中清冷也。帝曰：善。帝曰：四時之序，序，謂主時。逆從之變異也，脈春弦夏鉤秋浮冬營，為逆順之變見異狀也。然脾脈獨何主？主，謂主時月。岐伯曰：脾脈者，土也。孤藏以灌四傍者也。納水穀，化津液，溉灌於肝心肺腎也。以不正主四時，故謂之孤藏。溉，古代反。帝曰：然則脾善惡，可得見之乎？岐伯曰：善者不可得見，惡者可見。不正主時，寄王於四季，故善不可見，惡可見也。帝曰：惡者何如可見？岐伯曰：其來如水之流者，此謂太過，病在外；如鳥之喙者，此謂不及，病在中。新校正云：按平人氣象論云：如鳥之喙。又別本喙作啄。帝曰：夫子言脾為孤藏，中央土以灌四傍，其太過與不及，其病皆何如？岐伯曰：太過則令人四支不舉；以主四支，故病不舉。其不及則令人九竅不通，名曰重強。脾之孤藏以灌四傍，今病則五藏不和，故九竅不通也。八十一難經曰：五藏不和則九竅不通。重，謂藏氣重疊；強，謂氣不和順。帝瞿然而起，再拜而稽首曰：善。瞿然。吾得脈之大要，天下至數，五色脈變，揆度奇恒，道在於一。一，謂心也。言以太過不及而一貫之，揆度奇恒皆通也。神轉不迴，迴則不轉，乃失其機。五氣五氣循環不愆時敘，是為神氣流轉不迴。若却行衰王反天之常氣，是則却迴而不轉，由是却迴不轉，乃失生氣之機矣。至數之要，迫近以微，得至數之要道，則應用切近以微妙也。迫，切也。著之玉版，藏之藏府，每旦讀之，名曰玉機。著之玉版，故以為名，言是玉版生氣之機。○新校正云：詳至數至名曰玉機二十二字，與玉版論要文相重，彼注頗詳。五藏受氣於其所生，傳之於其所勝，氣舍於其所生，死於其所不勝。病之且死，必先傳行，至其所不勝，病乃死。受氣所生者，謂受病氣於己之所生者也。傳所勝者，謂傳於己之所剋者也。氣舍所生者，謂舍於生己者也。死所不勝者，謂死於剋己者之分位也。所傳不順，故必死焉。此言氣之逆行也，故死。所為逆者，次如下說。肝受氣於心，傳之於脾，氣舍於腎，至肺而死。心受氣於脾，傳之於肺，氣舍於肝，至腎而死。脾受氣於肺，傳之於腎，氣舍於心，至肝而死。肺受氣於腎，傳之於肝，氣舍於脾，至心而死。腎受氣於肝，傳之於心，氣舍於肺，至脾而死。此皆逆死也。一日一夜五分之，此所以占死生之早暮也。肝死於肺位秋庚辛，餘四倣此。然朝主甲乙，晝主丙丁，四季土主戊己，晡主庚辛，夜主壬癸，由此則死生之早暮可知也。○新校正云[illegible]

曰當此之時可按可藥弗治腎傳之心病筋脈相引而急病名曰瘛腎不足則水不生水不生則筋燥急故相引也陰氣內弱陽氣外燔筋脈受熱而自跳掣故名曰瘛當此之時可灸可藥弗治滿十日法當死至心而氣極則如是矣若復傳行當如下說腎因傳之心心即復反傳而行之肺發寒熱法當三歲死因腎傳心心不受病即而復反傳與肺金肺已再傷故寒熱也三歲者肺至腎一歲腎至肝一歲肝至心一歲火又乘肺故云三歲死此病之次也謂傳勝之次第然其卒發者不必治於傳卒發者不依傳之次故不以次傳治之或其傳化有不以次不以次入者憂恐悲喜怒令不得以其次故令人有大病矣憂恐悲喜怒發無常分觸遇則發故令病氣亦不以次而生因而喜大虛則腎氣乘矣喜則心氣移於肺心氣不守故腎氣乘矣宣明五氣篇曰精氣并於心則喜怒則肝氣乘矣怒則氣逆故肝氣乘脾悲則肺氣乘矣悲則肺氣移於肝肝氣受邪故肺氣乘矣宣明五氣篇曰精氣并於肺則悲恐則脾氣乘矣恐則腎氣移於心腎氣不守故脾氣乘矣宣明五氣篇曰精氣并於腎則恐憂則心氣乘矣憂則肝氣移於脾肝氣不守故心氣乘矣宣明五氣篇曰精氣并於肝則憂此其道也此其不次之常道故病有五五五

二十五變，及其傳化。五藏相并而各五之，五而乘之，則二十五變也。然其變化，以勝相傳，傳而不次，變化多端。○新校正云：按陰陽別論云：凡陽有五，五五二十五陽。義與此通。傳，乘之名也。言傳者何？相乘之異名尔。大骨枯槁，大肉陷下，胷中氣滿，喘息不便，其氣動形，期六月死，真藏脉見，乃予之期日。皮膚乾著，骨間肉陷，謂大骨枯槁，大肉陷下也。諸附骨際及空窳處，亦同其類也。○胷中氣滿，喘息不便，是肺无主也。肺司治節，氣息由之。○其氣動形，為无氣相接，故聳舉肩背以遠求報氣矣。夫如是，皆形藏已敗，神藏亦傷，見是證者，期後一百八十日內死矣。候見真藏之脉，乃与死日之期尔。真藏脉診，下經[illegible]論[illegible]矣。此肺之藏也。○[illegible]大骨枯槁，大肉陷下，胷中氣滿，喘息不便，內痛引肩項，期一月死，真藏見，乃予之期日。火精外出，陽氣上燔，金受火災，故內痛引肩項。○見是證者，期後三十日內死。此心之藏也。○[illegible]大骨枯槁，大肉陷下，胷中氣滿，喘息不便，內痛引肩項，身熱脫肉破䐃，真藏見，十月之內死。陰氣微弱，陽氣內燔，故身熱也。○䐃者，肉之標。脾主肉，故肉如脫盡，䐃如破敗也。○見斯證者，期後三百日內死。○䐃，謂肘膝後肉如塊者。○此脾之藏也。[illegible]大骨枯槁，大肉陷下，肩髓內消，動作益衰，[illegible]真藏來見，期一歲死，見其真藏，乃予之期日。[illegible]

簡六葉

巨陽火陽明金少陽木大陰土少陰水厥陰相火

[illegible]云占死者之早暮詳此經文[illegible]之逆行也故死與下言生之早暮下[illegible]者[illegible]甲乙經中素問本文

黃帝曰：五藏相通，移皆有次。五藏有病，則各傳其所勝。以次上月言鄰傳而死，故言是逆傳所勝之次也。○新校正云：詳逆傳所勝之次，逆當作順。上文既言逆傳，下文所言乃順傳之次也。

不治，法三月若六月，若三日若六日，傳五藏而當死，是順傳所勝之次。三月者，謂一藏氣之遷移；六月者，謂至其所勝之位；三日者，三陽之數以合日也；六日者，謂兼三陰以數之尔。熱論曰：傷寒一日巨陽受之，二日陽明受之，三日少陽受，四日大陰受，五日少陰受，六日厥陰受，則其義也。○新校正云：詳上文是順傳所勝之次七字，乃是次前注，誤在此經文之下，不惟无義，兼校之全元起本素問及甲乙經，並无此七字，直去之，慮未達者致疑，今存于注。

故曰：別於陽者，知病從來；別於陰者，知死生之期。主辯三陰三陽之候，則知中風邪氣之所不勝矣，故下曰。○新校正云：詳舊此段注寫作經，今改為註。又按陰陽別論云：別於陽者知病處也，別於陰者知死生之期。又云：別於陽者知病忌時，別於陰者知死生之期。義同此。

言知至其所困而死。困謂至所不勝也。上文曰：死於其所不勝。

是故風者，百病之長也。言先百病而有之。○新校正云：按生氣通天論云：風者百病之始。

今風寒客於人，使人毫毛畢直，皮膚閉而為熱。客謂客止於人形也。風擊皮膚，寒勝腠理，故毫毛畢直，玄府閉密而熱生也當是之時可汗而發也邪在皮毛故可汗泄也陰陽應象大論曰善治者治皮毛此之謂也或痺不仁腫痛病生而變故如是也熱中血氣則痛痺不仁寒氣傷形故為腫痛陰陽應象大論云寒傷形熱傷氣氣傷痛形傷腫當是之時可湯熨及火灸刺而去之皆謂釋散寒邪宣揚正氣弗治病入舍於肺名曰肺痺發欬上氣邪入諸陰則病而為痺故入於肺名曰肺痺焉宣明五氣論曰邪入於陽則狂邪入於陰則痺肺在變動為欬欬則氣上故上氣也弗治肺即傳而行之肝病名曰肝痺一名曰厥脇痛出食肺金伐木氣下入肝故曰弗治行之肝也肝氣通膽膽善為怒怒者氣逆故一名厥也肝厥陰脈從少腹屬肝絡膽上貫膈布脇肋循喉嚨之後上入頏顙故脇痛而食入腹則出故曰出食當是之時可按若刺耳弗治肝傳之脾病名曰脾風發癉腹中熱煩心出黃肝氣應風木勝脾土土受風氣故曰脾風蓋為風氣通肝而為名也脾之為病善發黃癉故發癉也太陰之脈入腹屬脾絡胃上膈俠咽連舌本散舌下其支別者復從胃別上膈注心中故腹中熱而煩心出黃色於便寫之所也當此之時可按可藥可浴弗治脾傳之腎病名曰疝瘕少腹冤熱而痛出白一名曰蠱腎少陰脈自股內後廉貫脊屬腎絡膀胱故少腹冤熱而痛溲出白液也冤熱內結消鑠脂肉如蟲之食日內損削

[illegible]微，以餘藏尚全，故期後三百六十五日內死也。[illegible]之[illegible]作微也。新校正云：按全元起本及甲乙經真藏來見[illegible]字[illegible]作未字[illegible]也。大骨枯槁，大肉陷下，胸中氣滿，腹內痛，心中不便，肩項身熱，破䐃脫肉，目匡陷，真藏見，目不見人，立死；其見人者，至其所不勝之時則死。木生其火，肝氣通心，脈抵少腹，上布脅肋，循喉嚨之後，上入頏顙，故腹痛，心中不便，肩項身熱，破䐃脫肉也。肝主目，故目匡陷及不見人立死也。不勝之時，謂於庚辛之月。此肝之藏也。急虛身中卒至，五藏絕閉，脈道不通，氣不往來，譬於墮溺，不可為期。言五藏相移傳其不勝，則可待真藏脈見，乃與死日之期。其卒急虛邪中於身內，則五藏絕閉，脈道不通，氣不往來，譬於墮墜沒溺，不可為死日之期也。其脈絕不來，若人一息五六至，其形肉不脫，真藏雖不見，猶死也。是則急虛卒至之脈。新校正云：按人一息脈五六至，何得為死？必息字誤，息當作呼乃是。真肝脈至，中外急，如循刀刃責責然，如按琴瑟絃，色青白不澤，毛折，乃死。真心脈至，堅而搏，如循薏苡子累累然，色赤黑不澤，毛折，乃死。真肺脈至，大而虛，如以毛羽中人膚，色白赤不澤，毛折，乃死。真腎脈至，搏而絕，如指彈石辟辟

然色黑黃不澤，毛折，乃死。真脾脈至，弱而乍數乍踈，色黃青不澤，毛折，乃死。諸真藏脈見者，皆死不治也。新校正云：按楊上善云：無餘物和雜，故名真也。五藏之氣皆胃氣和之，不得獨用。如至剛不得獨用，獨用則折，和柔用之即固也。五藏之氣和於胃氣，即得長生。若真獨見，必死。欲知五藏真見為死，和胃為生者，於寸口診即可知。見者如弦是肝脈也，微弦為平和。微弦謂二分胃氣一分弦氣俱動為微弦。三分並是弦而无胃氣，為見真藏。餘四藏準此。黃帝曰：見真藏曰死，何也？岐伯曰：五藏者皆禀氣於胃，胃者五藏之本也。胃為水穀之海，故五藏禀焉。藏氣者不能自致於手太陰，必因於胃氣，乃至於手太陰也。平人之常禀氣於胃，胃氣者平人之常氣，故藏氣因胃乃能至於手太陰也。新校正云：詳平人之常至下平人之常氣本平人氣象論文，王氏引注此經。按甲乙經云：人常禀氣於胃，脉以胃氣為本，与此小異。然甲乙之義為得。故五藏各以其時，自為而至於手太陰也。自為其狀，至於手太陰也。故邪氣勝者，精氣衰也。故病甚者，胃氣不能與之俱至於手太陰，故真藏之氣獨見，獨見者病勝藏也，故曰死。是所謂脉无胃氣也。平人无胃氣曰逆，逆者死。帝曰善。新校正云：詳[illegible]至此一段全[illegible]

命主于脈未出如此言此皆啟明王氏之功於素問多矣。黃帝曰。凡治病。察其形氣色澤。脈之盛衰。病之新故。乃治之。無後其時。謂必先時而取之。形氣相得。謂之可治。氣盛形盛。氣虛形虛。是相得也。色澤以浮。謂之易已。氣色浮潤。血氣相營。故易已。脈從四時。謂之可治。脈春弦夏鉤秋浮冬營。謂順四時。從順也。脈弱以滑。是有胃氣。命曰易治。取之以時。候可取之時而取之。則萬舉萬全。當以四時血氣所在而為療爾。新校正云。詳取之以時。甲乙經作治之以時。之趨之無後其時。與王氏之注兩通。形氣相失。謂之難治。形盛氣虛。氣盛形虛。皆相失也。色夭不澤。謂之難已。夭謂不明而惡。不澤謂枯燥也。脈實以堅。謂之益甚。脈實以堅。是邪氣盛。故益甚也。脈逆四時。為不可治。以氣逆故。上四句是謂四難。所以下文曰。必察四難而明告之。此四難之所易語工之所難為。所謂逆四時者。春得肺脈。夏得腎脈。秋得心脈。冬得脾脈。其至皆懸絕沉濇者。命曰逆四時。春得肺脈。秋來見也。夏得腎脈。冬來見也。秋得心脈。夏來見也。冬得脾脈。春來見也。懸絕謂如懸物之絕去也。未有藏形。於春夏而脈沉濇。秋冬而脈浮大。名曰逆四時也。新校正云。按平人氣象論云。春夏而脈瘦。義與此同。未有藏形。謂未有藏脈之形狀也。病熱脈靜，泄而脈大，脫血而脈實，病在中脈實堅，病在外脈不實堅者，皆難治。皆難治者，以其與證不相應也。新校正云：按平人氣象論云：病在中脈虛，病在外脈濇堅，與此相反，此經誤，彼論為得。自未有藏形春夏至此，與平人氣象論相重，注義備於彼。黃帝曰：余聞虛實以決死生，願聞其情。岐伯曰：五實死，五虛死。五實謂五藏之實，五虛謂五藏之虛。帝曰：願聞五實五虛。岐伯曰：脈盛，皮熱，腹脹，前後不通，悶瞀，此謂五實。實謂邪氣盛實。然脈盛，心也；皮熱，肺也；腹脹，脾也；前後不通，腎也；悶瞀，肝也。脈細，皮寒，氣少，泄利前後，飲食不入，此謂五虛。虛謂真氣不足也。然脈細，心也；皮寒，肺也；氣少，肝也；泄利前後，腎也；飲食不入，脾也。帝曰：其時有生者，何也？岐伯曰：漿粥入胃，泄注止，則虛者活；身汗得後利，則實者活。此其候也。全注：飲粥得入於胃，胃氣和調，其利漸止，胃氣得實，虛者得活。言實者得汗外通，後得便利，自然調平。

○三部九候論篇第二十　新校正云：按全元起本在第一卷，篇名決死生。

黃帝問曰：余聞九鍼於夫子，衆多博大，不可勝數。余願聞要道，以屬子孫，傳之後世，著之骨髓，藏之肝肺，歃血而受，不敢

揚雄太玄取諸此

妄

歃（歃，歃血飲血也。所甲反）令合天道（新校正云：按全元起本云令合天地）必有終始，上應天光星辰歷紀，下副四時五行，貴賤更立，冬陰夏陽，以人應之奈何？願聞其方。（天光謂日月星也。歷紀謂日月行歷於天二十八宿三百六十五度之分紀也。言以人形血氣榮衛周流，合時候之遷移，應日月之行道。然斗極旋運，黃赤道差，冬時日依黃道近南，故陰多；夏時月依黃道近北，故陽盛也。夫四時五行之氣，以王者為貴，相者為賤也。）岐伯對曰：妙乎哉問也！此天地之至數。（道貫精微，故云妙問。至數謂至極之數也。）帝曰：願聞天地之至數，合於人形血氣，通決死生，為之奈何？岐伯曰：天地之至數，始於一，終於九焉。（九，奇數也。故天地之數斯為極矣。）一者天，二者地，三者人，因而三之，三三者九，以應九野。（爾雅曰：邑外為郊，郊外為甸，甸外為牧，牧外為林，林外為坰，坰外為野。言其遠也。新校正云：詳王引爾雅為證，與今爾雅或不同，已具前六節藏象論註中。坰，古營反。）故人有三部，部有三候，以決死生，以處百病，以調虛實，而除邪疾。（所謂三部者，言身之上中下部，非謂寸關尺也。三部之內，經隧由之，故察候存亡，悉因於是，鍼之補寫，邪疾可除也。）帝曰：何謂三部？岐伯曰：有下部，有中部，有上部，部各有三候，三候者有天有地有人也。必指而導之，乃以為真。言必當咨受於師也。《徵四失論》曰：受師不卒，妄作雜術，謬言為道，更名自功，妄用砭石，後遺身咎。此其誡也。禮曰：疑事无質，質成也。上部天，兩額之動脈；在額兩傍，動應於手，足少陽脈氣所行也。上部地，兩頰之動脈；在鼻孔下兩傍，近於巨髎之分，動應於手，足陽明脈氣之所行。上部人，耳前之動脈。在耳前陷者中，動應於手，手少陽脈氣之所行也。中部天，手太陰也；謂肺脈也，在掌後寸口中，是謂經渠，動應於手。中部地，手陽明也；謂大腸脈也，在手大指次指歧骨間，合谷之分，動應於手也。中部人，手少陰也。謂心脈也，在掌後銳骨之端，神門之分，動應於手也。《靈樞經·持鍼縱舍論》問曰：少陰无輸，心不病乎？對曰：其外經病而藏不病，故獨取其經於掌後銳骨之端。正謂此也。下部天，足厥陰也；謂肝脈也，在毛際外，羊矢下一寸半陷中，五里之分，臥而取之，動應於手也。女子取太衝，在足大指本節後二寸陷中是。下部地，足少陰也；謂腎脈也，在足內踝後跟骨上陷中，太谿之分，動應手。下部人，足太陰也。謂脾脈也，在魚腹上趨筋間，直五里下，箕門之分，寬鞏足單衣，沉取乃得之，而動應於手也。候胃氣者，當取足跗之上，衝陽之分，穴中脈動乃應手也。新校正云：詳自上部天至此一段，舊在當篇之末，義不相接，此正謂三部九候，宜處於斷決死生之上，今依皇甫謐《甲乙經》編次例，自篇末移置此。故下部之天以候肝，足厥陰脈行其中也。地以候腎，足少陰脈行其中也。

人以候脾胃之氣。（足太陰脈也。[illegible]行其中也。脾藏與胃以膜相連，故以候脾兼候胃也。）帝曰：中部之候奈何？岐伯曰：亦有天，亦有地，亦有人。天以候肺，（手太陰脈也。[illegible]）地以候胸中之氣，（手陽明脈也。[illegible]以候胸中也。[illegible]）人以候心。（手少陰脈也。[illegible]當其處也。）帝曰：上部以何候之？岐伯曰：亦有天，亦有地，亦有人。天以候頭角之氣，（位在頭角之分，故以候頭角之氣也。）地以候口齒之氣，（位近口齒，故以候之。）人以候耳目之氣。（以位當耳前，脈抵於目，故以候之。）三部者，各有天，各有地，各有人。三而成天，三而成地，三而成人。（新校正云：詳三而成天至合為九藏，與六節藏象論文重，注義具彼篇。）三而三之，合則為九，九分為九野，九野為九藏。（以是故應天地之至數。）故神藏五，形藏四，合為九藏。（所謂神藏者，肝藏魂，心藏神，脾藏意，肺藏魄，腎藏志也。以其皆神氣居之，故云神藏五也。所謂形藏四者，一頭角，二耳目，三口齒，四胸中也。[illegible]新校正云：詳注說神藏，宣明五氣篇文；[illegible]六節藏象論注重。）五藏已敗，其色必夭，夭必死矣。（夭謂死色，異常之候也。色者神之旗，藏者神之舍，故神去則藏敗，藏敗則色見異常之候，死也。）帝曰：以候奈何？岐伯曰：必先度其形之肥瘦。以調其氣之虛實。實則寫之。虛則補之。度，謂量也。[illegible]老子曰天之道損有餘補不足也。

必先去其血脈而後調之。[illegible]故先刺去血而後[illegible]

無問其病。以平為期。[illegible]

帝曰。決死生奈何。[illegible]

岐伯曰。形盛脈細。少氣不足以息者危。[illegible]

形瘦脈大。胸中多氣者死。[illegible]形氣相得者生。參伍不調者病。[illegible]

三部九候皆相失者死。[illegible]

上下左右之脈相應如參舂者病甚。[illegible]上下左右相失不可數者死。[illegible]

踝胡瓦反

再至曰平。三至曰離經。四至曰奪精。五至曰死。六至曰命盡。今相失而不可數者。是過十至之外也。至五尚死。況至十乎。

者中部之候雖獨調。與衆藏相失者死。中部之候相減者死。中部左右凡六診也。上部下部已不相應。中部獨調。固非其久。減於上下。是亦氣衰。故皆死也。減謂偏少也。○新校正云。詳舊云中部之候相減者死八字。按全元起本及甲乙經無之。且注有解人之説。而經闕其文。此脫在王注之後也。

目內陷者死。言太陽也。太陽之脈起於目內眦。目內陷者。太陽絕也。故死。所以言太陽者。太陽主諸陽之氣。故獨言之。

帝曰。何以知病之所在。岐伯曰。察九候獨小者病。獨大者病。獨疾者病。獨遲者病。獨熱者病。獨寒者病。獨陷下者病。相失之候。診凡有七者。此之謂也。然脈見七診。謂參伍不調。隨其獨異。以言其病爾。

以左手足上上去踝五寸按之。庶右手足當踝而彈之。手足皆取之。然手踝之上。手太陰脈。足踝之上。足太陰脈。足太陰脈主肉。應於下部。手太陰脈主氣。應於中部。是以下文云。脫肉身不去者死。中部乍疏乍數者死。○新校正云。按甲乙經及全元起注本並云。以左手足上去踝五寸而按之。右手當踝而彈之。全元起注云。內踝之上。陰交之出。通於膀胱。係於腎。腎為命門。是以取之。以明吉凶。今文少一之字。而多一庶字及足字。王氏以手足皆取為解。殊為穿鑿。當從全元起注舊本及甲乙經為正。

其應過五寸以上。蠕蠕然者不病。氣和故也。其應疾中手渾渾然者病中手徐徐然者病（渾渾亂也徐徐緩也）其應上不能至五寸彈之不應者死（氣絕故不應也）是以脫肉身不去者死（穀氣外衰則肉如脫盡天真內竭故身不能行真穀並衰故死之至矣去猶行去也）中部乍疎乍數者死（乍疎乍數氣之喪亂也故死）其脈代而鉤者病在絡脈（鉤為夏脈又夏氣在絡故病在絡也絡脈受邪則經脈滯否故代止也）九候之相應也上下若一不得相失（上下若一言遲速小大等也）一候後則病二候後則病甚三候後則病危所謂後者應不俱也（俱猶同也一猶同也）察其府藏以知死生之期（夫病入府則愈入藏則死故死生期準察以知之）必先知經脈然後知病脈（經脈四時五藏之脈）真藏脈見者勝死（所謂真藏脈者真肝脈至中外急如循刀刃責責然如按琴瑟弦真心脈至堅而搏如循薏苡子累累然真脾脈至弱而乍數乍疎真肺脈至大而虛如以毛羽中人膚真腎脈至搏而絕如以指彈石辟辟然凡此五者皆謂得真藏脈而無胃氣也平人氣象論曰胃者平人之常氣也人無胃氣曰逆逆者死此之謂也勝死者謂勝剋於己之日而死也藏氣法時論曰肝見庚辛死心見壬癸死脾見甲乙死肺見丙丁死腎見戊己死是謂勝死也）足太陽氣絕者其足不可屈伸死必戴眼（足太陽脈起於目內眥上額交巔上從巔入絡腦）

出別下項循肩髆內俠脊抵腰中其支者復從肩髆別下貫臀過髀樞下合膕中下貫腨內出外踝至足外側大陽氣絕死如是矣。新校正云按診要經終論載三陽三陰脈終之證此獨紀足大陽氣絕一證餘從略文也又註貫臀甲乙經作胂王氏註厥論刺腰痛論並作貫胂又註刺腰論作貫臀詳甲乙之義注當作胂帝曰冬陰夏陽奈何

言死時也岐伯曰九候之脈皆沉細懸絕者為陰主冬故以夜半死。盛躁喘數者為陽主夏故以日中死。位无常居物極則反也乾坤之爻陰極則龍戰于野陽極則亢龍有悔是以陰陽極脈死於夜半日中也是故寒熱病者以平旦死。亦物極則變也平曉木王木氣為風故木王之時寒熱病死生氣通天論曰因於露風乃生寒熱由此則寒熱之病風薄所為也。熱中及熱病者以日中死。陽之極也病風者以日夕死。卯酉衝也病水者以夜半死。水王故也其脈乍踈乍數乍遲乍疾者日乘四季死。辰戌丑未土寄王之脾氣內絕故日乘四季而死也形肉已脫九候雖調猶死。亦謂形氣不相得也訂前脫肉身不去者九候雖平調亦死也七診雖見九候皆從者不死。但九候順四時之令雖七診互見亦生矣從謂順從也所言不死者風氣之病及經月之病似七診之病而非也故言不死。風病之脈診大而數月經之病脈小以微雖候與七診之

狀畧同。而死生之証乃異。故不死也。若有七診之病。其脈候亦敗者。死矣。言雖七診
見九候從者不死。若病同七診之狀而脈應敗亂。縱九候皆順。猶不得生也。必發噦噫。胃精內竭。神不守心
故死之時發斯噦噫。宣明五氣篇曰。心為噫。胃為噦也。必審問其所始病。與今之所方
病。方。正也。言必當原其始而求其正也。而後各切循其脈。視其經絡浮沉。以上
下逆從循之。其脈疾者不病。氣強盛故。其脈遲者病。氣不足故。脈不往
來者死。精神去也。皮膚著者死。骨乾枯也。帝曰。其可治者奈何。岐伯曰。
經病者治其經。求有過者。孫絡病者治其孫絡血。有血留止刺而去之。新校正
云按甲乙經云絡病者治其絡血。無二孫字。血病身有痛者治其經絡。靈樞經曰經脈為裏
支而橫者為絡。絡之別者為孫絡。由是孫絡則經之別支而橫也。新校正云按甲乙經無血病二字。其病者在
奇邪。奇邪之脈則繆刺之。奇謂奇繆不偶之氣而與經脈繆處也。由是故繆刺之。繆刺者刺絡
脈左取右右取左也。留瘦不移。節而刺之。病氣淹留。形容減瘦。證不移易。則消息節級。養而刺之。此
又重明前經無問其病以平為期者也。上實下虛。切而從之。索其結絡脈。刺出
其血以見通之。結謂血結於絡中也。血去則經隧通矣。前[illegible]云先去血脈而後調[illegible]乃先去[illegible]

新校正云詳[illegible]文以具[illegible]通之甲乙經作以通其氣耳[illegible]太陽不足。戴眼者，太陽已絕。此決死生之要，不可不察也。此復明前太陽氣欲絕及已絕之候也手指及手外踝上五指留鍼。[illegible]錯簡文也

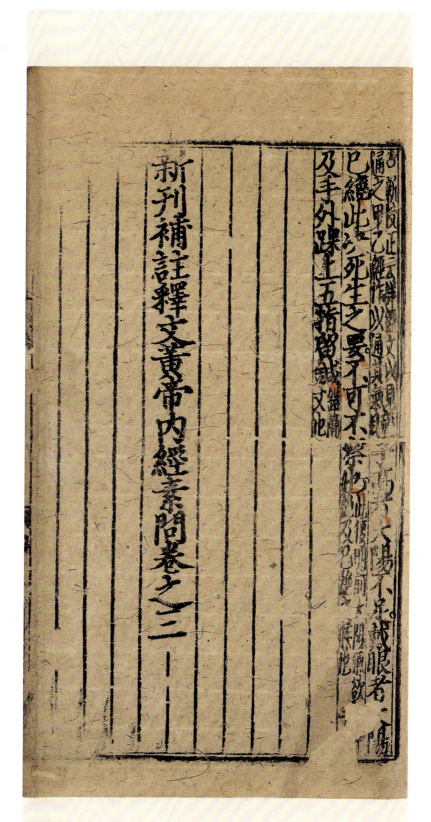

新刊補註釋文黃帝內經素問卷之三

因病言理至理出焉聖人之書也

新刊補註釋文黃帝內經素問卷之四

○經脉别論篇第二十一（新校正云按全元起本在第四卷）

黃帝問曰：人之居處動靜勇怯，脉亦為之變乎？岐伯對曰：凡人之驚恐恚勞動靜，皆為變也。（變謂變易常候。）是以夜行則喘出於腎，（腎主於夜，氣合幽冥，故夜行則喘息內從腎出也。）淫氣病肺。（夜行腎勞，因而喘息，氣淫不次，則病肺也。）有所墮恐，喘出於肝，（恐生於肝，墮損筋血，因而奔喘，故出於肝也。）淫氣害脾。（肝木妄淫，害脾土也。）有所驚恐，喘出於肺，（驚則心无所依，神无所歸，氣乱胷中，故喘出於肺也。）淫氣傷心。（驚則神越，故氣淫反傷心矣。）度水跌仆，喘出於腎與骨，（濕氣通腎，骨腎主之，故度水跌仆，喘出腎骨矣。跌謂足跌，仆謂身倒也。跌音迭，仆音付。）當是之時，勇者氣行則已，怯者則著而為病也。（氣有強弱，神有壯懦，故殊狀也。）故曰：診病之道，觀人勇怯骨肉皮膚，能知其情，以為診法也。（通達性懷，得其情狀，乃為深識，診契物宜也。）故飲食飽甚，汗出於胃。（飽甚胃滿，故汗出於胃也。）驚而奪精，汗出於心。（驚奪心精，神氣

用此為常
病起于過
六通

浮越，陽內薄之，故汗出於心也。持重遠行，汗出於腎。骨勞氣越，腎復過疲，故持重遠行，汗出於腎也。疾走恐懼，汗出於肝。暴役於筋，肝氣罷極，故疾走恐懼，汗出於肝也。搖體勞苦，汗出於脾。搖體勞苦，謂動作施力，非疾走遠行也。然動作用力，則穀精四布，脾化水穀，故汗出於脾也。故春秋冬夏，四時陰陽，生病起於過用，此為常也。不適其性，而強云為，過即病生，此其常理。五藏受氣，蓋有常分，用而過耗，是以病生。故下文曰：食氣入胃，散精於肝，淫氣於筋。肝養筋，故胃散穀精之氣入於肝，則浸淫滋養於筋絡矣。食氣入胃，濁氣歸心，淫精於脈。濁氣，穀氣也。心居胃上，故穀氣歸心，淫溢精微入於脈也。何者？心主脈故。脈氣流經，經氣歸於肺，肺朝百脈，輸精於皮毛。言脈氣流運，乃為大經，經氣歸宗，上朝於肺，肺為華蓋，位復居高，治節由之，故受百脈之朝會也。平人氣象論曰：藏真高於肺，以行榮衛陰陽。由此故肺朝百脈，然乃布化精氣，輸於皮毛矣。毛脈合精，行氣於府。府，謂氣之所聚處也，是謂氣海，在兩乳間，名曰膻中也。府精神明，留於四藏，氣歸於權衡。膻中之布氣者，分為三隧，其下者走於氣街，其上者走於息道，宗氣留於海，積於胸中，命曰氣海也。如是分化，乃四藏安定，三焦平均，中外上下，各得其所也。權衡以平，氣口成寸，以決死生。三世脈法，皆以三寸為寸關尺之分，故中外高下，氣緒均平，則氣口之脈而成寸也。夫氣口者，脈之

要會也。百脈盡朝。以其分決死生也。飲入於胃。游溢精氣。上輸於脾。水飲流下至於
中焦。水化精微。上爲雲霧。雲霧散變。乃注於脾。靈樞經曰：上焦如霧。中焦如漚。此之謂也。脾氣散精。上歸
於肺。通調水道。下輸膀胱。水土合化。上滋肺金。金氣通腎。調水道。轉注下焦。膀胱稟化。乃爲
溲矣。靈樞經曰：下焦如瀆。此之謂也。水精四布。五經並行。合於四時五藏陰陽。
揆度以爲常也。從是水精布。經氣行。筋骨成。血氣順。配合四時寒暑。證符五藏陰陽。揆度盈虛。用爲常道。
度量也。以用也。新校正云：按一本云：陰陽動靜。大陽藏獨至。厥喘虛氣逆。是陰不
足。陽有餘也。陰謂腎。陽謂膀胱也。故下文曰：表裏當俱寫。取之下俞。陽獨至。謂陽氣
盛至也。陽獨至爲陽有餘。陰不足。則陽邪入。故表裏俱寫。取足六俞也。下俞。足俞也。○新校正云：詳六當爲穴字之誤也。
按府有六俞。藏止五俞。今藏府俱寫。不當言六俞。六俞則不能兼藏言。穴俞則藏府兼舉。陽明藏獨至。是
陽氣重并也。當寫陽補陰。取之下俞。陽氣重并。故寫陽補陰。少陽藏獨
至。是厥氣也。蹻前卒大。取之下俞。蹻謂陽蹻脈。在足外踝下。足少陽脈行抵絕骨之端。
下出外踝之前。循足跗。然蹻前卒大。則少陽之前盛也。故取足俞少陽也。少陽獨至者。一陽之過
也。一陽少陽也。過謂大過也。以其大過。故蹻前卒大焉。大陰藏搏者。用心省真。見大陰之脈伏

据補注一陽
獨嘯當作
二陰指心腎
然陰言嘯
可乎耳屬
心腎不屬
膽三焦又似
補注近之二陰
而言獨嘯
亦未免也下文
氣逆耳聾
為肝病注云
膽脉從耳中
出走耳前後
又肺病亦聾
作一陽為允
而熱論篇少
陽主膽其脉
循脇絡於耳
胸脇痛而耳
聾耳即所謂一

鼓搏則當用心省察之若是真藏之脉不當治也。五脉氣少，胃氣不平，三陰也。三陰太陰脾之脉也五藏脉少胃氣不調是亦太陰之過也。宜治其下俞，補陽寫陰。以陰氣太過故。一陽獨嘯，少陽厥也。嘯謂耳中鳴如嘯聲也一陽謂少陽膽及三焦之脉膽脉三焦脉皆入耳故氣逆上則耳中鳴。新校正云詳此上明三陽此言三陰今此再言少陽而不及少陰者疑此一陽乃二陰之誤也又按全元起本此為少陰厥顯知此即二陰也。陽并於上，四脉爭張，氣歸於腎。心脾肝肺四脉爭張陽并於上者是腎氣不足故氣歸於腎也。宜治其經絡，寫陽補陰。陰氣足則陽氣不復并於上矣。一陰至，厥陰之治也。真虛痟心，厥氣留薄，發為白汗，調食和藥，治在下俞。一作或。誤也厥陰一陰也上言二陰至則當言一陰至少陰治下言一陰至厥陰之治則當一陰至也然二經之經俗失之論與人少經經習字多傳寫之誤。[illegible]骨節[illegible]。帝曰：太陽藏何象？岐伯曰：象三陽而浮也。帝曰：少陽藏何象？岐伯曰：象一陽也。一陽藏者，滑而不實也。帝曰：陽明藏何象？岐伯曰：象大浮也。新校正云按太素及全元起本云象心之大浮也。太陰藏搏，言伏鼓也。二陰搏至，腎沉不浮也。新校正云[illegible]全之[illegible]一陰一陽此元闕文可知。

陽獨嘯少陽厥也則一陽非二陰明矣又云少陽病衰耳聾微聞則一陽獨嘯非少陽之病使然乎王注是補注非也肺之絡脈共會耳中故肺病云聾又厥論少陽之厥則暴聾頰脈解篇陽氣盛上而躍故耳鳴繆刺論邪客於手足少陰太陰心腎肺脾足陽明之絡胃此五絡皆會於耳中至真要大論曰厥陰之勝耳鳴頭眩

藏氣法時論篇第二十二

新校正云按全元起本在第一卷又見太素第六卷藏脉要篇末重出

黃帝問曰合人形以法四時五行而治何如而從何如而逆得失之意願聞其事岐伯對曰五行者金木水火土也更貴更賤以知死生以決成敗而定五藏之氣間甚之時死生之期也帝曰願卒聞之岐伯曰肝主春以應木也足厥陰少陽主治足厥陰肝脈少陽膽脈肝與膽合故治同其日甲乙甲乙為木東方干也肝苦急急食甘以緩之甘性和緩○新校正云按全元起本云肝苦急是其氣有餘心主夏以應火也手少陰太陽主治少陰心脈太陽小腸脈心與小腸合故治同其日丙丁丙丁為火南方干也心苦緩急食酸以收之酸性收斂○新校正云按全元起本云心苦緩是心氣虛脾主長夏長夏謂六月也夏為土母土長於中以長而治故云長夏○新校正云按全元起云脾王四季六月是火王之處蓋以脾主中央六月是十二月之中一年之半故脾王六月也足太陰陽明主治太陰脾脈陽明胃脈脾與胃合故治同其日戊己戊己為土中央干也脾苦濕急食苦以燥之苦性乾燥肺主秋以應金也手太陰陽明主治太陰肺脈陽明大腸脈肺與大腸合故治同其日庚辛庚辛

為金西方干也肺苦氣上逆急食苦以泄之。苦性宣泄，故肺用之。新校正云：按全元起云：
肺氣上逆，是其氣有餘。腎主冬以應水也足少陰太陽主治。少陰腎脈，太陽膀胱脈。腎與膀
胱合，故治同。其日壬癸壬癸為水，北方干也。腎苦燥，急食辛以潤之，開腠理，
致津液。通氣也。辛性津潤也。然腠理開，津液達，則肺氣下流，腎與肺通，故云通氣也。病在肝，愈
於夏，子制其鬼也。餘愈同。夏不愈，甚於秋，子休鬼復王也。餘甚同。秋不死，持於冬，
鬼休而母養，故氣執持於父母之鄉也。餘持同。起於春，自得其位，故復起。餘起同。禁當風。以風氣通於肝，
故禁而勿犯。肝病者，愈在丙丁，丙丁應夏。丙丁不愈，加於庚辛，庚辛應秋。庚
辛不死，持於壬癸，壬癸應冬。起於甲乙。應春木也。肝病者，平旦慧，下晡
甚，夜半靜。木王之時，故爽慧也。金王之時，故加甚也。下文倣此。水王之時，故靜退也。餘慧甚同，其靜小異，肝文皆
急食辛以散之。以藏氣當散，故以辛發散也。陰陽應象大論曰：辛甘發散為陽也。平人氣象論曰：藏真散
於肝，言其常發散也。用辛補之，酸寫之。辛味散，故補。酸味收，故寫。新校正云：按全元起本云：用酸補
之，辛寫之。自為一義。病在心，愈在長夏，長夏不愈，甚於冬，冬不死，持於
春，起於夏，如肝例也。禁溫食熱衣。熱則心躁，故禁止之。心病者，愈在戊己，

昳音迭日昃也

（應長夏也）戊己不愈，加於壬癸，（應冬也）壬癸不死，持於甲乙，（應春也）起於丙丁。（應夏火也）心病者，日中慧，夜半甚，平旦靜。（水休王之義也）心欲耎，急食鹹以耎之。（以藏氣好耎，故以鹹柔耎也。平人氣象論曰：藏真通於心。言其常欲柔耎也）用鹹補之，甘寫之。（鹹補取其柔耎，甘寫取其舒緩）病在脾，愈在秋，秋不愈，甚於春，春不死，持於夏，起於長夏，禁溫食飽食濕地濡衣。（溫濕及飽，並傷脾氣，故禁止之）脾病者，愈在庚辛，（應秋氣也）庚辛不愈，加於甲乙，（應春氣也）甲乙不死，持於丙丁，（應夏火也）起於戊己。（應長夏也）脾病者，日昳慧，日出甚，（新校正云：按甲乙經日出作平旦。日出與平旦時等，按前文言木王之時，皆云平旦而不云日出，蓋日出於冬夏之期有早晚，不若平旦之為得也）下晡靜。（土王則慧，木剋則甚，金扶則靜。……之義也。一本或云日中持下晡靜者，誤也。五藏之病，皆以勝相加，至其所生而愈，至其所不勝而甚，至於所生而持，自得其位而起，皆有間甚之時，死生之期也）脾欲緩，急食甘以緩之，（甘性和緩，順其性也）用苦寫之，甘補之。（苦寫取其堅燥，甘補取其安緩）病在肺，愈在冬，冬不愈，甚於夏，夏不死，持於長夏，起於秋，（自得其位也）禁寒飲食寒衣。（肺惡寒氣，故衣食禁之。靈樞經曰：形寒寒飲則傷肺）

㶼（虛其切，火盛也。又阿開切。博雅云：熱也。）

（飲尚傷肺，其食寒衣寒，不爾惡寒，亦畏熱也。）肺病者，愈在壬癸，（水也。）壬癸不愈，加於丙丁，（火也。）丙丁不死，持於戊己，（土也。）起於庚辛。（金也。）肺病者，下晡慧，日中甚，夜半靜。（金王則慧，火王則甚，水王則靜。）肺欲收，急食酸以收之。（以酸收斂也。）用酸補之，辛寫之。（酸收斂故補，辛發散故寫。）病在腎，愈在春，春不愈，甚於長夏，長夏不死，持於秋，起於冬，（[illegible]）禁犯焠㶼熱食溫炙衣。（腎性惡燥，故此禁之。焠㶼，烏來反，熱也。新校正云：按別本……）腎病者，愈在甲乙，（木也。）甲乙不愈，甚於戊己，（土也。）戊己不死，持於庚辛，（金也。）起於壬癸。（水也。）腎病者，夜半慧，四季甚，下晡靜。（水王則慧，土王則甚，金王則靜。）腎欲堅，急食苦以堅之，用苦補之，鹹寫之。（苦補取其堅也，鹹寫取其耎也。耎，濡也。）夫邪氣之客於身也，以勝相加。（邪者，不正之目，風寒暑濕飢飽勞逸皆是邪也，非唯鬼毒疫癘也。）至其所生而愈，（謂至己所生也。）至其所不勝而甚，（謂至剋己之氣也。）至於所生而持，（謂至生己之氣也。）自得其位而起。（居所王處，謂自得其位也。）必先定五藏之脈，乃可言間甚之時，死生之期也。五藏之脈者，謂肝弦心鉤肺浮腎營脾代，知是則可言間甚之時死生之期。三部九候論曰：必先知經脈，然後知病脈。此之謂也。

肝病者，兩脅下痛引少腹，令人善怒。肝厥陰脈自足而上，環陰器，抵少腹，又上貫肝鬲，布脅肋，故兩脅下痛引少腹也。其氣實則善怒。靈樞經曰：肝氣實則怒。

虛則目䀮䀮無所見，耳無所聞，善恐，如人將捕之。肝厥陰脈自脇肋循喉嚨之後，入頏顙，連目系。膽少陽脈，其支者從耳後入耳中，出走耳前，至目銳眥後，故病如是也。恐謂恐懼，魂不安也。

取其經，厥陰與少陽。經謂經脈，非其絡脈也。取厥陰以治肝氣，取少陽以調氣逆也。故下文曰：

氣逆則頭痛，耳聾不聰，頰腫。厥陰之脈自目系上出額，與督脈會於巔，故頭痛。少陽之脈支別者從耳後入耳中，出走耳前；又支別者加頰車，下頸，厥陰之脈支別者從目系下頰裏，故耳聾不聰、頰腫也。是以上文兼取少陽也。

取血者。脈中血滿，獨異於常，乃氣逆之診，隨其左右，有則刺之。

心病者，胸中痛，脅支滿，脅下痛，膺背肩甲間痛，兩臂內痛。心少陰脈支別者，循胸出脅；又手心主厥陰之脈，起於胸中，其支別者亦循胸出脅，下腋三寸，上抵腋下，下循臑內，行太陰少陰之間，入肘中，下循臂，行兩筋之間；又心少陰之脈直行者，復從心系卻上肺，下出腋下，下循臑內後廉，行太陰心主之後，下肘內，循臂內後廉，抵掌後銳骨之端；又小腸太陽之脈，自臂臑上繞肩甲，交肩上，故病如是。

虛則胸腹大，脅下與腰相引而痛。

郄乞逆反

腨尺兗切腓腸也

胻寒剛何庚下梗三切說文脛耑

[illegible]故病如是。[illegible]

取其經，少陰太陽舌下血者。[illegible]

其變病，刺郄中血者。其或嘔變，則刺[illegible]

脾病者，身重善肌肉痿，足不收行，善瘈，脚下痛。[illegible]

虛則腹滿腸鳴，飧泄食不化。[illegible]

取其經，太陰陽明少陰血者。[illegible]

肺病者，喘欬逆氣，肩背痛，汗出，尻陰股膝髀腨胻足皆痛。肺藏氣而主喘息，在變動為欬，故病則喘欬逆氣也。背為胸中之府，肩接近之，故肩背痛也。肺養皮毛，邪盛則心液外泄，故汗出也。[illegible]

也

足皆痛。故下取少陰也。尻，苦刀反。腨，時轉反，腨謂腓也。胻，胡郎反，胻謂脛也。虛則少氣不能報息，耳聾嗌乾。氣虛少，故不足以報入息也。肺太陰之絡，會於耳中，故聾也。腎少陰之脈，從腎上貫肝鬲入肺中，循喉嚨挾舌本，今肺虛則腎氣不足以上潤於嗌，故嗌乾也。是以下文兼取少陰也。取其經，太陰足太陽之外厥陰內血者。足太陽之外，厥陰內者，正謂腨內側內踝後之直上，則少陰脈也。視左右足脈，少陰部分有血滿異於常者，即而取之。

腎病者，腹大脛腫，新校正云：按《甲乙經》云「脛腫痛」。喘欬身重，寢汗出憎風。腎少陰脈起於足而上循腨，復從橫骨中挾臍循腹裏上行而入肺，故腹大脛腫而喘欬也。腎病則骨不能用，故身重也。腎邪攻肺，心氣內微，心液為汗，故寢汗出也。脛既腫矣，汗復津泄，陰凝玄府，陽爍上焦，內熱外寒，故憎風也。憎風，謂深惡之也。虛則胸中痛，大腹小腹痛，清厥意不樂。腎少陰脈從肺出絡心注胸中，然腎氣既虛，心無所制，心氣熏肺，故痛聚胸中也。足太陽脈從項下行而至足，腎虛則太陽之氣不能盛行於足，故足冷而氣逆也。清謂氣清冷，厥謂氣逆也。以清冷氣逆，故大腹小腹痛。志不足則神躁擾，故不樂也。新校正云：按《甲乙經》「大腹小腹」作「大腸小腸」。取其經，少陰太陽血者。凡刺之道，虛則補之，實則寫之，不盛不虛，以經取之，是謂得道。經絡有血，刺而去之，是謂守法。猶當揣形定氣，先去血脈，而後乃平有餘不足焉。《三部九候論》曰：必先度其形之肥瘦，以調其氣之虛實，實則寫之，虛則補之，必先去其血脈而後調之。此之謂也。

肝色青，

宜食甘。粳米牛肉棗葵皆甘。肝性喜急，故食甘物而取其寬緩也。新校正云：詳肝色青至篇末，全元起本在第六卷，王氏移於此。心色赤，宜食酸。小豆新校正云：按甲乙經、太素小豆作麻。犬肉李韭皆酸。心性喜緩，故食酸物而取其收斂也。肺色白，宜食苦。麥羊肉杏薤皆苦。肺喜氣逆，故食苦物而取其宣泄也。脾色黃，宜食鹹。大豆豕肉栗藿皆鹹。究斯宜食，乃調利關機之義也。腎為胃關，脾與胃合，故假鹹柔耎以利其關，關利而胃氣乃行，胃行而脾氣方化，故脾之宜味與他藏不同也。藏氣法時論曰：脾苦濕，急食苦以燥之。……腎色黑，宜食辛。黃黍雞肉桃葱皆辛。……辛散。酸收。甘緩。苦堅。鹹耎。皆自然之氣也。……毒藥攻邪。……五穀為養。……五果為助。……

[illegible]李杏栗棗也。五畜為益，[illegible]五菜為充，[illegible]

[illegible]大論曰[illegible]十去其[illegible]十去其[illegible]之無使過之[illegible]正也。

氣味合而服之，以補精益氣。[illegible]陰陽應象大論曰[illegible]味歸形形歸氣[illegible]精不足者[illegible]

此五者，有辛酸甘苦鹹，各有所利，或散或收，或緩或急，或堅或耎，四時五藏，病隨五味所宜也。[illegible]以辛[illegible]以[illegible]以[illegible]以[illegible]

○宣明五氣篇第二十三 新校正云：按全元起本在第一卷。

五味所入：酸入肝，肝合木而味酸也。辛入肺，肺合金而味辛也。苦入心，心合火而味苦也。鹹入腎，腎合水而味鹹也。甘入脾，脾合土而味甘也。新校正云：按《太素》又云：淡入胃。是[illegible]

謂五入。[illegible]

五氣所病。心為噫。[illegible]肝為語。[illegible]脾為吞。[illegible]肺為欬。[illegible]腎為欠為嚏。[illegible]胃為氣逆為噦為恐。[illegible]大腸小腸為泄。下焦溢為水。[illegible]膀胱不利為癃。不約為遺溺。[illegible]膽為怒。[illegible]是謂五病。○五精所并。精氣并於心則喜。[illegible]并於肺則悲。[illegible]

經曰悲哀動中則傷魂。[illegible]并於肝則憂。[illegible]肝木也[illegible]并於脾則畏。[illegible]腎水也并於腎則恐。[illegible]是謂五并，虛而相并者也。○五藏所惡：心惡熱，[illegible]肺惡寒，[illegible]肝惡風，[illegible]脾惡濕，[illegible]腎惡燥，[illegible]是謂五惡。○五藏化液：心為汗，[illegible]肺為涕，[illegible]肝為淚，[illegible]脾為涎，[illegible]腎為唾，[illegible]是謂五液。○五味所禁：辛走氣，氣病無多食辛；[illegible]鹹走血，血病無多食鹹；[illegible]苦走骨，骨病無多食苦；[illegible]甘走肉，肉病無多食甘；[illegible]酸走筋，筋病無多食酸；[illegible]

是皆為行其氣速故不欲多食多食則病甚故病者無多食也是謂五禁無令多食新校正云按太素五禁云肝病禁辛心病禁鹹脾病禁酸腎病禁甘肺病禁苦名此為五裁楊上善云口嗜而欲食之不可多也必自裁之命曰五裁○五病所發陰病發於骨陽病發於血陰病發於肉骨肉陰靜故陽氣從之血脈陽動故陰氣乘之陽病發於冬陰病發於夏夏陽氣盛故陰病發於夏冬陰氣盛故陽病發於冬各隨其少也是謂五發○五邪所亂邪入於陽則狂邪居於陽脈之中則四支熱盛故為狂邪入於陰則痺邪入於陰脈之內則六經凝泣而不通故為痺搏陽則為巔疾邪內搏於陽則脈流薄疾故為上巔之疾搏陰則為瘖邪內搏於陰則脈不流故令瘖不能言○新校正云按難經云重陽者狂重陰者癲巢元方云邪入於陰則為血痺脈經云陰附陽則狂陽附陰則癲孫思邈云邪入於陽則為狂邪入於陰則為血痺邪入於陽傳則為癲痙邪入於陰傳則為痛瘖全元起云邪已入陰復傳於陽邪氣盛府藏受邪使其氣不朝榮氣不復周身邪與正氣相擊發動為癲疾邪已入陽陽今復傳於陰藏府受邪故不能言是勝正也諸家之論不同今具載之陽入之陰則靜陰出之陽則怒隨所之而為疾也之往也○新校正云按全元起云陽入陰則為靜出則為恐千金方云陽入於陰病靜陰出於陽病怒是謂五亂○五邪所見春得秋脈夏得冬脈長夏得春脈

秋得夏脉。冬得長夏脉。名曰陰出之陽。病善怒不治。是謂五邪。皆同命。死不治。新校正云按陰出之陽病善怒已見前條此再言之文義不倫必古文錯簡也

五藏所藏。心藏神。精氣之化成也靈樞經曰兩精相薄謂之神。肺藏魄。精氣之匡佐也靈樞經曰並精而出入者謂之魄。肝藏魂。神氣之輔弼也靈樞經曰隨神而往來者謂之魂。脾藏意。記而不忘者也靈樞經曰心有所憶謂之意。腎藏志。專意而不移者也靈樞經曰意之所存謂之志腎受五藏六府之精元氣之本生成之根為胃之關是以志能則命通。新校正云按楊上善云腎有二枚左為腎藏志右為命門藏精也。是謂五藏所藏。

○五藏所主。心主脉。壅遏營氣應息而動也。肺主皮。包裹筋肉閉拒諸邪也。肝主筋。束絡機關隨神而運也。脾主肉。覆藏筋骨通行衛氣也。腎主骨。張筋化髓幹以立身也。是謂五主。

○五勞所傷。久視傷血。勞於心也。久臥傷氣。勞於肺也。久坐傷肉。勞於脾也。久立傷骨。勞於腎也。久行傷筋。勞於肝也。是謂五勞所傷。

○五脉應象。肝脉弦。耎虛而滑端直以長也。心脉鉤。如鉤之偃來盛去衰也。脾脉代。耎而弱也。肺脉毛。輕浮而虛如毛羽也。腎脉石。沉堅而搏如石之投也。是謂五藏之脉。

足太陽膀胱
少陰腎少陽
膽厥陰肝陽
明胃太陰脾
手太陽小腸
少陰心經少
陽三焦厥陰
心包陽明大腸
太陰肺

拄知庾反
撐也

○血氣形志篇第二十四（新校正云按全元起本此篇并在前篇王氏分出為別篇）

夫人之常數，太陽常多血少氣，少陽常少血多氣，陽明常多
氣多血，少陰常少血多氣，厥陰常多血少氣，太陰常多氣少
血，此天之常數。（血氣多少此天之常數故用鍼之道常寫其多也○新校正云按甲乙經十二經水篇云陽明多血多氣刺深六分留十呼○太陽多血多氣刺深五分留七呼○少陽少血多氣刺深四分留五呼○太陰多血少氣刺深三分留四呼○少陰少血多氣刺深二分留三呼○厥陰多血少氣刺深一分留二呼○太陽太陰血氣多少与素問不同又陰陽二十五人形性血氣不同篇与素問同○蓋皇甫用疑而兩存之也）足太陽與少陰為表裏，少
陽與厥陰為表裏，陽明與太陰為表裏，是為足陰陽也。手太
陽與少陰為表裏，少陽與心主為表裏，陽明與太陰為表裏，
是為手之陰陽也。今知手足陰陽所苦，凡治病必先去其血，
乃去其所苦，伺之所欲，然後寫有餘，補不足。（先去其血謂見血脈盛滿獨異於常者乃去之不謂常刺則先去其血也）欲知背俞，先度其兩乳間，中折之，更以
他草度去半已，即以兩隅相拄也，乃舉以度其背，令其一

居上齊脊大椎兩隅在下當其下隅者肺之俞也度謂度量也言以草
量其乳間四分去一使斜与横等折為三隅以上隅齊脊大椎則兩隅下當肺俞也[illegible]束俞反復下一度心
之俞也謂以上隅齊脊三椎也復下一度左角肝之俞也右角脾之俞
也復下一度腎之俞也是謂五藏之俞灸刺之度也灵樞經及中誥
咸云肺俞在三椎之傍心俞在五椎之傍肝俞在九椎之傍脾俞在十一椎之傍腎俞在十四椎之傍尋此經草量之法
則合以度之人其初度兩隅之下約當肺俞再度兩隅之下約當心俞三度兩隅之下約當七椎七椎之傍乃鬲俞之位此
經云左角肝之俞右角脾之俞殊与中誥等經不同又四度則兩隅之下約當九椎九椎之傍乃肝俞也經云腎俞未究
其源形樂志苦病生於脈治之以灸刺形謂身形志謂心志細而言之則七神殊守通
而論之則約形志以為中外爾然形樂謂不甚勞役志苦謂結慮深思不甚勞役則筋骨平調結慮深思則榮衛乖否氣
血不順故病生於脈焉夫盛寫虛補是灸刺之道猶當去其血脈而後調之故上文曰凡治病必先去其血乃去其所苦
伺之所欲然後寫有餘補不足則其義也形樂志樂病生於肉治之以鍼石志樂謂悅
懌忘憂也然筋骨不勞心神悅懌則肉理相比氣道滿塡衛氣怫結故病生於肉也夫衛氣留滿以鍼寫之結聚膿血石
而破之石謂石鍼則砭石也今亦以鍼代之砭音[illegible]形苦志樂病生於筋治之以熨

引。形苦謂修業就役也。然修業以為，就役而作，一過其用，則致勞傷，勞用以傷，故病生於筋。熨謂藥熨，引謂導引。形苦志苦，病生於咽嗌，治之以百藥。修業就役，結慮深思，憂則肝氣并於脾，肝與脾合，嗌為之使，故病生於嗌也。宣明五氣篇曰：精氣并於肝則憂。奇病論曰：肝者中之將也，取決於膽，咽為之使也。新校正云：按甲乙經咽嗌作困竭，百藥作甘藥。形數驚恐，經絡不通，病生於不仁，治之以按摩醪藥。驚則脈氣并，恐則神不收，脈并神游，故經絡不通而為不仁之病矣。夫按摩者，所以開通閉塞，導引陰陽。醪藥者，所以養正祛邪，調中理氣。故方之為用，宜以此焉。醪藥謂酒藥也。不仁謂不應其用則痛痺矣。是謂五形志也。刺陽明出血氣，刺太陽出血惡氣，刺少陽出氣惡血，刺太陰出氣惡血，刺少陰出氣惡血，刺厥陰出血惡氣也。明前三陽三陰血氣多少之刺約也。新校正云：按太素云：刺陽明出血氣，刺太陰出血氣。楊上善註云：陽明太陰為表裏，其血氣俱盛，故並寫血氣。是太陰與陽明等俱為多血多氣。前文太陰一云多血少氣，一云多氣少血，莫可的知。詳太素血氣並寫之旨，則二經俱未為得，自與陽明同作。又此篇陽明一[illegible]有[illegible]前[illegible]有[illegible]補不足下，不當[illegible]在草度。[illegible]五藏。[illegible]。

○寶命全形論篇第二十五 新校正云：按全元起本在第六卷刺禁

黃帝問曰。天覆地載。萬物悉備。莫貴於人。人以天地之氣生。

四時之法成。天以德流地以氣化德氣相合而乃生焉易曰天地絪縕萬物化醇此之謂也則假以溫涼寒暑生長收藏四時運行而方成立

君王衆庶。盡欲全形。貴賤雖殊然其寶命一矣故好生惡死者貴賤之常情也

形之疾病。莫知其情。留淫日深。著於骨髓。心私慮之。新校正云按太素慮作患

余欲鍼除其疾病。為之奈何。虛邪之中人微先見于色不知于身有形无形故莫知其情留而不去淫衍日深邪氣襲虛故著於骨髓帝矜不度故請行其鍼新校正云按別本不度作不庶

岐伯對曰。夫鹽之味鹹者。其氣令器津泄。鹹謂鹽之味苦浸淫而潤物者也夫鹹為苦而生鹹從水而有水也潤下而苦泄故能令器中水津液潤滲泄焉凡虛中而受物者皆謂之器其於體外則謂陰囊其於身中所謂膀胱矣然以病配於五藏則心氣伏於腎中而不去乃為是矣何者腎象水而味鹹心合火而味苦苦流汗液鹹走胞囊火為水持故陰囊之外津潤如汗而滲泄不止也凡鹹之為氣天陰則潤在土則浮在人則囊濕而皮膚剝起

弦絕者。其音嘶敗。陰囊津泄而脈弦絕者診當言音嘶嗄敗易舊聲爾何者肝氣傷也肝氣傷則金本缺金本缺則肺氣不全肺主音聲故言音嘶嗄

木敷者。其葉發。敷布也言木氣散布外榮於所部者其病當發於肺葉之中也何者以木氣發散故也平人氣象論曰藏真散於肝肝又合木

也。病深者。其聲噦。噦謂聲濁惡也。肺藏惡血。故如是也。人有此三者。是謂壞府。

府謂胸也。以肺處胸中故也。壞謂損壞其府而取病也。抱朴子云。仲景開胸以納赤餅。由此則胸可啓之而取病矣。三者

謂脈弦絕。肺葉發。聲濁噦也。毒藥無治。短鍼無取。此皆絕皮傷肉。血氣爭

黑。病內潰於肺中。故毒藥無治。外不在於經絡。故短鍼無取。是以絕皮傷肉。乃可攻之。以惡血久與肺氣交爭。故當血

見而色黑也。新校正云。詳岐伯之對與黃帝所問不相當。別按太素云。夫鹽之味鹹者。其氣令器津泄。弦絕者。其音嘶

敗。木陳者。其葉落。病深者。其聲噦。人有此三者。是謂壞府。毒藥無治。短鍼無取。此皆絕皮傷肉。血氣爭異。三字與此經不

同。而注意大異。楊上善注云。言欲知病微者。須知其候。鹽之在於器中。津液泄於外。見津而知鹽之有鹹也。聲嘶知琴

瑟之弦將絕。葉落者知陳木之已盡。舉此三物衰壞之徵。以比聲噦識病深之候。人有聲噦同三譬者。是為府壞之候。中

府壞者。病之深也。其病既深。故鍼藥不能取。以其皮肉血氣各不相得故也。再詳上善作此等注義。方與黃帝上下問答義

相貫穿。王氏解鹽鹹器津。義雖淵微。至於注弦絕音嘶。木敷葉發。殊不與帝問相協。考之不若楊義之得多也。帝曰。

余念其痛。心為之亂惑。反甚其病。不可更代。百姓聞之。以為

殘賊。為之奈何。殘謂殘害。賊謂損劫。言恐涉於不仁。致慊於黎庶也。岐伯曰。夫人生於

地。懸命於天。天地合氣。命之曰人。形假物成。故生於地。命惟天賦。故懸於天。天德地氣同歸

謂之人也。靈樞經曰：天之在我者德也，地之在我者氣也，德流氣薄而生者也。然德者道之用，氣者生之母也。人能應四時者，天地為之父母；人能應四時和氣而養生者，天地恒畜養之，故為父母。四氣調神大論曰：夫四時陰陽者，萬物之根本也，所以聖人春夏養陽，秋冬養陰，以從其根，故與萬物沈浮於生長之門也。知萬物者，謂之天子。知萬物之根本者，天地常育養之，故謂曰天之子。天有陰陽，人有十二節；節謂節氣，外所以應十二月，內所以主十二經脈也。天有寒暑，人有虛實。寒暑有盛衰之紀，虛實表多少之殊，故人以虛實應天寒暑也。能經天地陰陽之化者，不失四時；經，常也。言能常應順天地陰陽之道而修養者，則合四時生長之宜。知十二節之理者，聖智不能欺也；知十二節之所遲至者，雖聖智亦不能欺而奪之也。能存八動之變，五勝更立；八動，謂八節之風變動。五勝，謂五行之氣相勝。立，謂當其王時。變，謂氣至而變易。知此三者，則應效明著，速猶影響，此自神之[illegible]。能達虛實之數者，獨出獨入，呿吟至微，秋毫在目。[illegible]帝曰：人生有形，不離陰陽，天地合氣，別為九野，分為四時，月有小大，日有短長，萬物並至，不可勝量，虛實呿吟，敢

飽訛為餘

問其方。請說用鍼之意。岐伯曰。木得金而伐。火得水而滅。土得木而達。金得火而缺。水得土而絕。萬物盡然。不可勝竭。達，通也。言物類雖不可竭盡而數，要之皆如五行之氣，而有勝負之性分爾。故鍼有懸布天下者五。黔首共餘食。莫知之也。言鍼之道，有若懸布於天下者五矣，而百姓共知餘食，咸棄蔑之，不務於本而崇乎末，莫知真要深在其中。所謂五者，次如下句。黔首，……新校正云：按全元起本餘食作飽食，注云：人愚不解陰陽，不知針之妙，飽食終日，莫能知其妙益。又太素作飲食，楊上善云：黔首共服用此道，然不能得其意。一曰治神。專精其心，不妄動亂也。所以云手如握虎，神無營於眾物，蓋欲調治精神，專其心也。○新校正云：按楊上善云：存生之道，知此五者以為攝養，可得長生也。魂神意魄志，以神為主，故皆名神。欲為鍼者，先須理神也。故人無悲哀動中，則魂不傷，肝得無病，秋無難也。無怵惕思慮，則神不傷，心得無病，冬無難也。無愁憂不解，則意不傷，脾得無病，春無難也。無喜樂不極，則魄不傷，肺得無病，夏無難也。無盛怒者，則志不傷，腎得無病，季夏無難也。是以五過不起於心，則神清性明；五神各安其藏，則壽延遐筭也。二曰知養身。知養己身之法，亦如養人之道矣。陰陽應象大論曰：用鍼者，以我知彼，用之不殆。此之謂也。○新校正云：按太素身作形。楊上善云：飲食男女，節之以限；風寒暑濕，攝之以時，有異單豹外凋之害，即內養身也。實慈恕以愛人，和尚不競以接物，有異張毅高門之傷，即外養身也。內外之養周備，則不求生而久生，無期……

[illegible]三曰知毒藥爲眞。[illegible]四曰制砭石小大。[illegible]五曰知府藏血氣之診。[illegible]五法俱立。各有所先。[illegible]今末世之刺也。虛者實之。滿者泄之。此皆衆工所共知也。若夫法天則地。隨應而動。和之者若響。隨之者若影。道無鬼神。獨來獨往。[illegible]帝曰。願聞其道。岐伯曰。凡刺之眞。必先治神。[illegible]

先秦文章皆有韻此篇五虛五實刺虛刺實四句皆顛倒雖無害於理然不協於韻

稷稷烏烏二句亦倒

[illegible]者也。五藏已定，九候已備，後乃存鍼。先定五藏之脈，備循九候之診，而有太過不及者，然後乃存意於用鍼之法。衆脈不見，衆凶弗聞，外內相得，無以形先。衆脈，謂七診之脈。衆凶，謂五藏相乘。外內相得，言形氣相得也。無以形先，言不以已形之衰盛寒溫，料病人之形氣使同於己也。故下文曰：可玩往來，乃施於人。[illegible]新校正云：按[illegible]標本病傳論[illegible]此[illegible]。人有虛實，五虛勿近，五實勿遠，至其當發，間不容瞚。人之虛實，[illegible]血氣[illegible]未發[illegible]。新校正云：[illegible]。手動若務，鍼耀而勻。[illegible]鍼經曰：一其形[illegible]此之謂也。[illegible]光淨，上下勻平也。靜意視義，觀適之變，是謂冥冥，莫知其形。[illegible]見其烏烏，見其稷稷，從見其飛，不知其誰。[illegible]

[illegible]伏如

橫弩，[illegible]起如發機。[illegible]帝曰：何如

而虛？何如而實？[illegible]

岐伯曰：刺虛者須其實，刺實者須其虛。[illegible]

[illegible]經氣已至，慎守勿失。[illegible]深淺在志，遠近若一。[illegible]

[illegible]如臨深淵，手如握虎，神無營於衆物。[illegible]

[illegible]

○八正神明論篇第二十六[illegible]

黃帝問曰：用鍼之服，必有法則焉，今何法何則？[illegible]

岐伯對曰：法天則地，合以天光。[illegible]帝曰：願卒聞[illegible]

之。岐伯曰：凡刺之法，必候日月星辰四時八正之氣，氣定乃刺之。（候日月者，謂候日之寒溫，月之空滿也。星辰者，謂先知二十八宿之分，應水漏刻者也。略而言之，常以日加之於宿上，則知人氣在太陽否，日行一舍，人氣在三陽與陰分矣。細而言之，從房至畢十四宿，水下五十刻，半日之度也；從昴至心亦十四宿，水下五十刻，終日之度也。是故從房至畢者為陽，從昴至心者為陰，陽主晝，陰主夜也。凡日行一舍，故水下三刻與七分刻之四也。靈樞經曰：水下一刻，人氣在太陽；水下二刻，人氣在少陽；水下三刻，人氣在陽明；水下四刻，人氣在陰分。水下不止，氣行亦爾。又曰：日行一舍，人氣行於身一周與十分身之八；日行二舍，人氣行於身三周與十分身之六；日行三舍，人氣行於身五周與十分身之四；日行四舍，人氣行於身七周與十分身之二；日行五舍，人氣行於身九周。然日行二十八舍，人氣亦行於身五十周與十分身之四。由是故必候日月星辰也。四時八正之氣者，謂四時正氣八節之風來朝於太一者也。謹候其氣之所在而刺之，氣定乃刺之者，謂八節之風氣靜定，乃可以刺經脈，調虛實也。故歷忌云：八節前後各五日，不可刺灸，凶。是則謂氣未定，故不可灸刺也。）是故天溫日明，則人血淖液而衛氣浮，故血易寫，氣易行；天寒日陰，則人血凝泣而衛氣沉。（泣，謂如水中居雪也。）月始生，則血氣始精，衛氣始行；月郭滿，則血氣實，肌肉堅；月郭空，則肌瀉。經絡虛，衛氣去，形獨居。是以因天時而調血氣也。是以天寒無刺（血凝泣而衛氣沉也），天溫無疑（血淖液而氣易行也），月生無瀉，月滿無補，月郭空無治，是謂得時而調之（[illegible]）。因天之序，盛虛之時，移光定位，正立而待之（[illegible]）。故日月生而瀉，是謂藏虛（[illegible]）。月滿而補，血氣揚溢，絡有留血，命曰重實（[illegible]）。月郭空而治，是謂亂經。陰陽相錯，真邪不別，沉以留止，外虛內亂，淫邪乃起（[illegible]）。帝曰：星辰八正何候？岐伯曰：星辰者，所以制日月之行也（制謂準度也。周天二十八宿，宿三十六分，人氣行一周天，凡一千八分。周身十六丈二尺，以應二十八宿，合漏水百刻，都行八百一十丈，以分晝夜也。故人十息，氣行六尺，日行二分。二百七十息，氣行十六丈二尺，一周於身，水下二刻，日行二十分。五百四十息，氣行再周於身，水下四刻，日行四十分。二千七百息，氣行十周於身，水下二十刻，日行五宿二十分。一萬三千五百息，氣行五十周於身，水下百刻，日行二十八宿也。[illegible]）

漢書順風作液湯本此注云未詳是不考內經也淮南子服八風水亦本於此

[illegible]八正者，所以候八風之虛邪以時至者也。八正，謂八節之正氣也。八風者，東方嬰兒風，南方大弱風，西方剛風，北方大剛風，東北方凶風，東南方弱風，西南方謀風，西北方折風也。虛邪，謂乘人之虛而為病者也。以時至，謂天應太一移居，以八節之前後，風朝中宮而至者也。新校正云：詳太一移居、風朝中宮義，具天元玉冊中。四時者，所以分春秋冬夏之氣所在，以時調之也。四時之氣所在者，謂春氣在經脈，夏氣在孫絡，長夏氣在肌肉，秋氣在皮膚，冬氣在骨髓也。八正之虛邪而避之勿犯也。觸冒虛邪，動傷真氣，避而勿犯，乃不病焉。靈樞經曰：聖人避邪，如避矢石。蓋以其能傷真氣也。以身之虛而逢天之虛，兩虛相感，其氣至骨，入則傷五藏，以虛感虛，同氣而相應也。工候救之，弗能傷也。候知而止，故弗能傷之。救，止也。故曰天忌不可不知也。人忌於天，故云天忌，犯之則病，故不可不知也。帝曰：善。其法星辰者，余聞之矣，願聞法往古者。岐伯曰：法往古者，先知鍼經也。驗於來今者，先知日之寒溫，月之虛盛，以候氣之浮沈，而調之於身，觀其立有驗也。觀其冥冥者，言形氣榮衛之不形於外，而工獨知之，

[illegible]以日之寒温，月之虛盛，四時氣之浮沉，參伍相合而調之，工常先見之，然而不形於外，故曰觀於冥冥焉。[illegible]通於無窮者，可以傳於後世也，是故工之所以異也。[illegible]然而不形見於外，故俱不能見也。[illegible]視之無形，嘗之無味，故謂冥冥，若神髣髴。[illegible]虛邪者，八正之虛邪氣也。[illegible]正邪者，身形若用力汗出，腠理開，逢虛風，其中人也微，故莫知其情，莫見其形。[illegible]上工救其萌芽，必先見三部九候之氣，盡調不敗而救之，故曰上工。下工救其已成，救其已敗。救其已成者，言不知三部九候之相失，因病而敗之也。[illegible]

知其所在者。知診三部九候之病脉處而治之。故曰守其門戶焉。莫知其情。而見邪形也。[illegible]帝曰。余聞補寫。未得其意。岐伯曰。寫必用方。方者。以氣方盛也。以月方滿也。以日方溫也。以身方定也。以息方吸而內鍼。乃復候其方吸而轉鍼。乃復候其方呼而徐引鍼。故曰寫必用方。其氣而行焉。[illegible]補必用員。員者行也。行者移也。[illegible]刺必中其榮。復以吸排鍼也。[illegible]故員與方。非鍼也。[illegible]故養神者。必知形之肥瘦。榮衛血氣之盛衰。血氣者。人之神。不可不謹養。[illegible]帝曰。妙乎哉論也。合人形於陰陽四時。虛實之應。冥冥之期。其非夫子孰能通之。然夫子數言形與神。何謂形。何謂神。願卒聞之。[illegible]岐伯曰。請言形。形乎形。目冥冥。問其所病。[illegible]

其所病，索之於經，慧然在前，按之不得，不知其情，故曰形。外隱其形，故目冥冥而不見。內藏其氣，但以象診，以診而可索於經也。慧然在前，按之不得，言三部九候之中卒然逢之，不可為之期準也。離合真邪論曰：在陰與陽，不可為度，從而察之，三部九候，卒然逢之，早遏其路。此其義也。帝曰：何謂神？岐伯曰：請言神。神乎神，耳不聞，目明心開而志先，慧然獨悟，口弗能言，俱視獨見，適若昏，昭然獨明，若風吹雲，故曰神。耳不聞，言神用之微密也。目明心開而志先者，言心之通如昏昧開卷，目之見如氣翳闢明，神雖內融，志已先往矣。慧，謂清爽也。悟，謂了達也。口弗能言，謂心中清爽而了達，口不能宣吐以寫心也。俱視獨見，適若昏者，歎見之異速也，言與衆俱視，我忽獨見，適猶若昏昧爾。既獨見了，心眼昭然，獨能明察，若雲隨風卷，日麗天明，至哉神乎，妙用如是，不可得而言也。三部九候為之原，九鍼之論不必存也。以三部九候經脈為之本原，則可通神悟之妙用，若以九鍼之論僉議，則其旨惟博，其知彌遠矣。故曰三部九候為之原，九鍼之論不必存也。

○離合真邪論篇第二十七　新校正云：按全元起本在第一卷，名經合，第二卷重出，名真邪論。

黃帝問曰：余聞九鍼九篇，夫子乃因而九之，九九八十一篇，余盡通其意矣。經言氣之盛衰，左右傾移，以上調下，以左調言有餘不足補寫於榮輸余知之矣此皆榮衛之傾移虛實之所生非邪氣從外入於經也余願聞邪氣之在經也其病人何如取之柰何岐伯對曰夫聖人之起度數必應於天地故天有宿度地有經水人有經脈宿謂二十八宿度謂天之三百六十五度也經水者謂海水清水渭水湖水沔水汝水江水淮水漯水河水漳水濟水也以其內合經脈故名之經水焉經脈者謂手足三陰三陽之脈所以言者以內外參合人氣應通故言之也新校正云按甲乙經云足陽明外合於海水內屬於胃足太陽外合於清水內屬於膀胱足少陽外合於渭水內屬於膽足太陰外合於湖水內屬於脾足厥陰外合於沔水內屬於肝足少陰外合於汝水內屬於腎手陽明外合於江水內屬於大腸手太陽外合於淮水內屬於小腸手少陽外合於漯水內屬於三焦手太陰外合於河水內屬於肺手心主外合於漳水內屬於心包手少陰外合於濟水內屬於心天地溫和則經水安靜天寒地凍則經水凝泣天暑地熱則經水沸溢卒風暴起則經水波涌而隴起人經脈亦應之夫邪之入於脈也寒則血凝泣暑則氣淖澤虛邪因而入客亦如經水之得風也經之動脈其至也亦時隴起其行於脈中循循然

度去呼与下路候為韻

動貌言隨順經脈之動息因循呼吸之往來但形狀或異耳循循一為輯輯輯戢偏反其至寸口中手

也時大時小大則邪至小則平其行無常處大謂大常平之形診小者非細

小之謂也以其比大則謂之小若無大以比則自是平常之經氣耳然邪氣者因其陰氣則入陰經因其陽氣則入陽脈故

其行无常處也在陰與陽不可為度以隨經脈之流運也從而察之三部九

候卒然逢之早遏其路逢謂逢遇遏謂遏絕三部之中九候之位卒然逢遇當按而止之即而寫

之逕路既絕則大邪之氣無能為也所謂寫者如下文云吸則內鍼無令氣忤靜以久留

無令邪布吸則轉鍼以得氣為故候呼引鍼呼盡乃去大氣

皆出故命曰寫按經之旨先補真氣乃寫其邪也何以言之下文補法呼盡內鍼靜以久留此段寫法吸則內鍼

吸盡內鍼又以久留然呼盡則次其吸至則不兼呼內鍼呼吸既同久留之理復一則先補之義昭然可知鍼經云寫曰

迎之迎之意必持而內之放而出之排陽出鍼疾氣得泄補曰隨之隨之意若忘之若行若悔如蚊虻止如留如還則

補之必久留也所以先補者真氣不足鍼乃寫之則經脈不滿邪氣無所排遣故先補真氣令足後乃寫出其邪夫引

引出去謂離穴候呼而引至其門呼盡乃離穴戶則經氣審以平定邪氣無所拘留故大邪之氣隨鍼而出也呼謂氣出

吸謂氣入轉謂轉動也大氣謂大邪之氣錯亂陰陽者也帝曰不足者補之奈何岐伯曰

必先捫而循之，切而散之，推而按之，彈而怒之，抓而下之，通而取之，外引其門，以閉其神。捫循，謂手摸。切，謂指按也。捫而循之，欲氣舒緩。切而散之，使經脈宣散。推而按之，排蹙其皮也。彈而怒之，使脈氣䐜滿也。抓而下之，置針準也。通而取之，以常法也。外引其門，以閉其神，則推而按之者也。謂蹙按穴外之皮，令當應針之處，針已放去，則不破之皮，蓋其所刺之門，門不開則神氣內守，故云以閉其神也。調經論曰：外引其皮，令當其門戶。又曰：推闔其門，令神氣存。此之謂也。○新校正云：按王引調經論文，今詳非本論之文，旁見甲乙經針道篇。又曰已下，乃當篇之文也。捫音門。抓，側交反。

呼盡內鍼，靜以久留，以氣至為故。呼盡內針，亦同取也。言必以氣至而為去針之故，不以息之多數而便去針也。針經曰：刺之而氣不至，无問其數；刺之氣至，去之勿復針。此之謂也。无問息數以為遲速之約，要當以氣至而針去，不當以針下氣未至而鍼出，乃更為也。

如待所貴，不知日暮。諭人事亦候氣也，暮晚也。

其氣以至，適而自護。適，調適也。護，慎守也。言氣已平調，則當慎守，勿令改變，使疾更生也。針經曰：經氣已至，慎守勿失。此其義也。所謂慎守，當如下說。○新校正云：詳王引針經之言，乃素問寶命全形論文，兼見于針經也。

候吸引鍼，氣不得出，各在其處，推闔其門，令神氣存，大氣留止，故命曰補。正言也。外門已閉，神氣復存，候吸引針，大氣不泄，補之為義，斷可知焉。然此大氣，謂大經之氣流行榮衛者。

帝曰

候氣奈何謂候可取之氣也岐伯曰夫邪去絡入於經也舍於血脈
之中繆刺論曰邪之客於形也必先舍於皮毛留而不去入舍於孫脈留而不去入舍於絡脈留而不去入舍於經
脈故云去絡入於經也其寒溫未相得如涌波之起也時來時去故不
常在以周遊於十六丈二尺經脈之分故不常在所處之也故曰方其來也必按而止
之止而取之無逢其衝而寫之衝謂應水刻數之平氣也靈樞經曰水下一刻人氣
在太陽水下二刻人氣在少陽水下三刻人氣在陽明水下四刻人氣在陰分然氣在太陽則太陽獨盛氣在少陽則少
陽獨盛夫見獨盛者便謂邪來以衝寫之則反傷真氣故下文曰真氣者經氣也經氣太虛
故曰其來不可逢此之謂也經氣應刻乃謂為邪工若寫之則深誤也故曰其來不可逢
故曰候邪不審大氣已過寫之則真氣脫脫則不復邪氣復
至而病益蓄不悟其邪反誅無罪則真氣泄脫邪氣復侵經氣大虛故病彌蓄積故曰其往不
可追此之謂也已隨經脈之流去不可復追召使還不可挂以髮者待邪之至
時而發鍼寫矣言輕微而有尚且知之況若涌波不知其至也若先若後者血氣已
盡其病不可下言不可取而取失其時也○新校正云按全元起本作血氣已虛盡字當作虛字之誤也

不知句讀焉識審捫至調盛虛之作一句讀

故曰知其可取如發機，不知其取如扣椎。故曰知機道者不可挂以髮，不知機者扣之不發，此之謂也。（機者動之微，言貴知其微也。）帝曰：補寫奈何？岐伯曰：此攻邪也，疾出以去盛血，而復其真氣。（[illegible]）此邪新客，溶溶未有定處也，推之則前，引之則止，逆而刺之，溫血也。（[illegible]）刺出其血，其病立已。帝曰：善。然真邪以合，波隴不起，候之奈何？岐伯曰：審捫循三部九候之盛虛而調之，（[illegible]）察其左右上下相失及相減者，審其病藏以期之。（[illegible]）不知三部者，陰陽不別，天地不分。地以候地，天以候天，人以候人，調之中府，以定三部。故曰刺不知三部九候病脈之處，雖有大過且至，工不能禁也。（[illegible]）

尚未能知病候，能止其候氣耶？誅罰無過，命曰大惑，反亂大經，真不可復，用實為虛，以邪為真，用鍼無義，反為氣賊，奪人正氣，以從為逆，榮衛散亂，真氣已失，邪獨内著，絶人長命，予人天殃，不知三部九候，故不能久長。識非精明，學未該明，且亂大經，又為氣賊，動為殘害，安可久乎？因不知合之四時五行，因加相勝，釋邪攻正，絶人長命。非惟昧三部九候之為弊，若不知四時五行之氣序，亦足以殞絶其生靈也。邪之新客來也，未有定處，推之則前，引之則止，逢而寫之，其病立已。明言之者，其法必然。

○通評虛實論篇第二十八 新校正云：按全元起本在第四卷。

黃帝問曰：何謂虛實？岐伯對曰：邪氣盛則實，精氣奪則虛。奪，謂精氣減少，如奪去也。帝曰：虛實何如？言五藏虛實之大體也。岐伯曰：氣虛者，肺虛也；氣逆者，足寒也。非其時則生，當其時則死。非時，謂年直之前後也；當時，謂正直之年也。餘藏皆如此。五藏同。帝曰：何謂重實？岐伯曰：所謂重實者，言大熱病，氣熱脈滿，是謂重實。帝曰：經絡俱實何如？何以

觀下文則脈虛說爲脈氣氣虛說爲上虛王註失之

治之。岐伯曰經絡皆實是寸脈急而尺緩也皆當治之故曰
滑則從濇則逆也脈急謂脈口也夫虛實者皆從其物類始故五藏
骨肉滑利可以長久也物之生則滑利物之死則枯濇故濇爲逆滑爲從從謂順也帝曰
絡氣不足經氣有餘何如岐伯曰絡氣不足經氣有餘者脈
口熱而尺寒也秋冬爲逆春夏爲從治主病者春夏陽氣高故脈口熱尺
中寒爲順也十二經十五絡各隨左右而有大過不足工當尋其至應以施針艾故云治主病者也帝曰經
虛絡滿何如岐伯曰經虛絡滿者尺熱滿脈口寒濇也此春
夏死秋冬生也秋冬陽氣下故尺中熱脈口寒爲順也帝曰治此者奈何岐伯
曰絡滿經虛灸陰刺陽經滿絡虛刺陰灸陽以陰分主絡陽分主經故爾
帝曰何謂重虛此反問前則重實大也岐伯曰脈氣上虛尺虛是謂重虛
言尺寸脈俱虛。新校正云按甲乙經作脈虛氣虛尺虛是謂重虛此少一虛字多一上字王注言尺寸脈俱虛則不兼
氣虛也詳前熱病氣熱脈滿爲重實此脈虛氣虛尺虛爲重虛是脈與氣俱實爲重實俱虛爲重虛不但尺寸俱虛爲重
虛也帝曰何以治之岐伯曰所謂氣虛者言無常也尺虛者行

恇然寸虛則脈動无常尺虛則行步恇然不足〇新校正云按楊上善云氣虛者膻中氣不定也王謂寸虛則脈動无常非也脈虛者不象陰也不象太陰之候也何以言之氣口者脈之要會手太陰之動也如此者滑則生濇則死也帝曰寒氣暴上脈滿而實何如言氣熱脈滿也謂重實滑則從濇則逆今氣寒脈滿亦可謂重實乎其於滑濇生死逆從何如岐伯曰實而滑則生實而逆則死脈逆謂濇也〇新校正云詳王氏以逆為濇大非古文簡略辭多互文上言滑而下言逆舉滑則從可知言逆則濇可見非謂逆為濇也帝曰脈實滿手足寒頭熱何如岐伯曰春秋則生冬夏則死大略言之夏手足寒非病也是夏行冬令夏得則冬死冬脈實滿頭熱亦非病也是冬行夏令冬得則夏亡反冬夏以言之則皆不死春秋得之是病故生死皆在時之孟月也脈浮而濇濇而身有熱者死〇新校正云按甲乙經移續於此舊在後帝曰形度骨度脈度筋度何以知其度也下對問義不相類王氏頗知其錯簡而不知皇甫士安[illegible]附於此今去後條移從於此帝曰其形盡滿何如岐伯曰其形盡滿者脈急大堅尺濇而不應也形盡滿謂四形藏盡滿也〇新校正云按甲乙經太素濇作滿如是者從則生逆則死帝曰何謂從則生逆則死岐伯曰所謂從者手足溫也所謂逆者手足

寒也。帝曰：乳子而病熱，脉懸小者何如？[懸謂如懸物之動也。]岐伯曰：手足溫則生，寒則死。[新校正云：按太素無手字。楊上善云：足溫氣下，故生；足寒氣不下者，逆而致死。]帝曰：乳子中風熱，喘鳴肩息者，脉何如？岐伯曰：喘鳴肩息者，脉實大也，緩則生，急則死。[緩謂如縱緩，急謂如弦張之急，非往來之緩急也。正理傷寒論曰：緩則中風，故乳子中風熱，緩則生，急則死。]帝曰：腸澼便血何如？岐伯曰：身熱則死，寒則生。[熱為血敗，故死；寒為榮氣在，故生。]帝曰：腸澼下白沫何如？岐伯曰：脉沉則生，脉浮則死。[陰病而見陽脉，與證相反，故死。]帝曰：腸澼下膿血何如？岐伯曰：脉懸絕則死，滑大則生。帝曰：腸澼之屬，身不熱，脉不懸絕，何如？岐伯曰：滑大者曰生，懸濇者曰死，以藏期之。[肝見庚辛死，心見壬癸死，肺見丙丁死，腎見戊己死，脾見甲乙死，是謂以藏期之。]帝曰：癲疾何如？岐伯曰：脉搏大滑，久自已；脉小堅急，死不治。[脉小堅急為陰，陽病而見陰脉，故死不治。○新校正云：按巢元方云：脉沉小急實死不治，小牢急亦不可治。]帝曰：癲疾之脉，虛實何如？岐伯曰：虛則可治，實則死。[以反證故。]帝曰：消癉虛實何如？岐伯曰：脉實大。

纓脈注作緌脈誤也

病久可治。脈懸小堅，病久不可治。久病血氣衰，脈不當實大，故不可治。新校正云：詳經言實大病久可治，注意以為不可治。按甲乙經、太素、全元起本並云可治。又按巢元方云：脈數大者生，細小浮者死。又云：沉小者生，實牢大者死。帝曰：形度、骨度、脈度、筋度，何以知其度也？形度具三備經，筋度、脈度、骨度並具在靈樞經中。此問亦合在彼經篇首，錯簡也。一經以此問為逆從論首，非也。帝曰：春亟治經絡，夏亟治經俞，秋亟治六府，冬則閉塞。閉塞者，用藥而少鍼石也。亟猶急也。閉塞謂氣之門戶閉塞也。所謂少鍼石者，非癰疽之謂也。冬月雖氣門閉塞，然癰疽氣烈，內作大膿，不急瀉之，則爛筋腐骨，故雖冬月，亦宜鍼石以開除之。癰疽不得頃時回。癰疽之病，冬月猶得用鍼石者何？此病頃時回轉之間，過而不瀉，則內爛筋骨，穿通藏府。癰不知所，按之不應手，乍來乍已，刺手太陰傍三痏與纓脈各二。癰疽之候，不的知發在何處，故按之不應手也。乍來乍已，言不定痛於一處也。手太陰傍，足陽明脈，謂胃部氣戶等六穴之分也。纓脈亦足陽明脈也，近纓之脈，故曰纓脈。纓謂冠帶也。以有左右，故云各二。掖癰大熱，刺足少陽五，刺而熱不止，刺手心主三，刺手太陰經絡者大骨之會各三。大骨會，肩也，謂肩貞穴，在肩髃後骨解間陷者中。暴癰筋緛隨分而痛。魄汗不盡，胞氣不足。治在經俞。癖若暴發，隨脈所過，腋急懸急，肉分中痛，汗府溢而汗若不盡，兼胞氣不足者，悉可以本經脈穴俞補寫之。○新校正云：詳此二條舊散在篇中，今移使相從。

腹暴滿，按之不下，取太陽經絡者，胃之募也。太陽爲手太陽也。手太陽經絡之所生，故取中脘穴，胃之募也。中誥曰：中脘，胃募也，居蔽骨與齊之中，手太陽、少陽、足陽明脈所生，故經云經絡者，胃募也。○新校正云：按甲乙經云：取太陽經絡血者則已，无胃之募也等字。又陽上羨注云足太陽，其說各不同，未知孰是。

少陰俞去脊椎三寸傍五，用員利鍼。謂取足少陰俞外去脊椎三寸兩傍穴各五痏也。少陰俞謂第十四椎下兩傍腎之俞也。○新校正云：按甲乙經云：用員利鍼，刺已如食頃，久立已，必視其經之過於陽者數刺之。

霍亂，刺俞傍五，霍亂者，取少陰俞傍志室穴。○新校正云：楊上善云：刺主霍亂，俞傍五取之。

足陽明及上傍三。足陽明言胃俞也，取胃俞則兼取少陰俞刺痏俞外兩傍向上第三穴，則胃倉穴也，刺痏。

刺癇驚脈五，謂陽陵泉，在膝下一寸外廉陷者中也。鍼手太陰各五，刺經太陽五，刺手少陰經絡傍者一，足陽明一，上踝五寸刺三鍼。經太陽謂足太陽也。手太陰五，謂魚際穴，在手大指本節後內側散脈。經太陽五，謂承山穴，在足腨腸下分肉間陷者中也。手少陰經絡傍者，謂支正穴，在腕後同身寸之五寸骨上廉分間，手太陽絡別走少陰者。足陽明一者，謂解谿穴，在足腕上陷者中也。上踝五寸，謂足少陽絡光明穴。按內經明堂、中誥圖經悉主霍亂，各具明文。○新校正云：按別本註云悉不主霍亂，未詳所謂。又按甲乙經、太素刺癇驚脈五至此為刺驚癇，王註為刺霍亂者，王註非也。

凡治消癉、仆擊、偏枯、痿厥、氣滿發逆，肥貴人則高梁之疾也。隔則閉絕，上下不通，則暴憂之病也。暴厥而聾，偏塞閉不通，內氣暴薄也。不從內外中風之病，故瘦留著也。蹠跛，寒風濕之病也。

消謂內消，癉謂伏熱，厥謂氣逆，高，膏，梁，粱也。蹠謂足也。夫肥者令人熱中，甘者令人中滿，故熱氣內薄，發為消渴、偏枯、氣滿逆也。逆者謂違背常候，與平人異也。然愁憂者，氣閉塞而不行，故隔塞否閉，氣脈斷絕而上下不通也。氣固於內則大小便道偏不得通泄也。何者？藏府氣不化，禁固而不宣散，故爾也。外風中人，伏藏不去，則陽氣內受，為熱外燔，肌肉消爍，故留薄肉分，消瘦而皮膚著於筋骨也。濕勝於足則筋不利，寒勝於足則攣急，風濕寒勝則衛氣結聚，衛氣結聚則肉痛，故足跛而不可履也。蹠，之石反。

黃帝曰：黃疸、暴痛、癲疾、厥狂，久逆之所生也。五藏不平，六府閉塞之所生也。頭痛耳鳴，九竅不利，腸胃之所生也。

足之三陽從頭走足，然久厥逆而不下行，則氣怫積於上焦，故為黃疸、暴痛、癲狂、氣逆矣。食飲失宜，吐利過節，故六府閉塞而令五藏之氣不和平也。腸胃否塞則氣不順序，氣不順序則上下中外互相勝負，故頭痛耳鳴，九竅不利也。

胃為脾表，脾為胃裏

○太陰陽明論篇第二十九（新校正云：按全元起本在第四卷）

黃帝問曰：太陰陽明為表裏，脾胃脈也，生病而異者何也？（脾胃藏府皆合於土，病生而異，故問不同）岐伯對曰：陰陽異位，更虛更實，更逆更從，或從內，或從外，所從不同，故病異名也。（脾藏為陰，胃府為陽，陽脈下行，陰脈上行，陽脈從外，陰脈從內，故言所從不同，病異名也。○新校正云：按楊上善云：春夏陽明為實，太陰為虛；秋冬太陰為實，陽明為虛，即更實更虛也。春夏太陰為逆，陽明為從；秋冬陽明為逆，太陰為從，即更逆更從也）帝曰：願聞其異狀也。岐伯曰：陽者，天氣也，主外；陰者，地氣也，主內。（是所謂陰陽異位也）故陽道實，陰道虛。（是所謂更虛更實也）故犯賊風虛邪者，陽受之；食飲不節，起居不時者，陰受之。（是所謂或從內，或從外也）陽受之則入六府，陰受之則入五藏。入六府則身熱不時臥，上為喘呼；入五藏則䐜滿閉塞，下為飧泄，久為腸澼。（是所謂所從不同，病異名也）故喉主天氣，咽主地氣。故陽受風氣，陰受濕氣。（同氣相求爾）故陰氣從足上行至頭，而下行循臂至指端；陽氣從手上行至頭，而下行至足。

是所謂更逆更從也靈樞經曰手之三陰從藏走手手之三陽從手走頭足之三陽從頭走足足之三陰從足走腹所行
而異故更逆更從也故曰陽病者上行極而下陰病者下行極而上此言
其大凡爾然足少陰脉下行則不同諸陰之氣也故傷於風者上先受之傷於濕者
下先受之陽氣炎上故受風陰氣潤下故受濕蓋同氣相合爾帝曰脾病而四支不
用何也岐伯曰四支皆稟氣於胃而不得至經新校正云按太素至經作
徑至楊上善云胃以水穀資四支不能徑至四支要因於脾得水穀津液營衛於四支必因於脾乃得
稟也脾氣布化水穀精液四支乃可以稟受也今脾病不能為胃行其精液四支
不得稟水穀氣氣日以衰脈道不利筋骨肌肉皆無氣以生故
不用焉帝曰脾不主時何也肝主春心主夏肺主秋腎主冬四藏皆有正應而脾无正主也
岐伯曰脾者土也治中央常以四時長四藏各十八日寄治
不得獨主於時也脾藏者常著胃土之精也土者生萬物而
法天地故上下至頭足不得主時也治主也著謂常約著於胃也土氣於四時之中
各於季終寄王十八日則五行之氣各王七十二日以終一歲之日矣外主四季則在人內應於手足也帝曰脾與

與胃以膜相連耳（新校正云：按太素作以募相逆。楊上善云：脾陰胃陽，脾內胃外，其位各異，故相逆也）而能爲之行其津液何也。岐伯曰：足太陰者三陰也，其脈貫胃屬脾絡嗌，故太陰爲之行氣於三陰。陽明者表也（胃是脾之表也），五藏六府之海也，亦爲之行氣於三陽。藏府各因其經而受氣於陽明，故爲胃行其津液。四支不得稟水穀氣，日以益衰，陰道不利，筋骨肌肉無氣以生，故不用焉（又復明脾主四支之義也）。

○陽明脈解篇第三十（新校正云：按全元起本在第三卷）

黃帝問曰：足陽明之脈病，惡人與火，聞木音則惕然而驚，鍾鼓不爲動，聞木音而驚，何也？願聞其故（前篇言入六府則身熱不時臥上爲喘呼，然陽明者胃脈也，今病不如前篇之旨，而反聞木音而驚，故問其異也）。岐伯對曰：陽明者胃脈也，胃者土也，故聞木音而驚者，土惡木也（陰陽書曰：木剋土，故土惡木也）。帝曰：善。其惡火何也？岐伯曰：陽明主肉，其脈（新校正云：按甲乙經脈作肌）血氣盛，邪客之則熱，熱甚則惡火。帝曰：其惡人何也？岐伯曰：陽

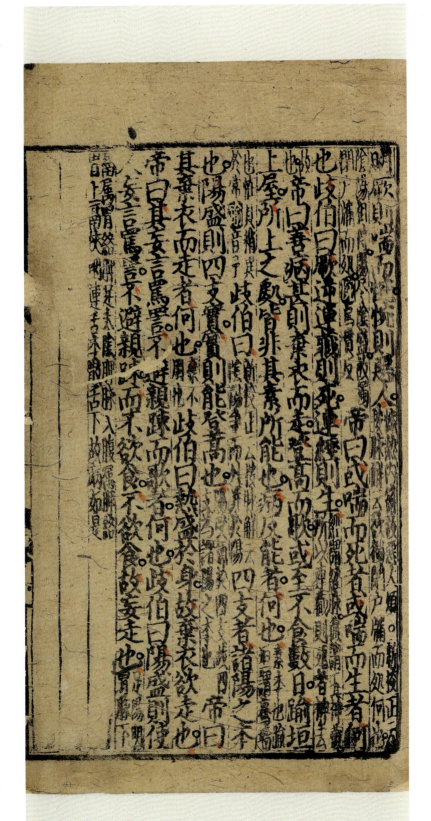

明厥則喘而惋。惋則惡人。惋熱内鬱故惡人耳。新校正云按脉解云欲獨閉戶牖而處何也。陰陽相薄也陽盡陰盛故欲獨閉戶牖而處惋烏貫反 帝曰。或喘而死者。或喘而生者。何也。岐伯曰。厥逆連藏則死。連經則生。經謂經脉藏謂五藏[illegible]故也 帝曰。善。病甚則棄衣而走。登高而歌。或至不食數日。踰垣上屋。所上之處。皆非其素所能也。病反能者。何也。素本也踰越也垣[illegible] [illegible] 岐伯曰。新校正云[illegible] 四支者。諸陽之本也。陽盛則四支實。實則能登高也。[illegible] 帝曰。其棄衣而走者何也。[illegible] 岐伯曰。熱盛於身。故棄衣欲走也。帝曰。其妄言罵詈。不避親疏而歌者何也。岐伯曰。陽盛則使人妄言罵詈。不避親疏。而不欲食。不欲食。故妄走也。足陽明胃脉下鬲屬胃絡脾足太陰脾脉入腹屬脾絡胃上鬲俠咽連舌本散舌下故病如是

補註釋文黃帝內經素問卷之四

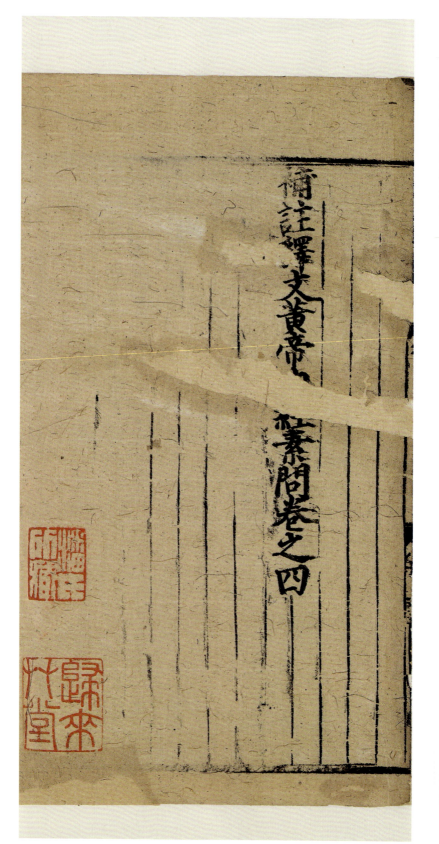